EXISTENTIAL-INTEGRATIVE PSYHOTHERAPY

Guideposts to the Core of Practice

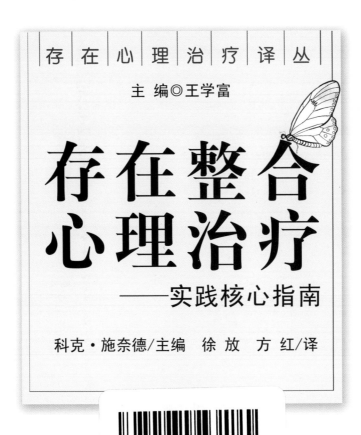

存 在 心 理 治 疗 译 丛

主 编◎王学富

存在整合
心理治疗

——实践核心指南

科克·施奈德/主编　徐 放　方 红/译

全 国 百 佳 图 书 出 版 单 位

APGTIME
时代出版　时代出版传媒股份有限公司
安徽人民出版社

译 丛 序 言

在中国,科克·施奈德的书渐渐被翻译进来了,继罗洛·梅、布根塔尔、弗兰克尔、欧文·亚隆之后,他成了中国读者了解的另一位西方存在主义心理学家。

施奈德算是新一代的美国存在－人本主义心理学领域的代表人物。他是一位临床心理治疗学家,也同时是这个领域著述甚丰的学者。在他撰写和主编的书中,有一些已经被翻译成中文,如《唤醒敬畏》(科克·施奈德著,杨韶刚译),《存在－人本主义治疗》(科克·施奈德、奥拉·克鲁格著,郭本禹、余言、马明伟译),《存在心理学》(科克·施奈德、罗洛·梅主编,杨绍刚、程世英、刘春琼译)。在我主编的这套"存在心理治疗"译丛中,包括施奈德的《过与不及》(*The Paradoxical Self*)(高剑婷,吴垠译),《存在整合心理治疗》(*Existential - Integrative Psychotherapy*)(徐放,方红译),《敬畏之心》(*The Rediscovery of Awe*)(王学富,蒋慧译)以及他和布根塔尔、皮尔逊主编的《人本主义心理学手册》(*The Handbook of Humanistic Psychology*)。

前不久,他的另一本书叫《极化思维》(*The Polarized Mind*)也在美国出版了。

施奈德一直在世界各地举办演讲、开办存在心理治疗工作坊。

2010 年,他受邀参加第一届存在主义心理学国际大会(2010·南京),在会议上做主题报告——《基于敬畏的心理学》。这个主题演讲给听众带来很多启发,特别是中国的专家、学者、心理咨询师们开始了解和思考"敬畏"与心理学的关系。

2011 年,他又受邀到南京大学中华文化研究院讲课,并在南京直面心理咨询研究所讲课。

2012 年，第二届存在主义心理学国际大会在上海举办，施奈德是特邀讲员，继续就"基于敬畏的心理学"这一主题发表演讲，并举办存在心理治疗的"现场展示会"。

2013 年，施德奈应广东外语外贸大学杨韶刚教授的邀请，在广东省第二届大学生心理健康教育国际论坛上做主题演讲。

这便是施奈德的中国之旅。

我是在 2008 年年底第一次见到施奈德。当时我在美国富勒心理学院做访问学者，霍夫曼（Louis Hoffman）（当时在洛基大学任教）邀请我去洛基大学参加一场存在心理治疗的研讨会，也就是在这次研讨会上，我认识了施奈德，同时也认识了时任美国人本主义心理学会会长的艾尔金斯（David Elkins）。在参加研讨会期间，我还参加了施奈德举办的存在心理治疗工作坊。在这段时间里，我跟施奈德有了一些交谈，他给我留下颇深的印象：他是一个极喜欢跟人探讨思想的人。他总是沉静地坐在那里，用舒缓的语调跟你探讨某一个话题，渐次深入。你会永远记得他那专注而又柔和的眼神。

我跟施奈德交谈中，也谈到两个人，就是杨韶刚和郭本禹。他们是中国存在主义心理学领域最早的翻译者、研究者、教育者。

我跟霍夫曼（Louis Hoffman）（美国人本主义心理学会前任会长）和杨吉膺（Mark Yang）结识更早几年，我们一直在探索在存在心理学领域开展中国与西方的对话，例如，通过举办国际会议、研讨会，开始培训课程、合作研究等方式。2009 年，霍夫曼、杨吉膺、卡克劳斯卡斯（Francis J. Kaklauskas）、陈俊雄（Albert Chan）主编了一本书：《存在主义心理学：东方与西方》。我和几位中国学者（如申荷永、包兆会、王文胜）参编了部分章节。我们还设想在 2010 年在中国举办一场存在主义心理学国际大会，并开始了会议的联络与筹备。通过我的朋友郑洪女士的介绍，我结识了孙立哲先生，得到他的热情回应与支持。然后，我们又联络了南京晓庄学院的陶勃恒教授。于是，在晓庄学院心理研究所，中方几家机构（南京晓庄学院心理研究所、北京万生心语机构、南京直面心理研究所）召开了第一次筹备会。2010 年，我们与霍夫曼所组织的美国和其他国家、地区的存在－人本心理学家团队共同举办了第一届存在主义心理学国际大会。在这次会议上，施奈德受邀请做会议开场的主题报告。我们也邀请了郭本禹在大会上做专题报告，却没有联系上杨韶刚。后来才知道，他当时正在美国加州大学做访问学者。期间，他跟施奈德过从甚密，施奈德曾邀他到家作客，谈话之间，施奈德也向杨韶刚提到了我。到了 2012 年，美方的大会组织者跟复旦大学心理系孙时进教授的团队进行合作，在上海举办了第二届存在主义心理学国际大会。在会议第一天的接待晚宴上，我在寻找杨韶刚，他也在寻找我。我们自此结识，成为朋友。这次跟杨韶刚兄见面，我收获了一份礼物，便是他翻译的施奈德的书：《唤醒敬畏》。更重要的是，霍夫曼、杨吉膺作为美方的会议筹备者，也有了一个新的合作者。结果是，2014 年，第三届存在主义心理学国际大会得以在广东外语外贸大学举办。这次会议的一个遗憾是，施奈德未能前来参加。

2015 年，存在心理治疗世界大会将在伦敦举办，因为这次大会将有来自全世界各个国家的专家参与，使它成为有史以来存在主义心理治疗领域真正的世界盛会。施奈德是这次会议的主题报告讲员，而我也是本届会议的特邀讲员。我们将在伦敦见面，我还会继续关注他在思想上的进展。

我本人也一直想向中国读者介绍施奈德。在介绍他的思想之前，我先说一说这个人，讲一讲他的故事。我一直以为，一个人的思想或理论，根源于他的生命故事，甚至，一个人的思想或理论，本身也是他的生命故事。当我们了解这个人，了解他的生命故事，我们就了解了他的思想、他的理论。

我最早了解施奈德这个人，是参加他在洛基大学举办的一场存在心理治疗工作坊。当时的体会是，他在治疗营造成一个"场"，这是一种关系的场、情感的场，其中有一种柔和的、感化的力量，触及人的内心深处，让对方愿意敞开自己，甚至敞开内在的伤害。随即，觉察产生了，医治发生了。这一次，我现场感受到存在－人本心理学所说的"关系的治疗"，其中融会了施奈德所说的"敬畏"，敬畏里有医治的奥秘。

到了 2010 年，在第一届存在主义心理学国际大会上，施奈德的主题报告向我们阐述了他的"基于敬畏的心理学"，主张"唤醒"我们文化里的敬畏，"唤醒"我们内心里的敬畏。在其感发之下，我还写了一篇文章：《回归良心》。

之后，我介绍施奈德跟南京大学生的赖永海教授认识。在 2011 年，南京大学中华文化研究院邀请了施奈德来做两天的讲座。同时他又到南京直面心理咨询研究所来做讲座。我为他做翻译，一直陪着他，又跟他有个人的交谈，对他的思想就有了更为切近的了解。跟他在一起的时间里，他总会邀请我跟他一起探索思想，朝深处走。我记得他对我说过一句话：许多人的困难是走到深处，他的困难是待在浅处。事实上，施奈德是可以"深入浅出"的。记得他在南大讲演的时候，因为许多听众没有心理学背景，我建议他"浅"一些，他便让自己"浅"一些，而且"浅"得很精彩，"浅"得更受欢迎。

在人类科学的许多领域里，都有一些严肃而深邃的人，他们是学者、哲学家、科学家、艺术家、心理学家，他们有着施奈德所追求的"深"。这种"深"里，有一种单纯，有一种迷恋，也正是因为这种单纯和迷恋，他们有所独创，而人类需要这样的深度。存在心理治疗可以说是一种深度心理学，它的一个特征，就是让我们从浅入深，从琐屑的关注进入存在的根本。

说到这里，我想到孟德洛维兹(Ed Mendelowitz)讲的一个故事，是关于施奈德的。罗洛·梅被认为是"美国存在主义心理学之父"，而施奈德和孟德洛维兹都是他的学生。施奈德住旧金山，孟德洛维兹住波士顿。据孟德洛维兹讲述，有一天，施奈德要从旧金山到波士顿，临行前，罗洛·梅对他说："你到波士顿去，我介绍一个人跟你认识，他叫艾德(即孟德洛维兹)。"于是，施奈德与孟德洛维兹在波士顿见面了。他们都是迷恋深思的人，见面之后就一边在街上走，一边探讨思想，不觉之间走累了，随意走进一个街边酒吧，坐下来继续谈论哲学、文学艺术、心理学。这时周围发生了一些变化，开始有女子跳裸体舞。他们这才发现撞进了一个有色情表演的酒吧。这时，孟德洛维兹说，他就无法专心谈论哲学了，而施奈德兴致正高，完全不理会环境发生了什么。孟德洛维兹感慨：自愧弗如呀！

后来，在南京见到施奈德，就此事向他求证，他又深思良久，仿佛在追忆，然后慢悠悠地说："我其实也是一个很感性的人。"

他的回答让我喜欢，在我的理解里，一个存在主义者不仅是深思的，更是感性的、情感的。

一个人的倾向，不是一朝一夕形成的。在施奈德跟我的通信中(包括在他的演讲和书中)会提到在他幼年发生的一个创伤事件：在他三岁那年，他七岁的哥哥死了。施奈德把这看做是他个人生命中一个"存在性的经验",他甚至说,这是他第一次接触"存在主义"。他讲道:"哥哥的死给我的家庭关系和常规生活造成了一个裂痕,在这个家庭里,曾经充满了那么熟悉的笑容和爱的行为,这时一下子陷入了痛苦与焦虑的旋涡,我成了一个被吓坏了的孩子。如果不是因为在这时得到一个儿童精神分析师的帮助,简直无法想象我的生活会变成怎样。"

他继续说道,那位分析师对他的生命有极深的参与,让他感受到一种"同在"(presence)的力量,这帮助年幼的施奈德尝试走进自己的生命体验里,渐渐把内心的害怕与恐怖变成一种惊异(wonder)与发现(discovery),并由此生发了想象与哲学的思考,最终引导他感受到心理学的魅力,尤其是存在一人本心理学和他之所谓"基于敬畏的心理学"的魅力。

在施奈德看来,最好的治疗是这样一个过程,其中不断发生一种转换:恐惧变成了惊异,惊异变成了恐惧,然后恐惧又重新变成了惊异。他说:"这种情形不正是我们每次参与内在的战斗所体验到的吗? 我们这样做,直到我们最终经历到比恐惧更多的惊异感,或者获得了更整全的生命体验,不管它来自我们的认知、我们的情感或者我们的直觉。"

在 30 岁的时候,施奈德出版了第一本书:《过与不及》,这本书标志着他充分发现了克尔凯郭尔(Soren Kierkegaard)和贝克尔(Ernest Becker)的思想对临床心理学的意义。到目前为止,他一共写了 8 本书。

关于施奈德的思想,我们最需要了解的一点是,他有一个使命,并且对之孜孜以求:为心理学重设一个存在一人本主义的基础。在他看来,尤其美国的心理学,在过去一个世纪里,曾经几度转换。最开始,心理学建基于实验科学,然后是行为主义简化论和精神分析决定论,其后是认知心理学,最近又开始转向神经科学。但是,施奈德认为,在我们这个时代,心理学世界需要回答这样一个问题:人类失掉了存在根基意味着什么? 追根溯源,人类的大多数麻烦都与这个基本问题相关,在各样心理痛苦机制(不管是认知的,还是神经的)的背后起主导作用的是深蕴心理学所说的"崩裂焦虑"(disintegration anxiety)和"本体不安全感"(ontological insecurity)。认知一行为心理学有一个概念,叫"灾难化思维",它也可以证明失掉了存在根基与人类生活的关系。灾难化思维基于灾难化的经验，它意味着，人类所经验到的害怕、恐怖和焦虑皆基于一种置身于宇宙的无助感（the sense of cosmic helplessness）。这种失掉根基的存在，一方面给人造成了恐怖感，另一方面又让人产生敬畏感。人类越是沉入存在的恐怖，越是孜孜以求解决之道。施奈德说："我们正在致力于帮助心理学看到我们作为人类正在遭遇的两种情形——其一，悬置伤害给我们造成的无根基感和无助感；其二，发展一种全面参与这种无根基感的能力。"像维克多·弗兰克尔、罗洛·梅、欧内斯特·贝克尔、鲁迅以及其他人，他们寻求的是：对惊异的体验，通向意义的可能性以及提升人类心灵的途径。

鉴此，当今时代的心理学面对的最大问题就是，当我们意识到这种失掉存在根基的事实之后，我们应当选择怎样活着、怎样应对甚至怎样发展得好。施奈德说："这正是东西方伟大的神秘思想传统的相遇之点，在这个相遇之点上，我们发现了'基于敬畏'的心理学。"

任何一个有所创导的思想者都不是孤立的，也不是从零开始的，在他们前面，已经有许多先驱给他带来思想的启发，成了他继续探索的根源或资源。当我问到对施奈德产生影响的思想渊源时，他列举了这些伟大的名字：蒂利希（Paul Tillich）、詹姆士（William James）、海契尔（Abraham Heschel）、贝克尔（Ernest Becker）、克尔凯郭尔（Soren Kierkegaard）、尼采（Friedrich Nietzsche）、宾斯万格（Ludwig Binswanger）、莱因（R.D. Laing）、布根塔尔（James Bugental）和梅（Rollo May）。而在他的个人生活里给他带来影响的人中，他首先提到他的母亲，他说他的母亲"有敏锐的心理学头脑"。他又讲到他的父亲，他的父亲的博士论文主题是"培养孩子的创造力"。在施奈德眼里，在培育孩子的人本主义精神方面，父亲是一个卓越的教导者和极具创意的人。在施奈德的成长环境中，他接触到许多人本主义心理学的书籍和研究论文。

至于施奈德在心理学上的成就，他自述，这得益于他的导师罗洛·梅和布根塔尔的启发。他致力于发展存在整合模式的心理治疗，培育"基于敬畏"的心理学，对于把存在-深蕴心理学应用于社会、政治和宗教生活领域有着广泛兴趣，他自视为心理学和哲学领域存在-神学或存在-灵性思考的当代承传者。他的工作，是为了展示这些不同视域的丰富性，使人类过完全的、充满活力的生活，而不是片断的、简单的"超凡脱俗"的生活。这种全面而有活力的生活,是对悖论的整合,是向存在的进化不断敞开。

总体来说,施奈德心理学思想的核心关注是:人类与宇宙存在的无限性的关系。从哲学的角度来看,面对无限的存在,人类的生活是一个渺小与伟大的悖论:我们既渺小又伟大;我们既独立于那伟大的生命链,又是属于它的一部分。不管怎样,"一种充满爱意的悬置也许是我们能够达到的最高境界"。

最近一些年,施奈德开始了在中国的游历,中国给他带来了极大的启发,这启发来自以下这些方面:中国古代的智慧,当今时代的抗争以及对纯洁精神的寻求。在他看来,东西方文化在存在主义思想上的相遇恰逢其时,可以通过彼此的学习,实现人类生活的平衡与活力。施奈德在中国参加了两届存在主义心理学国际大会,并在南京、北京、上海、广州等地做了一系列演讲,这些经验让他看到了许多中国学生和中国心理学同行对存在心理学的热情,对此,他的内心充满了喜悦与认同。他说:"我在中国和东方的游历让我得益良多,我有这样一个期望:我们这一代人终会实现我们先辈的展望——心理学能够真诚体现人性的关怀。"

这套"存在心理治疗"译丛一共五本书(其中,《人本主义心理学手册》分为上、下两册),我在这里不一一介绍。事实上,在每本书的序言里,都对其中的心理学思想做了很好的阐述。我相信,存在心理治疗将在中国的社会文化土壤里生根、成长和结果,产生出越来越重要的意义。

最后,我受安徽人民出版社的邀请,具体来说,是郑世彦先生直接跟我联系,让我承担这套"存在心理治疗译丛"的主编。后来证明,我有点受之有愧。我对各位译者关顾太少,出力也少。而且我做事有一个坏习惯,总是把事情拖在最后,包括这个序,都是被"逼"出来的,迫不得已而为之。各位译者做了独立的工作,责任编辑张旻、郑世彦两位做了很多的贡献。但我做得太少。写出这一点,也是为了表达一下歉意,对译者、编者、读者。

南京直面心理咨询研究所

王学富

前　言

　　本书为存在和主流之间在实践方面的协作开了一个新的篇章。本书以我与已故的罗洛·梅(Rollo May,1995)合著的初版存在整合教科书《存在心理学》(*The Psychology of Existence*)为基础,将治疗会谈推进到了新一代的学者和从业者身上。这一代的学者和从业者见证了心理学中管理式医疗与标准化运动所产生的影响之起起伏伏,同时,他们还见证了新的、更为多样化的实践中相似的起伏。尽管这些实践并没有支配整个治疗领域,但是正如本书所证实的,它们的位置正越来越凸显。

　　因此,本书不仅代表了《存在心理学》的最新版本,还对有关临床的章节进行了扩展;同时,它还标志着一种迫切的请求。请求心理治疗团体清醒过来,承认多样化实践的*存在*(existential)维度;因为不考虑存在的维度——对人与存在之关系的理解——这样的实践通常情况下就会转变为适应性的仪式、削减的或消除的"策略",而这些仪式或策略只能减轻症状,并不必然会使个体发生转变。因此,本书是一个贮藏之所——不仅充满着热情,而且还非常广阔——贮藏着多样化实践的存在维度。这些维度适用于大量的取向、理论以及临床人口,而且,在我看来,它们还很有说服力地表明,如果我们想要推进使生活发生完整的、质的转变这一事业的话,那么,存在和主流之间的协作不仅合乎需要,而且绝对必要。本书所涉及的范围是对少数民族、男性同性恋者、女性同性恋者、单身女人、儿童、患有严重障碍的患者、老年人、酗酒者、恐惧症患者以及临终的患者所进行的存在整合治疗实践。同样,本书还论证了存在敏感性与大量显然不同的理论取向之间的相容性。这些包括存在实践与认知-行为的、精神分析的、宗教的甚至是短期的取向与干预之间的整合。

　　总而言之,本书强调了存在的*态度*(attitude)在不同文化、不同诊断、不同取向中的重要性。学生们只要形成了这种态度，他们就会成为更有价值、更为圆满的促进者。这种在很大程度上支持我们从业者所珍视之物的核心态度是什么呢？这种态度就是在场（presence）——深刻的、持久的，也是不受约束的，同时它也是我们当代公开宣称的策略之一；而这些元素，是我们全国标准化培训和服务设备中既不培育，也不看重的。

本书将会阐明在各种各样的环境和方法学中，在场（presence）、深度（depth）以及无束缚性实践（emancipatory practices）的重要性，而且，它还将为成长中的受训者和感兴趣的从业者提供按部就班的全部技能，以指导和提高他们的服务。不过，与此同时，本书并不是一本简单地教读者如何去做的手册，用来对整合的治疗实践加以系统化。相反，它是一部探索的纲要，在与其存在整合哲学基础保持一致的同时，为治疗最深入的领域提供指导方针。

最后，本书是存在整合治疗团体内许多关注、奉献于这个领域的灵魂的化身，不过，首先，我要感谢我伟大的老师罗洛·梅（1909—1994）、詹姆士·布根塔尔（James Bugental）以及伊丽莎白·布根塔尔（Elizabath Bugental）。他们从未退缩，进行了大胆的研究，或者是提倡大胆的探究。梅是最先开始这项存在整合事业的，而詹姆士·布根塔尔和他非凡的妻子伊丽莎白是把存在整合实践手把手传递给我的推进者。对他们每一个人，我都要表达我坚定的感激之情。

其次，我要感激本书中的参与者，他们牺牲了自己的时间、精力，甚至是舒适的专业领域，来开垦治疗理论与应用中的新天地。我会永远地感谢你们。

再次，我要感谢本书的编辑乔治·齐马（George Zimmar），感谢他提出了自己大胆的见解，还有对这项事业的投入。

科克·J.施奈德（Kirk J.Schneider）

目　录

导　言 ·· 001

第一部分
存在整合心理治疗的新近与未来趋势

第一章　从分离到整合 ································· 013

第二章　学生的观点:培训过程中的存在心理治疗 ················· 022

第二部分
存在整合取向的指导方针

第三章　存在整合取向的理论 ····························· 033

第四章　存在整合理论的治疗含义 ···················· 047

附　录 ·· 088

第三部分

存在整合模型的案例阐释

第五章　关于多元文化的存在整合取向 …………………………… 097

拉丁美洲人的心理灵性 ……………………… 莉莲·科马斯—迪亚斯 / 098

一种非裔美国人的视角：达林的案例 ……… 多纳德里安·L.赖斯 / 109

人格主义的存在主义：一种本土美国人的视角 …… 罗亚尔·阿尔舒普 / 120

第六章　关于性别、权力和性的存在整合取向 ……………………… 127

女性疗法，一种创造意义的实践：没有权力，哪有意义？ ………………

………………………………………………… 劳拉·S.布朗 / 128

一种女性同性恋和男性同性恋的视角：马西娅的案例 …… 琼·蒙海特 / 139

女性与中年危机：安妮·塞克斯顿情结 ……………… 艾琳·塞林 / 146

第七章　短期存在整合实践的创新 …………………………………… 165

对短期存在一人本主义治疗的初步概述 …… 詹姆士·F.T.布根塔尔 / 165

与中国来访者的短暂会心：彼得的案例 ……………… 约翰·高尔文 / 169

第八章　关于成瘾的存在整合策略：酗酒 ………………………… 176

关于酗酒的一种视角：查尔斯的案例 ……………………………………

…… 芭芭拉·巴林杰　罗伯特·A.马塔诺　艾德里安娜·C.阿曼蒂 / 177

第九章　从存在整合视角来看灵性问题和宗教问题 ……………… 186

用存在整合取向治疗有宗教问题和灵性问题的来访者 ……………………

…………………………………………………… 路易斯·霍夫曼 / 186

第十章　存在整合实践的认知行为创新 …………………………… 201

焦虑障碍中的存在议题及其治疗 ………………… 巴里·E.沃尔夫 / 202

语言和意义：接受与实现疗法和存在整合模型 ……………………………

…………………………………… 卡拉·邦廷和史蒂文·C.海耶斯 / 215

第十一章　治疗严重疾病的存在整合取向 ……………………… 232

但丁的痊愈：精神分裂症与二人旅程 ……………… 丹尼尔·多尔曼 / 233

关于分裂的思考：克里斯蒂娜与谜一般的自我 …… 艾德·孟德洛维兹 / 243

第十二章　存在整合对于主体间的强调 …………………… 265

关联：存在主义取向与精神分析取向的聚合点 …… 丹尼斯·波特努瓦 / 266

关于"本体论无意识"的自传体反思与理论反思 ………………………

………………………………………… 罗伯特·D.斯托洛罗 / 280

转变，自我对自我的承认与有效行动 ……………… 戴安娜·福沙 / 289

第十三章　存在整合儿童治疗 ……………………………… 320

儿童的内在感：乔伊的案例 ………………………… 斯蒂芬·柯廷 / 321

第十四章　存在整合取向与死亡和濒死的相遇 …………… 332

共游丧失之海：一个针对老年人的团体进程 ………………………

………………………………………… 伊丽莎白·K.布根塔尔 / 333

对抑郁和濒死的反思：卡罗尔的案例 ……………… 汤姆·格里宁 / 342

概要和结论 …………………………………………………… 346

索　引 ………………………………………………………… 348

译者简介 ……………………………………………………… 375

译后记 ………………………………………………………… 376

导　言

存在整合心理治疗：一个新的时代

在具有里程碑意义的著作《存在》(*Existence*)中,罗洛·梅概述了 20 世纪最大胆的心理学议程之一。他写道,存在心理学

并不是旨在创立一个新的流派来反对其他的流派,也不是提出新的治疗技术以反对其他的技术。相反,它试图分析人类存在的结构——这一项事业如果成功,我们就能理解处在危机之中的人类所有情境背后的现实。(1958,p.7)

相信梅的提议所表现出来的雄心将会有很大的发展,今天,我们可以看到,他的雄心不仅恰当,而且很有预见性。例如,当代的存在心理治疗既不是一个流派,也不是一种系统的学说;但是它却对各种各样的心理实践都产生了稳定、持久的影响。事实上,存在心理治疗的地位很具有讽刺意味,它是一种在专业领域中具有最广泛影响,但却最少为官方所接受的取向(参见 Norcross,1987;Yalom,1980),或者,正如资深的研究者约翰·诺克罗斯(John Norcross,1987)所说,"存在取向通常是临床实践的基础,但却没有得到明确的认可或认识"(p.42)。

在诺克罗斯做出这种陈述之后大约 20 年的今天,他的那些话语甚至更为贴切。例如,我们可以看一下,在那些传统上并不将自己确定为存在取向的治疗者中,所爆发出来的对于存在取向实践的兴趣。在存在取向的各种主题中,这些治疗者现在所支持的有正念(mindfulness)、与此时此地的协调(attunement to the here and now)、深化情绪场景(deepening the emotional scene),以及培养对于不可控制情感的耐受性,而不是先发制人地对其进行调整(例如,参见 Fosha,Bunting & Hayes,and Wolfe 的贡献,第三部分)。

存在心理治疗在专业人士中得到了模棱两可的认可,这也表现在许多学生同样混杂的反应之中。尽管大量主修心理学的学生对一些独立的存在主题产生了兴趣(而且经常是深深地被其打动),但他们仍然对这种作为一个整体的治疗取向感到困惑,而且,像下面这样的评论并不罕见:"存在主义心理学方面的读物令人非常着迷,但是该如何应用它们呢?"或者"我感觉这些材料触及了我内心深处的某种东西,也触及了我的来访者生活中的某种东西;我只是不知道它是怎么触及的、为什么会触及。"

对于学者中这些大相径庭的态度,我们该如何做出解释呢?对于理解心理现象来说最为强有力的资源之一,同时也是最难一致地加以讨论或应用的资源之一,这究竟是怎么回事儿呢?这些问题的答案,有一部分无疑就在于这个项目本身的复杂性。任何旨在"对处于危机之中的所有……人类背后的现实做出理解"的取向,都必定是一种让人难以捉摸的取向。不过,这个问题有一部分却取决于我们存在取向的从业者本身。虽然我们已经在理论和治疗方面做出了勇敢的贡献(例如,参见 Bugental,1976,1987;Cooper,2003;May,Angel,& Ellenberger,1958;Yalom,1980),但是我们必须出于实践临床运用的目的而将它们富有凝聚性地整合到一起。我们也已经在反应性的(reactive)而不是前摄性的(proactive)论述方式上投入了大量的精力,正如诺克罗斯(1987)在 20 多年前所观察到的:

> 在过去……人们通常将存在主义治疗界定为是反对其他治疗的;也就是说,以一种反应性的或消极的方式对其加以界定……在将来,存在主义治疗必定会向前迈进,出现一种支持某物的定义;也就是说,以前摄性的或积极的方式对其加以界定。通过这样做,其同一性就必定会坚定地植根于一致且有用的理论结构之中。(p.63)

但是,甚至更为重要的是,诺克罗斯宣称,"必须具体地参照治疗过程和结果来对存在主义治疗师的实践进行考察"[加上斜体,表示强调](p.63)。

尽管存在主义团体中有一些人可能会对诺克罗斯的辩解感到很生气,但是,我相信,他们完全可以给予它细心的关注。例如,存在主义治疗对它曲高和寡、不尽其用的局面还能维持多长时间?存在取向的从业者对与其矛盾的理论传统的合并以及由此导致的自身观点的淡化还能容忍多长时间?最后,存在主义理论家为了反对僵化,而证明非正式性、模糊性以及不统一的合理之处还要多长时间?

　　幸运的是,多亏了最近的一些元分析——以及一些关于过程和结果的定性研究——这种事态正发生着改变。例如,现在,我们可以稍有信心地说,存在一经验实践与一些主流(例如,认知行为)策略和实践是相匹敌的(在有些情况下,胜过了主流策略和实践)(Ackley,1997;Elliott,2002;Elliott & Greenberg,2002;也参见"common factors" research in Wampold,2001)。而且,现在还出现了一些不同的支付方式,包括医疗储蓄账户、变动费用区间,以及政府补助支付计划,这些不同的支付方式能够有助于支持这些长程的存在一经验实践,而消费者显然与这些发展站在同一队列(Consumer Reports,1995;Miller,1996;Schneider,1998a)。

　　今天,我们正站在一种新的心理学意识的门槛上。这是一种对心理学丰富的、复杂的结构及其多层次"真理"的意识。例如,心理学中的量化一实验传统也日益地开始承认定性的非实验设计与方法的有效性(Williams,1992;APA Presidential Task Force on Evidence-Based Practice,2006)。不过,正是在心理治疗整合这个领域,心理学之扩展的视角尤为凸显。这次运动的推动力在于这一得到越来越多证据支持的命题(例如,Beutler & Clarkin,1990;Norcross,1986;Wampold,2001),即尽管所有主要的治疗取向都有效,但是,它们的有效性可以通过配合哪些方法而得到提高,在什么样的条件下可以获得最佳的结果?

　　精神分析最近的发展也表明了一种扩展了的立场。我特指的是从生物学派生出来的人类发展模型转变为以人际关系为基础的立场。这一转变包括一种关于治疗关系的更强调个人和共情的观点,以及一种关于自我的更为丰富的概念(参见第十二章 Portnoy 和 Stolorow 的贡献)。依恋理论、神经生物学以及认知科学最近的发展也反映了这一扩展了的立场(参见第三部分 Fosha、Bunting 和 Hayes 的贡献)。

　　这些倾向,与对于手册化、症状导向治疗之局限性的增强的意识(Ackley,1997;Elkins,2007;Westen,Novotny,& Thompson-Brenner,2004)一起,都表明了我们需要一种更为综合的实践模型。

　　上述内容的含义怎么强调也不为过,因为它们标志着一种关于存在的修正概念。问题在于:什么样的范式将引导我们组织这种修正,它们将吸收哪些传统——哲学传统和实证主义传统?虽然有许多候选范式都能够而且也应该出来承担这项任务,但我认为,存在主义心理治疗尤其适合于做这件事。这一论点的基础是双重的:存在主义心理治疗已提出的综合性观点,以及其直接来源于艺术和文学的血统——以其深度而著称的背景。①

因此，本书的前提是，存在主义心理治疗处在引领临床实践中下一次改革浪潮的风口浪尖。这样一种发展不仅会使治疗对象受益（例如，通过提高其康复的质量），而且它还会补充这个越来越跨学科的专业成为一个整体（APA Presidential Task Force on Evidence-Based Practice, 2006）。

总而言之，存在心理治疗不仅是其他实践形式的补充，而且也是一种整合。它不仅关注于生物学、环境、认知以及社会关系的临床影响，而且还关注于如梅洛—庞帝（Merleau-Ponty, 1962）所说的"全部关系网络"——包括那些具有超个人特征的关系——这个网络会预示并成为那些形式的基础。

我们不妨以来访者戴安娜（Diane）为例来论证这种整合的观点。很多年来，戴安娜一直都感到内心空虚、空洞——而且，多年来她也一直掩饰着那些感受。她吸毒，暴饮暴食，还到处撒谎。但是，当夜幕降临，或者当舞会散场，戴安娜内心的空虚就又会出现——而且越来越强烈。

在一个薄雾笼罩的夜晚，戴安娜走进了我的办公室，她的病情恶化了。她40岁，抑郁，而且孤立。

她言辞尖刻地告诉我，她已经尝试过很多种*治疗*，但总不能解决问题。当然，她很快又阐述说，它们在某一点上确实有帮助。它们有助于*保养*她，或者"让她度过整个夜晚"。例如，它们帮助她改变了习惯，或者用化学方式改变了她的心境。它们给她提供了思维练习和实际的、合理的建议。它们在适当的时候给她奖赏，在必要的时候对她阻止。

它们帮助她了解了导致其绝望的*原因*，并因此也了解了自己为什么会对那些原因产生误解。

但是，戴安娜对我说，她内心的空洞依然存在，而且，无论以多少种方式来思考那种体验，或者对那种体验采取多少种不同的行为方式，她都无法从根本上改变它。

当戴安娜在我对面坐下时，我认为，存在主义治疗能够有助于打破这种模式。它可以通过与其他治疗的*结合*而发挥作用，进一步深化她好不容易才得来的收获。例如，除了帮助戴安娜更合乎逻辑地*思考*她的空洞之外，我还跟她一起

---

① 这是对我们领域的悲哀讽刺之一，即像罗洛·梅这样的人也不得不参加非心理学的研究生课程（像神学或文学这样的课程），为的是研究完整的人。尽管有些不满的学生像梅博士所做的那样，最终回到了心理学的怀抱，但又有多少没有这样做呢？有多少的智力天才由于主流心理学的既定兴趣以及它所服务的商业化文化而感到灰心丧气呢？但是，正如本书所证实的，这种形势在发生改变，而且，我希望更多的人将对此表示欢迎（也参见 Mendelowitz & Schneider, 2008，关于存在心理学深度传统之新发展的概述）。

探索那种空洞——看看这种空洞究竟是什么，让她沉浸于其中，并体验其（即时的、动觉的和情感的）各个维度。

我认为，她越能够探索这些维度，它们对她的威胁就将越小，而她就越能够在其中自由地来回探索。这样，她就能够不受那些隔离化（compartmentalized）治疗之恶性循环的影响，可以寻求其生活中更为丰富的长远意义——而且，她能够放弃那些补偿性的伪装。

戴安娜的问题及其过分简单化的"治愈"——实际上是主流心理学的问题——只不过是一种在全社会蔓延的流行病的一个缩影。这是一种用部分方法（part-methods）治疗部分生命（part-lives）的流行病，是一种能够快速稳定下来并且很容易解决的流行病，它能够为解决人类问题带来某些安慰，但却不能真正地*正视*人类的问题。

这种流行病的表现有很多：对环境的侵害可以归因于工业（废物）处理的那些一夕致富的方法。印象管理、滴入式经济学以及"要么支持我们，要么就是反对我们"，都是总统选举政治的一些盛行的口号。大量的税收所得都用在了膨胀和浪费的军事上（而用于卫生保健、无家可归者以及工作培训的资金就削减了）。

制造分裂与暴力成了人们越来越愿意接受的问题解决策略。

鉴于上述情况，那么，在心理治疗中，我的立场——存在整合的立场——是什么呢？[①] 而且贯穿本书的始终将如何运用它呢？首先，存在整合立场是对于过分简单化和单维度思维的重新评价，根据我的经验，这种思维在对人类的常规描述中随处可见。在这种常规的方法中，我可以看出两大基本的危险——既过分还原又过分夸大人类状况的倾向（Schneider，2004）。在还原论方面，我看到，人们日益地倾向于把人类视为机器——精确的信息加工者，他们很容易就能适应于自动化的、常规化的生活方式。在夸大方面，我所关注的是我们领域中那些将人类描述为神（他能够对内部环境和外部环境都做出预测和加以控制）的倾

---

① 存在整合心理学不仅仅代表了对传统存在主义观点（例如，包括主流心理学观点）的一种扩展，而且代表了与其他两种存在主义取向的心理学——人本存在主义和存在精神分析——的一种混合。尽管人本存在主义（代表人物有卡尔・罗杰斯［Carl Rogers］和弗里茨・皮尔斯［Fritz Perls］等理论家）和存在精神分析（代表人物有路德维希・宾斯万格［Ludwig Binswanger］和梅达德・鲍斯［Medard Boss］等思想家）有许多共同的特征，但它们也有几点不同。人本存在主义强调乐观主义、潜能和（相对）快速的转变，但存在精神分析则强调下意识（subconsciousness）、不确定性和（相对）渐进的转变。此外，人本存在主义强调个体的成长，而存在精神分析则强调社会、精神以及哲学的成长。另一方面，存在整合心理学试图为所有这些方面都留出余地，即不高估也不低估它们的价值（参见 Yalom，1980，或者 May，1958，对于这一讨论所做的详尽阐述）。最后，从定义来看，尽管存在心理学确实是整合的（参见 Merleau-Ponty，1962），但是，这种联系却很不明显。在这里，我试图对这一重大的疏忽做出补救。

向,以及那些避免对人类脆弱性提出挑战的倾向。

最后,我还关注一些更为新近的倾向,例如后结构主义心理学的激进元素,它似乎为了傲慢的相对主义而摒弃人类所共有或基本的方面。

不过,除了这些批判性分析之外,存在整合立场还提出了一种见解。虽然我们在心理治疗方面已经暗示过这一见解,但现在我要做一个更为全面的陈述。

*存在整合心理学*是艺术、哲学以及临床学科的集合,这些学科运用一种我们可以粗略地称之为现象学的方法来获得对人类存在的理解。尽管存在整合心理学并不将其他研究方法*排除*在其范围之外,但正如我们将会看到的,它把现象学视为完美的典范。埃德蒙德·胡塞尔(Edmund Husserl,1931)系统阐述的、莫里斯·梅洛—庞帝(Maurice Merleau-Ponty,1962)做了修订的现象学方法,试图以尽可能丰富的语言或表达方式来把握某一既定人类个体的全部经验。现象学方法将艺术方法(让自己沉浸于其中,并对某一既定的体验产生共情)与科学方法(系统地加以组织,并与某一专业团体分享某种体验)结合到了一起。为了论证研究经验之现象学方法的独特性,我们可以考虑一下下面这个比较。首先,我呈现了一位广场恐惧症病人所做的现象学描述,他从自己的房子里观察他的邻居。

这些房子……给人很封闭的印象,就好像所有的窗户都被关上了,尽管他可以看到事实并非如此。他感觉这是一些封闭的城堡。往上看,他看到这些房子都朝街道一侧倾斜,因此,屋顶之间狭长的天空比他所行走的街道要狭窄一些。在广场上,一个远远超过广场宽度的广阔区域使他感到非常震惊。他明确地知道自己不可能穿越它。他觉得,如果试图这么做的话,那么,他就会在一种非常广泛的对于空虚、宽广、稀少和放弃的认识中结束,以至于他的腿一动都不能动。他会垮掉……使他感到惊恐的,首先就是这种广阔的区域。(van den Berg,1972,p.9)

现在,我们来考虑一下《精神障碍诊断和统计手册》(*Diagnostic and Statistical Mannual of Mental Disorders*,American Psychiatric Association [APA],1994)第四版给出的关于广场恐惧症(没有惊慌性障碍)的常规描述中的一段摘录。

广场恐惧症:由于身处可能难以逃避(或者感觉窘迫)的地方或情境,或者在发生意料之外的事件或出现情境预设的惊慌发作或类似惊慌之症状时可能无法获得帮助的情境中,而产生的焦虑。广场恐惧通常涉及一些特定的情境,包括孤

身一人外出；身处人群中或排队；站在桥上；以及乘坐公共汽车、火车或汽车旅行。（p.396）

　　这些摘录的内容揭示了对于同一现象的迥然不同的实证性思考。虽然后者强调的是广场恐惧症的*外部特征*——那些可以观察、测量和详细说明的特征，但前者强调的是这种体验的*内部特征*——那些可以感觉到、凭直觉知道以及象征化的特征。

　　因此，存在整合心理学正是产生于这种人格主义－现象学传统。正是这种想要把理论建立在经过调查研究而得出的定性数据基础上的愿望，产生出了存在整合心理学，并发挥其影响（参见 May，1958；Mendelowitz ＆ Schneider，2008）。

　　尽管存在整合心理学家们在其对诸如上述数据的解释方面存在着不同程度的差异，但是，他们围绕着三个中心主题形成了一种一致意见。

　　第一个核心发现是，人类*存在*（或者意识）悬而成谜，而只能反映其部分程度。换种方式说，意识被悬在了巨大的、基本的两极之间：自由和有限性。自由这一极的特点是意志、创造性和富于表达力，而有限性这一极的典型表现是自然限制、社会限制、脆弱性以及死亡。① 尽管这一论题乍看起来就像常识一样，但我们将会看到它是多么复杂和微妙，而且它能够非常深刻地影响我们对心理社会机能的理解。例如，对一种修正过的关于机能行为和机能障碍行为的心理动力学理论来说，自由－有限性这种极性构成了其模板：一方面是选择、自我指导以及欲望的创造性和非创造性，另一方面是纪律、秩序以及适应。我们将会看到，传统的心理学观点是如何倾向于沿着自由－有限性这个连续统一体而一分为二的，而存在整合传统是怎样（通过艺术和哲学）预见到这些二元化，并试图对抗这些二元化的。

　　第二个核心的存在整合发现是，对自由或者有限性的恐惧（通常是由于过去的创伤所致），会促使个体对这两极中的任何一极做出极端的或机能障碍的对抗。例如，一个把受限环境与受虐待联系到一起的男孩，很可能会用故意的攻击倾向来对抗那些感受。相反，一个把自由与难以应付的权力和责任联系到一起的妇女，很可能会变得沉默寡言和退缩。经典神话或文学中的许多故事都是这个概念的例证。例如，在歌德（Goethe）的《浮士德》（*Faust*）中，浮士德为了不受限制的权力而与魔鬼讨价还价，就是对其禁欲生活的绝望和厌倦做出的一种反

----

　　① 在第二部分"存在整合取向的理论"中，我们将根据其与临床有关的特征——扩张、压缩以及集中来对这一论题加以详细的阐述。

应。相反,伊万·伊里奇(Ivan Ilych,引自托尔斯泰的经典小说)则由于与其自由相联系的不可控制性和复杂性而变得非常僵化,以至于他为了逃避而成为一个行为得体的"囚犯"。

最后一个核心发现是,面对或整合自由与有限性(跨越众多机能领域)令人愉快且促进健康。这一发现可以用这样的人来加以例证,这个人已经学会了接受他或她的多面性,并从而能够或多或少地因为环境的需要,而不是因为威胁或惊恐,而致力于自由和有限性。这样的人能够看到他或她的矛盾处境的美,同时也能看到该处境的悲剧性,因而倾向于在面对其生活困境时变得很灵活,而不是僵化。最后,他或她承认了这两极的力量,并摒弃一切想要消除或最小化它们的努力(参见 Becker,1973;May,1981;Schneider,1990/1999)。

这种人的一个例子就是,不管男人还是女人,都能够让他或她自己既勇敢又温柔,既富有创造性又遵守纪律,既富于探索精神又献身于一些关键的生活领域。例如,在浮士德泄气之后,他能够欣赏对自己平凡存在的选择,如他对那个山村姑娘甘泪卿(Gretchen)的爱。伊里奇在认识到生命的宝贵之后,找到了扩展并转换其社会角色的勇气(要想获得关于存在整合心理学的文学和神话蕴含的更为全面的讨论,可以参见 May,1991,and Schneider & May,1995)。

总而言之,存在整合心理学旨在明确阐述对于人类体验来说什么是最为核心和重要的东西。这些共有的基本结构建立在对现象学的主体研究和主体间研究基础之上。

重复一遍,从这些研究中产生出来的人类精神的三个核心方面是:

1. 人类存在悬而成谜,而只能意识到其部分程度。自由的特点是意志、创造性和富于表达力;而有限性表示的则是自然限制、社会限制、脆弱性以及死亡。

2. 对自由或者有限性的恐惧(通常是由于过去的创伤所致),会促使个体对这两极中的任何一极做出机能障碍的或极端的对抗(即,压制或冲动)。

3. 面对或整合这两极会促进一种更有活力、更令人鼓舞的生活设计。这种生活设计可以通过增强了的敏感性、灵活性以及选择性作为例证。而且,它还表现出了全面性的特征:谦卑与惊叹,或者,简言之,对于我们宇宙状况的敬畏。

现在,让我们回过头来看一下存在整合心理治疗(该理论作为其基础)。本书分成三个部分:关于存在整合实践新近与未来趋势的讨论,存在整合治疗取向的指导方针,以及存在整合实践的案例阐释。

本书以存在整合治疗的新近和未来趋势开篇。这部分的讨论集中于存在整合治疗在面对所谓认知与生物革命时的作用,以及对于那些发展——诸如社会建构论和超个人心理学这些趋势——新近的对抗反应。凯伦(Karen)的案例使得这一讨论充满了生气,并论证了其临床相关性。这一部分以两位临床研究生所撰写的一篇搭桥式文章来作为总结——《学生的观点:培训过程中的存在心理治疗》(A Student Point of View:Existential Psychotherapy From Within the Training Process)。

接下来的一个部分是"存在整合(EI)取向的指导方针",是本书的核心理论陈述。这个部分概述了一种存在整合实践取向。在吸收相关但却不那么全面的存在整合范围(例如,Bugental,1987;May,1958,1981;Schneider,1990 / 1999)的基础上,这一概述提出了六种水平的治疗干预:生理的(医疗的)、环境的(行为的)、认知的、心理性欲的、人际关系的以及经验的。而且,每一种水平都可以被理解为是一种解放条件(或供给),其关注的是不断扩展的心理生理损伤领域。①这个框架的主要目的是双重的:提供一种关于存在整合解放的连贯一致的一般看法,同时澄清在这个(前面提到过的)背景中,这些解放方法在什么时候、以什么方式以及对谁可能最合适。在这个部分的结尾,还提供了实际的、作为例证的技能训练练习。

最后,本书以大量优秀的存在整合案例研究结尾——据我所知——这些案例也是前所未有的。这些案例研究是主流以及人本主义取向最主要的权威学者撰写的,引导读者了解大量的存在整合实践。而且,在种族和诊断方面迥然不同的大范围临床人口,以及新的方法应用,都突出了这些实践。

在临近结尾的时候,让我花点时间来分享一下我对本书最为关键、最具独创性的特征的持续热情——它对于整合的强调。据我所知,以前从未有过一本存在方面的书曾试图涉猎如此众多的学科、情境以及来访者群体,而且,很少有一本著作像这样将焦点放在研究生水平从业者的多方面关注之上。关于新近与未来趋势这一部分结合了有经验的专业人士的视角和研究生的视角,而且还提供了一个交叉学科的案例研究。关于存在整合理论这一部分整合了各种不同的*程序化*取向,而关于案例阐释这一部分则包括了丰富的(文化和诊断因素相混合)范围,这些案例同样是由一群各不相同的从业者所报告的。

如果有一个群体,让我继续将这种存在主义精神的推动力归因于它的话,那么,这个群体就是我们服务的来访者和受训者了,我对他们的感染力深表感谢。

———————————

①　尽管诸如*干预*、*心理生理的*等这些术语通常被认为是还原论的,因而存在主义理论家不适合使用它们,但有一些理由可以说明我为什么要在本书中使用它们:(1)为了触及大量主流领域的读者,(2)为了减少深奥难懂的行话,(3)为了使读者轻松地过渡到更为复杂的新造词语,要是他们希望这样的话,很容易就能够做到。因此,从这种观点看,诸如上述术语就可以被视为过渡性的——是获得更为复杂之目的的手段。在第二部分,我们将就这个主题做更多的说明。

参考文献

Ackley,D.C.(1997).*Breaking free of managed care*.New York:Guilford Press.

American Psychiatric Association.(1994).*Diagnostic and statistical manual of mental disorders* (4th ed.).Washington,DC:Author.

APA Presidential Task Force on Evidenc-Based Practice.(2006).Evidence-based practice in psychology.*American Psychologist*,61,271—285.

Becker,E.(1973).*Denial of death*.New York:Free Press.

Beutler,L.,&Clarkin,J.(1990).*Systematic treatment selection:Toward targeted therapeutic interventions*.New York:Brunner / Mazel.

Bugental,J.(1976).*The search for existential identity:Patient-therapist dialogues in humanistic psychotherapy*.San Francisco:Jossey-Bass,

Bugental,J.(1987).*The art of the psychotherapist*.New York:Norton.

Consumer Reports.(1995,November).Mental health:Does therapy help? *Consumer Reports*,734—739.

Cooper,M.(2003).*Existential therapies*.London:Sage.

Elkins,D.(2007).Empircally-supported treatments:The deconstruction of a myth.*Journal of Humanistic Psychology*,47,(4).

Elliott,R.(2002).The effectiveness of humanistic therapies:A meta-analysis.In D.J.Cain & J.Seeman (Eds.),*Humanistic psychotherapies:Handbook of research and practice* (pp.57—81).Washington,DC:American Psychological Association.

Elliott,R.,& Greenberg,L.S.(2002).Process-experiential psychotherapy.In D.J.Cain & J.Seeman (Eds.),*Humanistic psychotherapies:Handbook of research and practice* (pp.279—306).Washington,DC:American Psychological Association.

Husserl,E.(1931).*Ideas:General introduction to pure phenomenology* (W.Gibson,Trans.).New York:Macmillan.

May,R.(1958).The origins and significance of the existential movement in psychology.In R.May,E.Angel,& H.Ellenberger (Eds.),*Existence:A new dimension in psychiatry and psychology* (pp.3—36).New York:Basic Books.

May,R.(1981).*Freedom and destiny*.New York:Norton.

May,R.(1991).*The cry for myth*.New York:Norton.

May,R.Angel,E.,& Ellenberger H.(Eds.).(1958).*Existence:A new dimension in psychiatry and psychology* (pp.3—36).New York:Basic Books.

Mendelowitz,E.,& Schneider,K.J.(2008).Existential psychotherapy.In R.Corsini & D.Wedding (Eds.),*Current psychotherapies* (8th ed.) (pp.295—327).Belmont,CA:Thompson / Brooke Cole.

Merleau-Ponty, M. (1962). *Phenomenology of perception*. (C. Smith, Trans.) London: Routledge.

Miller, I. J. (1996). Managed care is harmful to outpatient mental health services: A call for accountability. *Professional Psychology: Research and Practice*, 27, 349—363.

Norcross, J. (Ed.). (1986). *Handbook of eclectic psychotherapy*. New York: Brunner / Mazel.

Norcross, J. (1987). A rational and empirical analysis of existential psychotherapy. *Journal of Humanistic Psychology*, 27, 41—68.

Schneider, K. J. (1998a). Toward a science of the heart: Romanticism and the revival of psychology. *American Psychologist*, 53, 277—289.

Schneider, K. J. (1998b). Existential processed. In L. S. Greenberg, J. C. Watson, & G. Lietaer (Eds.), *Handbook of experiential psychotherapy* (pp. 103—120). New York: Guilford.

Schneider, K. J. (1999). *The paradoxical self: Toward an understanding of our contradictory nature* (2nd ed.). Amherst, NY: Humanity Books. (Original work published 1990)

Schneider, K. J. (2004). *Rediscovery of awe: Splendor, mystery, and the fluid center of life*. St. Paul, MN: Paragon House.

Schneider, K. J. & May, R. (1995). *The psychology of existence: An integrative, clinical perspective*. New York: McGraw-Hill.

van den Berg, J. (1972). *A different existence: Principles of phenomenological psychology*. Pittsburgh: Duquesne University Press.

Wampold, B. E. (2001). *The great psychotherapy debate: Models, methods, findings*. Mahwah, NJ: Erlbaum.

Westen, D., & Novotny, C. M., & Thompson-Brenner, H. (2004). Empirical status of empirically supported psychotherapies: Assumptions, findings and reporting in controlled, clinical trials. *Psychological Bulletin*, 130, 631—663.

Williams, R. (1992). The human context of agency. *American Psychologist*, 47, 752—760.

Yalom, I. (1980). *Existential psychotherapy*. New York: Basic Books.

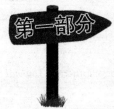

第一部分

存在整合心理治疗的
新近与未来趋势

在这个部分,我将对心理治疗的四个新近与未来的发展做一审视,这四个发展不仅预示,而且促进了存在整合实践:认知革命、生物心理学的发展、走向超个人的趋势,以及社会建构主义改革。我将分析这些系统阐释的本质,追溯其在临床案例中的应用,并思考其与存在整合实践的关联。最后,在这一部分的后半部分,我将描述一个由学生所做出的贡献。这个贡献阐明了存在主义取向临床研究生最近面临的以及正在面临的挑战。尤其是它剖析了这些(以及其他)学生所面对的需要,而且,它还分析了采用深入的存在整合这一替代物所获得的丰厚奖赏。

第一章　从分离到整合

如前所述,心理治疗的世界正在不断地发生变化,而存在主义心理治疗处在了这种变化的风口浪尖上。自《存在》一书出版以来,心理治疗领域至少已经出现了四个显著的发展取向,而每一个取向都重新塑造了这个领域。例如,认知心理治疗让人们注意到了人类智力的自主性,这是很受欢迎的;生物心理学揭示了生理与行为之间数不清的相互联系(Beck,1976;Thompson,1973)。在更近的这些年中,超个人(或超验)心理治疗和后现代主义哲学(表现为社会建构主义取向的形式)已经引起了甚至更为大胆的范式转变(Wilber,Engler,& Brown,1986;Bernstein,1986;Gergen,1991;Epting & Leitner,1994)。例如,超个人心理治疗激起了(在某些情况下,是唤醒了)对于不同康复方法、东方和西方冥想传统,以及超自然现象的兴趣。相应的,社会建构主义取向用相对论的原理阐明,并因此扩展了关于真理的治疗观念和文化观念。在一个文化方面非常敏感的框架背景中,所有的知觉现象都会被这个框架证明是合理的,而且谁也不能说哪种知觉现象生来就比其他任何知觉现象更为高级。

不过,这些革命性的发展需要付出一定的代价,而这种代价的轮廓正逐渐变得清楚起来。首先,我指的是当代治疗的日益专业化。如果我们还没有受到威胁的话,那么,我们很快就会受到各种相互竞争的实践所导致的混乱状态的威胁。其次,我们还会受到各自观点中所固有的局限性的威胁。尽管它们在自己的领域内非常突出,但是当运用于那些领域之外时,它们就会变得过于简单化或毫无活力(参见,例如 May,1967;Wampold,2001;Wertz,1993;Westen,Novotny,& Thompson-Brenner,2004 所表现出的担忧)。

坦白说,我们需要一个可以公平地对待我们的多样性和特殊性、我们的自由和有限性的治疗基础。这样一个基础,在仔细地确认人类的悲剧性和不完善的同时,还将审视人类的完满性。它将尊重我们的生物和机械倾向,但并不是以放弃我们创造和超越一般意识的能力作为代价。具体说来,这样一个基础是什么样子的呢?考虑一下下面这篇短文[①],用它来加以说明:

凯伦是一个 37 岁的中产阶级女性。她有丈夫和一个 15 岁的儿子,儿子参加了少年棒球联赛。凯伦在大多数方面都很普通,但她有一个非常突出的特点:她体重 424 磅。

一个 424 磅的世界是什么样子的呢?凯伦是这样回答的:

我在约翰逊的货运终点站称[自己的]体重。我甚至在大码女性衣服专卖店也买不到衣服,因为他们的最大码是 52,而我要穿 60 码。我的衣柜里有三件我特别定制的有腰带的长袖长袍:这三件长袍——藏青色、黑色和棕色——是垂直剪裁的,从两边开口,为的是方便我的头和胳膊能够穿进去。夏天和冬天,我都穿容易穿和脱的便鞋,因为我无法在这体重之下弯腰系鞋带和扣鞋子。我一件也没有,不过这没关系,因为我几乎不曾出过这间屋子。早上,我得设法让自己起床,然后去厨房,找到储藏着的食物,并到客厅坐在我的椅子上,确保在我身边有食物,这对我来说是很大的安慰。我的日子单调沉闷,肥皂剧成了我的生活背景。我通过我的丈夫和孩子而替代性地过着生活。他们成了我的胳膊、腿以及我通向外面世界的窗户。无论我要去哪儿,我都开车去。汽车已经成了我的绝缘体、铠甲以及保护的一部分。我过去常常开车绕着城镇到处逛,吃东西,把愤怒、内疚、伤害都塞到肚子里——我一直吃着,直到所有的一切都不再重要。(Roth,1991,p.173)

让我们来想象一下当代的心理学家团队可能会怎样理解凯伦的状况,而且,这种理解对于上面提到的整合视角来说有什么样的含义。

例如,从行为主义的观点看,凯伦的肥胖症很可能会被理解为是她环境的一种作用。行为主义者会主张,重新安排她的周围环境,这样你就能显著地改变她的强迫行为。尤其是,他们会将她的问题归罪于她在家里存放着的大量垃圾食品(这充当了条件刺激)、她在从事其他行为时(如看电视)对食物的消耗,以及她把食物知觉为正(或者负)强化物。为了矫正这些问题,行为主义者会尽力帮助

---

① 这篇短文以凯伦·罗素(Karen Russell)的案例为模板写成,格尼恩·罗斯(Geneen Roth,1991,pp.172-184)曾生动地描述过凯伦的案例。在我对她的状况加以推测的地方,我已指出我所做的。

凯伦减少或消除有问题的刺激,并用更具适应性的刺激来取代它们。

相反,生理心理学家将会从凯伦的大脑、中枢神经系统以及细胞代谢着手,寻找他们的答案。例如,他们可能会这样推断,即她在代谢食物的能力方面有缺陷,致使她在生理上产生了肥胖的倾向。他们可能会根据她这一倾向的严重程度,推荐综合使用药物、饮食限制以及手术等方法。如果凯伦不需要严格的措施就能够减肥,生理心理学家可能会建议她通过仔细地改变饮食和很有规律地进行有氧运动(如走路),来逐步地减肥。

另一方面,认知治疗师将会集中于凯伦的思维模式与其疾病之间的关系。尤其是,他们会设法帮助凯伦理解她的错误信念、假设、预期和她的适应不良行为之间的关系。例如,他们可能会指出,当她感到孤独的时候,她就会相信自己将永远孤独,而这种泛化会导致错误的信念,即相信食物是产生这种孤独时的唯一选择。认知心理学家会主张,一旦凯伦能够认识到这些适应不良的图式,她就将能够改变或重构这些图式,并因此能够改变或重构她的行为。

让我们暂停下来,先思考一下凯伦对这种生活状态的明显反应:"我曾成百上千次地试图摆脱我这种非存在的状态,获得自由,"凯伦告诉我们,"我已经看过无数个医生"(Roth,1991,p.174)。而且,像许多强迫性贪食者一样,我们可以断定,这些医生中有一些确实帮助了凯伦——至少是暂时的。例如,通过这样的接触,凯伦很可能可以重新计划自己的生活。尤其是,她很可能下定决心,将垃圾食物从家中清除出去,在吃东西和其他行为之间设计新的联系,并发展出新的、更适当的方式来奖赏自己。在康复的过程中,她还很可能服用食欲抑制性药物以及一些营养补品。

然而,如果凯伦关于这些治疗的话语让人听起来感觉她很痛苦,那么,这很可能是因为——尽管它们有效——在内心深处某个至关重要的方面,它们没有处理她的创伤。凯伦回想起在一次关于她的体重控制问题的会谈中有人向她提出的建议,非常愤怒地说,"亲爱的,运动,也仅仅只是让你一天三次把自己*推开餐桌*而已"(Roth,1991,p.174)。

我自己治疗强迫性贪食者的经验使我确信,认知-行为治疗和生理治疗可能是康复之路上所迈出的必不可少的第一步。它们可以帮助人们了解重新评估他们关于食物之习惯、信念系统以及态度的重要性。它们对其进行了生理学和运动生理学的教育。但是,或许最为重要的是,它们促进来访者开始了一个对其自身生活进行深刻反省的过程——从本质上说他们是谁,他们将前往何处——而这反过来,有时候会导致根本的改变(Mendelowitz & Schneider,2008;Schneider,1990 / 1999)。

凯伦这样回忆道,"不管什么时候,只要有什么事情对我伤害太大,我就会把自己打包丢在一边,因为我害怕如果我体验到恐惧,它就会活活地吃了我。我许下承诺要坚持自己的立场,[不过,也是为了]把这种恐惧或伤害从我身上冲走"(Roth,1991,p.175)。

到现在为止,我们已经考察了一些帮助凯伦以及无数像她一样的来访者,为其强迫行为找到一个落脚点的治疗体系;这些治疗体系教给了他们一些*操作性*(可测量的、能详细说明的)方法,来改变他们的生活。然而,这些方法往往倾向于处理问题的一小部分,用凯伦的话来说,它们没有触及潜在于那一小部分之下的"恐惧"或"伤害"。现在,让我们来评估一下那些旨在面对更具实质性的心理机能领域的方法——即超个人主义和社会建构主义的方法。它们是怎样促使凯伦从食物中解放出来的呢?

超个人治疗包括那些致力于*超验的*(或非同寻常的)意识状态的学科和实践。只要超个人心理学接受存在主义的神秘性,那么,就我们的目的而言,它就为诸如能量转换、超自然状态和幻象状态、宗教危机和精神危机、统一体验这样的超验现象,提供了至关重要的洞见。另一方面,只要这个学科藐视存在主义的神秘性,那么,它就可能会给治疗强加上夸大的或不成熟的解决方法;它还可能剥夺来访者提出她自己的解决方法和各种发现的机会(例如,参见 Dass,1992;Cortright,1997;May,1986;Schneider,1987,1989;Zweig & Abrams,1991;以及第九章 Hoffman 的贡献)。

一个对存在主义很敏感的超个人主义者团队会如何理解并帮助凯伦呢?首先,他们很可能会帮助她发展到能够开始提出关于她自己的更为深刻的问题为止:她想在自己的生活中得到什么?她将前往何处?她最终希望自己成为谁?"我逐渐地相信有一个愤怒的上帝,"凯伦承认,

一个会惩罚你的上帝,一个永远不会高兴的上帝,对他来说,只有完美才足够。我从一个愤怒的母亲,到一个愤怒的上帝,再到对自己愤怒。食物就是这个愤怒上帝的一种延伸;我可能永远都不够好。此后,对于我自己,我将一直反抗并感到恐惧……

我认识到我并没有那么坏,和善(而不是惩罚)是解决我关于食物之问题的方式。(Roth,199,p.181)

接下来,超个人主义者可能会帮助凯伦(例如,通过冥想)细细地回想自己身上以前不习惯的部分,如她的孤独或空虚。这可能会产生这样的效果,即凯伦开始理解那种痛苦的更深层意义,并且让自己与那些意义保持一致。她会发现,她不再觉得她是在被强迫着用食物来填充自己的存在,而是能够认识到通过生活

而得来的那种安慰。

在经过三年半的持续冥想治疗后,凯伦说,"现在,我在生活着。这是吃掉我的感受与感觉我的感受之间的区别"(Roth,1991,p.180)。"我是活着的,"她继续说,

> 而且……用极大的活力来感受所有的一切。我走在树林中,感觉到一种寂静的敬畏感。几个星期以前,我在温暖的春雨中开车,被一条双重彩虹迷住了……上周工作时,我看到一些光秃秃的橡树被雨滴覆盖着。我知道,它们只不过是一棵光秃之树上的雨滴,但在我看来,它们就是钻石。(p.183)

但是,强调超验也有危险的一面,这种危险在于:它无意中暗含了对于凯伦的拯救,或者目光短浅地暗含了一种解决方式。焦虑能够(而且是富有成效地)与神性的光芒共存,而正是在这两者之间的对话中,人们获得了活力(May,1981,1985;Schneider,2002,2004;Tillich,1952)。例如,凯伦挣扎的辩证特征给她的生活带来了辛酸——对短暂胜利的品味——以及通过谦卑而发展出来的智慧。

> 我希望我可以告诉你,可以穿上12码是多么美好的事情,但我也发现,清醒和活着就是一揽子交易。我不会穿越那条界线,而只挑拣伪善的东西。一边是奇迹、敬畏、兴奋和欢笑——而另一边是眼泪、失望、痛苦和悲伤。我愿意探索所有的感受,因此,完整性就出现在了我的面前。
> 因此……275磅后,我的生活就成了痛苦与幸福的混合体。这些天来,它给我带来了很多的伤害,但它是真实的。这是我的生活,是我自己过的生活,而不是像过去那样通过肥皂剧的方式来替代性地活着。我不知道生活将走向何处,但我知道有一件事是确定的:我肯定在向前走。(Roth,1991,pp.183—184)

最后,对于凯伦的难题,社会建构主义取向会利用后现代主义的假设,对此,我们已经就其治疗方面进行过阐述。广义地说,后现代主义有三个基本的假设:(1)没有绝对的真理;(2)所有的现实(或故事)都是社会建构的;(3)现实之间的流动性是可取的(O'Hara & Anderson,1991)。那么,社会建构主义是怎样理解凯伦的问题的呢?

首先,它会设法理解凯伦关于其肥胖症的故事——她是怎样界定肥胖症的,她认为哪些问题导致了肥胖症,以及她认为哪些故事可能有助于改变她的状况。例如,凯伦可能会讲一个精神分析倾向的故事,她会讲到自己在儿时如何被抛

弃,自己如何很少得到肯定,以及如何用食物来代替同伴(Roth,1991,p.178)。然后,她可能会谈到自己那些失败了的节食和减肥计划,以及对于自己生活中缺失的某些东西的深刻感受。不过,尽管她会感到恐惧,但在这一点上,社会建构主义者很可能会以一种乐观的感受来对凯伦做出反应,这种乐观感受使她感到,未来会有许多故事发生在她身上,而她——在他们的指导下——可以选择那个(那些)有用的故事。

当然,在这里,让人困扰而又悬而未决的问题在于社会建构主义者所选择的标准。例如,决定凯伦成功的因素是她症状方面的变化,还是她主观世界里的改变呢? *直觉叙事* (intuitive narratives,如"信息堆积的"梦)与 *理智叙事* (intellectual narratives,如统计判断)是否值得受到同样的关注? 处于这种笼中困兽的境地,凯伦可以求助于谁或什么东西呢?

答案之一是正在兴起的所谓 *技术折衷主义* (technical eclecticism)运动(Lazarus,Beutler,& Norcross,1992)。简单地说,这一运动主张通过实证手段或者通过对技术有效性的现有研究,可以将多种不同的治疗统一起来。技术折衷主义者提出,回顾一下关于治疗结果的文献,你就会发现一些最佳的策略。

不过,这一观点的问题在于,关于治疗结果的文献受量化—实验传统控制,而且,它们忽略或忽视了正在兴起的对结果的现象学分析(Gendlin,1978;Mahrer,1986)。因此,技术折衷主义有一种认知—行为偏见,而存在主义(或以经验为基础的)取向受到了忽视(参见第二部分对这一点所做的详尽阐述)。[①]

现在,让我们回过头来看一下那个我们一直在寻求的基础模型,并回顾一下我们迄今所得出的结论。首先,很明显,当代学派在一些关键领域相当有效,因此必须鼓励它们的发展。同样明显的是,当前心理学正处于混乱的状态,而这种专业隔阂在很大程度上是要受批评的。例如,生理学取向和认知—行为取向能够发挥作用,但是它们的目的是什么呢——外部适应还是短暂的宁静? 虽然这样的结果对于一些来访者来说非常重要(而且,事实上也很关键),但是它们是我们建立整个领域的基础标准吗? 同样,超个人取向和社会建构取向也有助于解放,但是,它们(尤其是以其更为尖锐的形式)对于我们脆弱且相倚的两面——我们的动物性和神圣性——给予足够关注了吗? 对我们体验生活的辛酸性与可塑性的能力给予足够关注了吗?

作为一位存在主义取向的治疗师,我必须消极地回答这些疑问,并寻找更富有成效的不同答案。我相信,存在主义心理学可以提供这样一种不同答案,其证

---

① 最近,有研究者对所谓客观心理机能测量(包括在治疗前研究和治疗后研究中所使用的那些测量)的有效性提出了中肯的异议(参见 Shedler,Mayman,& Manis,1993 所做的详尽阐释)。

据在于,它的*现象学*(经验性的)资料,它的自由－有限制辩证关系,以及它对于人们全身心地参与那种辩证关系的要求(参见 Burston & Frie,2006)。

而且,我认为,在这个多维框架内,其他的取向也会蓬勃发展起来。例如,生理学模型和认知－行为模型,可以被理解为通往更为广阔的解放之路上有益的过渡(或立足点)(参见第十二章 Fosha 的贡献)。相反,超个人观点和后现代(或折衷主义的)观点可以被视为最为重要的解放促进因素,这些因素会反馈到认知－行为过程以及生理过程中,并对这些过程起支持作用(参见第十章 Bunting & Hayes 的贡献)。

于是,我提出了存在主义治疗的*同化整合*(assimilative integration)模型。同化整合在一个覆盖面很广的框架内,适应于各种不同实践的应用(Stricker,2005)。尽管这样一种取向在某些方面听起来可能有些过于雄心勃勃,但是我认为提出这种取向非常迫切,而且我高度鼓励就其可行性来进行持续的对话。

因此,让我对这种(存在整合)取向加以生动地描述,并将其投入到思想的市场中去。

首先,我将呈现两位临床研究生的观点,他们对存在主义心理治疗在学术领域的角色和挑战进行了探索。接下来,在第二部分,我将详尽阐述存在整合治疗的理论基础,最后,在第三部分,我将呈现一系列存在整合的案例应用。

参考文献

Beck,A.(1976).*Cognitive therapy and the emotional disorders*.New York:Signet.

Bernstein,R.(1986).*Philosophical profiles*.Philadelphia:University of Pennsylvania Press.

Burston,D.,& Frie,R.(2006).*Psychotherapy as a human science*.Pittsburgh:Duquesne University Press.

Cortright,B.(1997).*Psychotherapy and spirit:Theory and practice in transpersonal psychotherapy*.New York:SUNY Press.

Dass,R.(1992).Compassion in action:Setting out on the path of service.New York:Crown.

Epting,F.R.,& Leitner,L.M.(1994).Humanistic psychology and personal construct theory.In F.Wertz (Ed.),*The humanistic movement:Recovering the person in psychology* (pp.129—145).Lake Worth,FL:Gardner Press.

Gendlin,E.(1978).*Focusing*.New York:Bantam.

Gergen,K.(1991).*The saturated self:Dilemmas of identity in contemporary life*.New York:

Basic Books.

Lazarus, A. Beutler, L., & Norcross, J. (1992). The future of technical eclecticism. *Psychotherapy*, 29, 11—20.

Mahrer, A. (1986). *Therapeutic experiencing: The process of change*. New York: Norton.

May, R. (1967). *Psychology and the human dilemma*. New York: Van Nostrand.

May, R. (1981). *Freedom and destiny*. New York: Norton.

May, R. (1985). *My quest for beauty*. Dallas: Saybrook. (Distributed by Norton.)

May, R. (1986). Transpersonal or transcendental? *Humanistic Psychologist*, 14, 87—90.

Mendelowitz, E., & Schneider, K. (2008). Existential psychotherapy. In R. Corsini & D. Wedding (Eds.), *Current Psychotherapies* (8th ed., pp. 295—327). Belmont, CA: Thompson / Brook Cole.

O' Hara, M., & Anderson, W. (1991, September). Welcome to the postmodern world. *Networker*, 19—25.

Roth, G. (1991). *When food is love*. New York: Plume.

Schneider, K. J. (1987). The deified self: A "centaur" response to Wilber and the transpersonal movement. *Journal of Humanistic Psychology*, 27, 196—216.

Schneider, K. J. (1989). Infallibility is so damn appealing: A reply to Ken Wilber. *Journal of Humanistic Psychology*, 29, 470—481.

Schneider, K. J. (1999). *The paradoxical self: Toward an understanding of our contradictory nature* (2nd ed.). Amherst, NY: Humanity Books. (Original work published 1990)

Schneider, K. J. (2002). A reply to Roger Walsh. In K. J. Schneider, J. F. T. Bugental, & J. F. Pierson (Eds.), *The handbook of humanistic psychology* (pp. 621—624). Thousand Oaks, CA: Sage Publications.

Schneider, K. J. (2004). *Rediscovery of awe: Splendor, mystery, and the fluid center of life*. St. Paul, MN: Paragon House.

Shedler, J., Mayman, M., & Manis, M. (1993). The illusion of mental health. *American Psychologist*, 48, 1117—1131.

Stricker, G. (2005). Perspectives on psychotherapy integration. *Psychotherapy Bulletin*, 40 (4).

Thompson, R. (1973). *Introduction to biopsychology*. San Francisco: Albion.

Tillich, P. (1952). *The courage to be*. New Haven, CT: Yale University Press.

Wampold, B. E. (2001). *The great psychotherapy debate: Models, methods, findings*. Mahwah, NJ: Erlbaum.

Wertz, F. (1993). Cognitive psychology: A phenomenological critique. *Journal of Theoretical and philosophical psychology*, 13, 2—24.

Westen, D., Novotny, C. M., & Thompson-Brenner, H. (2004). Empiricalstatus of empirically supported psychotherapies: Assumptions, findings and reporting in controlled, clinical trials. *Psychological Bulletin*, 130, 631—663.

Wilber, K., Engler, J., & Brown, D. (1986). *Transformations of consciousness: Conventional and contemplative perspectives on development*. Boston: New Science Library.

Zweig, C., & Abrams, J. (1991). *Meeting the shadow: The hidden power of human nature*. Los Angeles: Tarcher.

第二章 学生的观点：
培训过程中的存在心理治疗

　　尽管一直以来存在主义实践对主流研究生教育的影响都微乎其微，但有迹象表明——正如本书清楚表明的，一种相反的趋势可能正在发生。引领这种相反趋势的是越来越多心怀不满的专业人士（对此我们已经进行过讨论）。不过，在一个更为平静，或者说更为基层的水平上，一种以学生为基础的反抗似乎正在聚集。受到心理学之文化多样性和理论多样性的激发，这些学生正相应地寻求跨学科的心理学。现在，让我们来看一下阿拉迷达县伯克利镇的加州专业心理学学院（现在是阿兰特国际大学）以前的两位研究生的基础水平的洞察。这一部分写于他们还是学生的时候（1995），虽然稍微做了一些修改，但对于所有参加存在主义治疗培训的人（既包括学院内的人，也包括学院外的人）来说，都仍然是一个指向标。

　　安·巴斯特－肖特（Ann Bassett－Short），博士，在她的研究焦点转向灵性和存在主义心理学之前，曾在曼哈顿一个慈善团体举办的娱乐、教育和社会中心为低收入妇女提供咨询。在一次对长岛的贵格会教派祈祷会上，她普遍地考察了牧师的关爱，并建议美国教友会提出一个冲突解决方案。另外，她还是一位合唱队指挥和乐曲改编者。

　　格伦·A.汉密尔（Glenn A. Hammel），博士，神经心理学家，专门研究老年病学和法医学。他经常做一些与照顾老年人和日益衰老的父母相关主题的国际性演讲。他发现自己对于设法实施临床评估有着强烈的兴趣，这些临床评估将存在主义心理学的价值和取向与神经心理学的科学和知识整合到了一起。他和他的家人居住在加州的萨克拉门托市。

正如临床实践和实习学生将会证实的,接受培训而成为一位心理治疗师,是一件很伟大的事。考虑一下下面这个场景:

你的第一个来访者正看着你,等待着你的回答。而你自己在纳闷,你们两个人将如何把这种新的、未经过考验的关系构建成为这样一种关系:它可以承受强烈的痛苦,并能够鼓励这个个体走向一种更有意义、更精神饱满而且明显属于他或她自己的生活。你该从哪里开始呢? 你可以朝着一百个不同的方向前进。书籍的片断、与督导的会面、课堂讨论以及你自己生活中的经历,所有这些都在你的脑海里一闪而过。然后,你注意到了你的来访者的眼睛——他们的痛苦、希望和恐惧——于是,你做出了回应。后来,你认识到,在你的整个职业生涯中,你都将在某种程度上与每一位新的来访者重新开始。你期待着你已经习惯于重新开始的那一天。

当学生临床治疗师在治疗的这一个小时中发现自己迷失了方向,这通常和他们关于人格机能、精神病理学、治疗实践之信念易于转变的性质有关。当然,学生们为找到自己的临床同一性而付出的努力,可以通过探索一种与自己的价值观尤为一致的理论取向而得到加深。不过,不同的治疗流派对学生而言的可及性和有效性是不同的。正如下面将会加以描述的,我们发现,存在主义心理学明确地讲述了学生所担忧的事情,并提供了相当大的帮助来应对培训中一些最为困难的挑战。

对于临床心理学中正规培训的这些挑战,我们感到非常熟悉。我们两人在写这篇文章时,都在一所专业心理学独立学院里即将完成博士学位课程,这也是我们在一个社区进行督导治疗的第五个年头。尽管我们所接受的心理学教育是相当主流的(主要是心理动力学),但我们早在研究生院时就开始补修了存在主义心理学方面的研究,并接受了督导。我们学习存在主义的动力很大部分来自于作为个体的我们,而不是来自于作为学生本身。事实上,说我们只能对作为学生的自己进行精确描述,与存在主义的基本假设,即人是不可分割的整体是相违背的。不过,为了强调存在主义心理学与那些受训者的关联性,在这里,我们将把讨论的焦点专门限于学生们正在全力对付的问题之上。

这些学生挑战的是什么呢? 其中专业发展的部分是,必须要与来访者所呈现的极其丰富的言语和非言语信息保持一致。学生们必须找到一种方法来概念化他们所看到的东西,并帮助来访者一直朝着看似最有价值的方向前进。一个难弄的问题是,由在研究生院所获洞察力武装起来的学生,经常会将他们的技术和知识*运用*于来访者,而不是和他们*一起*努力。例如,如果治疗师像使用脚手架那样来运用理论,那么,理论就可能会模糊他的来访者。脚手架在难以立足的地方确实给建筑工人提供了一个安全的站立之地,同时也给建筑师提供了机会从新的视角观看将要建成的大楼。但是,建筑工人的粗糙脚手架可能很容易伪装,并被误认为是它所围绕的复杂建筑。同样,就像在开篇的介绍中所描述的那样,当学生们感到不确定并希望可以获得一个更为可靠的优势点时,他们就会快速地在来访者周围竖立起理论——而且,通常情况下,他们这么做是无意识的。因此,对于新手治疗师来说,最为艰难的挑战之一在于,从某一特定的取向中勾画出结构,而又不让理论模糊了在他们面前复杂的、独特的个体。

存在主义心理学能够通过以下四个具体的特征,而对学生诸如此类的关注和挑战提供帮助:(1)对于来访者即时体验的聚焦,(2)对于人类选择能力的强调,(3)对于行为局限性的承认,(4)对于现象学阐释的强调。

对于来访者即时体验的聚焦

学生忽略作为个体的来访者的一种方式是,几乎不关注来访者的即时体验。例如,学生有时候在咨询中注意不到来访者在情绪强度、面部表情、姿势或者个人言语特征方面的细微变化。注意不到这些细微差别,就意味着丢失了个体最能说明问题的(也是稍纵即逝的)一些细节。相反,获得来访者特有言语和非言语"方言"方面的某种流畅性,有可能是加速发展牢固治疗联盟的重要一步。

有许多种方式都可能让学生从这种即时性中脱离出来。我们已经提到过在咨询中全神贯注于个人的心理学学术知识的危险。学生也可能全神贯注于未来:例如,想着他们将如何向其督导描述现在这次咨询的进展。有些学生还可能尚不习惯于对一位处于极大情绪痛苦中的来访者进行咨询;他们可能发现这个人的苦恼有些让人不知所措,于是便以不带有情绪性的探索来寻求庇护。通常属于这一范畴的一个领域是对来访者历史的探索。历史收集当然有其独特的位置,而且事实上,通常是专业设置所明确要求的。不幸的是,在咨询中以降低来访者的即时性,并增加其距离感和分离感的方式来从来访者那里收集信息的诱惑,依然很强烈。

存在主义心理学方面的培训,可以帮助学生贯穿始终地保持对于即时性的强调。事实上,存在主义治疗师强调,我们没有必要完全透彻地了解一个来访者的过去。相反,我们需要去认识(know)来访者(May,1958)。亚隆(Yalom,1980)补充说深入探索可能意味着"不是思考个体成为现在这个样子的方式,而是思考个体*现在的样子*"(p.11)。在收集历史的过程中,如果治疗师聚焦于那个经验过各种事件的个体——以及此时正在经验某件事情的个体——那么,他就不太可能失去那个人的细节。最后,存在主义心理学的要求,即治疗师要与他们自己的即时体验保持协调,也鼓励学生们在咨询中保持对此时此地的关注。

对于人类选择能力的强调

学生的另一个挑战是,要保持对来访者选择能力的觉察。例如,来访者有时候会把自己的生活描述成是难以抑制的忧郁,不重视他们自己影响改变的能力。由于参与治疗过程的次数相对较少(而且,很可能也由于他们对于自己的临床能力缺乏信心),学生们可能很容易就相信这样的描述。但是,存在主义心理学一直明确地强调,人类有很好的衡量选择的能力。尽管不是所有水平上的选择都是有意识的,但是,正如欧文·亚隆(Irvin Yalom,1980)所指出的,个体所拥有的选择范围通常比他们自己所察觉到的要大。

具有讽刺意味的是,贬低来访者选择能力之价值而产生的压力,有时候来自于专业设置本身。例如,有些情境把来访者的反应主要归因于移情(transference),并以一种减少来访者责任的方式来看待这个构词。其含义在于,来访者是被他们无意识中对过去的模仿驱使着做出反应的。学生们这种被增强的最小化来访者选择程度的倾向,就是在这样的情境中咨询时妥协而成的。

另一方面,存在主义关于移情的定义更多地强调了来访者的选择能力。罗洛·梅(1958)提醒他的读者们,像移情这样的构词,要从来访者在咨询的即时情境中提取大量的意义。在梅看来,假设一位来访者因为他或她试图赢得自己父亲的爱而有某些要求,"这可能是一种安慰,而且事实上,也可能是真实的"。但是,梅继续说,这个问题的症结在于,来访者"在这个特定的时候,正对我做着这样的事情,而且,来访者与其父亲之间的关联方式——并不能说明这件事情发生在这个时刻的原因"(p.83)。换句话说,早期的动力和被置换了的情感,并不能完全解释一个来访者的动机。来访者还会受到一些更为当下之原因的激发。这个人已经以某种方式习得了一种歪曲的方式对他人解释以及与他人互动,这么说有可能是对的,但是,更为重要的是这一事实,即他或她此刻正使用着那一特定的方式。梅总结道,从某种程度上说,在那一刻,在那个房间里,来访者正选择以那种方式来对一个真实的人做出某些行为。

对于行为局限性的承认

不过,在所有对于选择的强调中,我们不应该避开对这一点的思考,即个体同时也生活中各种限制之中。在前面,我们曾提出,学生治疗师有时候会低估其来访者的选择能力。这可能部分地反映了他们的来访者经常与之斗争的非常真实的、有限的环境。有许多学生在社区心理健康机构工作,对一些付费极低的来访者进行咨询,其中有些来访者生活贫穷,无家可归,而且还受到强烈的歧视。许多其他学生在医疗部门工作,在那里,他们目睹了残疾或疾病加诸在来访者身上的生理限制和社会限制。

那些强调人类潜能但没有同时关注人类局限性的理论,可能会在不经意间导致学生责备来访者不去改变他们的外部环境。存在主义心理治疗师认识到并清楚阐释了个人社会世界的繁重压力。例如,就像集中营里的囚犯和神话中的西西弗斯所忍受的那些看似徒然且无望的经验(Frankl,1992;Camus,1942 / 1991;May,1991),在存在主义思想中占据了合理的位置。存在主义者并不逃避对那些几乎不能做出选择的情况进行思考。

不过,存在主义心理学更进一步并且强调一个人在这些看似毫无希望的困境中甚至也拥有改变的力量。我们收到提醒,个体依然能够选择他们赋予其情境的那些意义。弗兰克尔(Frankl,1992)在描述他自己被纳粹囚禁的情形时宣称,一个人的所有东西都可能被剥夺,"但除了一样东西:人类最后的自由——在任何特定的环境中,选择自己态度的自由,选择一个人自己的方式的自由……〔在他的情形中,是避免被〕塑造得与典型的同狱犯人一样的自由"(p.75)。一位存在主义者会提出,在面对限制时个体拒绝放弃这种选择,有助于维护人类的人性。

对那些身处严重受限的外部环境下的来访者进行咨询的学生,因此能够确定,他们对于这种局限性的觉察将在存在主义心理学中表现出来。重要的是,存在主义心理学还承认个体转变其社会世界的能力(至少是在内心中)。这给学生提供了一个现实的基础,在这个基础之上,学生确定了临床干预策略以及一条让治疗师和来访者都可以从绝望中找到意义的道路。

对于现象学阐释的强调

我们已经说过，在概念化一个人的临床工作，而不让理论模糊来访者时，培训的一部分挑战涉及了确定一种理论取向。人们期望，高水平的学生可以用一种彻底的、正式的方式来运用临床理论，这种方式使得保持来访者的独特感变成为重中之重。这些学生经常被要求将可获得的有关来访者的信息整合到一起，并在督导和讨论会上呈现"案例阐释"。这些呈现可能包含着对来访者的防御本质、核心冲突、症状、机能水平、人格结构以及诊断的类型做出解释。这种类型的阐释促进了有价值的反思，但是，治疗师也有可能会不知不觉地以一种静态的、自我满足的方式来感知那个动态的、逐渐表露自己的来访者。一个人的来访者首先可能是一个"案例"，然后成为一种"类型"（例如，"边缘性精神病"）。随这种临床速记而来的是这样一种危险，即用一个概念来取代个体（"边缘性精神病倾向于……"）。然而，要进行有效指导的话，治疗师显然需要对来访者的问题有一种连贯一致的理解，同时还需要明确的治疗策略。他们还需要能够与其他临床治疗师一起交流其策略的基础。

系统阐释来访者问题及其力量的存在主义取向，并不会忽视诊断性评估，也不会忽视对防御和冲突的思考。不过，存在主义的系统阐释更少以已有的临床类型和诊断类型为基础，而是更多地基于来访者的现象。这种取向强调每一位来访者的个人经验。人们试图将一种新的、相对没有偏见的思想形式带进对个体情境的考虑之中。

存在主义心理治疗师可能通过考虑具有以下性质的问题，开始一次系统阐释：这位来访者的特定痛苦是什么？这位来访者是怎样评价他或她的日常生活的？是什么阻碍了来访者？这位来访者以什么方式阻碍了他或她自己的路？此刻，这位来访者是如何对待我们两个人的？我正以什么样的方式体验着这位来访者？这位来访者能够在多大程度上注意到他或她自己的反应以及他人的反应？这种类型的反思一直将焦点放在此时的来访者和治疗师，因此，对学生们来说尤其具有建设性意义。在培训过程中创作并呈现一些系统阐释，往往会引起相当大的焦虑。老是考虑他人的评价，可能会使学生离开治疗关注点，而只考虑理智知识的追求。一直致力于理解和描述来访者那个如他或她自己所经验的世界——甚至在系统阐释时也是如此——会帮助学生确信，他们正聚焦于建筑物，而不是那个脚手架。

我们已经提到的仅仅只是学生在接受培训以成为心理治疗师的过程中所遭

遇的为数极少的一些挑战。首先,学生临床治疗师必须与来访者所呈现的信息量保持一致,而且,必须与来访者一起进行咨询,而不能单方面地运用干预。通常情况下,学生在接受培训的过程中会致力于一个特定的理论取向,并获得有价值的指导和获益点。但是,他们必须抵制让理论阻碍他们把来访者视为一个复杂的、独特的个体。学生们还要面对更为具体的挑战,如与来访者变化着的言语和非言语细微差别保持一致,坚持相信来访者具有影响变化的能力,认识到来访者的外部限制而不感到绝望,以不加任何歪曲的总结性方式系统阐述来访者的材料。

正如我们所讨论的,在应对这些挑战方面,存在主义心理学提供了相当大的帮助。它之所以能如此,是因为它强调来访者的即时体验,而且它聚焦于我们重要的选择能力。此外,它还区分了行为的自由与解释的自由,它采取了一种更多地以现象学为基础的取向来进行阐述。简而言之,存在主义心理学让学生们始终关注其来访者的个体性。

到目前为止,我们的讨论都仅限于接受正式培训的学生。不过,说来访者是一个个体,就意味着承认,同他或她在一起进行治疗将是一种新奇的体验,并且将需要学习一种新的方言。这样的话,所有的临床治疗师从某种程度上说都是学生,而且可能发现,他们所关注的大量事情在存在主义心理学中也有涉及。

参考文献

Camus,A.(1991). *The myth of Sisphus and other essays* (J.O'Brien,Trans.). New York:Vintage Books.(Original work published 1942)

Frankl,V.(1992).*Man's search for meaning:An introduction to logotherapy* (4th ed.,I. Lasch,Trans.,Part 1).New York:Beacon.

May,R.(1958).Contributions of existential psychology.In R.May,E. Angel,& H.Ellenberger (Eds.),*Existence:A new dimension in psychiatry and psychology* (pp.37—91).New York:Basic Books.

May,R.(1991).*The cry for myth*.New York:Norton.

Schneider,K.J.(1990).The worship of food:An existential perspective.*Psychotherapy*, 27,95—97.

Yalom,I.(1980). *Existential psychotherapy*. New York:Basic Books.

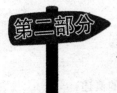

第二部分

存在整合取向
的指导方针

这一部分的目的在于，为存在整合治疗取向提供一个理论框架。接下来的讨论将会阐明在存在主义框架（这个框架贯穿了全书）中理解并协调大量主流实践的方式。[1] 这种努力的目的是多方面的：澄清存在主义治疗师做什么、怎样做，扩大存在主义治疗师和主流治疗师的实践选择，并阐明某些特定的实践形式在哪些条件下会产生最佳的效果。这个部分的最后一个目的在于，为接下来大量的案例阐释做好准备。这些案例阐释不仅利用了存在整合模型，而且还详尽阐述了存在整合模型。

尽管越来越多的文献以称赞的态度对其加以了引用（例如，Cooper，2003；Cummings & Cummings，2000；Greenberg，Watson，& Lietaer，1998；Mende-lowitz & Schneider，2008；Watson & Bohart，2002），但存在整合取向却依旧是暂时性的。这是以我自己的理论与治疗综合为基础而确定的一套初步的指导方针（Schneider，1990／1999，1998，2003，2006）。为了本书的这些目的，我已经对这种综合做出了扩展，将它与其他治疗整合到了一起，并形式化了它对于实践的影响。

想要系统阐释存在整合观点的尝试——尽管从理论上证明是合理的——在治疗文献中极少有先例（Beutler & Clarkin，1990）。因此，这有待于未来研究——尤其是关于其各种现象学观点的研究——对它做出评估，并加以精炼（参

---

① 那些希望应用这种取向的人应当具有关于临床理论和实践的基本知识，并应当接受适当的训练或督导。

见 Elliott,2002;Rennie,2002;Walsh & McElwain,2002;Wertz,2002)。[1]

这一部分是如何组织的

为了帮助读者阅读这个较长的部分,我提供了以下简短的概述:

第一,我阐述了关于存在整合取向的理论——治疗是解放的条件,[2]意识是解放的水平,而经验意识则是那些水平的顶点。

第二,我详尽阐述了作为经验(以及其他所有水平)水平之特征的人格动力——压缩的能力、扩展的能力,以及使自我成为中心的能力——并详尽阐述了那些动力所具有的机能性含义和机能障碍的含义。

第三,我根据理论的含义制订出了治疗指导方针——如何分辨适当的解放条件、何时以及如何转换这些解放条件,以及深化(也就是,走向)那些条件之经验核心的方式。

第四,我把焦点放在经验性解放条件本身——这一条件包括四种基本的姿态:(1)在场,(2)引出真实情况,(3)引发阻抗(或自我保护)并加以面对,(4)重新发现意义和敬畏。

最后,我对这一部分做出总结,概括性地阐明了经验性解放条件,总结了导向(或远离)经验性解放条件的决策点,并总结了一套旨在应用经验性解放条件的技能发展练习。

---

[1] 尽管很多人都曾尝试将所谓的存在主义实践整合进主流的或跨理论的框架中(例如,参见 Prochaska & DiClemente,1986;Beutler & Clarkin,1990),但据我所知,很少有人尝试致力于将主流取向整合进存在主义的观点中。(参见 Bugental,1978,1987 提到的一些很好但却很简短的例外;Koestenbaum,1978 的一次哲学整合;Barton,1974 将弗洛伊德、荣格、罗杰斯综合到了一起。)

而且,我将要呈现的这个框架(我在其他地方称之为*悖论原则*[Schneider,1990 / 1999])拥有至少一个更为新颖的特征——一种存在主义超心理学。我将会详尽阐述这种超心理学(例如,它的动力和发展特征),讨论它与治疗整合的相关性,并将其应用于临床背景之中。

最后,我非常强调让学生们开始对上述建议做出适当研究的必要性。我强烈地希望他们将会开始这项事业。

[2] 我们不要把*条件*(这也可以被看做是*提供、立场、形态或策略*)理解为是治疗师强加的解决方式,而是要作为最终以来访者为基础所得发现的催化剂。正如我们将会看到的,这一原理对于每一种解放形态来说都有效,但是,当来访者对于改变所负的责任最大时——即,经验的形态——尤其明显。

参考文献

Barton, A. (1974). *Three worlds of therapy: Freud, Jung, and Rogers*. Palo Alto, CA: National Press Books.

Beutler, L., & Clarkin, J. (1990). *Systematic treatment selection: Toward targeted therapeutic interventions*. New York: Brunner / Mazel.

Bugental, J. F. T. (1987). *Psychotherapy and process: The fundamentals of an existential—humanistic approach*. Reading, MA: Addison-Wesley.

Bugental, J. F. T. (1987). *The art of the psychotherapist*. New York: Norton.

Cooper, M. (2003). *Existential therapies*. London: Sage.

Cummings, N., & Cummings, J. (2000). *The essence of psychotherapy*. New York: Academic Press.

Elliott, R. (2002). The effectiveness of humanistic therapies: A meta-analysis. In D. J. Cain & J. Seeman (Eds.), *Humanistic psychotherapies: Handbook of research and practice* (pp.57—81). Washington, DC: APA Press.

Greenberg, L., Watson, J., & Lietaer, G. (Eds.). (1998). *Handbook of experiential psychotherapy*. New York: Guilford.

Koestenbaum, P. (1978). *The new image of the person: The theory and practice of clinical philosophy*. Westport, CT: Greenwood.

Mendelowitz, E., & Schneider, K. (2008). Existential psychotherapy. In R. Corsini & D. Wedding (Eds.), *Current psychotherapies* (8th ed.) (pp.295—327). Belmont, CA: Thompson / Brooke Cole.

Prochaska, J., & DiClemente, C. (1986). The transtheoretical. In J. Norcross (Eds.), *Handbook of eclectic psychotherapy* (pp.163—200). New York: Brunner / Mazel.

Rennie, D. (2002). Experiencing psychotherapy: Grounded theory studies. In D. Cain & J. Seeman (Eds.), *Humanistic psychotherapies: Handbook of research and practice* (pp.117—144). Washington, DC: APA Press.

Schneider, K. J. (1998). Existential processes. In L. Greenberg, J. Watson, & G. Lietaer (Eds.), *Handbook of experiential psychotherapy* (pp.103—120). New York: Guilford.

Schneider, K. J. (1999). *The paradoxical self: Toward an understanding of our contradictory nature*. Amherst, NY: Humanity Books. (Original work published 1990)

Schneider, K. J. (2003). Existential-humanistic psychotherapied. In A. Gurman & S. Messer (Eds.), *Essential psychotherapies* (pp.149—181). New York: Guilford.

Schneider, K. J. (Writer). American Psychological Association (Producer). (2006) *Existential Therapy* [Motion picture in the Systems of Psychotherapy Series 1]. (Available from the American Psychological Association, 750 First Street, NE, Washington, DC 20002—4242)

Walsh, R., & McElwain, B. Existential psychotherapies. In D. Cain & J. Seeman (Eds.), *Humanistic psychotherapies: Handbook of research and practice* (pp. 253 — 278).

Washington,DC：APA Press.

Watson,J.，& Bohart,A.(2002).Humanistic-experiential therapies in the era of managed care. In K. Schneider, J. Bugental, & J. Pierson (Eds.), *The handbook of humanistic psychology：Leading edges in theory，practice，and research* (pp.503—517).Thousand Oaks, CA：Sage.

Wertz, F. (2002). Humanistic psychology and the qualitative research tradition. In K. Schneider,J.Bugental,& J.Pierson (Eds.),*The handbook of humanistic psychology：Leading edges in theory，practice，and research* (pp.247—262).Thousand Oaks,CA：Sage.

第三章　存在整合取向的理论

作为解放条件的治疗/作为解放水平的意识

正如罗洛·梅（1981）所说，存在整合治疗的主要目标是，"使人们获得自由"——使人们获得身体、心理以及精神上的自由（p.19）。对于我们的目的而言，*自由*指的是所感知到的在自然和自我设定的生活限制内进行选择的能力。这些限制包括（但并未穷尽）文化、基因、生物学以及如地震这样的宇宙命运（May,1981）。因此，自由的最大化，是存在整合治疗的核心重点；而且，这样的自由（选择）可以在很多水平上得到最大化（例如，生理水平、认知－行为水平、人际水平，等等）。而且，人们可以体验到接近自由的水平也有很多（例如，从相对外部的水平—生理水平—相对内部的水平—态度水平）。当然，现在最大的问题是，怎样推进这种解放以及在什么条件下推进。

让我们通过考虑下面这个假设的观点来开始我们的探究。人类经验（或*意识*）可以根据自由的六个（相互交织且重叠的）水平来理解（见图 3－1）:(1)生理水平,(2)环境水平,(3)认知水平,(4)心理性欲水平,(5)人际水平,以及(6)经验水平(*存在*)。意识的这些水平（或*范围*）反映了在一个不断深化的领域内自由程度的不断提高。例如，最外面的（生理的）水平，就是一种比环境水平更为简单、更受限制的表现形式，而环境水平则是一种比认知水平更为简单、更受限制的表现形式，如此等等。①

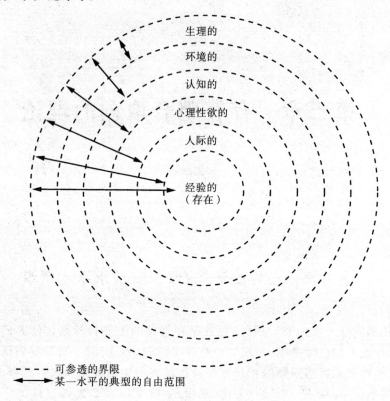

图 3—1　意识的水平或范围。意识的水平是重叠且相互交织的：它们之间的区别是强调的要点。

在任何一个既定的水平上，其自由的范围都是定义域为那一水平的一种函数。例如，一个人对于生理自由（或者，机体自由）的体验，既受到他的祖先、生理倾向、饮食、运动量、物质滥用（例如，吸毒或酗酒）以及其他遗传和生物化学对应物质的激发，又受到这些因素的限制。

一个人对环境自由的体验，同样可以用经典条件反射和操作条件反射现象来加以描述（参见 Skinner,1953；Wolpe,1969）。一个人只要达到能够操纵条件刺激和无条件刺激（就像在系统脱敏和逐级暴露程序中那样），或者正强化和负强化的相倚（就像在奖赏和回避策略中）程度，他就能够获得可测量、可观察的环

---

　　① 根据新的证据，这种意识结构不仅是暂时的，而且可修改。换句话说，它是一幅在理论方面很有用的地图，而且绝不是想要把它视为一个实际的或最终的领域。通过这种方式，我将存在整合结构与其他暗含终极真理或绝对真理作为其顶点的发展框架区别了开来；我唯一的顶点是神秘。

境操控权。例如,有人可能会因为保持了较高的平均分而奖赏自己一个假期。

认知自由受到关于逻辑和理性思维原则的限制(Beck,1976;Ellis,1962)。只要个体能够确定适应不良的图式(例如,信念、假设以及自我陈述);能够通过实践来改变那些图式;并且能够在合理且客观的证据基础上采用新的图式,那么,他就体验到了自由。达到这个层次的解放的一些策略包括:合理重构、积极重组、社会模仿、思维停止、思维预演,以及有指导的视觉化。使用其中某种策略,就可能会带来这样的认识,例如,不再因为与一位有可能成为恋爱对象的人进行了一次不成功的谈话,便认为自己是一个毫无价值或毫无希望的人。

到现在为止,我已经考虑了心理生理①解放之相对有意识、可测量的形式,也已经考虑了在生物化学、环境操纵以及能详细说明的思维过程水平上所做的选择。现在,让我们把重点转向相对下意识的、不可量化的心理生理经验。这些经验位于上述自由的生理水平、环境水平以及认知水平之下,而且,有时候会颠覆这些水平(May,1958;Schneider,1990 / 1999)。

心理性欲水平上的自由,包括对个体过去的性欲—攻击经历做出澄清,并加以整合;如果这个过程没有完成,个体就会被认为很容易发病(Freud,1927 / 1963)。这个水平上的解放意味着自我的逐渐强大——在最小化惩罚和内疚感觉(超我的压制)的同时,将本能满足(性欲—攻击性的表达)最大化的能力。导致过度满足或压抑的各种不平衡,都会被视为强迫性的,因此是不自由的。诸如自由联想、对阻抗和移情的解释、理智洞察以及释梦等精神分析技术,可以促进心理性欲的解放。这里,所强调的是对当前关系与过去心理性欲冲突之间的关系做出一种认知上的理解。这里,治疗师充当着代理父母的角色,澄清并矫正来访者歪曲的心理性欲记忆。例如,治疗师会帮助来访者理解,儿童期对阉割的恐惧如何在成年期表现为一种对于专断的恐惧。

人际关系水平上的自由(如自体心理学所阐明的自由)不仅承认,而且超越了心理性欲关系水平上的自由(Kohut,1977)。这里的操作性维度是人际依恋和分离,而不仅仅是内驱力和社会禁忌。人际水平上的自由以人际依赖和关联平衡了个体的努力和独特性。尽管人际解放也强调对儿童早期动力的理解,但是那些动力的具体成分与心理性欲解放的成分不同。它们包括(但并不仅限于)对于情感、养育、确认、鼓励和社会/道德方向的欲求以及挫折。不仅理智的洞察,而且在当前重新体验过去也能促进人际的解放。治疗师—来访者关系便是这种重新体验的媒介,而且当前的分离—依恋问题也聚焦于此。随着时间的推

---

① 除非另有说明,不然,如*心理生理*的这些术语的整体(复杂的、多义的、交织的)性质,始终都暗含于其中(参见 Merleau-Ponty,1962 所做的一次详尽阐释)。

移以及适当的矫正性治疗体验的出现,来访者开始重视自己的人际分离能力和人际关联能力,而且被这二者强迫的现象也显著减少。例如,她可能会重新体验早期的养育缺陷,并修通(work through)由此而产生的恐惧、挫折,以及与这种损伤相关的过度代偿。

最后,构成我们这个范围之核心的是我所谓的*经验性自由*(experiential freedom),我们也可以称其为*存在水平*(being level)或*本体论自由*(ontological freedom)。经验性解放不仅包括生理、环境条件、认知、心理性欲和人际关系,而且还包括宇宙关系或情境间关系——尽可能地包括整个人类(Merleau-Ponty, 1962)。经验性解放是情境间的,因为它不仅与个体生活的这种或那种内容、这个或那个时期有关,而且与作为个体生活内容或时期之基础的前言语/动觉觉知有关。换一种方式说,经验性解放是一项"收复工程"(reoccupation)——来访者应该"收复"(例如,具身化)(embody)他们自己那些曾被否定的部分。来访者越能够收复他们自己,就越能够接近并表达自己那些至今仍被隔离开来的方面,而正是这些方面,深化了人们对于生活的正确评价(也参见 Bugental, 1978; Tillich, 1967, p.109)。

有时候,这种正确评价会导致敬畏(awe)——不是在某种特定的存在方式之前,而是在存在本身之前产生的一种深刻的谦卑感;而且这种谦卑还与惊讶(wonder)联系在一起——惊讶是一种对某人先前受到禁止的大量事情感到吃惊,并进行探索,甚至驾驭的能力。结果是,经验性解放——通过敬畏——能够彻底地改变极大范围的生活困难:从感到绝望到自以为是,从心怀恨意到完全漠然。对于受苦者来说,问题在于:经验性解放将会在何种程度上把他从狭隘认同中拉出来,然后给他灌输一种对于生活所有方面的正确评价——既包括超验方面,也包括悲剧方面——并因此提高他的意志能力(Pierson, 2002; Schneider, 2004; Yalom, 1980)?

经验性解放以情感为中心并有大量的历史影响。例如,与梅洛—庞蒂(1962)的"身体—主体"、威廉·赖希(Wilhelm Reich, 1949)的"生物能量"、莫里斯·伯曼(Morris Berman, 1989)的"动觉觉知"相比,它更有优势。它们每一个都以身体为中心,而且,每一个都关注相对没有媒介的通过身体发出的意识。[①]最后,经验性解放也是以来访者为中心——由来访者自身的特定斗争衍生而来,并与此相关。这并不是说在经验性解放中不考虑治疗师的关注和社会的关注。

---

① 在这个背景中,身体意识不同于我前面已经说到过的生理意识或机体意识。尽管生理意识或机体意识相对简单(即,抑制、兴奋),但身体意识却相对复杂一些(即,多重结构的、提升了的);而且,尽管生理意识或机体意识相对外显(即,可以测量的),但身体意识是相对隐秘的(即,定性的)(参见 Merleau—Ponty, 1962, 对这些要点所做的详尽阐述)。

毫无疑问,它们是不能被忽视的,而且应该在治疗过程中负责任地被提起。不过,经验性解放的最终标准在于来访者的觉知,而且,承受那些标准之后果的也正是它们。

经验性解放的一个最佳例证是但丁·阿利吉耶里(Dante Alighieri)的《地狱》(《神曲》中的一篇)(参见 May,1991;Schneider & May,1995)。在这篇经典的寓言中,但丁发现自己在一片黑暗的树林中迷路了。他孤身一人,年届不惑。很快,他遇到了维吉尔(Virgil),维吉尔陪伴他回到了他的"地狱"。在与维吉尔的关系方面我用了*陪伴*这个词,这并非偶然。维吉尔并没有建议但丁回到他的地狱;他也没有试图向但丁解释那个地狱;而且,他也没有跟但丁谈起那个地狱。他没有理性地重组或改编他的地狱,也没有让但丁对他的地狱感到很平静或兴奋。相反,维吉尔只是和但丁一起开始他的曲折旅途,保持在场,并在但丁需要的时候让他可以找到。

在我看来,维吉尔是经验性治疗师的缩影。这是因为,通过维吉尔的在场,但丁才能够发现自己内在的资源来应对并修通他的地狱。换种方式说,维吉尔既没有指导但丁,也没有放弃他,而是坚定地包容他、唤醒他,并让但丁自己反省。维吉尔向但丁举起了一系列镜子,这些镜子帮助他看清他是在与什么做斗争,有什么东西阻碍了他的斗争,以及他能够聚集什么样的资源来克服那些阻碍。通过维吉尔,但丁才能够面对自己,面对自己那些混乱的和被遗忘的痛苦经历,并且能够"占据"新的自我领地(就像《神曲:天堂》的最后安排所例证的)。

详细说来,经验性解放可以分为四个相互交织且重叠的维度:(1)即时的,(2)动觉的,(3)情感的,(4)深刻的或宇宙的。这些维度构成了基础或地平线,前面提到的所有解放条件都是在这些维度中进行操作的,而且,它们至少是一套更具有临床意义的结构背景。根据现象学的研究,它们就是压缩、扩张以及集中个人能量与经验的能力(Becker,1973;Binswanger,1975;Guntrip,1969;Keleman,1985;Laing,1969;May,1969,1981;Schneider,1990 / 1999,1993;Tillich,1952;Yalom,1980)。*扩张*(expansion)是对心理生理方面之爆发和延伸的知觉;*压缩*(constriction)是对心理生理方面之退缩和限制的知觉。[①] 扩张与前进、扩大、分散、上升、填充、加速的感觉有关,或者简单地说,与*提高*心理生理能力的感觉有关。另一方面,压缩则意味着对于后退、缩小、隔离、下降、倒空、减速的知觉,或者简单地说,是对于*降低*心理生理能力的知觉。最后,*集中*(centering)是察觉到

---

① 尽管扩展往往与*自由*联系在一起,而*压缩*与*局限*联系在一起,但它们并非一直都是同义词。例如,限制、聚焦、纪律在某些背景中有可能是自由的;相反,能动性、自信、大胆也可能是有限制的(例如,在被迫参与时)。因此,在本书的权衡中,自由与局限主要被视为压缩和扩展的*背景*,而不是它们的概念对应内容。

个体压缩或扩张的可能性并加以指导的能力。

　　压缩和扩张构成了一个潜在无限的连续体，只能够意识到它的不同程度。压缩或扩张的幻想（例如，羞辱或报仇在其中扮演了某个角色的幻想）有可能是下意识的。个体越追求压缩，他就越接近于一种被"抹去"、被湮灭的感觉。个体越追求扩张，他就越接近于一种同样过分的对于"爆炸"以及进入混乱的不存在状态的知觉（Laing，1969）。（我在压缩或限制前面加了过于[hyper]这个前缀，用来表示这两个极端有机能障碍的或难以控制的参与。）对于压缩或扩张的恐惧（dread，主要是由于过去的创伤）促使人们对那两极做出极端的或有机能障碍的对抗反应。这就设立了一种情境，例如，在这种情境中，扩张的自大成了逃避一个人在儿童时期所体验到的压缩性贬低的形式，或者是对其做出的一种对抗反应；或者，压缩的刻板性成了对于个体在自然灾难中所体验到的扩张性混乱和骚乱的逃避。而另一方面，直面对于压缩或扩张的恐惧，能够提高个体重新体验世界的能力（例如，自大的来访者从一个谦卑的视角来体验世界，而刻板的来访者从一个自发性的视角来体验世界）。

　　这两极所可能发生的事件——混乱和消失、宏大和渺小——构成了自由的整个范围（见图3-2）。① 它们包括各种恐惧和各种可能性，这些恐惧和可能性成为生理兴奋（例如，兴高采烈）和抑制（例如，平静）、条件性鲁莽（例如，行动异常）和退缩（例如，恐惧症）、认知夸大（例如，过分概括化）和刻板（例如，二分思维）、滥交（例如，男女乱交）和心理性欲节制（例如，禁欲），以及分离（例如，疏远）和人际依恋（例如，依赖）的基础。

　　总而言之，经验性解放是由细心且敏感的治疗邀请而促进的，邀请他们与自我中那些遭到否定的压缩性和扩张性部分待在一起（进行探究）。这些部分越表现出焦虑（与理智的或独立的内容相反），就意味着他们越接近于压缩性或扩张性损伤的核心。这种（前言语的/动觉的）材料与这样一种感觉（即，一个人感觉自己能够使其混乱的或被遗忘的含义存留下来）逐渐整合起来，这种整合能够促进健康、活力，并能提高对精神维度（例如，敬畏、惊讶以及与宇宙的关联）的正确评价。尽管经验性解放能够有助于展现范围极广的可能性，但这并不意味着它就能够解决所有的冲突或困惑。相反，它承认自我与非自我、自由与局限之间的辩证状况，并帮助来访者找到最佳的而不是完美的意义（Bugental，1987；May，1981；Schneider，1987，1989）。这里所暗含的意思是，尽管压缩或扩张所遇到的可能性总是要更多一些，但我们无法一直都能获得或承受它们。在这个水平上，

---

　　① 在我们最为揪心的焦虑（例如，宏大、渺小）与宇宙的原始力量（例如，宇宙大爆炸）之间，似乎存在着一种密切的联系——而且，来访者的报告证实了这一点（Grotstein，1990；Schneider，1990／1999，1993）。

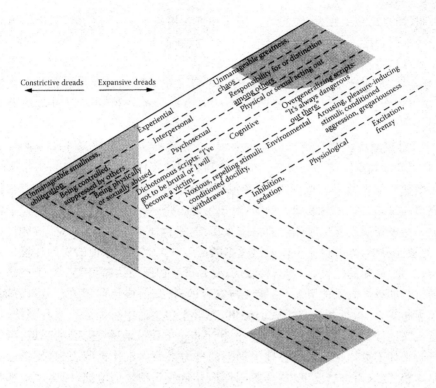

图 3－2 意识的水平以及有关的恐惧(图 3.1 的截面图)。这些只是可以与每一个水平相联系之恐惧(有时候是迷恋)的少数例子。阴影部分是许多人象征性地、下意识地体验到的区域。

去除那些关键的障碍和焦虑就够了,例如,一个人通过面对他对于厚颜无耻的最深刻的嫌恶,来克服他胆怯、沉默寡言的气质。

压缩(渺小)和扩张(宏大)是无所不在的视域

亚伯拉罕·马斯洛(Abraham Maslow,1967)曾观察到,我们既害怕自己卑微,也害怕自己伟大,从存在整合的观点看,这正是核心的两难困境。正如我已经提出的,对于压缩和扩张(或者是它们在临床上有用的同义词,渺小和宏大)的恐惧萦绕于存在主义自由的整个范围。而且,对于一次完整的存在主义康复来说,它们也是关键所在。不过,在考虑这些论点的临床结果之前,让我们先尝试归整下我迄今为止所提出的观点。

1. 人类精神(意识)是以两个极点为特征的:压缩(使自己变得渺小)的能力

和扩张(使自己变得伟大)的能力。压缩和扩张构成了一个连续体,只能够意识到它的不同程度。出于存在整合框架的目的,我们要考虑一下这个连续体上的六个点:(1)生理的,(2)环境的,(3)认知的,(4)心理性欲的,(5)人际的,(6)经验的(*存在*)。尽管这个连续体上生理、环境和认知的点是由外在的意识加工支配的,而心理性欲、人际以及经验的形式是由内在的前意识和下意识调节而强调的。

2. 对压缩或扩张这两个极端的恐惧,会导致机能障碍、极端主义或两极分化,其程度和频率通常与个人恐惧的程度和频率成正比。换种方式说,一个人将会去做他所能做的一切事情,包括变成极端的、具有破坏性的自己,以回避个体所恐惧的压缩或扩张的极端。例如,对于生理扩张(*唤醒*)的恐惧,能够促使个体采取一些极端的或有机能障碍的措施来压缩(平静下来)他自己。对于封闭(压缩)的条件恐惧,能够促使个体做出过多的努力来扩大或扩张他的周围环境。对灾难(扩张)认知的恐惧,可能与狭隘的、受到严密控制的认知相关。对于严格受限的清教徒教养方式的厌恶,可能会与纵容的、扩张的成年期相关。另一方面,对于无指导、无根据的教养方式的恐惧,在后来的生活中可能会导致专制的、原教旨主义的倾向。最后,对于在本体论和宇宙论方面被消解(湮灭)的恐惧,可能会导致个体不顾一切地付出心理生理上的努力来做出本体论的表现,使自己变得最为重要。(通常情况下,这会悲剧性地导致回到枯竭的境地,因为之前那样巨大的抱负不可能持续很长时间;例如,考虑一下躁狂—抑郁症和边缘性人格的经验性摇摆不定。)(参见表3—1对这些恐惧所作的详尽阐述)

表 3—1　一些精神障碍及与其相关的恐惧

障　碍	恐　惧
过于压缩的模式以及对于终极扩张(宏大、混乱)的恐惧	
抑郁症	专断、刺激、野心、杰出、可能性
依赖	自主性、独自冒险、难以应付的责任
焦虑	潜能及与其相关的风险、责任和紧张;还有愚蠢、自发性、不可预测性
广场恐惧症	开阔的场所、冲突、混乱
强迫症	实验、惊讶、混乱和复杂的事物、杂乱、鲁莽
偏执狂	信任、伸手、混乱、复杂的事物、关系的残忍
镇静药物滥用	以上所有

(例如,安定,酒精①)

过于扩张的模式以及对于终极压缩(渺小、消失)的恐惧

躁狂症	限制、局限、冲动的延迟、丧失活力
反社会人格	脆弱、虚弱、受害
癔症	拒绝、微不足道
自恋	不适当、无价值、软弱无能
冲动	严格管制、例行公事、空虚
幽闭恐惧症	陷阱、密封的或封闭的地方
兴奋药物滥用	以上所有

(例如,安非他命,可卡因)

过于压缩/过于扩张的混合

被动－攻击性	一方面是贬低,另一方面是由于那种恐惧而产生的愤怒或狂怒(这两者结合在一起会产生诸如嘲笑讥讽、闲混这样的直接攻击)
边缘性人格	极端的渺小、无意义和极端的愤怒、狂怒相结合(这会导致联合/专制和孤立/退缩)
躁狂抑郁症	一方面是限制、局限和延迟,另一方面是专断、刺激和雄心
精神分裂症	蒸发(这可能会导致混乱的、全力对抗的状态)和爆炸(这可能会导致强迫症的、似紧张症的特性);精神分裂症与以最激进形式表现出来的对压缩和扩展的恐惧有关

注:上述临床综合征与有可能产生这些综合征的恐惧之间的关系,是理论性的,而且是暂时性的。它以少量但却非常吸引人兴趣的临床资料为基础,这些临床资料不仅涉及了气质,而且还涉及了心理创伤(Schneider,1990／1999)。这还有待于我们将来的研究——尤其是具有一种现象学性质的研究——来重新思考这些假设的合理性。

3. 根据经典精神分析系统阐释*驱力－焦虑－防御*(drive-anxiety-defense)的陈述,这个经验模型提出了*对于可能湮灭的觉知*(awareness of potential for obliteration)或*混沌－焦虑－防御*(chaos-anxiety-defense)。与亚隆(1980)的*对于存在"既定"*(即,死亡、自由、孤立以及无意义)*的觉知－焦虑－防御*(awareness of existential "givens"-anxiety-defense)观念相比,这一系统阐释以

---

① 尽管酒精是一种镇静剂,但自相矛盾的是,它还能通过其抑制属性而起到刺激的作用(*过于扩张*)。

某一点不同而更有优势:我认为后者(既定)从属于前者(对于湮灭或混沌的觉知),而且,在我看来,前者一直存在于我们主要的人类挑战中——在对某一神秘事物既感到胆怯又富于机智的同时,体验那种神秘事物(无限性、存在)的能力。例如,我认为,亚隆的死亡焦虑是关于我们如何处理无限性(无根的、大量的未知)而产生的焦虑。我认为,他对于自由的关注是一种对于我们如何处理无限扩张、延伸以及混沌的关注。相应的,我认为,他对于孤立的关注反映了我们如何处理宇宙分离、无根感觉——或者另一方面,我们如何处理我们的宇宙渺小、虚无感觉。最后,我认为,他对于无意义的强调则反映了我们为弄懂自己的世界虚无(渺小),同时弄懂自己的创造力(宏大)而做出的斗争。虽然我还从其他的视角来看待这些既定,不过主要还是在压缩性或扩张性恐惧、欲求或富于机智的背景中看待这些既定(Schneider,1990 / 1999,1993,2004)。

发展的观点

尽管对于压缩/扩张这两个极端的恐惧(以及为其而做出的补偿)在每一个存在层次上都可以看到,而且对于每一个层次各自的解放来说都至关重要,但是,它的起源还远远没有统一。对压缩或扩张的恐惧可能出现在大量不同的空间、时间以及内部倾向背景中。在这里,让我们不妨考虑一下其中几种主要的情况——急性的、慢性的和内隐的创伤(Schneider,1990 / 1999)。

急性创伤(acute trauma)指的是将某一事件知觉为直接对立的、令人震惊的。这是一种产生极度恐惧的存在挫折。例如,当一个小孩生病时,她可能会体验到身体灵活性方面的某种深刻改变。如果这种改变非常强大,它就会不仅仅在生理(快乐—痛苦)的水平上,而且在她的世界根基的水平上,向她发出警报。它可能与对缩减、最小化、无力察觉的死亡恐惧有关,很可能甚至还与对消散的恐惧有关。这个小孩所感受到的恐惧的强度是由许多因素决定的,包括(但并不仅限于此)她最初的心理生理倾向(即,她的强壮程度)、她所患疾病的严重性、她感染上此种疾病的文化背景和家庭背景,等等。在这里,差异是关键。她体验到自己的原初倾向与后来事件之间的差异越大,她就越有可能否认那些后来的事件,并因此在体验方面变得很虚弱。此种虚弱最初很可能表现为过分努力地扩展(例如,大哭、拒绝、违抗)她越来越受束缚的状况。如果这些抗议被证明相对可行,那么,她会继续否认自己的渺小,并以各种补偿性的方式过完她的人生。因此,依赖于创伤的严重程度以及随后对创伤的处理,她有可能表现出一系列扩展性的特质,从生气勃勃、活跃到彻底的好战和专横。

　　另一方面,如果这个孩子想要否认疾病的尝试再三遭到同样强度的断然拒绝,那么,就可能会形成另一个创伤循环——即*慢性创伤*(chronic trauma)的循环。虽然急性创伤聚焦于对压缩(即,变得不能动)的原初恐惧,但慢性创伤集中于对那种恐惧所做出的对抗反应(为变得能够行动和扩展,而一再做出的毫无成效的努力)。这种转变的结果完全颠倒了最初的情形。来访者现在不是对心理生理上的渺小做出否认和过度补偿,而是尽其所能地使自己变得渺小,同时避免心理生理上的伟大。

　　形成压缩性或扩张性创伤的第三个方案是代际创伤或内隐创伤这个更为微妙的循环(参见关于家庭系统的文献[例如,McGoldrick & Gerson,1985]对这个循环所做的更为全面的讨论)。*内隐创伤*(implicit trauma)是一种间接的、由家人和养育者替代性传递的创伤。与严重创伤和惯常性创伤不同,内隐创伤从来都不会被受到影响的个体直接地体验到,而是被他们习得、接受并储存进他们的记忆中。尽管内隐创伤的基础相对模糊,但最初的内部倾向和模仿似乎都发挥了一些重要的作用。产生这种内隐创伤的顺序好像是这样的:一位家庭成员(假定她是我们的来访者)体验到了急性的或慢性的创伤。她的创伤(即,她对于手脚束缚的恐惧)反过来会导致她为防止突然发生之损害而做出补偿行为(如成绩优异)。随着这个循环在来访者的个人生活中变得越来越坚固,它也会开始渗透到她与子女的关系之中。可以预见的是,正是在这一点上,她的子女身上出现了内隐创伤的风险。不过,要使这种情况发生,必须要满足两个基本的条件:(1)子女必须理想化,并因此竭力模仿其母亲的过度行为,(2)他们必须表现出很轻松顺应这些过度行为的内在倾向(例如,劲头十足)。因此,有了这些根本条件,手脚束缚和渺小就能够被证明是广泛的代际敌人,它们在不知不觉中被内化,在不知情的情况下被传递。只有那些伤心的受害者,如那些没能超级优异的人,才能开始阻断这种传播(Schneider,1990 / 1999)。表 3-2 对这三种创伤循环做了总结。

表 3-2　三种创伤循环所谓的运作

创伤的类型	感知到的被试内部倾向	所谓的环境要求	对被试的心理影响
急性创伤	压缩的	扩张的	↑[1]压缩
	扩张的	压缩的	↑扩张
	中性的[2]	扩张的	↑压缩

表 3－2（续）

	中性的	压缩的	↑扩张
慢性创伤	压缩的	扩张的	↑扩张
	扩张的	压缩的	↑压缩
	中性的	扩张的	↑扩张
	中性的	压缩的	↑压缩
内隐创伤	压缩的	压缩的	↑／＝③压缩
	扩张的	扩张的	↑／＝ 扩张

① 指的是相对个体内部倾向而言越来越多的压缩或扩张。

② 中性的指的是相对不那么两极分化。

③ 指的是与个体内部倾向同等程度的压缩或扩张，或者相对于个体内部倾向越来越大程度的压缩或扩张。

资料来源：Schneider, K. J.（1990／1999）. *The paradoxical self：Toward an understanding of our contradictory nature*（p.85）.Amherst NY：Humanity Books.

正如到现在为止可能已经显而易见的，上述创伤的运作既不受时间、地点的限制，也不受极化类型（即，压缩／扩张）或存在层次（例如，生理层次）的限制。尽管儿童期由于其相对脆弱而更容易受到创伤的影响，但这种影响并非仅限于儿童期。创伤的起源与父母、同伴或任何其他刺激本身无关，而是与存在有关，与我们的无根状况有关。因此，从很大程度上说，使我们失常的并不是虐待或痛苦的具体内容，而是这种内容对于我们的在世存在、我们与宇宙之关系的影响。正是从这个意义上说，身体与情绪的打击、父母、家族神话等才象征着一个更为广泛的警报网络——警示着在天地万物出现之前我们的渺小或宏大。

从我们的存在整合系统阐释中显现出来的第三条原则是，面对或整合压缩／整合这两个极端，能够促进康复、活力和健康。这条原则同样也适用于自由的不同层次，而且根据这些层次，可以获得最佳的理解。例如，我们可以通过系统安排的养生方式释放和扩展能量，来解决压缩性的懒散问题。扩展性的犯罪可以通过厌恶强化和更替强化从环境方面进行矫正，使之压缩。相反，压缩性胆怯可以从环境方面加以制约，使之得到扩展（例如，通过面对所恐惧的物体）。刻板的信念系统可以合理地进行重组，变成扩展的、具有适应性的信念系统。在性欲方面具有扩展性的成人行为，可以根据性欲方面具有压缩性（或扩展性）的儿童期行为来解释，并因此重辟途径。强迫性孤立（以及压缩）可以通过情绪矫正性联结（以及扩展）来进行解释，并获得超越。最后，通过面对和体验自己的脆弱，个体能够学会理解和转变自己的自负。

通过这些手段,进行真正自我会心的选择和能力得到了扩展,而否认和过度补偿则减少了。而且,渺小和宏大开始与成长的机会相联系,而远非与伤害相联系。例如,谦逊会代替驯顺,纪律会代替强迫,热情会代替自满。

我们已经考虑了存在整合治疗的基本理论动力,那么,现在则是时候将这幅画面整合起来了,是时候对如何协调以及何时协调存在整合框架、谁能决定以及什么能决定其成功做出反思了。

参考文献

Beck,A.(1976).*Cognitive therapy and the emotional disorders*. New York:Signet.

Becker,E.(1973).*The denial of death*.New York:Free Press.

Berman,M.(1989).*Coming to our senses:Body and spirit in the hidden history of the West*.New York:Bantam.

Binswanger,L.(1975).*Being in the world:Selected papers of Ludwig Binswanger*(J. Needleman,Trans.).New York:Basic Books.

Bugental,J.F.T.(1978).*Psychotherapy and process:The fundamentals of an existential-humanistic approach*. Reading,MA:Addison-Wesley.

Bugental,J.F.T.(1987).*The art of the psychotherapist*.New York:Norton.

Ellis,A.(1962).*Reason and emotion in psychotherapy*.New York:Lyle Stuart.

Freud,S.(1963).*A general introduction to psychoanalysis*(J. Riviere,Trans.).New York:Pocket Books.

Grotstein,J.(1990).The black hole as the basic psychotic experience:Some newer psychoanalytic and neuroscience perspectives on psychosis.*Contemporary Psychoanalysis*,18,29—46.

Guntrip,H.(1969).*Schizoid phenomena,object-relations and the self*. New York:International Universities Press.

Keleman,S.(1985).*Emotional anatomy*.Berkeley,CA:Center Press.

Kohut,H.(1977).*The restoration of the self*. New York:International Universities Press.

Laing,R.D.(1969).*The divided self:An existential study in sanity and madness*.Middlesex,England:Penguin.

Maslow,A.(1967).Neurosis as a failure of personal growth.Humanitas,3,153—169.

May,R.(1958).Contributions of existential tnerapy.In R.May,E.Angel,& H.Ellenberger (Eds.),*Existence:A new dimension in psychiatry and psychology*(pp.37—91).New York:Basic Books.

May,R.(1969).*Love and will*.New York:Norton.

May,R.(1981).*Freedom and destiny*.New York:Norton.

May,R.(1991).*The cry for myth*.New York:Norton.

McGoldrick,M.,& Gerson,R.(1985).*Genograms in family assessment*.New York:Norton.

Merleau—Ponty,M.(1962).*Phenomenology of perception*.London:Routledge.

Pierson,J.(2002).Closing statement.In K.Schneider,J.Bugental,& J.Pierson (Eds.),*The handbook of humanistic psychology:Leading edges in theory,practice,and research* (pp.669—671).Thousand Oaks,CA:Sage.

Reich,W.(1949).*Character analysis*.New York:Orgone Institute Press.

Reik,T.(1948).*Listening with the third ear*.New York:Farrar,Straus.

Schneider,K.J.(1987).The deified self:A "centaur" response to Wilber and the transpersonal movement. *Journal of Humanistic Psychology*,27,196—216.

Schneider,K.J.(1999).*The paradoxical self:Toward an understanding of our contradictory nature* (2nd ed.).Amherst,NY:Humanity Books.(Original work published 1990)

Schneider,K.J.(1992).Therapist's personal maturity and therapeutic success:How strong is the link? *The Psychotherapy Patient*,8,71—91.

Schneider,K.J.(1993). *Horror and the holy:Wisdom-teaching of the monster tale*. Chicago:Open Court.

Schneider,K.J.(2004).*Rediscovery of awe:Splendor,mystery,and the fluid center of life*.St.Paul,MN:Paragon House.

Schneider,K.J.,& May,R.(1995). *The psychology of existence:An integrative,clinical perspective*.New York:McGraw-Hill.

Skinner,B.F.(1953).*Science and human behavior*.New York:Macmillan.

Tillich,P.(1952).*The courage to be*.New Haven,CT:Yale University Press.

Tillich,P.(1967).*My search for absolutes*.New York:Simon & Schuster.

Wolpe,J.(1969).*The practice of behavior therapy*.New York:Pergamon.

Yalom,I.(1980).*Existential psychotherapy*. New York:Basic Books.

第四章　存在整合理论的治疗含义

存在整合框架内的协调问题很快就引出了一个相关的难题:既然在存在主义实践哲学内给予真实性以极大的奖赏(例如,Bugental,1965),那么,一位治疗师如何才能够协调(例如,帮助塑造)来访者的存在方式? 这是一个很微小但却很关键的问题,我们有理由要对其做进一步的思考。在我看来,真实性(authenticity)是一个非常难以理解的概念,很少有人能够对它做出很好的界定。例如,如果我们所说的真实性指的是追求无拘无束的自我表现,那么,我们就为自己打开了一个巨大的,而且有时候是怪异的治疗范围(Schneider,1985)。从不合时宜到灾难性暴露的所有一切都可以在这样一个范围被证明是合理的,而且,很少(如果有的话)有哪本指南可以指导这样一个不谨慎的范围。另一方面,如果我们从背景方面,而不是个体方面来界定真实性的话,那么,上面提到的许多缺陷就都可以避免。原因在于,与背景相协调的真实性(相对于治疗的突发念头),会使得促进者对于来访者接受他或她的暴露的能力非常敏感,而这种感受性反过来又会指导促进者。在我看来,反复无常或杂乱无章的暴露并不能真正地与此种暴露的潜在障碍相协调,如来访者为接受这种暴露而做的准备情况,因此,在那个特定的背景中,它就是不真实的。总而言之,我认为,存在整合治疗师的真实性在于他或她的关系背景,而不仅是他或她个体性的内容(参见第十二章Portnoy的贡献)。在这个背景中,存在整合治疗师能够分辨出大量的治疗立场,每一种治疗立场都是由既定的关系需要引起,并渗入每一位治疗师独特的关系风格。

如何分辨适当的解放条件

鉴于上述内容,让我们来思考一下各种存在整合治疗形式之间协调的两个关键方针。*来访者对于改变的渴望和能力*,是存在整合实践最初,也是持续利用的分辨标准。[①] 治疗师如何来估量来访者的这种渴望和能力呢? 首先,她需要探究来访者*想要*的是什么。他的短期目标和长期目标是什么? 他到这里来是为了消除一种特定的症状,如某种简单的恐惧症吗? 或者,他到这里来是为了解决复杂的人格问题,如抑郁、焦虑或敌意?

其次,治疗师需要考虑来访者解放其自身生活的*能力*。他是否拥有智力技能来对自己的困境进行分类和理解? 他在情绪方面是否准备好了进行深入的自我探索? 他是否有能力来仔细考虑并暂时停止他的斗争? 他在何种程度上受到文化、经济或地理问题的限制?

这些探究思路看似非常简明了,但它们实际上要比看起来更为微妙一些(并且,更具有挑战性)。例如,有多少来访者在刚开始治疗的时候表现出一系列问题,仅仅在接受了三四次面谈后就发生了改变呢? 或者,有多少来访者陈述的是一件事情(例如,对配偶的愤怒),而暗含的却是另一个问题(例如,自尊受到伤害)呢? 正如著名的存在主义治疗师詹姆斯·布根塔尔(James Bugental)所观察到的,我们必须做的不仅仅是倾听那些话语;我们还必须听出那些话语的弦外之音(也参见 Reik,1948)。同样,存在整合治疗师不仅要使自己与来访者所陈述的理由相协调,而且还要与他们接受治疗的隐含的、推断出来的原因相协调。诚然,这种方法存在着许多潜在的缺陷(如误解来访者的兴趣)。但是,若制止这样一条路线,则甚至会出现更大的风险,这些风险的范围很广,从欺骗到过早地中断治疗方案都有可能出现(Bugental & Bracke,1992)。

而且,一位与作为完整之人的来访者(其对于改变的愿望和能力可能会,也可能不会反映出他或她所表现出来的内部倾向)相协调的治疗师,和一位只聚焦于来访者之症状的"固着型"治疗师,两者之间存在着显著的差异。尽管有人可能认为后一种治疗师在开始的时候更为有助于恢复,但是有例子表明这种情形很可能会完全颠倒(而且,通常情况下确实会变得情形相反):(1)如果没有认识到来访者前来寻求治疗的更深层动机,(2)如果没有认识到进一步深化的机会。

---

① 与普罗哈斯卡、迪克莱蒙特、诺克罗斯(Prochaska,DiClemente,Norcross,1992)关于来访者转换理论的五个阶段相比,这些标准更有优势,这五个阶段是:(1)前沉思阶段,(2)沉思阶段,(3)准备阶段,(4)行动阶段,以及(5)保持阶段。

因此,在治疗师与来访者之间所创设的氛围具有深刻的影响;它不仅会影响来访者在治疗改变方面的能力,而且还会影响他们对于改变的兴趣,甚至还会影响他们改变的动机。

在这个背景下,我与传统的治疗整合论者(例如,Beutler & Clarkin,1990)发生了争论,他们的实践决策以压倒性的统计(而且,是传统的诊断性统计)资料为基础。尽管正如博伊特勒(Beutler)和克拉金(Clarkin)所指出,那些深度治疗师们确实能够对来访者做出"过于复杂的"判断,但同样正确的是,症状导向的治疗师也有可能毫无根据地做出容易做出的、有限的治疗评估(例如,参见 May,1983;Wolfe,1992 关于这个问题的讨论)。对于这些同样不合需要的方法,存在整合的药方是提出了罗洛·梅(1992)所谓的"治疗惊讶"。*治疗惊讶*(therapeutic wonder)承认需要传统的、受实验驱动的评估,但背景是对那些评估进行*动觉的、直觉的*检验。这就是说,在制订治疗计划时,要认真地对待关于来访者的表面印象,并给予意义深远的思考。不过——这正是存在整合治疗能够补充传统整合取向的地方——这种重要的思考要与治疗师和来访者一起参与治疗相一致,并且与其中的潜在可能性相一致。

例如,如果一位来访者表现出一种看似简单的症状,如在老板面前很畏缩,那么,一位存在整合治疗师将会(1)邀请来访者进入一个不让他产生敌意的存在领域,(2)评估来访者针对其问题之目标的单一性,(3)评估她从治疗方面完成这个目标的能力,(4)开始体验性地探索来访者自己的经验交流(例如,不稳定性,对其他问题的敏感性,等等),(5)准备邀请或温和地挑战来访者,使他进入更为深层的解放领域。[①]

根据我的经验来看,大多数时候,这一连串的评价标准能够帮助治疗师和来访者做出实质性的、重要的治疗决定。通常情况下,这些决定有利于宽泛的而非狭窄的治疗环境(例如,心理动力和行为技术,而非仅仅行为技术),以达到预期的效果。(不过,情况也并非总是这样,而且,有些时候,整合取向显得相对多余。)

因此,在接下来的几页中,我将集中关注使用宽泛的治疗取向做出的决定。当然,我的重点将会集中于那些取向的存在核心——存在层面或经验层面——以及那一领域主要提供的东西。不过,在我开始讨论这个层面之前,我们有必要先考察一下存在整合框架内所理解的那些相对非经验的(即,有意识的/有计划的/言语的)方式的使用。

---

① 在我看来,在我们与来访者的接触中,不断地向新的深度水平开放(并且在适当的时候"测试一下水位")非常重要。这种准备所能产生的成果——甚至在最不可能的临床环境中——总是让我感到震惊。

非经验性解放的提供

治疗解放者的部分任务在于,确认来访者什么时候需要减轻负担,即内心痛苦历程上的非经验性立足点。这些立足点(它们由生理的、行为的以及认知的治疗形式推进)可以服务于多种不同的目标。它们能够控制来访者的忧伤,提高他们的动机,并且使他们为更深一层的自我接触做好准备。下面,让我们在一系列临床情境中更为严密地观察这些目标。

处于严重危机中的来访者

当来访者在情感上被压垮,当他们企图自杀,或者当他们身体行为出现障碍时,具体的、精细的解放方式通常是最佳的治疗选择。诸如支持性保证、安全性抑制、行为契约、冥想练习、认知重构、药物治疗或住院治疗这些干预有可能是最有帮助的直接措施。尽管这些措施在存在整合框架内只是过渡性的,但它们能够及时、有效地缓解来访者的痛苦。

在治疗的早期阶段

与非经验性立足点有关的另一个时期是在治疗的开始阶段。例如,重新组织混乱的或不连续的材料,能够帮助刚开始接受治疗的来访者获得组织那些材料所必需的耐心。例如,治疗师可能会说:"你父亲刚去世,你刚大学毕业,你的女朋友因为另一个男人而抛弃了你。所以你感到垂头丧气也是正常的。"布置诸如简单的呼吸练习或积极的视觉化这样的家庭作业,能够在强烈自我对抗的预期中提供一丝抚慰心灵的安全感。我发现,对于一些棘手的问题,在治疗的早期阶段,计数呼吸(从 1 数到 10,再从 10 数到 1)和想象暂时的"储藏柜"尤其有效。

通常情况下,认知—行为技术能够为更具经验倾向的干预提供良好的开端。例如,建议强迫性贪食者改变习惯,就可以很容易地紧跟着提出一些经验性问题和关注。这些问题可以包括:"把那些垃圾食品从你的饮食中去除,给你带来了什么样的感觉?""你以何种方式奖赏自己,会让自己感到不满意?""当你不能遵从我们设计的饮食安排,会产生什么样的感觉?"认知重构也可以激发来访者进行经验性探究。例如,治疗师可能会说,"你曾经有一天问过某个人,他是否有兴趣跟你在一起。那么,是什么使得你觉得很难再问他一次呢?"或者"你看,你又一次把自己描绘成无可救药的坏人。那么,我想知道当你那样描绘时,会产生什么感觉? 有没有产生任何其他的意象或感觉?"认知技术的失败有可能会进一步激发经验性探究,如,"如果你再也不能对自己做出积极的评价,那么将会发生什么?"治疗师还可能会建议:"让我们来看看此时你想要做的是什么,而不是关注那些应该做的事情。"

脆弱的或高度怀疑的来访者

在应对那些自尊感极低和有偏执倾向的来访者时,最好使用一些外显的、低压力的问题和建议。对于这样的来访者,最重要的第一项任务是,利用前面提到的那些方式来建立一个联盟。例如,简单、易处理的任务——给某个朋友打个电话、重构灾难性思维、组织一周的活动——能够促进这种关系的舒适水平和有效性。尽管进展可能很缓慢,但这个安全网能够帮助脆弱的、高度怀疑的来访者稳定下来,并愈加能够忍受进一步的探索。

诸如计数呼吸或者集中注意力调整吸气和呼气这些简单的练习,也能够帮助感到恐惧和过度刺激的来访者进行基础练习。我还发现,渐进式放松(或者,全身各组肌肉的紧张和放松)对于感到紧张的来访者,或者甚至是需要学习如何自我安慰的感到抑郁的来访者,都具有显著的减压效果。

未做好智力准备或文化准备的来访者

当来访者智力或神经方面受限,或者当他们的文化阻碍经验性接触时,最为恰当的解放环境便有可能是非经验的或半经验的。诸如行为塑造、社会榜样以及认知重构这样的方法,可能会使得这些来访者取得实质性的进展。

另一方面,经验性深化的前景不应该被轻视。例如,我已经在智力落后的来访者身上发现——相对于我们之间的温暖、安全以及真诚的暴露来说——技术目标的达成比如对他逐渐地灌输良好的整洁习惯,简直就是不管用。

同样,在一些促进性情境中,文化疏离的来访者有时候能够获得亲密性。重要的是,治疗师要为这样的参与做好准备——或者为其有效性提供信息。例如,我通常有一些来自于西班牙或亚洲背景的来访者,他们的集体主义意识要优先于个人主义思想。尽管这样的来访者并不摒弃他们自己的背景,但是他们常常会陷于与这些背景的极大冲突之中——尤其是在我们当代高度个体化的社会风气中,更是如此。鉴于这种情境的重要性,我尽最大可能地尊重这些来访者的传统意向(例如,对于礼貌、得体以及实用性的需要),并同时承认他们对于探索独特之路的向往。这就意味着既要支持对于结构的传统需要(例如,形式、目标设置),也要支持对于自发性、反抗行为以及情感探索的特异性需要。随着时间的推移,我发现这种方法相当有效。尽管在治疗的早期阶段,来访者有可能倾向于以两分的术语来思考他们的传统意向(例如,"全好"或"全坏"),但我发现,到治疗的最后阶段,他们会发展出一种更细致入微的重要视角。

还有一群这样的来访者,他们在智力或文化方面适合于用实用的、聚焦于解决方案的方法来治疗。这些来访者通常很聪明,善于表达,而且他们的生活态度非常讲究实际。不过,再强调一次,我们不应该假定这样的来访者"被冻结"在了他们单一的日程中——根据治疗的领域,他们通常能够经受得起一次更为全面的会心。我有一个这样的来访者"弗雷德里克"(Fredrick),他明确地将自己所关注的问题界定为"社交恐惧症"。弗雷德里克明确地寻求治疗解决他作为一名服务员而产生的焦虑。在获得弗雷德里克的基本精神病史后,我觉得,治疗可以从多方向进行,但我同时也想尊重他对于这些方向的需要和准备状态,尤其是他的实用主义倾向。因此,我与弗雷德里克一起很有条理地提出了一种暴露范式,这种范式将逐渐地缓解他的焦虑;不过,同时,我还向弗雷德里克强调了探索相关心理动力问题(如遗弃恐惧)以及暂时性躯体反应。大约三个月后,弗雷德里克和我获得了足够的舒适感觉,可以开始我们的暴露范式了。为了设置场景,我们在我的办公室里放了一套餐桌椅,目的是为了模拟弗雷德里克在其中体验到最严重焦虑的餐馆情境。弗雷德里克穿着他的餐馆工作服,和我角色扮演了一次会面,就好像我是一位正准备就餐的真实顾客。不过,在我们会面的时候,我唯一做的事情就是鼓励弗雷德里克在焦虑增加时配对使用放松练习(腹式呼吸);我确实鼓励他密切注意在脱敏过程的各个阶段产生的情感、感觉和意象。通过这项工作,弗雷德里克在和我一起做他的本职工作时,变得越来越放松了。但同时,同样重要的是,他开始更为深刻地理解和加工他的焦虑反应,不管在角色扮演中,还是在角色扮演之外都是如此。尽管弗雷德里克获得了他所寻求的东西,并且在相对较短的时间框架中就结束了治疗,但我相信,我们的经验性治疗增加了他的成功,并且对他特定疾病之外的很大范围都具有泛化的效果。(参见第十章巴里·沃尔夫[Barry Wolfe]的例证,一种补充性的视角。)

现在,让我们来思考一下存在整合框架内更为宽泛的半经验性干预。这些干预包括(但并不仅限于此)心理性欲的方法和人际关系的方法,它们虽然拥有经验的成分,但这些成分主要还是位于言语和历史的领域之内。

半经验性解放的提供

我们很快就会想到，一个经验的时刻以即时的、动觉的、充满情感的以及广袤的或宇宙的维度为特征。尽管诸如精神分析这些传统的心理性欲方法也清楚地认识到了这些维度，但它们倾向于在外围（或者，最多算是有所保留地）这么做。例如，在精神分析取向的方法中，情绪从属于自我支配的理解。尽管人际关系的方法（例如，自体心理学）赋予情绪更为中心的地位，但以治疗师为基础的解释和历史参照有时候会削弱这个地位。①

基于这些原因，心理性欲治疗方法和人际关系治疗方法也可以被称为*半经验性*的治疗方法。它们合并了经验的维度，但通常情况下自身并不以这些经验维度为基础。不过，尽管它们地位有限，但半经验性的治疗方法对于我们的目标来说既具有启发性，又至关重要。下面，我们将考虑一下这些方法在存在整合框架内的运用。

当儿童期性欲问题出现

当来访者隐晦地提到儿童期性欲问题时，诸如自由联想、遗传澄清以及移情这些传统的精神分析技术有可能最初具有重要的价值（Freud，1963）。不过，除了帮助来访者理解并重新体验他们的性伤害之外，引导他们进入那些被称为伤害基础的本体论领域，通常也很有益。我之所以使用*通常*这个词，是因为有些来访者（要么是由于能力，要么是由于愿望）会倔强地抵制这些本体论领域，并因而使得它们在存在整合背景内无关紧要。不过，对于那些接受了本体论挑战的来访者，可以提供广泛的经验性方法。这些方法中的每一种都可以帮助来访者获得（上述）材料之即时的、动觉的、充满情感的以及广袤的或宇宙的维度。例如，在关于儿童期创伤的讨论之后，就可以紧跟着对这些讨论中所揭露的感觉、意象以及情感进行"此时此地"的探索。对于愤怒的或受伤的记忆，可以采用角色扮演或对话来矫正那些记忆。例如，一个充满仇恨的儿子，就可以预演或角色扮演

---

① 当然，在这些关于各个取向之从业者的陈述中，存在着某种程度的过分简单化：与这些陈述给人们的感觉相比，很多人更多地持存在主义取向。而最近的研究表明，一般而言，好的治疗要体现出好风度、以情感为中心的特质，而在来访者看来，这些是很重要的特质（Bugental & Bracke，1992；Lambert，Shapiro，& Bergin，1986；Schneider，1992）。现在似乎是时候将对于这些特质的培养置于正规临床医生教育的核心地位而非边缘地带了。

他想对父亲说的话。用同样的形式，一个受到性骚扰的女儿也可以重新评估（很可能甚至是颠倒）她对其攻击者的最初反应(Mahrer,1983)。

移情性解释也可以用此时此地的探索来加以补充。例如，关注来访者对于这种解释的*体验*，能够帮助来访者证实其准确性。举例来说，如果这种解释在动觉方面没有与来访者产生共鸣，那么，它就有可能是不合适的并需要进一步的澄清。另一方面，如果这种解释确实与来访者产生了共鸣，那么，它就为来访者提供了一个机会，让他可以意识到作为自己反应之基础，并且预示了自己反应的那种情感。诸如这样的问题："你现在有什么样的体验？"或"对于我所说的这些话，你有什么样的感受？"有可能是有效的放在解释之后的(postinterpretive)材料。

最后，自由联想也可以用经验性思考来作为补充。例如，对于情感和身体感觉的觉知，有可能会放大言语所描述的内容。而且，与无指导的、随意的自由联想相比，相关的（或*聚焦的*）自由联想可能更为有效。布根塔尔(1987)总结说，为了成为经验性的，自由联想（或者他所谓的"关注导向的探索"）必须满足这些条件：

(1)患者必须确定一个他想要更为深刻、全面地加以探究的生活问题，并向治疗师完整地描述这个问题——通常情况下，要一次又一次地重复描述；(2)患者在做这种描述时，必须尽可能深入地沉浸于其中……(3)患者必须保持一种对探索的期待，对惊讶的准备。(p.167)

当儿童期人际关系问题出现

当来访者隐晦地提到儿童早期的关系缺陷（例如，父母亲的忽视或虐待），自体心理学对于共情(empathy)、解释以及"恰好的挫折"(optimal frustration)的使用可能非常适宜(Kohut,1977)。例如，治疗中的共情能够帮助恢复来访者的尊严，鼓励他们进行自我探索，并增强他们的信任能力；而以儿童期为基础的解释能够帮助来访者弄清（并理智地接纳）自己的困难。最后，利用解释和共情，恰好的挫折就能将现实的（内部和外部的）治疗关系包括其中。恰好的挫折包括四个基本的成分：(1)治疗联结一次又一次不可避免地中断（例如，治疗师在某些特定时期做出的度假决定），(2)来访者对那些中断做出的机能障碍反应（例如，愤怒、焦虑），(3)治疗师对那些中断做出的共情性的、恢复性的其他反应（例如，一贯的支持，对解释的澄清），(4)治疗联结的重新建立（外部关系的恢复，内部"自体-客体"关系的修补），这是上述反应的结果。

虽然这些中等经验性的程序被证明具有重要的改善价值,但一些存在整合的成分可能会显著地提高这种价值。例如,共情性联结(有被动的意味)可以用共情性挑战(有激活、参与和动员的意思)来加以补充。这些挑战不仅能够帮助来访者体验他们儿童期的回忆,而且能够帮助他们将这些回忆报告出来。例如,除了与来访者分享一种既定的"对你来说可能非常难以处理"的记忆之外,治疗师还能追求更具经验性的研究思路,如"现在你的身体正体验着什么?""与那种感觉相关联的还有其他什么意象?""如果你母亲此时就在这个房间里和你在一起,那么,你想对她说些什么?"时机合适的话,这些挑战能够加速来访者在恰好的挫折和移情之间的成长进程。

一旦恰好的挫折期开始,治疗师就能够继续加强他们的经验性挑战。例如,他们可以通过探究来访者对于那些解释的经验性共鸣,来深化移情性解释的影响。治疗的进程有可能是这样的:

治疗师:你对我很不高兴,因为我没有听出来我的假期使你感到多么的心烦意乱。

来访者:是的。你没有最佳地计算时间,不是吗?

治疗师:那几个月你爸爸让你一个人和生病的妈妈在一起,他也没有最佳地计算时间,是吗?

来访者:[身体回缩——泪水涌了上来]

治疗师:[温和地,充满同情心地]那触动了你的心弦,是不是?

来访者:你可以这样说。

让我们在此处中断一会儿,先思考一下这位治疗师已经到达的关键点。一方面,他可以追踪其来访者的发展史以及对于被抛弃感的回忆。另一方面,他可以朝着更具经验性的方向前进。例如,如果他探究的触角更多地指向于其来访者体验到了*什么*,而不是*为什么*,那么,将会发生什么样的情况呢?可能的结果呈现如下:

治疗师:乔,看看你能否与那种触动你心弦的情绪待在一起。你感觉到它在你体内的哪个部位?

来访者:[指向他的腹部]

治疗师:[摸着他自己的腹部]乔,那里有什么呢?现在,慢点,你能描述它吗?

来访者：它就像是一个大坑，一个任何东西都无法逃出去的黑洞。①

治疗师：还有什么？还有没有其他任何的意象？

来访者：我在那里，我这张苍白的小脸就在那个洞的中央。我感觉迷失了方向，就好像在广袤无边、漆黑一片的大海上。我不知道我发生了什么事情，你知道吗？

治疗师：看你能否与它再多待一会儿，以找出到底发生了什么事情。

来访者：现在，我看到了一个又冷又黑的房间。那个房间里有一个矮胖的小孩。

治疗师：那个小孩可能是你吗？

来访者：是的，他确实像我。

治疗师：现在，你在干什么，或者说，他在干什么？

来访者：什么都没有做。我在那个房间一个孤独的角落里，只是到处张望着，只是到处张望着，而且感到很伤心……[泪水再次涌了上来]

治疗师：乔，现在你真的在那个洞里。看看你能否再和它一起多待一会儿，并看看发生了什么。

来访者：[眼泪夺眶而出]

后来，这位来访者将能够控制他的绝望，而只产生较少的恐慌，甚至还很可能会产生一种希望感。

当关系到安全与控制问题时

当来访者非常脆弱，或者深度探索超过了他可承受的限度时，半经验性治疗策略可能就是恰当的激励物。尤其是对遗传（历史的）解释的强调，在一些既定的情境中能够提供极度需要的结构。有时候，提供这样的解释可能意味着，自杀冲动与可忍受的羞愧，或者灾难化焦虑与可控制的恐惧之间存在的差异。患有性格机能障碍（例如，边缘型人格）的来访者，在这样的背景下尤其能够得到很好的治疗（Volkan，1987）。

另一方面，在存在整合范式中，不应该过分使用遗传解释来平息或控制焦虑。一旦来访者通过这个解释框架而显得相当稳定，紧接着进行经验性观察或提出建议通常很有帮助。在这样做的过程中，经验性方法和解释性方法可以辩证地互相并存，互相支持并增强彼此的力量。例如，我最近的一位来访者（可以

---

① 正如先前在另一种背景下曾提出的那样，这种反应的基调是其深度最为确定的迹象之一。

把他描述为一位非卧床的精神分裂症患者)不仅从关于他母亲的历史讨论中适度获益,而且我认为,他也同样从此时此地对情感的坦率承认中受益,有时这种情感是针对他的母亲,但很多时候这种情感也针对我、社会、一本哲学书或者是一个同事。我们并没有以他母亲为基础来解释这些情感;我们也并没有试图在这些时刻去理解它们;我们仅仅只是承认它们,在它们那儿逗留一会儿,并让它们顺其自然地存在着。像"这些想法真的取决于你""你不喜欢我们在这里所做的一些事情"或"你想对那个让你心烦的家伙说些什么"这样的评论或问题,也许可以进行深刻的自我暴露和赋予权力。另一方面,过多的解释可能会导致疏离、抑制和去权力化——对来访者和治疗师都是如此。

当来访者"被困"或表面上无法参与时

对于一些被困或者表面上在非经验和经验方面都无法参与的来访者,半经验性的解释框架也可能有帮助。对于这些的来访者,这样的反思似乎提供了动摇其根基的明晰性以及重新开始生活的可能性。随着他们治疗动机的恢复以及探索欲望的迸发,这样的来访者通常能够在经验性方面重新参与。

经验性解放的提供

就像身体支持是生理治疗的必需,人际帮助是人际关系方法的中心一样,本体论注意或者对存在保持在场(the presence to being),对于经验性方法来说是必不可少的。[1]

我说的*本体论注意*(ontological attention)是什么意思呢?我的意思是指超越了词语、内容以及可测量之范畴的注意。我所指的不是对身体伤害或人际关系伤害本身的注意,而是对那些伤害中所暗含的动觉－情感含义的注意——这些伤害被紧锁在了身体、想象、幻想生活以及直觉中。最后,我所指的不仅仅是对个体生理、环境或性欲方面之渺小/宏大的注意,而且指对生活之一般状况之前的渺小/宏大的注意。

而且,除了*修复*本体论创伤之外,经验性促进还鼓励与那些创伤进行会

---

[1] 尽管我关于经验性方式的系统阐释吸收了诸如布根塔尔(1978,1987)、尤金·根德林(Eugene Gendlin,1978)、阿尔文·马雷尔(Alvin Mahrer,1986)、罗洛·梅(1969,1981)、弗雷德里克·皮尔斯(Frederick Perls,1969)、欧文·亚隆(Irvin Yalom)这些杰出人物的观点,同时也与其相似,但我的阐释是以一套有所不同的实践和理论假设为基础的(参见 Schneider,1990 / 1999,1993,相关的比较)。

心——把这些创伤打开,看看它们究竟是什么,并发现它们对未来的*启示*。正是在这个意义上,从经验的观点来看,崩溃才是潜在的突破,无能为力才是潜在的能力,焦虑才是潜在的恢复。诗人莱纳·玛利亚·里尔克(Rainer Maria Rilke,1991)曾对这些问题做过雄辩的思索:

> 如果我们可以比认识所能达到的看得更远……那么,相比于快乐,我们很可能用更大的信心来忍受我们的悲伤。因为悲伤的时刻正是一些新的、未知的东西进入我们心灵的时刻。(p.266)

因此,我们的任务便是帮助来访者建设性地忍受、探索并超越他们内心深处的经验性伤害。若提供得巧妙,这项工作就能够使得来访者重新建立内心深处的联系和人际联系,扩展他们选择的能力,并更为适当地安排生活中的优先事件。

现在,让我们来看一下经验性解放条件的四种基本状态:(1)在场,(2)引出真实情况,(3)引发并面对阻抗(或保护),(4)重新发现意义和敬畏。尽管这些状态通常情况下是按顺序的(即,在场在引出真实情况之前,引出真实情况在引发并面对阻抗之前,如此等等),但是它们有时候也会毫无规则地进行相互结合,因此,重新发现意义和敬畏可能会直接出现于在场之后,或者引发并面对阻抗直接出现在引出真实情况之前。这些阶段改变的表现依赖于许多因素(如来访者进展的速度),而且对每一因素都必须要相应地做出反应。如前所述,这些状态也可能与(我们框架内的)非经验性方法和半经验性方法协调一致,与由此而导致的那些方法的深化和提高协调一致。例如,正如我们将要看到的,治疗中的在场能够加强并阐明来访者—治疗师的整个会心,引出真实情况能够深化并扩展合理的重构,而重新发现意义和敬畏能够激励智力洞察。把它们放到一起,这些起促进作用的状态就可帮助来访者澄清并运用存在整合的操作性假设:*压缩*(使自己变得渺小)和*扩张*(使自己变得宏大)是关键的存在能力;对这两个极端中任何一个端的恐惧,都会导致个体做出极端的或机能障碍的(压缩性的或扩张性的)对抗反应;而参与或整合那些遭到否认的极端,会促进心理精神的活力。尽管来访者可能无法从智力上掌握这些假设(而且,他们也很可能不应该掌握),但他们通常能够凭直觉、内隐地、隐喻地加以掌握——这体现在治疗的成功结果中。

在场：一种首要的营养物

有一个关于杰出哲学家马丁·布伯(Martin Buber,1937 / 1970)之痛苦的感人故事,这个故事生动地证明了治疗中在场所具有的生死攸关的重要意义。依照莫里斯·弗里德曼(Maurice Friedman,1991)的说法,当一位好奇的访问者出现在布伯家门前时,他正痛苦地全神贯注思考着一些不可理解的问题。这位访问者——一个相对郁郁寡欢、担心焦虑的年轻人——关于在第一次世界大战中是否要上前线前来寻求布伯的建议。但是,布伯——由于他正陷入狂热的冥想中——没有对这位年轻人予以关注(后来,他认识到他应该给他关注的)。

按照弗里德曼的说法,这个情境的结局是悲惨的,那位年轻人最终不仅上了前线打仗,而且还死在了那里,这使布伯惊呆了。按照弗里德曼的说法,从那天起,布伯重新让自己在关系中真正地与对方相协调,而不仅仅是事先准备或利用已有的东西。

布根塔尔(1987)明确指出,"在场,是一种……在某一情境或关系中的存在特质,在这种情境或关系中,个体试图在深层的水平上尽可能充分地参与其中"(p.27)。他还进一步指出,这样一种特质可以促进注意、关注、活力和探索。

梅(1981)根据"暂停"(pause)来构想在场,这种暂停"引出了连续不断的、没有实现的可能性"(p.164)。他详尽地阐述道,"正是在暂停中,"

人们才学会了*倾听沉默*(listen to silence)。我们能够听到无数从未听到过的声音——在安静的夏日田野上昆虫不停的嗡嗡声,一阵微风轻轻地吹过麦田,草地边低矮的树丛里鸟儿在歌唱。我们突然认识到,这意味着一些*事物*(something)——"沉默的"世界原来居住着无数的生物,有无数的声音。(p.165)

最后,欧洲的存在主义者简洁地把在场描述为*此在*(dasein),意思是"在那里"。

把完全地与来访者(以及自己)"在那里"作为基本的经验性任务,怎么强调也不过分。这项任务至少有三个(而且很可能有无数个)治疗性副产品:(1)它阐明了来访者(或治疗师)之经验世界的建构——既强调那些经验世界的障碍,也强调其前景(例如,他们为改变而做的斗争、对改变的欲望和能力),(2)它创造了一种安全感——或克雷格(Craig,1986)所谓的"避难所"——有了这种安全感,就可以面对棘手的问题,(3)它深化了来访者(或治疗师)建设性地按照其发现来行动的能力。

简而言之,在场是一种态度,是对即时的、动觉的、情感的和深刻的显著之事的*注意*,而且,它是经验性治疗的基础和最终目标。

现在,为了阐明(或评估)来访者的世界,让我们来看一下在场的参与来阐明(或评估)来访者的世界,这是经验性治疗的最初阶段。在这个阶段,治疗师最先遇到的问题之一是,怎样在上述世界中给自己定向。在场要求治疗师在很大程度上接受来访者的资料,此后不久他便沉浸于其中,而且他会被来访者资料的丰富性弄得头晕目眩。幸运的是,(存在整合视角内的)经验性治疗为这种眩惑提供了一个组织性结构,这是一种用来提高其接受力的方式。①

渺小-宏大"群集":经验性治疗的关键

我最先反思的领域之一——甚至在任何语言交流之前——是,我的来访者的身体内正在表达的是什么呢?我对他身体中非常明显的压缩性或扩张性*群集点*(cluster points)或两极分化尤其警觉。② 我还非常关注于自己身体内的反应,这些反应就好像是来访者动觉倾向的晴雨表。只要我能够记下这些印象,那么我就可以针对来访者的斗争做出有用的假设——他以何种方式以及为什么要压缩或扩张自己,他在多大程度上投入了这些立场。尽管我开始的时候把这些假设"用括号括了起来",留待以后考虑,但是,我常常因它们相当精准地预期了咨询工作的未来关注而感到震惊。下面就是我沉思的一个例子:

这个男人试图将哪一种世界聚集到一起呢?他的肌肉、姿势以及呼吸暴露了一种什么样的生活设计呢?他是呆板的、苍白的,还是活跃的、灵活的?他是屈服、放弃,还是勇敢顽强、奋力前进?他是蜷缩在房间一个远远的角落,还是"在我的面前站立不动"?他使我的体内出现了什么样的反应?他使我感觉轻松、快活,还是沉重、受阻?我胃部的肌肉绷紧了,还是我想拔腿就跑?我的是双眼很放松,还是变得很"僵硬"、谨慎?从他的穿着,我能感觉到什么?他是穿着

---

① 我想说清楚一点,当我在这里说到结构(structure)时,并不是指某种客观的或食谱式的程式。我指的是一种以现象学为基础的隐喻,它能够帮助治疗师*理解*其来访者身上正在发生的事情,并以那种理解为基础,*矫正*(或治愈)其来访者身上正在发生的事情。诚然,有些经验治疗师甚至在对其来访者进行治疗时抵制隐喻性的标准,因为他们在这样的标准中看到了一种人格解体的成分。但是,只要一个人认为隐喻对来访者有所帮助,那么,他就能够反对这种客观化倾向。而且,那些反对隐喻的治疗师本身就很可能会使用这些标准——虽然很不明显——来组织他们自己的观点。在这里,我仅简单地说明一些那样的阈下标准。

② 这些潜在的特质大致等同于梅(1969)的意向性概念,我们后面将对此加以讨论。

保守、不引人注意,还是高声喧闹、让人很讨厌?从他的脸上可以收集到什么信息?他的脸是紧绷、饱经风霜,还是很柔和、天真?

所有这些观察中,每一种都会开始与其他的相结合,慢慢地就揭开了一个世界。每一种都是我的来访者所体验到的压缩性或扩张性恐惧——以及他为应对那种恐惧而动员起来的扩张性或压缩性武装——的一个例子(参见 Reich,1949)。

意识到在场具有揭示经验性材料的力量的同时,我还意识到了它所具有的容纳和支持经验性材料的力量。在我关注的过程中,这种支持传达到了我的来访者那里。只要我能够允许自己的身体做出反应,那么,我的来访者也会受到鼓励做出身体反应。只要我能够让自己信任我的来访者,那么,他就也会受到鼓舞,信任我。在这样的时候,我的身体/场就变成了一个避难所,明确地表示着许多无声的情感:"我为了你而在这里""我不会动摇"以及"我很看重你"。克雷格(1986)解释道,"人类避难所的提供,"

在治疗师的协调中表现为活跃的、持久的……在场,这种在场既是宽容的,同时也具有保护作用。尽管这种治疗氛围会随着治疗环境而波动,但是,一直持续的……是明显感觉到活力、尊重以及非侵入性。(p.26)

克雷格(1986)补充说,在场的参与

需要不断的训练;我与患者在一起时体验的所有方面都要进行训练;训练理解这种体验的显著特征;训练确定这种体验的哪些特征最有可能打开患者存在中的新可能性;训练可以如何架构这些很有希望的可能性,并在行为、语言和心境方面提供给患者;而且,最为重要的是,训练识别和超越所有那些我自己的个人需要、情感、信念和假设,这些个人的东西有可能会干扰对于他人新鲜、纯洁的感知以及对其做出的反应。(pp.27—28)

正如我们能够看到的,对在场的训练需要许多种类型的能力。尽管我们可以在技术方面发展这种技艺(参见附录中相关的技能发展练习),但是没有什么东西可以替代我们通过自己的生活而学习到的。只要一个人能够有效地利用这种学习,他就明显准备好了治疗的"土壤"(参见 Schneider,1992,关于治疗师的个人成熟及其有效性之间关系的论述)。

总之,在场是经验性治疗的容器。在阐释的同时,它还包括治疗师和来访者之间以及来访者*内部*那些显著——即时地、动觉地、情感地以及深刻地——相关的东西。时间、直觉以及对于压缩性和扩张性群集点的关注,能够帮助治疗师尽可能完善在场。(再提一下,不要过于从字面上来理解这些群集点;当与临床知识相结合时,它们就是指导方针,能够使治疗师对于即时互动的重要关头保持警惕。参见"这些立场利用压缩性-扩张性动力学的方式"[Ways the Stances Utilize Constrictive-Expansive Dynamics],关于这个问题的详尽阐述。)

接下来,我们将转向一个贯穿中心的问题:如何帮助来访者*进入*那种显著相关的事情之中?

引出真实情况:创造性地激励在场

最近,我的一个同事(我将称他"鲍勃")讲述了一个非常具有感染力的小故事。当时,他正在对一群商业领导人中出现的裂缝做咨询,这个裂缝是由于其中一个领导人(我将称他为"约翰")导致而在该组织中出现的。这个裂缝的核心在于,约翰决定解雇一个满腹牢骚的员工。但是,还没等约翰对这一策略做出解释,一位非常受尊重的同行总经理("乔安娜")就开始说话了,而且她的语气完全没有经过慎重考虑。她斥责约翰专横,从道德的角度说他缺乏社会良知,并嘲笑他的严厉。当鲍勃强烈要求她等一会儿再做出判断时,她突然把矛头指向了他,开始质疑他的偏见和动机。这使得该群体中的其他成员提醒乔安娜需要适当地注意礼貌。他们大声说"要讲道理",但乔安娜拒绝放弃她的立场。鲍勃很吃惊,但毫无胆怯,他暂停了下来,仔细地看了乔安娜一会儿,然后说出了一句很简单的话,"乔安娜,我感觉你此刻正受到深深的伤害。"

我的同事报告说,几乎就在一瞬间,乔安娜迅速陷入痛苦之中。她开始泪如雨下。"你说得对,"她哭喊道,"我正受到伤害——而这与这次会议几乎没有任何关系。"后来,鲍勃发现,乔安娜的痛苦全来自于她那爱骂人且酗酒的父亲。鲍勃回忆道,当时她刚从父亲的葬礼上回来,而且她感觉到自己最后一次被他背叛和抛弃。这就是她强烈反对约翰并对他的员工表现出夸张同情的背后原因。

鲍勃可以用来对乔安娜进行干预的方式有很多,而且,他可以针对她的行为做出许多不同的假设。例如,他可以像她同事试图做的那样,给她讲道理。他可以尝试从心理动力学方面来解释或阐释她的话语。或者,他可以假定,她的内心一定有一些信息,而且这些信息可以证明她的反应是合理的。但是,这些努力中没有哪一种与乔安娜相连,因为它们都没有涉及她的体验。

当我要求鲍勃清楚说明他的特定干预的基础时,他摸索着用正确的措辞来表达。"是关于她的张力的某种东西，"他说，"是关于她说话时看待事物的某种方式，以及说话时所使用词语之种类的东西。总之是一种不同寻常的东西。"

我认为，鲍勃所看到的，是许多敏感治疗师在痛苦的来访者身上所看到和感觉到的东西——他们所体验到的那些过激言行（Binswanger,1975）。在乔安娜的案例中，这些过激行为围绕着表现伟大、正义和无懈可击的需要而聚集到一起。但是，它们也——虽然更为微妙——围绕着那些表现之下的恐惧而群集到一起——对于渺小、虚弱、无助的恐惧。鲍勃能够共情性地"打磨"那些恐惧，让乔安娜也了解这些恐惧，并鞭策她在意识中进行转换。

通过说出人们即时的、充满能量的体验，或者通过与他们"鲜活的"压缩性或扩张性恐慌进行会心，治疗师就能够为治愈动员起来访者特别的能力。鲍勃的行为虽然有些夸张，但却是当代情境中最为重要的临床革新之一的象征——"引出真实情况"。"词语只不过是简短的声音，"曾撰写了关于这个主题的里程碑式文章的威尔逊·范·杜森（Wilson Van Dusen,1965）详尽地阐述道，"词语和符号都是没有生命的，除非它们像现实中对神既敬畏又向往的感情交织那样，使人如鲠在喉、感到恐惧、泪流满面或者保持惊醒。我所说的这些现实都或多或少是可见的和可知的"(p.67)。

这个概念给我们的工作所注入的丰富性，怎么强调都不为过。例如，从引出真实情况的优点来看，我们必须抓住每一个治疗瞬间，必须放大每一次互动。长时间地处于被动状态是没有理由的；长时间的迟滞则是衰退的信号。

引出真实情况或相关情况的创造性挑战是其最令人鼓舞的特征之一。例如，对于找到一个不妥协的来访者，或者找到无数通向她内心深处的路径，这些期望总会对我产生诱惑。在我看来，这就是我们的工作如此充满敬畏、在给人带来惊奇的潜能方面如此令人振奋的原因所在。

一位治疗师开始同她的来访者讲话的那一刻，引出真实情况或相关情况也就开始了，而且它能够为整次面谈奠定基调。如"花点时间安定下来"之类的建议，或者如"你担心的是什么""此刻对你来说真正要紧的是什么""你今天状态怎么样"这样的问题，能够帮助来访者开始把注意力集中于他们自己所关注的事情之上。对这些询问的简单追问，如"跟我再说一些情况""你能给我举个例子吗"或"还有没有其他东西是你想告诉我的"等，能够富有成效地深化已经引发出来的问题（参见技能发展练习部分的"通过聚焦和主题扩展来加强在场"。）最后，建议来访者在交谈中使用现在时（present tense），在讨论他们自己的时候用代词我(I)，而且，他们要更多地意识到自己的身体，这些建议能够巩固前面提到的那些过程（参见 Bugental,1987,对于这些初始过程的详尽阐述）。

在我试图帮助来访者聚焦于自己的困扰的同时，我还试图帮助他们积极主动地面对那些困扰，或与之交会。例如，我可能会生动地说出我对于他们的体验："我觉得你现在有些紧张""我听到这些往事，感觉很难过""我觉得有点眩晕——不知道你是否也这样？"或者，我可能会指出我所听到或看到的东西："我注意到你的手指在轻叩""你在讲那句话的时候嗓音都变了""刚才你似乎很难笑出来"。最后，我可能会试图强调来访者的体验："你在讲那句话的时候有什么感觉？看你能否在那种感觉上停留一会儿。"（尽管在恰当的时刻，这样的评论可能会产生非常大的效果，但重要的是监控来访者处理它们的准备状态和能力。例如，那些脆弱或偏执的来访者可能就不具备这样的能力。）

　　来访者对于渺小或宏大的投入，也能帮助我促进与他们的会心。例如，当我观察到一种浮夸的模式，就会注意有可能探索到的羞怯、沉默寡言或自我贬低的潜流。相反，当我察觉到一连串的犹豫不决和有所保留，就会留心那些需要加以探究的剧变、愤怒和暴躁。而且，这些投入的程度和频率也向我提示了未来斗争的程度和频率。

　　尽管一些来访者表现出了持续的两极分化模式，但很多来访者都没有表现出这样的模式。例如，一些来访者在渺小和宏大之间摇摆不定，而其他一些来访者则在某一个既定的群集内摇摆。有些来访者在治疗开始的时候（或者在每一次面谈开始的时候）处于某一个极端，而在该时段结束的时候则处于另一个极端。还有一些来访者——而这很可能可以解释治疗中的大多数来访者——随着他们揭开其存在痛苦的更深层水平而处于不同的极端（参见本章附录中的"这些姿态利用压缩性—扩展性动力学的方式"）。我们作为治疗师的任务在于，帮助来访者在出现两极分化时面对这些极端，并巧妙地帮助他们深化那些会心。最终（尽管并非总是如此），来访者将会到达他们压缩性或扩展性恐惧的核心体验。只要他们能够确定这个核心（或与这个核心产生共鸣），那么，治疗的任务就将变得更为明确。而如果他们不能确定这个核心，那么，治疗师的任务就会变得更为模糊，偏离于经验的立场。不过，这后一种结果并不是坏事；它只是表明需要进行更多的揭示，或者来访者在这个渺小—宏大连续体内已经到了她的极限。

　　同样重要的是，我们要留心这个渺小—宏大轴上任何民族或文化的倾向，这些倾向有可能会误导或混淆我们的评估。例如，在一位美国从业者看来，一位亚洲的来访者可能看起来过于让自己投入渺小之中（例如，适应、顺从，等等）。然而，就是这同一个来访者——相对于她的背景来说——可能一点都没有为她体验的那个方面而感到担忧，而且，事实上，可能将其视为某种值得骄傲的东西。因此，至关重要的是，不仅要了解来访者的文化背景，而且要尽可能地澄清来访者自己是如何看待那些背景的。他们将这些背景体验为有害健康的还是有益健康的,是被迫的还是自然的? 如果我们能够使自己与来访者的观点相协调,那么,我们将处于一个更为强有力的指导地位。

人们最常问的最后一个问题是:一旦来访者面对他或她的恐惧,治疗师通常会做些什么呢? 我的回答有三个方面:(1)努力对来访者保持在场,(2)尽力相信来访者的痛苦(同大多数事情一样)最终会发生改变,(3)尽力帮助来访者获得那种信念。在我的经验中,几乎总会发生的是,来访者的焦虑确实会发生改变,尤其是当来访者面对它们的时候就更是如此。这些焦虑要么烟消云散,让步于解放(例如,意义创造),发生改变,变成新的焦虑或忧虑;要么压垮来访者,并造成他或她的阻抗。然而,每一种情况都是改变的例子,并可以相应地加以应对。

说完这些告诫,让我们再来看一下我所察觉到的对引出真实情况最为有用的策略。这些策略不仅来自于我自己的实践,也来自于其他人的存在主义取向实践。

具身化冥想

最近我发现,具身化冥想(embodied meditation)很有价值,尤其是对于那些努力使自己变得渺小的来访者来说,就更有价值了。例如,"露丝"(Ruth)是一个 35 岁左右的年轻女人,她很压抑、恐惧。她一个人生活,大部分时间都在担心别人会怎么看她。这种忧虑尤其削弱了她想在生活中变得更爱玩、更具创造力和灵性这一欲望。她的生活成了一个牢笼。尽管我们在讨论她与这些问题相关的个人史时已经取得了某些进展,但她依然描述说她经常感到"很沉重""受约束""很受阻"。一天,我请她尝试一种不同的治疗方式,"我想和你一起尝试一种简单的冥想练习,"我解释道,"这可以帮助你与自己进行更为充分的接触。你想试一下吗?"在征得她的同意之后,我让她坐在一个舒服的位置上(手放两边,双腿不交叉),开始注意她自己的呼吸。接着,我建议她闭上眼睛。我跟她解释说,虽然并非必须这样做,但是它似乎能够让人更为深入地参与到练习中。"现在,在你专注于你的呼吸时,"我继续说,"你可能会注意到各种无关的思维、情感和感觉。尽力不要让自己陷入那些无关刺激。你只要认识到它们的存在,然后回过头来继续注意你的呼吸就可以了。"我接着说,"要尽可能慢地吸气,真正地注意它们,然后同样尽可能慢地呼气。让气慢慢地、小心地呼出来。"

在花了几分钟时间让她把注意力集中于呼吸之后,我建议她,当她准备好了以后,便可以慢慢地将注意力转移到她的身体上。一旦她能够做到这一点,我就建议她仔细地注意她身体上任何紧张的部位,以及任何似乎"突出来"或"叫出声"的部位(就好像它们处在了危急的关头)。她很快就确定了这样一个部位——她的腹部——于是我们开始快速推进。

我：露丝，你能不能尽可能全面，并尽可能保持在场地描述一下你在那里感觉到了什么？围绕着你的腹部，你有什么感觉？

露丝：我有一种肿胀、充满了气和被扰乱了的意象。就好像有很多刀插在了我的身上。

我：那是一种相当强烈的意象。

露丝：嗯，其中有一部分是我有一个时期体验到的，但并非全部。我经常会有这样的感觉。

我：那里还有什么？

露丝：我感觉那里很凌乱，它正滔滔不绝地说着话，并涌现了很多东西。不过，这不算太糟糕。我感觉它好像是我的一部分，是我内心深处的一部分。同时，我还感觉自己被锁起来了，远离了这些翻腾。这就好像我在它们的下面，正仰望着它们。就好像我完全不受它们的影响一样。

我：围绕着你此刻正感到的东西，是否出现了任何的意象或联想？

露丝：嗯，它很像我在生活中经常会感觉到的东西。我经常会感觉到自己被疏远、隔绝了。这就好像是我与自己那个原始的、善于表达的部分断绝了联系，也就是与那个很有抱负的部分断绝了联系。［眼泪开始在眼眶中打转］

我：露丝，看看你能不能在那种感觉中停留一会儿。

露丝：它就好像是我小时候一直住的那个属我专有的房间。这是我的房间。在那里，我感到很安全，在那里，我不会遭到踩踏或拳打脚踢。［长时间的停顿］

我：露丝，现在发生了什么？你想和我分享一下吗？

露丝：嗯，我意识到我是多么的想念那个房间，多么想念那个意味着游戏、奇迹以及魔力的房间。但是，当我长大后，我却再也不能逃回那个房间，而且，在生活中我也不能再让它出现或把它招来。我开始觉得与它隔绝了。

我：这听起来就好像是你感觉到与你充满气体的活力的腹部相隔绝一样，好像是有某种活的东西在那里，这种活的东西是你的一部分，但是你却似乎不能与它在一起。

露丝：是的！它就好像是我已经隔绝了的大部分生活，［大声地喊了起来］我对此感到非常厌倦。我想跳进去，拥抱它，让自己顺其自然，就放任自己，改变吧！彻底地改变！

我：［长时间地停顿之后］露丝，现在发生了什么？

露丝：封条已经有点松动了。我感觉我正和混乱一起待在那里。我正与混乱在一起，或者离它很近。它很好。它就是我。

尽管这一次的冥想并没有在一夜之间改变露丝,但它确实——她和我都承认——在很大程度上帮助她确认了自己的恐惧,找到了摆脱恐惧的方法,并看到了恢复其世界的可能性。我的另一位来访者比尔(Bill)也说明,在有指导的冥想方面,这样的结果非常常见。比尔也遭受着相似的痛苦——虽然更为复杂一些——即,他的生活规划使他感到非常窒息。

比尔是一个40岁的单身白种男人,有一份收入颇丰的工作,整个生活安排都非常舒适。他每天很有规律地慢跑,定期与一个小圈子的朋友们见见面,喜欢看神秘小说。尽管从表面上看比尔很自信,很有能力,甚至有时候有点颐指气使,但是,在内心深处,他所害怕的正是这些特质。他害怕各种形式的力量、权力和伟大。例如,他经常把自己隔离起来,贬低自我的价值,并躲避与他人亲近的机会。

同时,对于比尔究竟害怕什么,人们却并不总是十分清楚。例如,他的颐指气使甚至是高人一等的方式,与其对于宏大的恐惧是相矛盾的,相反,这里隐含了对轻视、解雇、脆弱的焦虑。同样,他对于食物和酒精的沉迷暴露了他对于空虚的恐惧,以及他不顾一切地想要填满那种空虚的愿望。

另一方面,比尔最大的痛苦在于,他无力向他人伸出求援之手,无力完全地暴露和表现自己,无力相信自己会被他人视为独特的。尽管我们在对话中提到了这些问题,但是直到比尔在下面的有指导冥想中面对这些问题,他才真正地开始理解这些问题并加以纠正:

我:[像我要求露丝所做的那样,让比尔做好准备之后]比尔,看你是否能够尽可能全面地描述一下你腹部的感受。

比尔:[当我以同样方式做出反应时,他摸着自己腹部]我感觉那里好像有一大块东西,一面多层的墙或堡垒。现在,我意识到自己太胖了。它就像是一个巨大的遮盖痛苦的东西。那里存在着一些痛苦,只是不清楚为什么而痛苦。[他的脸上表现出了受挫的神色]

我:比尔,现在慢一点,看你能否继续描述一下那里有什么。慢慢来,别着急。

比尔:好的,那里是有某种东西,就在脂肪的下面。它就像是一种饥饿,或者最好说是一种空洞的感觉……

我:就像你吃太多时所感觉到的东西吗?

比尔:是的,正是! 就是那种空虚,它真的刺痛了我。它好吓人。

我:你觉得你能同它一起待在那里吗?

比尔:[停下来,想了一下]是的,我想待在那里。

我:很好。

比尔:我突然有这样一种意象,我和妈妈一起去参加亲戚的聚会。那时我还是一个小男孩——大概7岁。

我:比尔,看你能否用现在时来描述一下,就好像你现在就在那里参加聚会。

比尔:我们到了前门,房子很黑;亲戚们难以辨别;我想要做的第一件事就是飞快地跑到这个沙发的后面。[他的嗓音开始颤抖,他的脸开始发红]这个破旧的沙发就在那儿。我跑到了它的后面。我甚至不愿跟任何人问好。我径直朝那个沙发跑了过去。我感觉很紧张,真的很害怕。[他说得更快,语气更强烈了]

我:比尔,我在跟随着你。尽可能感受得更多一些。

比尔:我就是这个小男孩,这个感到害怕的小男孩。

我:比尔,害怕什么? 你能联想到什么?

比尔:害怕表现自己,害怕伤害自己或被人伤害,害怕"出头"(coming out)。

我:你说的出头是什么意思?

比尔:我不知道。它就是让人感到非常恐惧。我感觉迷失了、被人遗弃了、被暴露了——对,就是这种感觉,被暴露了。就好像是每个人都会看到我所有的丑陋、我所有的邪恶。我就像是这一大团黏糊糊的东西。

我:那么,这对你来说意味着什么? 如果你从那个沙发后面走出来,你害怕将会发生什么样的事情呢?

比尔:我觉得他们将会不愿见我或羞辱我。

我:哦,但是,是什么使得你对此感到如此恐慌呢?

比尔:我只是觉得我应对不了它——出来站在他们面前。这就好像是我将会垮掉之类,或者会失去控制。也许我会在他们面前表现出如他们所认为的那样疯狂。哦,这太伤人了。[抚摸自己]

我:比尔,我觉得抚摸自己一会儿非常重要。你已经到了一个让人非常痛苦的地方。也许你可以花点时间,用你现在所用的方式来安慰一下那个小男孩。让他知道你是多么的感同身受。

后来的评论阐明了当你"拆开来访者"时建构的原则。在这个揭露的过程中,重要的是帮助来访者不时地休息一会儿或聚集他们的资源——为的是加固他们冒险的能力。

在经过如前所述的那些面谈之后,比尔开始体验到自己内部出现了一些相当惊人的变化。首先,他感觉到对自己越来越友好或惬意。尽管他在相当多的时候还是会感到孤独,但是他不再由于那种体验而背负重担,或贬低那种体验的价值。他甚至开始喜欢独处,而这也帮助他信任他人并与他人在一起。他感觉就好像是把一个阴影或重担从他身上搬走了一样,而且他得到了解脱,可以更为充分地投入生活。其次,他感觉不再像以前那样空虚或不够格了。他有时候依然还会产生贪吃或酗酒的冲动,但是,这些冲动出现的频率比以前低多了。他说,这就好像是危急情况消失了。他无法表达得非常清楚,但是他觉得在我们冥想的过程中发生了某件意义非常重大的事情,这件事情是我们治疗工作的其他任何方面都无法替代的。

具体发生了什么呢?虽然我和比尔都不能明确地回答这个问题,但是我可以做出如下假设:比尔——像许多(如果不是大多数的话)接受治疗的来访者一样——拥有一个多层面的经验轮廓。在某个水平上,他拒绝渺小,用尽全力来表现其支配性、主体性和伟大。而在另一个水平上,他却害怕这些特质。他做出一切努力来避免"出头"、暴露自己或挑战他人。而这反过来又会让他使自己变得渺小、沉默寡言和退缩。

直到我和比尔一起引出了真实的情况——通过*具身化冥想*——我们才能够更为清楚地分辨他的处境。例如,在他提到他的体重、腰围以及对于保健脂肪的需要时,他对于渺小(对于被剥夺、空虚)的恐惧非常明显。另一方面,他对于宏大的恐惧明显地表现在他有关躲在沙发后面的记忆中,而且似乎是他关于渺小焦虑的基础。尽管比尔在那个沙发后面也可能会感觉到被人剥夺和空虚,但是在我看来,他主要的焦虑在于走到沙发前面来所需要的努力、冒险和勇敢,而这是对他生活的一种隐喻。通过逐渐地学会从他的记忆中恢复过来——而不仅仅是报告这些记忆,比尔终于卸下了这些记忆魔咒的重担。

实验研究

把治疗室当做一个实验室,当做和来访者一起进行试验的地方,这种观念既不独特,也不新鲜。例如,认知治疗就大量地使用这个概念,而且诸如格式塔、心理剧、系统脱敏等各种不同方法也都这样做(参见 Beck,1976;Perls,1969;Moreno,1959;Wolpe,1969)。我在这里所呈现的这一模型的特征在于,它将这些各自不同的方法结合到了一起,并创造性地综合成了新的方法。

例如,除了角色扮演、预演和创造性想象以外,我还发现现场示范也很有效。有时候,我会让有艺术倾向——但却在创造性方面受到了抑制——的来访者画我,或者画房间里的某样东西。这项练习乍一看很简单,但它通常具有深远的意义。例如,有的来访者在这个绘画的过程中会重现发现尘封已久的喜悦;有的来访者则仅仅因为深刻地表达了自己而感到自豪。有一个男人给我看了他自己写的一个长达 20 页的剧本。这个剧本写的是一位他曾看过的颇具攻击性的治疗师，里面有很多反对、谩骂这位治疗师的话语。但是，对于我治疗这个人的工作来说，这个剧本非常重要，因为它表明他能够信任我，尽管存在着很多我想要保留的专业认同。

"没有经历过的事情，你就不会真正地了解"，这句古老的格言，不仅适用于明显、外显的事情，同样也适用于微妙的事情。例如，我有一位来访者，她感觉喉咙里有一个肿块。我要求她把手放在那个肿块上，她马上就联想到了她在童年时期曾感受到的被人遗弃的感觉。有时候，我会要求来访者暂停一下，以某种方式舒展一下身体，或者在房间里走一走。我的一个同事约翰·科格斯韦尔（John Cogswell，1993）经常用他所谓的*走路疗法*（walking therapy）来引出真实情况。当他的来访者难以清楚阐述他想要成为谁、在他的生活中哪种人使他踌躇不前，或者仅仅是某个时刻"他身在何处"，科格斯韦尔都会要求他在走路时具体体现那种欲望、那个人或那种体验。因此，举例来说，有的来访者可能会为了更好地理解父亲对她生活的影响，而模仿父亲的走路姿势。有的来访者可能为了提高他对老板人格的理解，而模仿老板的走路姿势。还有来访者则可能为了根据经验来确定他的问题，而模仿自己那天走路的感觉。科格斯韦尔总结说，来访者通过走路而获得的关于自己和他人的洞察非常惊人——他坚持认为，和通过角色扮演通常所获得的一样多，或者更多一些。

一个治疗实验越自然，越具有创造性、越吸引人，它的价值就越大。例如，我的一个来访者一直致力于使自己变得很渺小，她期待自己的职业生涯有一个彻底的改变。尽管她已经非常热切地谈论这种职业改变，并幻想这将给她的生活带来怎样怎样的变化，但是，她没有真正地去探究过这件事情。她一直处在想要探究的边缘，她曾向我吐露了秘密，但她就是做不到。就是在那个时候，我向她提出了一个挑战："你现在就探究一下，就在我们这个安全的办公室里，怎么样？你可以用这里的电话——你打电话的时候，我甚至可以离开。或者，如果你愿意的话，我也可以在这里陪着你。然后，我们就可以看到将会发生什么。"

就在那一刻，我们面谈的整个进程发生了改变。之前相当严肃的练习突然变得活跃了起来。在努力做出反应时，我的来访者一边（尴尬地）笑着，一边做了个鬼脸。她还对我有些不满，部分是因为我直接地向她提出了挑战。尽管她最终拒绝了我的请求，但是，正是这种被请求的经历——而不是对请求的接受或拒绝——似乎才是真正重要的。这种经历使得她能够像一直以来那样仔细地看到，她是多么想要在生活中冒一次险，以及她自己是以什么样的方式来阻止自己去冒那个险的。这次经历还帮助她重新看待我——这位表面上温暖、柔和的倾听者。她会想，我怎么可以把她置于那样的境地，怎么可以把我们的关系引到这样不可预测的方向？

　　不过,尽管她产生了疑虑,但是,她新获得的对我的矛盾情感却将我们的关系推到了空前的坦率程度。她认识到,她再也不能依靠我如同施魔法般地拯救她,而且,最终能够救她的只有她自己。最后,她打了那个可怕的电话,并勇敢地破茧而出。

　　从很大程度上说,重要的并不是实验的种类,而是它吸引人、鼓舞人以及使人活跃的能力。例如,当我建议角色扮演时,我会不断地关注来访者的身体姿势、呼吸模式以及声音起伏。我可能会问他,"你那样说的时候有什么感觉?""你扮演这次会面时体内有什么感觉?"

　　角色扮演不仅包括尝试新的人际关系;还包括尝试与个体的想象、能量以及精神建立新的关系。例如,罗洛·梅(1969)经常谈到在治疗背景中对于"希望"(wishing)的需要,我完全同意他的观点。梅写道,希望"是对于某种行为或状态发生可能性的想象性扮演"(p.214)。他详尽地阐释道,如果个体不能希望,他就不能产生意志——意志"是希望的充分发展的、成熟的形式"(p.288)。我想补充一点,如果个体不能产生意志,他就不能完全地存在。因此,为了培养这些能力,我经常会鼓励来访者"自由地想象"或"把判断丢到一边"。我可能会这样建议,"让我们来看看如果你勾画出那种想法或感觉将会发生什么。""跟它一起扮演,具体地表达它、描述它,就好像它真的在发生一样。"例如,对于在追求其伟大方面出现机能障碍的来访者,我经常请他们对沉默、节制或常规进行思考。我会问他们,"如果你今晚不发狂或不在你的同伴面前'露面',那么,可能会怎么样?""围绕着普通、平常或迟钝,你会产生什么样的幻想? 你能用第一人称告诉我吗?"对于一些这样的来访者来说,这还有助于勾画出他们那些外显的行为模式——他们企图控制他人的倾向,或者承担超过自己能力范围的工作的倾向。不过,除了帮助他们看到这些倾向的认知结果之外,我还特别关注那些倾向在其情感和身体水平上的表现。我可能会询问他们,"看一看你能否想象自己正在打那个家伙,你会产生什么样的感受、意象或幻想?"或者"想象你自己就在那间牢房里。你看到了什么? 你的身体内有什么样的感受?"或者"看一看你能否想象自己正专注于我们刚刚谈到的所有那些活动,这样一个情节使你的胃、胸和喉咙产生了什么样的感受?"我常常惊讶于这些问题竟有如此的影响力——甚至对于那些具有外向特征的来访者,也是如此。

　　一个人越能深入地描述他的希望或幻想,他就越能让自己沉浸于其各种可能性之中。例如,当我要求来访者想象一个情景,我会促进他们"描绘""品味",或者完全地"重新创造"那个情景。我曾询问一个正在想象与他老板进行对抗的来访者,"这个情境感觉起来如何? 有多温暖? 你的周围有哪些装饰品? 你穿的衣服有多正式?"我还曾询问一个正在重构其梦境的女人,"飞起来的时候,你的身体内有什么样的感觉？是很有感觉，还是很恐慌？你感觉身体很沉重，还是感觉像羽毛一样很轻？"

如果来访者不愿意想象一个完整的情节，那么，我就会鼓励他们尝试那个情节的某些部分——我可能会要求上面提到的那个男人想象一下与他的老板待在同一个房间里，而不是正和她对抗；我可能会建议他想象正在攻克某项工作，而不是被喊去谈话；或者，我可能会要求一位酗酒者描绘一天而不是一辈子的戒酒生活。尽管看起来很微不足道，但是，在我们的经验中，这些事情已经被证明非常关键，因为它们能够改变治疗的动力。

治疗之外的实验

尽管治疗情境内的实验研究非常有价值，但是，在我看来，治疗之外的实验研究甚至更有价值。这是因为治疗之外的实验研究不仅强化了治疗内的工作，而且还为最为相关的生活情境中的工作提供了方法。

因此，我鼓励来访者练习在场和觉察，尤其是在问题情境中练习。我会告诉他们："看看你能否保持住所出现的这些想法和感受，甚至是很短的时间也可以。"我还会鼓励来访者识别出在应激情境中在他们身上发挥了作用的那些东西——他们做出了什么样的假设，他们以什么样的方式来趋近或避免一些事情，以及他们听到了哪些内心的声音。有一些来访者已经发现，观察自己在某些既定情境中是如何轻易地放弃权力非常有帮助；另一些来访者则对自己的被动－攻击行为印象深刻。事实上，来访者从这一立场出发所感知到的任何事情，都可能具有启发的意义。

对于禅宗大师和其他人所谓的*内心观察者*(inner witness)的培养，也能够促进治疗外的在场(参见 Bugental，1978)。为了培养这种技能，我会鼓励来访者每个星期花 20 分钟的时间进行不受干扰的自我观察。我会建议他们，"尽可能不要做任何判断，只要观察内心体验的流动就行，而且，既不要试图对那些体验加以分类，也不要试图做出理解。"尽管有些来访者做这项练习有困难，但其他的来访者仅仅从在自己身上所花的时间，以及他们已经展现出来的需要、恐惧和欲望中，就收到了极大的益处。

向来访者提出挑战，要求他们尝试或实施治疗外的任务，可能具有同样的益处。"如果你诚实地对待朋友，看看会发生什么。"我这样告诉我的一位有想象意识的(image-conscious)来访者；"今晚尽力做到不吃蜜饯，"我这样要求我的一位患有强迫性贪食症的来访者，"然后看看你会有什么感觉。"最后，我向一位担心有孩子的来访者这样建议道，"尝试与孩子接触，回想一下你自己的儿童期，然后看一看孩子们认为有价值的地方,做一做孩子们认为有价值的事情。"

用真实的情况来做实验,给来访者们带来了新的生活机会。尽管他们并非总能抓住这些机会,但他们却总是能受到震撼和启发。

治疗师-来访者会心

治疗关系是引出真实情况的首要手段之一。正如在经验主义圈子里逐渐为众人所熟知的那样,这种关系或会心(encounter)包括移情、记忆、解释这些精神分析概念,但同时也超越了这些概念(Phillips,1980)。

治疗会心具有三个基本的特征:(1)治疗师和来访者之间真实的或当前的关系,(2)这种关系的未来以及可能发生的事情(严格对应于关系中的过去以及已经发生的事情),(3)在适当程度上将相关材料"表演出来"或加以体验。让我来举几个例子:

我正与一位来访者坐在一起,他跟我说,"现在,一切都很好",他真的很"乐观",而且对于我们上周那次充满了紧张的面谈,他已经"没有问题"了。然而,他所表现出来的东西是歪曲的。他的嘴角向下,他的身体姿势很僵硬,而且他的话语听起来很虚假。我想,我可以让这个人随意谈谈,但是最为相关的问题,也就是我们之间非常明显的问题,却得不到解决。因此,我跟他进行了会心:"皮特,我感觉此刻我们之间发生了一些重要的事情,好像你要告诉我的不仅仅是'一切都很好'。"

一位航天工程师简洁而准确地概述了他的童年史。他注意到我轻微地打了个哈欠,而且在他说话的时候我的眼睛变得模糊,但他却没有停下来,而是继续讲。我打断了他:"特里,我想我们都注意到我走神了;我想知道你是不是也偏离了主题?你要告诉我的真正问题是什么?"

一个极为愤怒的十几岁男孩刚刚被送到了一个照顾精神病患者或犯罪儿童、孤儿的家庭。他轻蔑地看着我。我小心谨慎地问他:"约翰,我感觉你希望得到我或某个人的理解。你有什么事情想让我知道吗?"

一个感觉长期受前夫虐待并再也无力对抗他的女人,突然爆发了出来,她大声喊道:"那个该死的混蛋!他让我恶心。我想一脚把他踢到地狱去。男人都让我感到恶心!"然后,她犹豫了一下,"当然,不包括你们这些在场的男人。""不!"

我回答她,"不要限制你自己。你现在是在发火。现在,你可以怎样来转化你生活中的那股火呢?"

　　一位被确诊为非卧床精神分裂症(ambulatory schizophrenic)的来访者走进了我的办公室。他很多疑,衣着凌乱,而且"尖锐得像根钉子"。"这个系统是腐蚀性的,"他狂骂道,"看看你们这一切——你们这些专业人士,脸上带着微笑,留着奇怪的胡须。你们在这里不过是想安慰我,不过是想让我说,'那很好,医生。你是对的,医生。你知道什么是最好的,医生。'其实在你们面具的后面,你们是害怕我们的,不是吗? 害怕某些事情会触痛你。就看看现在吧。你们正暗中想办法让我安静下来,想把我变成你们的乖孩子。""丹尼尔,你说得很正确,"我承认道,"确实有一些人害怕你,并且设法把你塑造得符合他们的意象。有的时候我也是这样的人,这一点你也是正确的。事实上,我是有点害怕你因而倒退。甚至是现在,我一方面被你的观点所打动,另一方面却不知如何处理。但是,我还是愿意——如果你也愿意的话——继续着眼于这些问题,并看看我们能否解决这些问题。"

　　一个浪迹街头、麻木冷酷的拉丁美洲男人,想知道我这样一个白种专业人士能够以什么样的方式和他相处甚好。"我不知道,"我回答说,"我承认我们来自于完全不同的世界。另一方面,我也曾在自己的生活中受过伤——以我自己的方式,在我自己的文化背景中。虽然这些伤害可能与你所受的伤不同,但它们可以帮助我理解你受到的伤害。"

　　"我要事先告诉你,"一个法院委托治疗的酗酒者有一次向我吹牛,"我已经巧妙地应付所有神经科医生25年了,就我所能看到的而言,这里也没有什么不同。""嗯,或许没有什么不同,"我回答道,"或许你也能够巧妙地应付我下一个25年。但是,那对你接下来的生活将意味着什么呢?"

　　"一想到自己看起来很愚蠢,我就感到恐惧,"一位来访者告诉我,她的脸因为焦虑而涨得通红,"而且,我不能沉着地应对它。""但是,你刚才就能够应对它了,"我回答道,"就像我所猜测的那样,你刚才就感觉自己愚蠢了。"她表示赞成。

　　存在主义精神病学家 R.D.莱因(R.D.Laing,1985)讲述了他曾治疗过的一个七岁女孩的复杂案例。莱因说,在他遇到她之前的几个月里,她一直都沉默不语,不给人任何回应。在他们的第一次面谈中,他试图与这个女孩谈话,但没能产生任何的对话。然后,他试图和她开玩笑,但那同样也只得到了被忽视的结果。最后,莱因放弃了努力,决定仅仅只是和她待在一起。他靠近她一起坐在地板上,并轻轻地伸出了他的双手。慢慢地,她也伸出了双手,并轻轻地碰了碰他的指尖。然后,莱因闭上了眼睛,开始和这个女孩一起进行某种手指游戏,他一言不发地配合着她的动作。莱因报告说,当一个小时的治疗时间结束时,这个小女孩的父亲问她这次面谈怎么样。"不关你的事!"据说她是这样回答的,而且,从那天起她就开口说话了。

这些小短文的含义是什么呢?我认为,第一种含义集中于治疗会心中真实(realness)的重要意义。如果来访者不能真实地对待他们的治疗师——如果他们不能面对其治疗师的爱、激怒、对于明显问题的识别,不能对于不同观点保持开放性,那么,他们还能怎样学会真实地对待自己呢?除非来访者与治疗师分享一些深层的东西,否则,治疗师又怎么能够深入了解他们呢?这并不是说治疗师需要"把知道的一切原原本本地告诉"来访者,而是说他们需要易于并且能够被了解。布根塔尔经常谈到被其来访者深刻了解的感受,甚至在他还没有跟他们交谈之前就被他们深刻了解的感受。从上述内容我们可以明确地得出这一点,即莱因也会赞成布根塔尔的观察。

这些小短文的第二个含义在于,它是一个过程——超越了孤立的内容——一个促进个体内心发展和人际关系发展的过程。我对于来访者嘴角向下的关注,莱因停止尝试同他的来访者讲话,以及我承认对于另一位来访者文化背景的无知,所有这一切都将我们的会心带到新的可能性水平。另一方面,使用那些聚焦于内容的策略,很可能不会有助于我们获得这些机会。

最后,我们的会心使得来访者可以通过人际渠道以及个人渠道来体验他们的渺小或伟大。例如,通过接受其来访者的沉默(或者渺小),莱因使得他的来访者可以考虑用言语来表达他的想法(伟大)。通过承认我的来访者(伟大)的操控能力,我使他获得了自由,可以探索更为渺小但却更为相关的问题,比如他的生活。最后,通过将那位航天工程师引向他机械性的渺小,我让他获得了解放,可以思考他自然的活力、价值和伟大。

引发并面对阻抗("保护")

贯穿整个经验性提供的一个比较含蓄的问题是:"在这个时刻,你(来访者)愿意继续以你一直以来的方式来生活吗?"或者,换种方式说,"在你的这场战争中,你选择支持哪边,是固定不变的这边,还是逐渐发展的那边?"

引出真实情况向来访者反映了他们如何与其典型但却痛苦的生活状态进行会心，而引发并面对阻抗则向来访者反映了他们如何阻碍自己进行这样的会心，并回到以前那个壳子之中。因此，当要求来访者进行沉思、尝试或者会心的请求一次又一次地遭到拒绝，那么，我们就必须考虑一下阻抗（或者，我越来越多使用的这个术语，保护）这个微妙的问题了。阻抗（resistances）是对于那些明显相关的东西（也就是，受到威胁、引发焦虑）的*阻碍*（blockages）。

从经验的观点来看，我们不能看轻阻抗。相反，它们被视为自我保护的极重要方法（May，1983，p.28）。尽管这样的方法乍一看似乎很原始、很有限，或者甚至是否定生命的，但是对于大多数来访者来说，相对于其他的方法，他们分明更愿意选择这样。

例如，投身于渺小的来访者可能会感觉他们唯一的选择是混乱一片；相反，投身于伟大的来访者可能会感觉他们唯一的选择是湮没。如果是像这样的选择，也就难怪来访者会蓄意阻碍他们自身的成长了。

因此，对于阻抗，我一直都试图保持尊重的态度，承认它们既具有给予生命的（例如，保护性的）特质，也具有带走生命的（例如，破坏性的）特质。我还试图认识到过早挑战来访者的阻抗的相关问题，过早挑战来访者的阻抗通常最终只能加剧他们的病情，而不是减轻他们的痛苦。

关于针对阻抗的这种经验性方法，还有另外两点需要谨记于心。第一，对于一些既定的来访者来说，这种方法可能过于强烈了。如果情况是这样，那么，半经验或非经验的方法可能更为合适一些。第二，尽管针对阻抗的经验性方法在整个治疗过程中都会加以使用，但是在结束阶段——当来访者面对最大的改变压力时——尤其要依赖于这种方法。

现在，让我们把焦点放在应对阻抗的两种重要的经验性工具上——治疗中的引发和面对。

引发阻抗

正如前面已经提到的，我们多次发现，最好是间接地面对阻抗，而不是直接面对。这不仅是因为直接面对有可能会使治疗产生事与愿违的恶果，而且还因为它有可能向来访者传达错误的信息——让他认为转变的力量掌握在治疗师的手中。但是，从经验的观点来看，这是错误的。因为发现那种力量的必须是来访者，而且与其后果做斗争的也必须是来访者。

因此，引发阻抗是使得来访者有力量进行转变的一种方式。这种引发过程是如何进行的呢？通过逐渐地、有条不紊地为来访者"举起一面镜子"——帮助他们看清自己建构起来的是什么样的世界,以及克服其情境需要多大程度的勇气。虽然这些手段乍一看可能过于简单——因为来访者可能会否认这种关于其世界的认识——但是,它们对于那些知道必须深入了解成长焦虑的人来说是十分明智的。换一种方式说,引发阻抗可以帮助来访者支持性地、建设性地在其生活中"触底",然后把他们改变的力量动员起来。现在,让我们来看一下可以用来培养那种动员的方法,以及对它加以关注所带来的奖赏。

　　言语反馈和非言语反馈　　这些方法是最为基本的引发形式。首先,让我们来考虑一下言语的方法。提供言语反馈有两种基本的方法:直接指出(noting)和做出标记(tagging)。直接指出让来访者对于阻抗的最初体验保持警惕;做出标记使得来访者熟悉此后发生的事情。关于直接指出的例子包括下面这样的观察:"这个问题对你来说似乎真的很困难。""你现在好像分心了。"做出标记的一些例子包括:"不管什么时候,只要我们讨论这个主题,你似乎都想改变话题。""看,你又来了,宁可选择争论而不愿面对你自己的生活。"

　　因为我一直都试图提醒而不是打击来访者,因此,有时候我发现柔和地提出我的评价很有必要。例如,我可能会对一个刚刚开始接受治疗的来访者说:"我不知道我现在是不是逼得太厉害了。也许你可以从任何你感觉舒服的地方重新开始。"我还尝试承认我的反馈中所存在的潜在错误;这有助于来访者将他们自己引导到相关的问题之上。"我的观察在这里可能大错特错了,"我可能会说,"我非常感激你把我纠正了过来。"或者,我可能会说:"我在想,我们是否可以把我的观察暂时地搁置到一边,然后看看到以后我们会对它有什么样的感受。"

　　我发现,非言语反馈的使用对于来访者来说,尤其具有启发性。言语反馈似乎会给来访者阻抗的主要意识领域带来生气,而非言语反馈似乎澄清的主要是阈下的障碍和领域。例如,通过模仿一位来访者交叉的双臂,我可能帮助她看到她对于某一特定的主题保持着怎样未曾觉察的戒备;通过示范一位来访者"被噎住"的感觉,我就能够让他知道他自己"令人窒息的"关系(参见 Bugental,1987,关于非言语反馈的详尽阐释)。

　　回顾旧领域　　对来访者来说,阻抗有时候就像坏了的录音机,总是不停地重复同一个主题。虽然引发阻抗的过程通常能够增强那种重复的感觉,但它同时也能提供新的机会来超越它。我尽力使来访者注意到这些可能性,及其防御模式方面的细微变化。例如,我可能会向一位很理性的来访者指出他突然用到了代词*我*,或者向一位长期压抑其悲伤的来访者指出她的眼中突然泛起了泪花。

描绘和赋予能力　帮助来访者描绘出其阻抗所带来的后果，并使得他们有能力进行抵抗，是另外两种促进建设性改变的方式。例如，我经常发现，对于投身于渺小的来访者来说，让他们详细地描述其在生活中可以预见到的沉闷、例行公事以及压制，很有帮助。我还发现，对于扩展性的来访者，凝视其不确定的未来也同样有效。尽管这样的策略有可能会严重地挫伤有些来访者，但它们能够提醒他们注意现存的机会，这能够阻止他们噩梦般的幻想。

矛盾的来访者也可以从描绘的策略中获益。用经验的方法来详细描述某一情境的正反两面，或者预期保持这种矛盾状态的意义，帮助我的很多来访者从实质上对他们的困境进行了重新评估。

引发阻抗一个最为有趣、最具讽刺意味的特征在于，当其他所有方法都失败的时候，仅仅只是允许来访者阻抗就能够起到最为突出的补救效果（参见 Erickson，1965；Frankl，1965）。例如，当我给高度阻抗的（非暴力的）儿童治疗时，发现，通常情况下，撤销某一既定的治疗计划，比强迫施行某一特定的策略更为有效（Schneider，1990／1999）。高度阻抗的成人来访者也对这样的撤销表示赞成。当治疗师允许这样的来访者完全表现出其退缩、自以为是或难以驾驭的自我，这些来访者通常会开始放弃那些倾向。例如，我曾向一位拒不妥协的来访者建议，她可以"就那样"，而且她可以如其所愿地使用自己的时间。起初，她同意了，于是我们转到了另一个主题。但是，随着时间的推移，变得越来越明显的是，她对这个安排感觉极不舒服。当我在治疗中要求她对那种不适感保持在场时，她承认说她对自己感到非常愤怒，而且她把自己当做一个病人来对待让她感觉非常累。正是在那一刻，她再一次产生了变化。[①]

使得渴望的行为生动地表现出来或对它进行模仿，是促进阻抗来访者的另一种方式。通过与来访者可能成为的某个部分建立联盟，治疗师就暗中强调了来访者现在的样子；这两者之间的对比就能够鼓舞来访者做出转变。例如，有一次，我曾告诉一位打算要放弃她自己的来访者，我并没有打算放弃她，而且我会同她自己所相信的那个部分建立一个联盟。尽管起初几乎没有发生任何变化，但她逐渐地认识到她的绝望曾是多么的荒谬。罗洛·梅（1991）也常对来访者采取这种立场。他喜欢传达给来访者这样的信息，"只要我能对你有所帮助，我就会和你在一起努力。"

在他对于默西迪丝（Mercedes）的经典研究中，梅（1972）展现了另一种方式使渴望的行为生动地表现出来以激发转变。梅写道，默西迪丝是一位受到压抑

---

①　尽管可以在冲击（flooding）和脱敏（desensitization）范式的基础上对这种转变加以解释，但我认为这些并不是完整的解释。正是我的来访者可以凭其来充分体验的条件，而不仅仅是具体体现其防御的条件，导致她做出了实质性的改变。

的非洲裔美国女性，她长期地压抑自己的愤怒。梅痛心地说，无论他怎么努力，他都无法让她坚持自己的立场，并确定自己有愤怒的资格。虽然这种事态是他们早期关系中的一个问题，但还不是一个很紧迫的问题。但是，当默西迪丝怀孕后，情况发生了变化。"每两个星期，"梅写道，"她来的时候都会报告说她的阴道开始流血。"当她梦见母亲责难她时，这种情况尤其真实(p.86)。梅猜想，因为在她的内心，她觉得母亲对于她怀孕感到非常不满，因此，流产的前兆就成了她可以下意识地避免这些责难的一种方式。"有些愤怒必须要表达出来，"梅宣称，要不然的话，"我们就会面对自然流产的可能性"(p.87)。

因此，在一种坚决但却"不完全有意识的"想要促进这种表达的冲动之下，梅"决定表达[他的]愤怒来代替她的愤怒"(p.87)。梅详尽地阐述道，"我主要攻击她的母亲，同时还不时地穿插进其他一些人。这些该死的家伙仅仅因为她怀孕了就想杀了她，他们到底是想干什么。"他大声说道(p.87)。

梅的谩骂对默西迪丝有什么样的影响呢？梅提出，她能够替代性地体验到它们了，并且很快"在梦中表达了她……对于攻击者的愤怒"(p.88)。她还顺利地度过了怀孕期。因此，通过让默西迪丝把她的愤怒具体地表现出来，梅默默地使得她能够重新评估自己的顺从，而且，通过向她表明个体能够经得起这样的一种重新评估，他巧妙地激发她做出了改变。

"她从我这里所得到的，"梅总结说，"不仅仅是*允许*，即允许自己可以不受谴责地表达她的抗争；而且她还得到了先验*体验*，这种先验体验是她从某个权威人物那里获得的，是关于她自身权利和自身存在的体验……我发泄出我的愤怒是实践我的信念，我相信她是一个拥有自身权利的人"(p.90)。

面对阻抗

就我们的目的而言，面对是引出阻抗的一种直接和扩展的形式；但是，面对阻抗不是让来访者注意他们自我破坏的避难所，而是就这些避难所警告来访者，他们迫切需要这种转变，而不是继续孕育转变。

然而，在经验的背景中，面对并不等同于命令来访者在治疗中做出改变。在需要面对的地方，命令通常会胁迫、贬低并疏远大多数来访者。与命令联系在一起的有三大风险：(1)来访者会和治疗师争论，并更进一步对治疗师产生阻抗，(2)来访者会把自己的权利全都交给治疗师，或者(3)来访者会完全避开并放弃这个过程。

为了将这些风险降到最小，经验性的面对必须巧妙地、谨慎地进行，并且对其效果要保持高度的敏感性。例如，使用第一人称单数，可以最大限度地降低言语中所暗含的指责或惩罚的意思。"我认为你能做得更多"或者"我并不赞同你所说的话"这些表达,有助于例证这种论点。以问题或描述的形式来提出面对,也能够增强其影响力。"你害怕极了,"布根塔尔(1976,p.16)对他"非常友好的"来访者劳伦斯(Laurence)这样说道,而这正是他的来访者的感受。追随罗洛·梅(1969,p.253)的引导,作为选择,我常常要求来访者在一些节骨眼上对*不能*(can't)和*不愿*(won't)做出区分。我曾向一位过分追求完美的来访者提出,"你的意思是说你不愿接受那份工作吗?"而对另一个追求战无不胜的来访者,我会这样对他说,"你的意思是说你不愿在一天中留出午休的时间吗?"

最后,让来访者知道面对其阻抗会遇到的困难,有时候也很有用,尤其是要真消除那些阻抗时更是如此。在这样的情形之下,我会告诉来访者,"你的一部分正竭尽全力让你待在原地,你能做的最多是认识到这一点,并看看它向你说明了什么"(参见技能发展练习中的"面对抗拒")。

重新发现意义和敬畏

当来访者认识到他们的选择和反应受到怎样的限制,他们又有怎样的能力来超越它们时,他们就发展出了新的方法来立足于这个世界,而且对于他们自己将成为谁也将形成新的概念。他们在内心深处形成了一种"哎呀""惊讶"或共鸣的感觉,从而他们清楚知道了自己的困境。他们可能会说这样的话,如"我从未认识到自己的生活是多么缺乏创造性,而且我是多么迫切地需要重新培养创造性",或者"现在我看到我的生活竟然有这么大一部分浪费在了羞怯之上——是时候打破那个循环了!"但是,从共鸣体验中所得到的并不仅仅是这种或那种认识;关键性的存在整合收益是拥有这些体验的*自由*(freedom)。

因此,自由是一种全新的存在方式——不仅对于做一些特定的事情而言——而且,它是一种关于生活的深切感和深刻感。此外,由此而得出的一点是,一个人在心理治疗中越能体验到自我,他就越能与那些非常重要的事情联系起来;正是这种联系——这种为参与所做的充分准备——为这些体验赋予了意义。或者,用罗洛·梅(1969)的话来说,经验性解放开发出来的东西比洞察要多,后者是概念性和图式的。它开发出了意向性(intentionality),而意向性是个体朝向某一既定价值观或方向的总"定向"(p.232)。

但再说一次,意向性并不仅仅是一个朝着某一特定价值观或方向的定向。它是一个朝着存在本身的定向;一种让来访者知晓其整个生活状况的定向,从他们胆怯的渺小到跳动的伟大,从他们普通的、日常的体验到充满抱负的甚至是想象性的延伸范围。

我称这种敏感性为*敬畏*（awe），是一种谦卑和惊叹、激动和焦虑，或者从最佳经验性解放中所能获得的完满生活（Schneider，2004）。（注意，我所说的*敬畏*，并不是指站在一个伟大的存在或物体之前所产生的通俗意义上的畏惧和谦卑；也不是指由药物或停在高空中所产生的高峰体验——这些不过是本书中所使用的更为全面、更为诡异之敬畏感的琐碎表现而已［参见 Schneider，2004 的详尽阐述］。）

因此，在经验性解放中重新发现意义包括两个方面：一个方面是，对于具体生活方向（例如，新的工作、新的关系或项目）的整体定向（意向性），另一个方面是，对于生活本身的整体定向——敬畏——由于新发现的对于具体生活改变的共鸣而产生。

例如，我们可以考虑一下我的来访者"西尔维娅"（Sylvia）。西尔维娅是一个 55 岁的寡妇，她所表现出来的问题是害怕孤独，并随之而出现了通过强迫性贪食来否认那种感觉。在经过三年半的治疗之后，西尔维娅学会了独处——对于她所失去的东西、她的恐惧和遗憾，甚至是对于她偶尔的约会生活，她都给予了认可。除此以外，她还学会了更多的东西。对于沿街道排列的树木、与邻居的日常闲聊、跟她四岁的侄女一起散步、为朋友们安排的晚餐、在上班路上随处可见的黄尾巴的小鸟、下暴风雨日子里的乌云聚集、她的小猫、她的健康，以及她所参加的一个慈善组织，她都学会了认可，而且实际上，她甚至为其而感到狂喜。西尔维娅不再需要用食物来掩盖她的孤独，因为她不再感到那么孤独：现在，她有*存在*（being）一直陪伴着她。

总而言之，西尔维娅从在场那里获益颇多——她注意到了更多，感受到了更多，也表达了更多。虽然以前她被自己的脆弱吓坏了，但是现在，她能够更多地接受这些脆弱，并且更能够正确地评价其维度。

对于西尔维娅的在场来说，关键是*实践*（practice）。她一直都在实践被制服，也一直都在实践变得勇敢。她一直在实践变得清醒，也一直在实践变得麻木——对于西尔维娅来说，所有这些都是在作准备，它们为她对生命的敬畏播下了种子。

正是这种内在的准备——意向性——为这些体验赋予了意义（May，1969）。当然，主要的问题在于，我们作为治疗师，怎样才能帮助来访者巩固这些意义——我们能够提供给他们什么样的工具或激励？答案是，除了来访者从我们和他们一起的在场，以及从他们发现（*内化*）与自己一起在场之能力中所发现的那些东西以外，不需要其他任何的工具或激励。

不过，至关重要的是，我们强化了这些发展，尤其是在治疗快要结束的时候。

例如，我经常要求来访者在治疗快要结束的时候探究一下他们具体的价值观，他们最珍视哪些价值观，以及他们打算如何来实现那些价值观。而且，我还发现，不仅将来访者所说的内容反馈给他们，而且将我听出他们想要做的事情也反馈给来访者，会很有帮助："你似乎对于离开那里，并做了那么多年来你觉得自己做不到的事情，感到非常兴奋"；"当你说到和你的未婚妻结婚时，我感觉到了你情感洋溢，这是你在内心深处要想的感觉"；"我感觉到，你不再需要成为这个街区最浮华的家伙了，你现在能够在家里享受安静的时刻了"；"我再也不觉得你是如履薄冰了——你不再忽视自己的力量"；"你将不会让身体的障碍来阻碍你心理的发展——这是你今天向我宣告的信息"。

用梦来例证的具体意义

很大程度上，在经验方面有价值的并不是关于某一意义的为*什么*（why），而是*什么*（what）："当你谈到脱离父亲，获得自由时，你体验到了*什么*""你想对忽视你的兄弟姐妹说些*什么*？""你的梦对你的生活来说意味着*什么*？"

我的一位来访者最近梦到她在她祖父母的房子里。房子很旧，很黑，已经坍塌了。我的来访者回忆说"我摔倒在了什么东西上，不过我可以找到一个立足的地方。"到这个梦结束的时候，我的来访者发现正向外看着一片大海。她说，"大海是碧绿的，很广阔，就在这栋房子的边上。"

我没有探究这个梦的特定内容领域，例如这个梦潜在的性欲意义或原型意义，而是询问我的来访者这个梦对*她*来说意味着什么——就是在这里，就是在这个时刻，就是在她说这个梦的时候，对她来说意味着什么。我问她，"你能描述一下在那栋房子里的自己吗？""你在那里看到了什么？看到你祖父母的那些东西、触碰那些东西，你有什么样的感觉？那些东西有没有让你想起你现在所看到或拥有的什么东西？你对于摔倒并重新获得一个立足之处的体验是怎样的——这是你生活中正在发生的事情吗？最后，在你的梦快结束时，你眺望着大海，有什么样的感觉？当你凝视着大海，脑海中出现了什么样的想法、感受和印象？它们与你在房子里的体验相比如何？"

在花了一段时间与我的来访者一起就这些问题进行思考和讨论之后，接下来，我给她提了一系列建议，要求她深思："我想知道是否你的一部分感觉就像是这栋房子——又旧又破——而另一部分感觉就像是大海——碧绿、广阔。不过，这种碧绿和广阔却让你感到有点儿害怕——它有点儿让你辨不清方向——所以你滑回了自己那个破旧的部分——安全但却坍塌了的房子。但同样迅速的是，你能够再次找到一个立足之处来面对大海。难道这不是你生活中现在正在发生的事情——为了获得自由而进行抗争吗?"

我的假设很正确,这一点在我的来访者后来做的一个梦中得到了证实。"我梦到了一个强健、自信的女商人,"她报告说,"这个女人很摩登,不过她也能够欣赏过去。我梦到她去参观了她已去世的奶奶的房子。不过,现在这个女商人拥有了这栋房子——而且,她按照自己的特点重新布置了这栋房子。通过这样做,她给这栋房子带来了新的生命和品位,不过她也保留了许多她奶奶留下来的东西。就和我现在的生活一样,她已经找到了新的方式来安排那些旧的东西。"

总之,意义从深处泉涌而出。尽管我们作为治疗师能够做很多工作,和来访者一起分享、思考,以及邀请来访者产生一些具体的意义,但我们却不能把这些意义指派给来访者。只有来访者才能够承担那种责任。另一方面,我们能够帮助来访者明确地表达他们的意义培育,并在现实实践中巩固它们。

通常情况下,这意味着帮助来访者澄清渺小在其生活中所发挥的作用——他们称其为幼稚、无聊、被困或极度孤单的自己的那些部分。它还意味着帮助来访者澄清矫正这些状况的方法,帮助他们澄清自信、社交、游戏、创造力以及精神鼓励的各种可能性。反过来,它也意味着帮助来访者澄清伟大在其生活中所发挥的作用——他们感知为贪得无厌、鲁莽、专制或纵容的自己的那些方面——以及与此相反的拥抱那些可能性的机会。

只要我们这些努力取得了成功,来访者就将不再把渺小和伟大体验为万能药、必需品——化学药品或酒精——而是我们已经提到过的那些丰富、复杂的潜能。因此,他们就可以自由地把握那些潜能,去设计他们曾想象过的生活。

最后还要提到的一点是:只要来访者获得了以经验为基础的意义,他们机能的非经验性水平和半经验性水平就倾向于得到提高。作为一个反馈回路的行为,意义培育倾向于恢复生理的活力,修复环境的适应,完善认知的评价,还原伊底-超我的完整,恢复依恋-分离的弹性(参见 Antonovsky,1979;Bugental,1976,1987;Frankl,1962;Kobasa,Maddi,& Puccetti,1982;Reed,1987,Yalom,1980,对于这些回路的实证支持)。

而且,正如前面提到的,在对于以经验为基础的意义培育中,几乎总是能够看到敬畏感(Bugental,1987;May,1983)。这种感觉使得来访者能够接受他们自己(以及他人)那些更大、更为综合的维度,而且非常重要的一点是,可能会使整个社会大受裨益(Buber,1970;Bugental & Bracke,1992;Merleau-Ponty,1962;Schneider,2004)。

这些整体论重新定位的基础可以描述如下:人们觉得能够越自由地体验自己,他们产生的恐慌就越少;恐慌越少,他们就觉得越不急于进行调整,也不会机能障碍地歪曲自己。只要人们能够利用这种力量,他们就能够更为充分地进行感知和经验性的反省,并做出反应。

总之,经验性解放条件强调四种状态:(1)*在场*,或支持并阐明那些显著——即时的、动觉的、情感的——相关(治疗师和来访者之间,以及来访者内部)的事件;(2)*引出真实情况*,或要求来访者知晓那些显著相关的东西(对其保持在场);(3)*引发并面对阻抗*,或放大来访者是如何潜在地阻碍了其生活发生改变的体验;(4)*重新发现意义和敬畏*,或克服那些保护性阻碍而产生的价值观、意义以及精神敏感性。

最后说一下,经验性解放在存在主义心理学和哲学中有着一段悠久、受人尊敬的历史。这一取向的两位倡导者索伦·克尔凯郭尔(Soren Kierkegaard)和保罗·蒂利希(Paul Tillich)提出了基础性的原理。例如,克尔凯郭尔在他极少为人所知的名著《非科学的最后附言》(*Concluding Unscientific Postscript*)中用了一节篇幅,预示了整个深蕴—经验工程。在这个对于真理之发现的分析中,克尔凯郭尔提出了经验性解放的所有基本构成成分:克尔凯郭尔是这样说的,个体的真理是"客观的不确定性,在最为个人、最为充满情感的体验中非常可靠。这种真理是存在着的个体所能获得的最高真理"(引自 Tillich,1963)。尽管克尔凯郭尔的语言特色是省略性的,但他的阐释很灵活。"客观的不确定性"是对于某一既定困境(既包括模糊隐蔽的困境,也包括外显公开的困境)所有可能方面的整体性在场(即,"个人的、充满情感的");而"在……个人的、充满情感的体验中非常可靠"则是整体的澄清、阐释,或来自于整体性在场的决策。克尔凯郭尔的最终论点是,归根结底,真理是不可知的,而整体的沉浸、在场以及识别是人们所能获得的最佳之物。克尔凯郭尔的陈述几乎完全地对应了我们在这个部分所概述的经验取向的目标和原则,而且他所传达的信息几乎字字都对应于当代的观点。

蒂利希(1967)用他的"倾听之爱"(listening love)概念预示了一个相似的视角,"倾听之爱"指的是"倾听并考虑[某一个既定困境的]具体情境的所有具体方面",包括"他人最为深层的动机"(p.109)。蒂利希详尽地阐述道,倾听之爱促进了一个整体的沉浸和深思过程;在通往道德决策的道路上,它不遗余力,不回避任何的观点。尽管没有哪个道德决策是不冒任何风险就可以做出,但蒂利希总结说:"一个人越认真地思考所涉及的所有因素……既包括绝对的因素,也包括相对的因素,他就越能够确信,在他生活的深层水平上[以及在我们生活的深层水平上,我要补充这一点](p.111)存在着一种接受的力量"来实施这个决策,因此,蒂利希像他的前辈克尔凯郭尔一样,也提倡对于道德困境的解决保持一种整体的在场。蒂利希称这种在场为*倾听之爱*,但是他本可以很容易地称其为*经验性解放*——用来引出、引发并巩固生活中更多东西的环境。

关于存在整合模型的概要

在这一章中,我思考了以下要点:存在整合治疗的目标在于使来访者获得自由。我们可以将自由理解为在自然的以及自我设定的生活限制内做出选择的能力;同时,也可以在六个渐增的、相互交织的层面来理解自由:(1)生理层面,(2)环境层面,(3)认知层面,(4)心理性欲层面,(5)人际层面,(6)经验层面。在这些层面中,每一个层面的特征都在于压缩、扩展以及集中(或指导)自我的能力。对于压缩或扩张的恐惧,会促进对恐惧做出极端的、机能障碍的对抗反应,而面对那些极端或将那些极端整合起来,会促进新生、意义以及更广阔的生命感。这种感觉有时候会导致谦卑和惊叹、激动和脆弱而这些构成了敬畏。

在每一个层面上,辨别解放的基础都在于来访者对于改变的欲望和能力。这种欲望和能力取决于很多因素,包括治疗的阶段、来访者的文化倾向,以及来访者和治疗师身处其中的关系领域。这种对于改变的欲望和能力还会影响来访者的斗争——来访者急于显现(突破)的方面和退回原处(退回到以前的极端)的方面。非经验性的解放方式针对的是生理的、环境的和认知的层面上对于改变的欲望和能力;半经验性的方式针对的是心理性欲的、人际的层面上的这些欲望和能力,而经验性的方式针对的则是经验的(或存在)层面上的这些欲望和能力。

察觉一个人应该在何时、以何种方式从一种解放方式转为另一种方式,以及在极端出现时察觉出它们并加以矫正(例如,使其生动地表现出来),这种能力是这一取向的艺术性所在。

在这一部分结尾的附录中,我提供了一系列概要和各种技能发展练习,旨在使上述讨论更为生动。这些材料强调了经验性学习和技能发展,但它们同时也概述了通向经验性阶段的非经验性和半经验性策略。

参考文献

Antonovsky, A. (1979) *Health , stress , & coping*. San Francisco: Jossey-Bass.

Beck, A. (1976). *Cognitive therapy and the emotional disorders*. New York: Signet.

Beutler, L., & Clarkin, J. (1990). *Systematic selection: Toward targeted therapeutic interventions*. New York: Brunner / Mazel.

Binswanger, L. (1975). *Being in the world: Selected papers of Ludwig Binswanger* (J. Needleman, Trans.). New York: Basic Books.

Buber,M.(1970). *I and thou* (W. Kaufmann, Trans.). New York: Scribener. (Original work published 1938.)

Bugental,J.F.T.(1965). *The search for authenticity: an existential-analytic approach to psychotherapy*. New York: Holt, Rinehart, & Winston.

Bugental,J.F.T.(1976). *The search for existential identity: Patient — therapist dialogues in humanistic approach*. San Francisco: Jossey—Bass.

Bugental,J.F.T.(1978). *Psychotherapy and process: The fundamentals of an existential — humanistic approach*. Reading, MA: Addison-Wesley.

Bugental,J.F.T.(1987). *The art of the psychotherapist*. New York: Norton.

Bugental,J.F.T., & Bracke,P.(1992). The future of existential-humanistic psychotherapy. *Psychotherapy*,29,28—33.

Cogswell,J.(1993).Walking in your shoes: Toward integrating sense of self with sense of oneness. *Journal of Humanistic Psychology*,33,99—111.

Craig,P.E.(1986).Sanctuary and presence: An existential view of the therapist's contribution. *The Humanistic Psychologist*,14,22—28.

Erickson,M.(1965).The use of symptoms as an integral part of hypnotherapy. *American Journal of Clinical Hypnosis*,8,57—65.

Frankl,V.(1962). *Man's search for meaning: An introduction to logotherapy* (I.Lasch, Trans.). Boston: Beacon Press.

Frankl,V.(1965). *The doctor and the soul*. New York: Knopf.

Freud,S.(1963). *A general introduction to psychoanalysis* (J. Riviere, Trans.). New York: Pocket Books.

Friedman,M.(1991). *Encounter on the narrow ridge: A life of Martin Buber*. New York: Paragon House.

Gendlin,E.(1978). *Focusing*. New York: Bantam.

Kobasa,S., Maddi,S., & Puccetti,M.(1982).Personality and exercise as buffers in the stress-illness relationship. *Journal of Behavioral Medicine*,5,391—404.

Kohut,H.(1977). *The restoration of the self*. New York: International Universities Press.

Laing,R.D.(Speaker).(1985). *Theoretical and practical aspects of psychotherapy* (Cassette Recording L330-W1A).Phoenix, AZ: The Evolution of Psychotherapy Conference.

Lambert,M.,Shapiro,D., & Bergin,A.(1986).The effectiveness of psychotherapy.In A.Bergin & S.Garfield (Eds.), *Handbook of psychotherapy and research* (pp.157—212).New York: Wiley.

Mahrer,A.(1983). *Experiential psychotherapy: Basic practices*. New York: Brunner / Mazel.

Mahrer,A.(1986). *Therapeutic experiencing: The process of change*. New York: Norton.

May,R.(1969). *Love and will*. New York: Norton.

May,R.(1972). *Power and innocence: A search for the sources of violence*. New York: Norton.

May,R.(1981). *Freedom and destiny*. New York:Norton.

May,R.(1983).*The discovery of being:Writings in existential psychology*.New York:
Norton.

May,R.(1991).*The cry for myth*.New York:Norton.

May,R.(1992).The loss of wonder.*Dialogues:Therapeutic applications of existential philosophy*,1,4—5.

Moreno,J.(1959).Psychodrama. In S. Arieti et al.(Eds.),*American handbook of psychiatry*(Vol.2).New York:Basic Books.

Perls,F.(1969).*Gestalt therapy verbatim*.Moab,UT:Real People Press.

Phillips,J.(1980).Transference and encounter:The therapeutic relationship in psychoanalytic and existential therapy.*Review of Existential Psychiatry and Psychology*,17,135—152.

Prochaska,J.,DiClemente,C.,& Norcross,J.(1992).In search of how people change:Applications to addictive behaviors.*American Psychologist*,47,1102—1114.

Reed,P.(1987).Spirituality and well-being in terminally ill hospitalized adults.*Research in Nursing and Health*,10,335—344.

Reich,W.(1949).*Character analysis*. New York:Orgone Institute Press.

Rilke,R.M.(1991).Letters to a young poet.In M.Friedman (Ed.),*The worlds of existentialism:A critical reader*(pp.266—270).Atlantic Highlands,NJ:Humanities Press.

Schneider,K.J.(1985).Client's perceptions of the positive and negative characteristics of their therapists (Doctoral dissertation,Saybrook Institute,1984).*Dissertation Abstracts International*,45,3345B.

Schneider,K.J.(1993).*Horror and the holy:Wisdom—teachings of the monster tale*.Chicago:Open Court.

Schneider,K.J.(1999).*The paradoxical self:Toward an understanding of our contradictory nature*(2nd ed.).Amherst,NY:Humanity Books.(Original work published 1990)

Schneider,K.J.(2004).*Rediscovery of awe:Splendor,mystery,and the fluid center of life*.St.Paul,MN:Paragon House.

Tillich,P.(Speaker).(1963).*Kierkegaard's existential theology*(Part 2).(CD Recording T577 123,Paul Tillich Compact Disk Collection).Richmond,VA:Union PSCE.

Tillich,P.(1967).*My search for absolutes*.New York:Simon & Schuster.

Van Dusen,W.(1965).Invoking the actual in psychotherapy. *Journal of Individual Psychology*,21,66—76.

Volkan,V.(1987).*Six steps in the treatment of borderline personality organization*.New York:Jason Aronson.

Wolfe,B.(1992).The integrative therapy of the anxiety disorders.In J.Norcross & M.Goldfried (Eds.),*Handbook of psychotherapy integration*(pp.373—401).New York:Basic Books.

Wolpe,J.(1969).*The practice of behavior therapy*.New York:Pergamon.

Yalom,I.(1980). *Existential psychotherapy*. New York:Basic Books.

附　　录

关于经验性解放条件四种状态的概要

经验性解放包括四种状态（请求）：(1)在场，(2)引出真实情况，(3)引发并面对阻抗，(4)重新发现意义和敬畏。①

1. *在场*坚持并阐明了治疗师和来访者*之间*，以及来访者*内部*那些显著（即时地、动觉地、情感地以及深刻地）相关的东西。这是经验性治疗的基础和最终目标。具体说来，其目标是：

(1)阐明来访者的经验世界，通过深深地沉浸于来访者的前言语/动觉体验来理解那个世界，并澄清那个世界的突出特征（如那些渺小－伟大/压缩性－扩展性的群集），这些特征预示了未来的问题和治疗的方向。在场还能让治疗师对来访者对于改变的欲望和能力保持警觉，而这反过来可能指明了存在整合图式内更为传统的治疗方向。

(2)提供避难所、接纳和安全，在其中，深度沉浸才能得以发生。

(3)深化来访者在其发现的基础上做出建设性行为的能力。

2. *引出真实情况*，就是邀请或鼓励来访者进入那种显著相关的事情之中。引出真实情况的目标是帮助来访者澄清她所关注的东西，对其保持在场，并进行会心；通过帮助来访者关注此时此地，做出*我*（I）的陈述，并注意其言语背后的前言语过程，可以促进这一工作。同时，通过进行冥想和使用意象、深度的躯体沉浸、角色扮演和预演、人际会心、对幻想和梦境材料的使用，以及进行额外的治疗

---

① 这些状态通常是有顺序的，但依据许多因素，如来访者进展速度等，它们有时候也会毫无规则地进行相互合作，因此需要相应地加以处理。

实验研究,以在临床环境之外实践和运用经验技能,也可以促进这一工作。

3. *引发并面对阻抗(保护)*,是帮助来访者克服那些显著相关之阻碍的方式。

注意:用引发和面对赋予来访者力量来克服他的阻抗,而不是赋予治疗师或外界的权威力量来完成,这一点非常重要。这符合我们的信念,即改变的持久力量存在于来访者身上,而不是在那个指示或指导他的人身上。

引发并面对阻抗(保护)的目标是:

(1)在来访者阻碍或挫败了自己的地方,使他或她生动地表现出来,提供反馈或者"为他举起一面镜子";在发现的时候承认错误的反馈,在有疑问的时候不要对反馈作任何的判断;在适当的时候示范或用身体反映出来访者的阻抗;以共情的方式描绘出来访者阻抗的含义;示范或表现出克服来访者阻抗的结果(自相矛盾的是,这也可能动员来访者突然表现出他的受害者姿态);在适当的地方使得来访者能够表现出他的阻抗,或者鼓励他表现出阻抗(同样矛盾的是,这也可能把他动员起来);

(2)(当其他方法都失败时)通过加强生动性(例如,通过帮助来访者对于阻碍或挫败他自己的方式保持警戒,而不仅仅是让他注意到这些方式)来以共情的方式面对阻抗,以及在适当的地方运用挑战性问题或建议来促发来访者的紧迫感(例如,"当你说你*不能*的时候,你的意思是不是说你*不愿意*?")。

4. *重新发现意义和敬畏*,在与自我(存在)进行最大会心时出现。这种重新发现的目标是:

(1)以经验的方式认识到、辨别出对个人生活来说非常重要的东西,并依此做出行动。

注意:当最大程度地参与其中时,这种状态通常会导致来访者体验亲密、利他以及灵性(例如,敬畏)之能力的增强。

这些状态利用压缩性-扩张性动力学的方式

1. *在场*强调的是这个问题,即在治疗师和来访者*之间*,以及来访者*内部*,显著相关的东西是*什么*?那些显著相关的东西往往是(尽管并不一定是)来访者所否认的东西,而且来访者所否认的东西通常围绕着压缩(渺小、脆弱、消亡)或扩展(伟大、放肆、爆发)。例如,虽然来访者表面上看非常愤怒(*扩展*),但显著相关的问题却可能是悲伤(*渺小*)。另一方面,来访者的愤怒可能真的就是相关的问题,而且不一致的东西(如悲伤)可能并不存在。因此,治疗师需要给来访者时间,让他探究一下其极端是否就是显著相关的问题,或者它从本质上说是否具有防御的性质——在这种情况下,不一致和否认的迹象应当会开始表现出来。

2. *引出真实情况*强调的是邀请或鼓励来访者进入那些显著相关的事情之中。这是通过巧妙地提供反馈,或为来访者提供此时此地的机会来"占有"那些显著相关的事情,而做到的。例如,治疗师可以对来访者提出这样的评论:"刚才你的眼睛里泛起了泪花","你的那种举止让我突然感觉很沉重","我想知道我们是否可以角色扮演一下你那次与老板的会面情况——看看现在你会产生什么样的感受",或者"你真的在发火——那对你以后的生活会有这样的帮助呢?"

这个压缩性－扩展性统一体还能让治疗师注意到(或保持警惕)那些与来访者的外在表现风马牛不相及但却显著相关的东西。有时,我们可以非常具有选择性地用这种预见来试一下水,这是很有用的。例如,詹姆斯·布根塔尔(James Bugental,1976,p.16)评价他极度膨胀的来访者劳伦斯"你害怕极了";而"鲍勃"评价表面上非常愤怒的"乔安娜","乔安娜,我感觉你此刻正受到深深的伤害"①,这些评论可以从根本上影响并促进解放的进程。

在这样的情况下所能发生的最糟糕的事情是,来访者将抵制这种挑战(在这种情况下,必须解决阻抗的问题)。但至少他或她尝试过了。(以更为渐进的方式对他或她进行治疗,可能会推迟这种尝试及其势头,不过,相应地会在未来与其相遇。)

关于存在整合决策要点的概要

下面是存在整合理论框架提出的关于决策要点的概要。在研究的过程中,对这些决策要点也可以进行角色扮演,或者仅仅只是对其做一番思考。

1. 第一个,同时也是不断发展的问题是,这位来访者对于压缩性/扩展性改变的欲望和能力是什么?(使用在场、直觉、经验知识,以及与来访者的对话来给出这一判断。)

2. 在治疗的早期阶段,如果来访者身处严重的危机状态,脆弱、多疑,或者在理智上尚未做好准备,那么,可以考虑使用非经验性的解放方式(行为的、认知的或医学的方式)。

---

① 正如这个部分所提出的,这样的干预不仅能够反映治疗的引出真实情况(突变的)方面,而且能够反映其放大的阻抗(退行)方面。

3. 如果来访者强调儿童期性欲或人际关系的问题,或者如果非经验性或经验性的解放方式对他没有什么效果的话,那么,可以考虑使用半经验性的解放方式(精神分析、自体心理学)。

4. 如果来访者在身体、认知以及情绪上都做好了准备,而且他接受了邀请,愿意深化上面提到的任何一种关注或条件,那么,可以考虑使用经验性的解放方式(在场,引出真实情况,引发并面对阻抗,重新发现意义和敬畏)。

技能发展练习:给指导者的建议

下面的技能发展练习——在指导者的促进下——能够帮助学生个人理解经验性解放,并将那种理解转化为实践。这些练习可以分为两个部分:个人的练习和临床的(应用的)练习。虽然个人练习可以在学习的进程中变换着进行,但临床练习应该有一定的顺序,按照呈现的顺序进行。①

1. 个人练习

(1)向学生提出挑战,要求其在场、面对阻抗以及重新发现意义和敬畏的练习

"我是谁"的练习　让学生写下十个最适合描述他们自己的短语(例如,"我是一个让人烦恼的人","我是一个学生",等等),并且要求他们按照对于自己而言的优先性和重要性对这十个短语进行排列(例如,10 是最不重要的,1 是最重要的)。让学生根据第一反应去做这项练习,不要过分花费精力。

在 15 分钟之内完成这项练习。

在上述练习完成之后,立即从最不重要的描述开始,依次让学生划掉每一个描述,如果可能的话,一直划到最为重要的第一个。在他们划掉每一个描述时,让他尽可能留心自己对于那个特定的删除/撤销有什么感受。这对他们的生活有什么含义?

在 15 分钟之内完成这项练习。

在接下来的半个小时中,和学生们一起讨论这项练习的含义。(对于那些愿意参加这项练习的学生来说)这项练习怎么样? 这项练习向他们揭示了什么新的或让人惊讶的东西吗? 这项练习让他们把生活区分出优先次序,并重新安排或丢弃那些优先的事情,这暗示了什么? 他们是欢迎这些同一性描述和同一性

---

① 尽管这些练习是基础性,但它们也能在情绪方面提出挑战。因此,重要的是,让学生们为这些挑战做好准备,并在需要的时候给予他们支持。

丧失描述,还是抵制这些描述呢? 如果他们抵制这些描述,他们是如何处理这种抵制的呢? 在练习的过程中,他们能在多大程度上保持在场,对于他们已经创造的那种压缩性或扩展性生活设计,这项练习暗示了什么? 最后,关于他们所从事的临床工作,或者他们的来访者所体验到的那些危机,这项练习又有什么样的暗示? (参见 Bugental,1987,关于这一练习的详尽阐述。)

与一个人的"二重身"进行会心　这项练习是根据布根塔尔(November 1993)的一次研讨会改编而成的。二重身(the double,或德国人所谓的*活人的鬼魂*[doppelganger])是文学心理学中一个极其重要的主题(Rank,1925 / 1971),它对临床医生来说也同样非常重要。从本质上说,二重身是个体身上被压抑的一面(或一极);它是被否认的一面。这项练习的目的在于,使学生能够敏感地察觉到这种现象及其丰富的存在整合内涵。这项练习是这样进行的:让学生分成三人一组。要求每一个小组的三个人互相打招呼,就好像他们在聚会上遇到一样。强调学生们彼此之间只要做自己就可以了,他们不需要试图扮演某一个特定的角色。四分钟之后,要求学生们对这些互动进行反思,并注意他们的言语体验和非言语体验。接下来,要求学生们尝试扮演一个角色(直到他们感到舒适的程度为止)。建议他们扮演自己很感兴趣但在日常生活中却通常受到压抑的那一面。建议他们真正地让自己沉浸于这一角色之中,并使自己的行为举止与这一角色相协调。给他们四分钟的时间来进行这部分的练习。接下来,要求学生们写下他们对于角色扮演其二重身的感受:感觉如何? 他们在多大程度上对其做出了抵制? 他们在多大程度上感觉因此而得到了解放? 这对他们的生活有什么样的含义(例如,代价、妥协、可能性)? 强调并不一定要把这些观察结果与他人分享。最后,让学生们回到正常的生活安排,并开始讨论。(将讨论与相关的存在整合主题联系起来,如两个极端的整合、在场、阻抗以及意义创造等主题。)

撰写自己的讣告　让学生们写一段或两段话,描述一下他们希望自己死后怎样被人们记住。然后,讨论一下这项练习在他们看来怎么样。它给他们现在过的生活提出了什么? 这对他们将来的生活可能会产生什么样的影响? 关于时间、衰老和死亡,它说明了什么? 它暗示了哪些恐惧和优先考虑的事?

这项练习应该大约需要半个小时的时间,最好在学期的最后一天做(参见 Bugental,1973 / 1974,关于这项练习的详尽阐释)。

2. 临床练习

(1)培养在场的练习

通过从头到脚的肌肉群的顺次紧张和放松，来开始这项课堂练习。然后，尝试一个简单的冥想练习，如关注呼吸或身体感觉。接下来，让学生们配对，并面对面坐着保持沉默一分钟。要求参与者与其搭档的身体姿势、手势、面部表情以及其他非言语信号保持协调一致。强调这些经验世界的新鲜性和独特性。然后，让学生们关注他们自己为响应搭档的表现而产生的想法、感受以及感觉。之后，让学生们记录下这些各自的体验，并加以讨论。

这项练习的时间是 20～30 分钟。

(2)旨在引出真实情况(或显著相关情况)的练习[①]

通过聚焦和主题扩展来加强在场　让学生们组成两人一组。其中一人扮演治疗师，另一人则扮演来访者。治疗师开始问来访者，"你最关切的是什么?"或者"现在对你来说真正要紧的是什么?"(重要的是，让来访者讨论让他或她感到舒适的关注之事。)治疗师观察来访者的反应，并只要点头或说"再告诉我一些"就可以了。随后，这两个搭档根据他们对身体感觉、情感、意象以及其他非言语信号的在场，来讨论他们的体验。然后，两人转换角色。

每次角色扮演的时间是 10 分钟。接着就进行讨论。

通过聚焦、主题扩展和反馈来进一步加强在场　把学生们分成三人一组。其中一人观察并记录他对另外两人的知觉，另外那两个人中，一个扮演治疗师，一个扮演来访者。观察者应尤其注意治疗师促进来访者在场并使其沉浸于所关注之事的能力。治疗师需要温和地鼓励来访者保持住她的感受并加以扩展，以共情的方式解释她所说的话(重复关键的词语，让她慢慢地说，在适当的时候进行模仿或反映)，并让她具体地描述一个关于其问题的例子。然后，每一方应从他或她自己的角度出来，描述一下发生了什么事情——时间允许的话——转换一下角色。

每次角色扮演的时间应该是 20 分钟。

深化在场　把学生们分成三人一组。这一次观察者要注意的是互动。除了

---

①　如果指导者为了给学生们提供一个榜样，而亲自对所描述的这些练习进行角色扮演的话，那是最好不过的了。

上述技能以外，治疗师还要帮助来访者继续作我的陈述以及个人的和相关的内容。治疗师开始在来访者偏离相关材料或赋予其理智内容的地方做上标记。治疗师还应该开始提醒来访者注意身体动作、声音语调、对话变得激烈或受到指控的地方，以及内容与情感之间的不一致。治疗师应该运用讨论、梦的工作、角色扮演、预演和冥想，甚至还应该建议来访者在治疗之外进行实验，以帮助他深化其自我会心，并开始以一种生动的方式理解其关注的基础。（这项练习旨在于深化来访者的自我接触，以及最初感受到的对其关注的理解。我们还应该强调一点，即洞察产生于深深地沉浸于主观感受，而不是治疗师的解释。）从每一个视角进行讨论，并转化角色。

每次角色扮演的时间应该是 20 分钟。

治疗的会心 再次让学生们分成三人一组。这项练习旨在帮助学生利用关系来促进自我探索和整合。在这里，第一个关注的焦点在于治疗师的共情在促进来访者自我沉浸和觉察方面的影响。第二个关注的焦点不仅在于治疗师对移情/反移情问题的关注，而且还在于当前的人际关系反应以及这些反应对来访者的自我接触产生了怎样的影响。观察者应注意治疗师是怎样使来访者对于角色扮演关系中的失望、恼怒、快乐等保持警觉并加以处理的，同时，观察者还应注意这些失望、恼怒、快乐等是如何得以修通（work through）的。治疗师所揭露的是太多，还是太少？她是否建设性地唤起了来访者的情感？这种练习的目的在于，要对于来访者的接触保持敏感，同时还要坚定地保持与来访者的接触。然后，从每个视角出发进行讨论，并转换角色。

每次角色扮演的时间应该是 20 分钟。

(3) 为引发并面对阻抗（或保护）而设计的练习

引发阻抗 再一次将学生们分成三人一组。在这里，来访者同意扮演一个阻抗的来访者。讨论对阻抗保持敏感的重要性——尽管它们具有破坏性，但相比于其他不同的生活设计，它们是怎样被感知为更为熟悉、更为安全的生活设计的。治疗师把关注的焦点放在指出所有的阻抗行为，并做上标记——声音语调、手势、面部表情的变化，情绪阻滞，理智化，投射，偏离于当前或与治疗师的关系，表面的接触，等等。治疗师应该温和地向来访者发出挑战，要求其（以一种感觉得到的方式）权衡一些可供选择的指导或某种特定阻抗的正反两面。这种练习的目的并不是要攻克或根除阻抗，而是要将它们生动地表现出来，并帮助来访者观察到这些阻抗是如何削弱他的世界的。而且，这种生动表现能够帮助来访者走向为那些阻滞他的事物担负起责任，并对此做出某种决策。治疗师不能真正地强迫他做到这一点，而且她也不应该这么做。然后,从每个视角出发进行讨论,并转换角色。

每次角色扮演的时间应该是 20 分钟。

面对阻抗 将学生们分成三人一组。这一次,来访者将会角色扮演*长期*(chronic)阻抗的来访者。治疗师将试图用共情的方法,但却很坚定地刺激来访者意识到他自己的阻抗,以及他克服那种阻抗的能力。她可以通过以第一人称提出非谴责性建议(例如,"我相信你还可以多说一些")或唤醒性描述(例如,"你现在看起来很害怕")。通过向来访者提出挑战,要求其对*不能*(can't)和*不愿*(won't)、*可以*(might)与*愿意*(will)做出区分,也可以促进这种对阻抗的面对。(重要的是,要使参与者注意他们随时都可能做出选择,即可以退出这种可能非常强烈的练习。)从每个视角出发进行讨论,并转换角色。(对治疗师这种面质的移情性特质,以及来访者对那种特质的反应进行讨论,尤其有帮助。)

每次角色扮演的时间应该是 20 分钟。

(4)旨在综合前述技能并重新发现意义和敬畏的练习

这种练习借鉴了前面所有的技能,以促进意义创造和走向建设性的生活。将学生们分成三人一组。治疗师应该帮助来访者(1)聚焦于重要的问题上,并对其保持在场,(2)对那些问题进行思考和实验,(3)在适当的时候注意即时的关系,(4)引发并修通阻抗/保护,以及(5)由于修通而重新发现意义(而且可能重新发现敬畏)。

每次角色扮演的时间应该是 30 分钟。

参考文献

Bugental,J.F.T.(1973 / 1974).Confronting the existential meaning of 'my death' through group exercises.*Interpersonal Development*,4,148−163.

Bugental,J.F.T.(1976).*The search for existential identity:Patient-therapist dialogues in humanistic psychotherapy*.San Francisco:Jossey-Bass.

Bugental,J.F.T.(1987).*The art of the psychotherapist*.New York:Norton.

Rank,O.(1971).*The double:A psychoanalytic study*(H.Tucker,Trans.).New York:New American Library.(Original work published 1925)

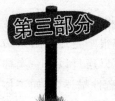

存在整合模型的案例阐释

接下来这些章节中的案例阐明了前述存在整合指导方针的实际效用。我们对这些案例材料的选择基于以下四个标准:(1)聚焦于经验－整合,(2)明晰性和简洁性,(3)深度和原创性,(4)种族多样性和诊断多样性。

我们动员了存在整合治疗团体中重要的代表人物来撰写这个部分。例如,尽管有些作者是世界著名的权威人物,但有些则只是他们特定领域或团体中的权威;而且尽管所有的作者都是取得了很高成就的学者,但有些在这里是第一次(或几乎是第一次)呈现他们的案例材料。此外,一些撰稿者是心理学主流传统的代表,例如,认知－行为主义、精神分析、精神病学等,但还有一些则是存在－人本主义传统的直接代表。

最后还要说明的一点是:尽管诸如渺小－伟大、非经验性和经验性这些存在整合指导方针和主题,在每一篇小短文里都可以看到——而且在章节批注上将会有所暗指——但在每一篇小短文里不会明确地提到它们。这是因为每一位撰稿者对他或她自己的材料都有独特的倾向性;而且,正如前面所指出的,还有一个原因在于,存在主义取向的治疗大体上都具有灵活性。因此,如果存在整合指导方针能够激发我们对这些案例材料进行富有成效的对话,那就已经足够了。不过,这些小短文最终必须为它们自己说话。

第五章　关于多元文化的存在整合取向

　　在接下来这个章节,我们通过三个多元文化的案例阐释来阐明存在整合取向:一个对于拉丁美洲人之心理灵性(psychospirituality)的审视,一个关于非洲裔美国人之解放的视角,以及一个对于人格主义的存在主义反思——人格主义是美国本土的视角。在第一个关于拉丁美洲人之心理灵性的阐释中,莉莲·科马斯—迪亚斯(Lillian Comas-Díza)聚焦于她所谓的*拉丁美洲的人本主义*(Latin American humanism)。这种哲学综合了历史、政治以及文化的影响,它预示了科马斯—迪亚斯博士对于拉丁美洲来访者的存在整合取向。在描绘她对玛丽安娜(Mariana)所做的治疗时,科马斯—迪亚斯博士表明了在文化方面非常敏感的治疗师如何能够将仪式、梦的工作、认知—行为练习与有活力的在场结合起来,以促进来访者的康复以及内心恢复。

　　与非洲裔美国人社区相比,没有哪一个地方更敏感于被过分压缩、被忽视以及被排斥了;在非洲裔美国人社区,日常的贬低和历史的偏见付出了让人激怒的重大代价。在第二个案例中,多纳德里安·L.赖斯(Donadrian L. Rice)阐释了达林(Darrin)的案例,达林是一位非裔美国货运经理,尽管他最初曾接受过治疗,但却开始体验到一种加剧了的同一性危机。经过一系列的认知、行为以及支持性干预,赖斯博士不仅帮助达林在颠簸摇晃的生活环境中获得了立足之处,而且帮他开始了自我重新评估的过程。通过这种自我重新评估,以及增强对于自身社会文化困境的理解,达林开始能够经受得起治疗进程中的下一步——做出反应的能力。赖斯表明,这种能力帮助达林不仅要为他所遇到的困难担负起责任,而且要为他的各种可能性以及与这些可能性相伴随的选择、自由、新生承担起责任。

　　在接下来的案例中,罗亚尔·阿尔舒普(Royal Alsup)阐明了一个几乎不为人所知的存在主义视角——人格主义的存在主义，其根源不仅在于马丁·布伯（Martin Buber）的犹太对话哲学，而且还在于土著美国人和非裔美国人的民间传统。在他关于一个15岁美国印第安女孩的案例中，阿尔舒普博士表明，政治意识、共情性共鸣以及经验性故事讲述的聚焦如何缓解了来访者终身的悲伤。这种悲伤不仅是个人的，而且也是文化的，实际上也是祖传的，它还会导致来访者直接地沉迷于药物。凭借他的人格主义之存在主义视角，阿尔舒普博士将能动性、对仪式的正确评价、深刻的经验性参与等因素结合起来促进一种引人注目的新生。

拉丁美洲人的心理灵性

莉莲·科马斯—迪亚斯

莉莲·科马斯—迪亚斯，博士，跨文化心理健康研究院的行政院长，乔治·华盛顿大学精神病学与行为科学系的临床教授，一位在华盛顿私人执业的医生。科马斯—迪亚斯博士曾担任2006年美国心理学会（APA）独立开业心理学家分会的主席，同时也是APA第45分会官方杂志《文化多样性与少数民族》的创办总编。目前，她担任《美国心理学家》的副主编。

拉丁美洲的人本主义作为一种对于历史、地理政治的力量所做的反应而出现。几个世纪的殖民地化形成了拉丁美洲人的自我感。举例说来，文化帝国主义、经济压迫、政治政府这些传统已经深深地影响了拉丁美洲人关于自主性和能动性的个人感。拉丁美洲人经常信奉的是植根于灵性的背景性共同能动性（co-agency），而不是个体的能动性（Keller，2002）。尽管拉丁美洲国家在当代有着较高的政治地位，但是殖民地化的思想意识一直都明显地存在于许多拉丁美洲人的心里（Quiñones，2007）。不过，拉丁美洲人倾向于用一种创造力和充满活力的精神来应对那些压迫和逆境（Beezley & Ewell，1987）。他们维护其传统的活跃性的历史，为意义的创造打开了一条道路。

创造意义的人本主义传统是康复与解放的一个资源。它通过重访文化信念和仪式，而促生了一个"意识形态的种族"，或一种寻找生活意义的倾向（Harwood，1981）。当熟悉了拉丁美洲人的文化知识，存在—解放的视角便可能是一种适合他们的心理治疗取向。在这一篇叙述中，我提出了拉丁美洲人的心理灵性，这是一种将存在主义维度、解放维度以及文化维度整合进了心理治疗的康复方法。接着，我将讨论一个临床案例，这个案例阐释了拉丁美洲人之心理灵性的应用。

拉丁美洲人之心理灵性的核心元素

拉丁美洲人的集体主义取向构成了他们融入背景、联结以及整合的倾向（Ho,1987）。他们的关系取向构成了他们的自我感，将其同一性植根于家庭、世系、社区、环境以及灵性之中。心理灵性鼓励用文化信念和传统来获得康复并发展精神智慧。许多拉丁美洲人都是通过模仿、参与仪式以及文化渗透来学会灵性的（Comas-Díaz,2006）。因此，在拉丁美洲人的日常生活中，存在着非常多的灵性隐喻（Koss-Chioino & Vargas,1999）。作为一种生活方式，灵性帮助拉丁美洲人深化了其关于意义和目的的感觉（Muñoz & Mendelson,2005；Tree,2001）。心理灵性包括这样一种信念，即相信一切事物都有精神。这就是说，人类、动物、植物、无生命的物体甚至是宇宙，都被认为具有一种灵性的本质（De La Cancela & Zavala Martinez,1983）。这样的灵性参与进了人们的生活之中，并通过梦、幻象、直觉以及其他超自然手段来进行交流。此外，拉丁美洲人的心理灵性还致力于本体论的创伤，治疗师凭其关注那种超越了世界、内容以及可测量之范畴的意识（参见 Schneider & May,1995；以及本书的第二部分）。在接下来这个部分，我将会讨论拉丁美洲人之心理灵性的核心元素。这些元素包括背景论（contextualism）、*智慧*（sabiduría）、*融合*（mestizaje）以及魔幻现实主义（magical realism）。

背景论　大多数人都根据他们与背景的关联程度或自我与他人之间的关系来加工信息。集体主义取向的拉丁美洲人倾向于把自己融合在环境之中，因此，他们的知觉、判断和行为都由与背景的联系来指导。换句话说，拉丁美洲人认可背景论（也可以参见第十二章 Stolorow 的案例研究）。作为一种促进对自我和他人进行描述的行为理论，背景论更多地使用背景性的参照，而较少使用个性倾向性的参照（Choi,Nisbett,& Norenzayan,1999）。因此，与个人主义取向的人（他们倾向于不受背景的约束）相比，集体主义取向的拉丁美洲人倾向于更多地受到背景的约束。背景论宣传一种组合的控制点，在其中，背景决定了哪种控制点将会盛行（Comas-Díaz,2006）。沿着这些思路，许多拉丁美洲人认为，生活中所发生的一些重要事情不是他们能控制的（De Rios,2011；Falicov,1998）。这种信念并不是一种外在的控制点，而是一种宇宙的控制点。因此，持社会中心论的拉丁美洲人将他们个人的/关系的能动性与神的或宇宙的意志保持一致（Coelho,2003）。在这一点上，背景论承认生活中个体力量之外的因素具有决定性影响。

智慧 智慧,或称明智,声称治愈与精神发展是相互联系的(Ruiz,1997)。智慧作为一种关于存在的、神秘的知识,使人们可以过有意义的生活。因此,智慧教导我们,疾病为整合和个人成长提供了一个开端。在这个方面,持社会中心论的拉丁美洲人把生活看做具有指导性的经验,在那里他们可以学习并教授关于存在的教训。智慧涉及把生活挫折知觉为成长和自我改进的机会(Ruiz,1997)。健康与良好的健康状况必须在身体、心理和精神之间保持一种平衡。智慧,也就是由于有意义、有目的地生活而获得的奖赏,例证了整体性、关联性和进展(Coelho,2003)。因此,智慧在促进意识和启发的同时,还尊重古老的文化传统知识。举个例子,*格言心理学*(*dichos* psychology)就是以获得智慧为基础的。凭借西班牙的格言或谚语,格言心理学吸取了民间的智慧,致力于生活的问题和困境(Aviera,1996;Comas-Díaz,2006;Zu ñiga,1991,1992)。

融合 拉丁美洲人组成了一道民族的彩虹。他们是混血儿,是不同种族融合所创造出的一个新种系的后代(Ramirez,1998)。*融合*在保持植根于文化根源的同时,还需要一种辩证的文化适应。换句话说,*融合*需要一种促进同一性重新阐释的合并。*宇宙种族*(La Raza cósmica)或*种族*(La Raza)是许多墨西哥裔美国人广泛使用的术语,他们用此来表示拉丁美洲人促进了文明的种族合并(Vasconselos,1997)。例如,拉丁美洲人的世界观是不同取向合并的产物,这些取向包括(但并不仅限于此)欧洲人的基督教、土著美国人的万物有灵论以及非洲人的灵性。*融合*的传统例证是瓜达卢佩圣圣母(Lady of Guadalupe),即这些美国人的保护神。*莫肋尼达*(La Morenita,墨西哥的黑人小圣母)代表的是墨西哥女神陀南星(Tonantzin)与西班牙白人维京·瓜达卢佩(Virgin la Guadalupe)的合并(Castillo,1996)。作为合并的经典例子,*融合*促进了一种泛关系的(pan-relational)的世界观,并在康复的会心中包含了祖先的、神的以及宇宙的成分。

魔幻现实主义 研究已经证明,与盎格鲁血统的美国人以及非洲裔美国人相比,拉丁美洲人倾向于更多地使用幻想、魔幻思维和游离(Pole,Best,Metzler,& Marmar,2005)。魔幻现实主义也许可以解释这些发现。魔幻的现实主义指的是现实和幻想的互相渗透(Maduro & Martinez,1974)。作为以精神强度为中介而引起的现实变动(Zamora & Faris,1995),魔幻现实主义是一种对于现实的态度,这种态度通过文化的形式表现出来,其中包括对于超自然的信念。魔幻现实主义的根源在于拉丁美洲人所固有的各种信念。例如,托尔特克(Toltec)哲学提出,我们一直处于持续的梦一般的状态之中,而在这种状态之中,现实可以和想象、魔幻之物和谐共处(Ruiz,1997)。魔幻现实主义通过各种界限的可渗透性而转换成了日常的生活。例如,*家庭主义*(familismo)允许诸如教父、*密友/伙伴*(仍然有责任抚养子女的已离婚或分居的父亲或母亲)以及朋友这些非生物学上的个体成为家庭成员。这些可渗透的界限延伸至死亡之外(Shapiro,1994)。魔幻现实主义不仅赋予生活以幻想,而且将客观现实与主观现实混合到了一起。总而言之,魔幻现实主义是相互联系的一种表现,或者是这样一种信念,即自我与他人是相互交织在一起的。

下面这个简短的案例说明了对拉丁美洲人之心理灵性的运用。

玛丽安娜:一位生活方面的艺术家

"我来这里,是因为我的朋友们请求我来看一位心理学家。"玛丽安娜一走进我的办公室就这么说。玛丽安娜是混血拉丁美洲人,她说她与一位非洲裔美国女警察发生了口角。玛丽安娜的邻居因为她公寓里的音乐声太大而报了警。"那天是我 30 岁的生日。"玛丽安娜解释说。不过,她承认自己在控制愤怒方面有一些问题("我差点儿被逮捕了"),并因此同意再一次接受治疗。她说,"我以前曾在那张长椅上躺过,"这指的是她以前所接受的治疗,"我想试一下那些与我的文化更为接近的方法。"经过一番探索,玛丽安娜表明,她对整体的和灵性的方法比较感兴趣。"我从小就是个天主教徒,但现在我就像是一盘精神上的凉拌色拉。"玛丽安娜解释道。她还补充说,她认可一种崇尚信仰调和论的基督教,以及一种以女神为导向的、固有的灵性。

我们用一些放松技术开始了治疗。然后,我教给她乔斯·席尔瓦(Silva & Miele,1977)提出的集中技术(centering technique)。这种放松/冥想方法具有拉丁美洲人的精神基础。用这种方法进行治疗,促进了我们的治疗联盟的出现。结果,玛丽安娜感到可以更为轻松地控制自己的愤怒不让其爆发了。随后,我探究了一下药物使用/滥用方面的情况,她报告说她抽大麻,而且偶尔也喝酒。"不会因为你早起,天就更早亮"(No por mucho madrugar se amanece mas temprano),玛丽安娜用这种格言(dicho)来做出反应,意思是说,你没有必要早早地就开始完成一项任务。尽管玛丽安娜认识到自己在舞会上喝很多酒,但是她没有看到抽大麻有任何不对的地方。我决定通过绘制一个文化图谱(cultural genogram)来加强我们之间的关系(Hardy & Laszloffy,1995),而不是对她进行面质。

这个文化图谱显示,玛丽安娜是家里的独生女,她的母亲是哥伦比亚黑人,她父亲是墨西哥裔的哥伦比亚人。她的父母都是教育者。玛丽安娜 14 岁以前一直住在哥伦比亚,之后搬到了美国。图谱显示,她是按照她母亲的双胞胎妹妹来取名的。玛丽安娜报告说,她和她的阿姨非常亲近,而且她的阿姨也是她的*教母*(madrina)。玛丽安娜在儿童期曾遭遇过一次悲剧。哥伦比亚的游击队员曾将她的阿姨绑架了一年的时间,一直到"玛丽亚"(玛丽安娜的母亲)凑齐了赎金。这些游击队员胡乱地绑架人,而不考虑其社会阶层,这给所有人都带来了极大的恐惧。据报纸报道,玛丽亚和那些游击队员一手交钱一手放人,但当玛丽安娜走到她姐姐身边时,背后中了一枪,倒在玛丽亚的臂弯,死了。"不仅是我失去了我的阿姨,而且我的母亲从此也变得情绪失常。"玛丽安娜不带任何情绪地说。

清醒的梦 玛丽安娜报告说,她由于经常做噩梦而感到很痛苦,但她想不起来噩梦的内容。我提出了这样一些建议:用自感应(self-induction)的陈述来回忆梦的内容,在半夜记录下梦的内容,在床头柜上放一本笔记本,如此等等。我称这种方法为*清醒的梦*(Entresueño,在两个梦之间,或头脑清醒地做一个梦),用来表示一种非睡着也非清醒的冥想状态。当玛丽安娜开始记住了她的梦,尤其是一个重复做的梦时,*清醒的梦*似乎发挥了作用。在这个重复做的梦中,她看到拉·古卡拉加(La Llorona)正在追她。*拉·古卡拉加*,或*拉·马林凯*(La Malinche)是墨西哥人所崇拜的风神,是以埃尔南·科尔特斯(Hernán Cortés)青梅竹马的爱人和翻译者(她帮助他攻克了墨西哥)为依据创造出来的。在给这位征服者生了两个混血儿子以后,拉·马林凯杀死了他们。她把儿子杀死,是为了不让科尔特斯将他们的儿子带到西班牙去。拉·古卡拉加之所以被人们称为"哭泣的风神",是因为她在寻找被自己杀死的儿子的过程中一直哭泣。我们从心理动力学的视角对这个梦进行了讨论。此外,我还建议用引导表象(guided imagery)来对这个梦的文化意义进行探索。在帮助玛丽安娜放松之后,我引导着她进行治愈之光练习(healing light exercise)。这项练习取自于瑜伽,是"眼动脱敏和再加工"草案的一部分(Shapiro,1995)。我要求玛丽安娜想象一个杯子,并将这个杯子放在头顶之上六英寸的地方。然后,我指导着她想象有一道某种颜色的光线,她将这种颜色的光线与治愈联系到了一起。她将金黄色等同为治愈。练习的目标是让这条治愈之光进入玛丽安娜的头顶,并流过她的身体,把身体清洗干净,并达到治愈的效果。我建议玛丽安娜,在她身体内与穴位或能量中心相一致的地方,她要与那条光线相伴随(Brennan,1988;Fox,1999;Myss,1996)。玛丽安娜发现她的腹部有一个障碍物,她开始哭了。我问她,"发生了什么?""我感觉这里有东西。""让你的治愈照进骨盆。你看到了什么?""我那没有出生的孩子。"

我运用拉丁美洲医治者、医生马塞洛·乌尔班(Marcelo Urban)提出的一种方法(私人通信,November 25,2000)来要求玛丽安娜识别她自己的情绪。"内疚,"她回答说,"我杀了我的孩子。"在完成了呼吸练习之后,玛丽安娜让她的内疚从全身穿过,并通过脚底进入了大地。之后,我们重新加工了她的感受,玛丽安娜将她的消极认知转变成了积极的认知。"你需要做什么?"玛丽安娜回答说,"继续清洗,"说着她让她的治愈之光进入她的下身。"我女儿现在是金黄色的了。"她用对爱的肯定来结束了这项练习。

在接下来的这次治疗面谈中,我们讨论了玛丽安娜的引导表象。她表明,她压抑了那次创伤性的流产。玛丽安娜报告说,她 15 岁的时候,她的男朋友"乔斯"(Jose)让她怀了孕。"她是爱的结晶,我给她起名叫阿马德(Amada,被爱的人),"玛丽安娜强调说。"我父母命令我不许再见乔斯。"玛丽安娜开始哭了起来,"我流产了。"过了一会儿,她说,"那就是我的成人礼,"用讽刺的语气来指拉丁美洲人美妙的 15 岁成人的里程碑。她表达了对父母的愤怒,尤其是对母亲的愤怒。她还补充说:"我想象我那没有孩子的阿姨正在抚养我的女儿阿马德。"我们还探索了玛丽安娜对于自己在这次流产中的角色的感受。她总结说:"我需要原谅我自己。"为了促进这个过程,我建议她进行一次冥想练习,这项练习要求个体将她的右手掌放在几处软穴上,并清楚地说出原谅和同情的话语(Marriot, 2004)。玛丽安娜完成了这项练习,并且在每一个原谅的地方都抽泣着说:"我能开始原谅我自己了。"在这次冥想期间,玛丽安娜看到了特拉佐尔托特尔(Tlazol-totl),她是托尔特克的性爱和性欲女神。这个女神以特卡尔夸尼(Tlaelcuani)的面目出现,原谅了性的过犯(Cisneros, 2001)。玛丽安娜决定承认这个女神是她原谅仪式的一部分。"我现在晚上很平静。我的梦魇变成了*清醒的梦*。"

织锦　在她的家庭发生悲剧之后,玛丽安娜出现了身体疼痛的症状,但没有任何的生理基础。她将这些疼痛与她的*教母*被杀、她后来搬迁到美国,以及她的流产联系到了一起。"你能帮帮我吗?"我又一次建议她使用心—身练习。这种方法是根据一些资料来源改编的(Kleinman, 1988; L. Mehl-Medrona, 私人通信, August 10, 2006),包括一系列向自我提出的问题:

问:你是谁?
答:我是玛丽安娜。
问:你来自哪里?
答:我一直都在这里。
问:你为什么要在这里?
答:我没有必要再待在这里了。玛丽安娜需要让我走。
问:你能解释一下你自己吗?

答:我没有必要这么做。

问:你要去哪里?

答:去光里。

问:你是玛丽安娜的哪种面貌?

答:我是她的教母。

问:要进入光里,你需要哪些东西?

答:我会在梦里让玛丽安娜知道的。

拉丁美洲人的心理灵性告诉我们,去世的人可以通过梦、想象、天降的祸福,或者民间医治者的调解等来继续他们与活着的人的关系(Council of National Psychological Associations,2003;Shapiro,1994)。例如,去世的人的精神可以出现在梦和想象中,提供解决问题的方式并传达信息。我们从这个视角讨论了玛丽安娜的体验。玛丽安娜说,自她的阿姨去世之后,阿姨的精神一直陪伴着她。我问玛丽安娜她能否允许自己在梦中收到她阿姨的信息。在我们接下来的面谈中,玛丽安娜报告了一个梦:她的母亲和阿姨并排坐着,他们两个人共用一根输血管。"她们看起来就像是弗里达·卡洛(Frida Khalo)的自画像,她把自己画成是用一根血管联结起来的双胞胎。"

问:你能把那个梦带到这里来吗?

答:它们在我的心里。

问:你需要做的是什么呢?

答:切断血液供应。

问:发生了什么事情?

答:我正在腐蚀我母亲的伤口——还有我自己的伤口。

受到可渗透之界限的促进,玛丽安娜"遗传"了她母亲复杂的丧失。她变得能够切断这种联系,并放开她的教母。玛丽安娜参加了几种精神仪式,目的是为了帮助她的教母进入光之中。在这些仪式完成之后不久,玛丽安娜报告说,她的生理疼痛有了明显的缓解。不过,玛丽安娜表达了对于死亡的恐惧。在一次治疗面谈期间,玛丽安娜指出,"我已经忽略了我的内心冲动。"玛丽安娜是一个很有魅力的混血拉丁美洲人,她是一位建筑师。"看起来很有吸引力,是一把双刃剑。"她这么说是指她作为一个女人,身处以男性为主导的工地之上。"我需要理解是什么东西使得我的内心歌唱。"正如托克瑟兹·卡拉苏(Toksoz Karasu,2003)所建议的,治疗师要帮助来访者为了获得康复而与她的灵性本质进行密切沟通。因此,我请求玛丽安娜与她的内心指导(inner guide)相会。不管是一个人、一只动物、一个物体、一位祖先、一个宗教/历史人物,还是其他的人物,内心指导都是给个体提供建议的非常明智的、充满同情心的来源。有人已经将这种对内心指导的探索描述为,通过将平静、力量以及宁静来确定每一个个体内在的中心,从而揭开“永恒的内心”(Kelly,1941)。健康从业者也使用内心指导或顾问康复技术(advisor technique for healing)(Rossman,2000)。举一个例子,卡尔·西蒙顿、斯特凡妮·马修斯－西蒙顿,以及詹姆士·克赖顿(Carl Simonton,Stephanie Matthews-Simonton,James Creighton,1978)教导癌症患者,让他们听从康复建议通过想象或心理意象,而与其内心指导进行交流。同样,心理治疗师也使用内心指导技术。例如,马歇尔·林内翰(Marsha Linehan,1993)将“明智的心理”(wise mind)整合进了她的认知－行为治疗方法中。我听从迪纳·梅茨赫尔(Deena Metzger,1992)和马丁·罗斯曼(Martin Rossman,2000)的建议,来进行内心的冥想。

治疗师:你的指导在哪里?
来访者:在我的心里。
治疗师:去那儿,然后让我知道你看到了什么。
来访者:大天使加布里埃尔(Archangel Gabriel)。
治疗师:他正在跟你讲话吗?
来访者:她在说不要害怕。
治疗师:你的感觉如何?
来访者:我感觉受到了鼓励。[*眼泪从玛丽安娜的眼睛里流出*]加布里埃尔在要求我说说我的故事。
治疗师:你想做的是什么?
来访者:编织一块织锦。

玛丽安娜突然想起:“在教母被杀的时候,加布里埃尔来到过我的身边。她向我宣称教母很安详。”在这次新发现之后,我们继续就玛丽安娜的愤怒和抑郁进行治疗。她不再喝酒,也不再抽大麻了(她说,“我依然用药物来治疗我的恐惧,但现在我明智多了。”)在 11 月 2 日忌日这一天,玛丽安娜编完了一块织锦(arpillera,拉丁美洲的一种民间织锦)。她编织的这块织锦诉说了她的教母遭人谋杀以及她母亲感到抑郁的故事。这块*织锦*顶端描绘了大天使加布里埃尔,她正在欢迎玛丽安娜的*教母*进入天堂。作为修通的一部分,治疗师要求玛丽安娜进行一种静修－平衡练习。当我们到达她心底的静修时,我问她:“一直以来,你是怎样不让你自己成为你真正的自己的?"她说:"害怕爱。"

玛丽安娜参加了关于灵性和康复的课程。如她自己所说,她继续打开她的内心。她学会了信任她的内心指导,并且拥有了一种接纳的态度。她参加了一个女性灵性团体,并且在这个集会上赢得了领导者的地位。在我们的最后一次治疗面谈中,玛丽安娜报告说她做了这样一个梦。玛雅编织女神伊克斯·切尔(Ix Chel)告诉她,要她去教其他人编织他们的*织锦*。*织锦*在文化、政治和精神方面都具有重大的意义。它们是明细的、手工缝制的、三维的纺织图画,这些画面阐明了受到压迫的拉丁美洲人的故事(Ginaturco & Turtle,2000)。*织锦*代表了拉丁美洲人的反抗、压弹和转变。举例来说,智利的妇女将她们所遭受政治压迫和折磨的创伤性故事织进了这些漂亮的民间表现形式中(Agosin,1996)。编织一块*织锦*就意味着康复、解放,意味着具有创造力和精神的振奋。*织锦*讲述着生活中所有方面的故事(Ginaturco & Turtle,2000),并将这种痛苦升华为有意识的艺术。而且,它们还象征着在构建个人生活方面的创造性表达(Comas-Díaz,2006)。

玛丽安娜在给我看她的最后一块*织锦*时,说,"治疗帮助我成为生活方面的一位艺术家。"这块织锦描绘了一个妇女,她正在编织着一块织锦。还有一圈妇女围绕着她。在这些妇女中,有玛丽亚和她的双胞胎妹妹玛丽安娜,还有怀抱着阿马德的加布里埃尔。

爱与群魔 在对玛丽安娜进行治疗时,我使用了拉丁美洲人的心理灵性。这种取向将存在主义、解放、文化这些维度都综合进了心理治疗中。玛丽安娜的文化信念成为她转变的一个基础。她重新获得、重新调解并重新阐释了她的同一性。在奇幻的现实主义、*清醒的梦*、格言以及文化传统的帮助下,玛丽安娜从一位受害者转变成为一位生活方面的艺术家。在她充满活力的文化传统的帮助下,她将自己的不幸升华为创造性。玛丽安娜的康复之路并没有什么独特之处。在对拉丁美洲的来访者进行治疗时,通过认可一种与心理灵性相结合的存在整合取向,心理治疗师便能够变得在文化方面更有能力。

在我们结束最后一次治疗面谈的 6 个月后,我收到了一个邮寄来的包裹。里面有一本书《爱与群魔》(*Of Love and Other Demons*),作者是哥伦比亚诺贝尔奖获得者加布里埃·加西亚·马奎斯(Gabriel García Márquez)。书里夹着一张字条,上面写着,"感谢你见证了我对爱的寻求。玛丽安娜;玛丽亚的女儿,玛丽安娜的外甥女,加布里埃尔的姐妹,阿马德的母亲。"

参考文献

Agosin, M. (1996). *Tapestries of hope, threads of love: The arpillera movement in Chile, 1974—1994*. Albuquerque: University of New Mexico Press.

Aviera, A. (1996). "Dichos" therapy group: A therapeutic use of Spanish language proverbs with hospitalized Spanish-speaking psychiatric patients. *Cultural Diversity and Mental Health, 2, 73—87*.

Beezley, W. H., & Ewell, J. (Eds.). (1987). *The human tradition in Latin America: The twentieth century*. Wilmington, DE: Scholary Resources.

Brennam, B. A. (1988). *Hands of light: A guide to healing through the human energy field*. New York: Bantam Books.

Castillo, A. (Ed.). (1996). *Goddess of the Americas / La Diosa de las Américas: Writings on the Virgin of Guadalupe*. New York: Riverhead Books.

Choi, I., Nisbett, R. E., & Norenzayan, A. (1999). Causal attribution across cultures: Variations and universality. *Psychological Bulletin, 125, 47—63*.

Cisneros, S. (2001). Guadalupe the sex goddess. In M. Sewell (Ed.), *Resurrecting grace: Remembering Catholic Childhoods* (pp.158—164). Boston: Beacon Press.

Coelho, P. (2003). *El peregrino* [The pilgrim]. Mexico City: Grijalbo.

Comas-Díza, L. (2006). Latino healing: The integration of ethnic psychology into psychotherapy. *Psychotherapy. Theory, Research, Practice & Training, 43 (4), 436—453*.

Council of National Psychological Associations. (2003, November). *Psychological treatment of ethnic minority populations*. Washington, DC: The Association of Black Psychologists.

De La Cancela, V., & Zavala Martinez, I. (1983). An analysis of culturalism in Latino mental health: Folk medicine as a case in point. *Hispanic Journal of Behavioral Sciences, 5, 251—274*.

De Rios, M. D. (2001). *Brief psychotherapy with the Latino immigrant client*. New York: Harworth Press.

Falicov, C. J. (1998). *Latino families in therapy: A guide to multicultural practice*. New York: Guilford.

Fox, M. (1999). *Sins of the spirit, blessings of the flesh: Lessons for transforming evil in soul and society*. New York: Three Rivers Press.

Ginaturco, P., & Turtle, T. (2000). *In her hands: Craftwomen changing the world*. New York: Penguin Press.

Hardy, K. V., & Laszloffy, T. (1995). The cultural genogram: Keyto training culturally competent family therapists. *Journal of Marital and Family Therapy. 21. 227—237*.

Harwood,A.(1981). *Ethnicity and medical care*.Cambridge,MA:Harvard University.

Ho,M.H.(1987).*Family therapy with ethnic minorities*.Newbury Park,CA:Sage.

Karasu,T.B.(2003).*The art of serenity:The path to a joyful life in the best and worst of times*. New York:Simon & Schuster.

Keller, H.(2002).Culture and development:Developmental pathways to individualism and interrelatedness.In W. J. Lonner, D. L. Dinnel, S. A. Hayes, & D. N. Sattler （Eds.）, *Online readings in psychology and culture* (Unit 11,Chap.1).Bellingham,WA:Center for Cross-Cultural Research,Western Washington University.Retrieved from http://www.wwu.edu/~culture.

Kelly,T.K.(1941). *A testament of devotion*.San Francisco:Harper Collins.

Kleinman,A.(1988).*Rethinking psychiatry:From cultural category to personal experience*.New York:Free Press.

Koss-Chioino,J.D.,& Vargas,L.A.(1999).*Working with Latino youth:Culture,development and context*.San Francisco:Jossey-Bass.

Linehan, M. M. （1993）. *Cognitive-behavioral treatment of borderline personality disorder*.New York:Guilford Press.

Maduro,R.J.,& Martinez,C.F.(1974,October).Latino dream analysis:Opportunity for confrontation.*Social Casework*, 461—469.

Marriott,S.(2004).*Total meditation*.San Diego:Thunder Bay Press.

Metzger,D.(1992).*Writing for your life:A guide and companion to the inner worlds*. San Francisco:Harper Collins.

Mu•oz,R.F.,& Mendelson,T.(2005).Toward evidence-based interventions for diverse populations:The San Francisco General Hospital Prevention and Treatment Manuals.*Journal of Clinical and Consulting Psychology*,73,790—799.

Myss,C.(1996).*Anatomy of the spirit:The seven stages of power and healing*. New York:Three Rivers Press.

Pole,N.,Best,S.R.,Metzler,T.,& Marmar,C.R.(2005).Why are Hispanics at greater risk for PTSD? *Cultural Diversity and Ethnic Minority Psychology*,11,144—161.

Qui ñones,M.E.(2007).Bridging the gap.In J.C.Muran （Ed.）, *Dialogues on difference: Studies of diversity in the therapeutic relationship* （pp. 153 — 167）. Washington, DC: American Psychological Association.

Ramirez,M.（1998）. *Multicultural / multiracial psychology:Mestizo perspectives in personality and mental health*. Northvale,NJ:Jason Aronson.

Rossman,M.L.（2000）.*Guided imagery for self-healing:An essential resource for anyone seeking wellness* (2nd ed.).Tiburon,CA:H.J.Kramer.

Ruiz,M.(1997).*The four agreements:A Toltec wisdom book*. San Rafael,CA:Amber-Allen Publishing.

Schneider,K.J.,& May,R.(1995).*The psychology of existence:An integrative,clinical perspective*. New York：McGraw-Hill.

Shapiro,E.R.(1994).*Grief as a family process：A developmental approach to clinical practice*. New York：Guilford.

Shapiro,F.(1995).*Eye movement desensitization and reprocessing：Basic principles，protocols，and procedures*.New York：Guilford.

Silva,J.，& Miele,P.(1977).*The Silva mind control method：The revolutionary program by the founder of the world's most famous mind control course*.New York：Pocket Books.

Simonton,O.C.，Matthews-Simonton, S.，& Creighton,J.(1978).*Getting well again：A step-by-step，self-help guide to overcoming cancer for patients and their families*. New York：Bantam Books.

Tree,I.(2001). *Sliced iguana：Travels in Mexico*.New York：Penguin Books.

Vasconcelos,J.(1997). *The cosmic race：A bilingual edition* （D. T. Jaén，Trans.）. Baltimore：Johns Hopkins University.

Zamora,L.P.，& Faris,W.B.(Eds.).(1995).*Magical realism*. Durham：North Carolina University Press.

Zuñiga,M.E.(1991)."Dichos" as metaphorical tools for resistant Latino clients.*Psychotherapy*,28,480—483.

Zuñiga, M. E. (1992).Using metaphors in therapy：*Dichos* and Latino clients. *Social Work*,37,55—60.

一种非裔美国人的视角：达林的案例

多纳德里安·L.赖斯

多纳德里安·L.赖斯，博士，是位于卡罗尔顿的西乔治亚大学（the University of West Georgia）心理学系的教授和系主任。赖斯博士毕业于旧金山的塞布鲁克研究生院（Saybrook Graduate School），同时，他还在伦敦的费城临床协会（Philadelphia Association Clinic）接受过R.D.莱因（R.D.Laing）的培训，他是一名持有资格证的心理治疗师。

撰写这个案例的目的在于，向读者介绍我对存在主义心理治疗的常识及其在非裔美国人身上的运用。更为重要的是，我认为，诸如自由、存在、意义、同一性、选择以及责任这些存在主义概念，与现今的非裔美国人所面临的情境有关。尽管这些概念对其他群体来说确实也非常重要，但我发现，考虑到非裔美国人在美国的独特历史经历，这些概念对他们来说尤其适合。

在讨论这个主题时，有人可能会提出这样一个问题，即非裔美国人所服从的

109

心理原则是否与其他任何群体的心理原则都完全不同？答案是,我认为,临床文献中没有任何证据表明非裔美国人在心理上是以不同的方式发挥作用的。不过,正如文崔斯和埃普(Vontress & Epp,2001)所指出的,治疗师应该考虑,那些用于大多数群体的评估方法和诊断方法是否适用于那种特定文化的少数群体。对与心理疾病有关的社会人口统计变量所做的研究几乎没有或完全没有发现证据支持下述观点,即美国的少数民族群体比白人患有更多的心理疾病(Cockerham,1985)。然而,即使上述发现可能正确,但是,对于非裔美国人的治疗重要性这个真实存在的问题仍必须加以说明。

使得非裔美国人的经历不同于其他少数群体和其他被压迫群体的,是奴隶制度及其后果这个历史事实。而且,正是由于奴隶制度,许多非裔美国人还残留着对欧裔美国人的不满情感和不信任(Vontress and Epp,2001,p.378)。尽管其他群体也曾遭受歧视、虐待,并被美国主流隔离,但人们从未认为他们处于人类这个大家庭之外。许多群体——如中国人、意大利人、爱尔兰人、德国人、欧洲的犹太人,等等——都能讲述一些在这个国家成立之初,他们在面对压迫时所作斗争的故事。很可能除了土著美国人以外(他们曾遭受一种不同的苦难),上面提到的所有群体都能够被同化进美国社会中,并能找到个人自由和社会自由。

在一个历史背景中,非裔美国人经历的独特性可见于下面这一事实,即这是唯一一个被系统地剥夺了国家、文化、语言、家庭、个人同一性以及人性的少数民族。正如威廉·格里尔和普赖斯·科布斯(William Grier and Price Cobbs,1969)所说:

> 在这个国家,黑人的经历不同寻常。这种经历开始于奴隶制度、其连续感的中断以及过去的湮灭。即使是现在,每一个人也都孤独地成长。许多黑人个体都常感觉到一种难以解释的深切孤独……非黑人群体传递着引以为荣的传统……而黑人却忍受着孤独。(pp.22—23)

两位杰出的非裔美国精神病学家所作的这段陈述,清楚地阐明了非裔美国人经历的独特性以及这种独特性是如何存在于一个历史背景之中的。当格里尔和科布斯谈到"其连续感的中断,以及过去的湮灭",我想补充一句,这已经导致非裔美国人存在连续感(the continuity of being)的中断。一个人的同一性感、存在感、自由感以及责任感都与他对过去的觉知不可分割地联系在一起。不是为了觉知而对过去进行觉知,觉知是为了把过去整合到有意义的现在之中。许多非裔美国人之所以遭受自我意识障碍的痛苦,很大程度上是因为从过去来看,他们的现在是毫无意义的。

那些聚焦于内在动力和行为偏差(其源自于儿童早期在家庭中的经验)的心理学理论和治疗技术所做出的假设,对于大多数非裔美国人来说,可能并不正确。加勒比裔但出生在法国的精神病学家弗朗茨·法农(Frantz Fanon,1967)提出,虽然许多心理障碍的案例都可以追溯到家庭环境,但这个过程在非洲后裔身上显现的情况却似乎相反。正如他所说,"一个在正常家庭中长大的正常黑人小孩,在与白人世界的最为轻微的接触中,将会变得不正常"(p.143)。

现在,除了满足基本的需要之外,在任何一个社会中,任何一个家庭的首要功能都是保证该社会操作性规则的传递。如果我们假定,在"正常的"非裔美国人家里,父母是社会体系的文化承载者,那么,法农这么说的意思是什么呢?首先,法农认识到了非洲后裔在欧洲和美国社会中发现他们自己处境的社会历史背景的重要性。其次,而且很可能更为重要的一点是,他认识到了对最终超越而言至关重要的本体论(*存在*)障碍。

在试图阐明欧洲殖民地化对非洲国家所产生的心理影响时,法农写道,

在一个被殖民地化的民族的*世界观*(Weltanschauung)中,存在着一种不承认任何本体论解释之合法性的瑕疵和缺陷。有些人可能会反对说,每一个人都这样,但这种反对只不过是隐藏了一个基本的问题。本体论——一旦最终承认将存在(existence)晾在一边——就会使我们无法理解黑人的存在。要成为黑人,他必须成为与白人相关联的黑人。(Fanon,1967,pp.109—110)

法农进一步解释说,尽管看起来成为白人似乎也要与成为黑人相关联,但他否决了这一命题,认为这个命题是错误的。法农认为,在白人的眼中,黑人在本体论方面是呆滞的。当一个人本质上很软弱时,他就不能限定另一个人的存在。这种软弱感来源于社会结构。因此,一个人或一个群体若总是被当做人类大家庭的边缘成员,并总是被剥夺自主性,那么,他将会以某种特定的方式做出反应,而这在心理健康专家看来只不过是进一步证明其适应不良的证据。从存在整合心理学的视角看,处于这种情境的黑人可以被描述为是"被悬置在自由与有限性之间",在这种情况下,自由的表达受到了软弱感和社会约束的限制(Schneider and May,1995,p.6)。

文崔斯和埃普(2001)用下面这种方式论证了非裔美国人所体验到的软弱感和社会约束所产生的影响:

无论人们生活在什么样的条件之下,他们都必须依然适应于这一事实,即他们是人类……非裔美国人首先在文化方面是相似的,因为他们都是人类种族的

成员……他们也具有人类群体所有成员都共享的生物支配行为……他们必须与其他美国人一样去适应同样的气候条件……作为这个国家文化的成员,他们表现出了一般美国人都有的行为、态度和价值观……他们受到了自己所居住区域文化的影响……因此,马库斯(Marcus,阿拉巴马郊区的本地人)很容易就被那个地区所特有的言语方式泄漏了他的根在哪里。第五,由于马库斯的非洲血统,欧裔美国人对待他的方式就好像他低人一等一样,这一事实给他以及他那个群体的成员留下了心理伤疤。(p.372)

这种独特的软弱感和本体论呆滞体验,向遇到非裔美国来访者的治疗师提出了一个挑战。就此而言,治疗师倾向于要么仅仅根据遗传、内心障碍,要么仅仅根据行为失调来看待非裔美国人或任何人的问题,这种倾向强调需要有一种以存在主义为基础的治疗所提供的理解。存在主义的方法有助于解释法农的信念,即一个在正常家庭中长大的正常黑人小孩,在与白人世界的最为轻微的接触中,将会变得不正常。这种"不正常性"(abnormality)以存在连续感的中断为基础,而这种存在连续感的中断是由社会历史背景所强加的。正如科克·施奈德和罗洛·梅(1995,p.6)所指出的,在自由和有限性这两个极端之间,"对自由或有限性的恐惧……是由于过去的创伤促进了机能障碍的或极端的对抗反应"。因此,关于存在、意义、自由、同一性、选择以及责任的问题,在治疗过程中是作为基本的主题出现的。

治疗非裔美国人的心理治疗师以及其他心理健康专业人士,必须考虑到有可能导致来访者症状的社会历史背景。我这么说并不意味着要他们忽略生物化学的失衡、内心的障碍以及环境的影响。非裔美国人与其他群体一样,也受到导致心理疾病的相同心理因素和生物因素的影响。不过,治疗师必须将一个失调的个体和一个失调的社会区分开来——失调的社会指的是有意或无意地为其所有成员的个人自由设置障碍的社会。

在一篇关于罗德尼·金(Rodney King)判决结果的文章中,约翰逊(Johnson,1992)这样写道,

在美国依然存在着一个白人特权体系。一个"平等的活动领域"从未出现过,现在也没有出现。我们受到了双重的压迫。首先,是受到美国历史传统的外部力量、耻辱以及种族歧视的压迫。但更为重要的是,受到了我们内心压迫者的压迫——即我们在非裔美国人团体中对自己所持有的那些意象。(p.6)

我们对自己所持有的那些意象认为自己在本体论方面呆滞、在社会性方面

受到了约束,而且非常软弱,这些意象是压迫这一社会历史事实的结果。这些意象已经被内化了,而且由于针对非裔美国人的那些消极态度的残余而继续存在着,并一代一代地传递了下来。有证据表明,这种心理内化对于神经机能既有积极的影响,也有消极的影响(Wexler,2006)。由于这个原因,关于自由、权力、存在以及责任的问题,必须在治疗背景中得到解决。对于非裔美国人来说,这是最为基本的。之所以说这最为基本,是因为正如梅(1981)所说,

我们对他人(这些他人构成了我们的自由在其中得以发展的背景)做出反应的方式是自己选择的。只有当一个人负有责任时,他才是自由的,这种悖论在自由的每一点上都非常重要。但是,反过来说也同样正确:只有当一个人自由时,他才能担负起责任……你必须具有某种意识,即为了对它们负责任,你的决定真的很重要。(p.64)

正如梅所说,持存在主义取向的治疗师的工作,就是"帮助患者发现、建立并使用他或她的自由"(p.64)。通过将自由和有限性这两个极端整合到一起,存在主义取向的治疗师鼓励一种更"鼓舞人心的生活设计",这种生活设计提供了更多的选择(Schneider & May,1995,p.6)。换句话说,治疗师能够使来访者获得一种有意义的生活。用当前流行的话,我们可以说治疗师*授权*(empowers)给来访者。我们不应将这种授权与在许多自助书上所看到的对授权的过于简单化运用相混淆,这种授权是指在存在的意义上,逐渐地认识到个人的自由和责任,而不管周围的环境如何。

实现来访者对于这种个人责任和选择自由的觉知,是存在主义心理治疗的重要部分。关于存在、意义、自由、责任的问题以及它们所表现出来的各种症状(即,焦虑、抑郁、恐惧、怀疑),只有在这一背景中才有可能得以探讨,在这种背景下,个体的经验被理解为对治疗过程至关重要。

直到现在,我一直在试图为理解非裔美国人的经验提出一个一般性的框架。在这么做的过程中,我已暗示了一个我认为与存在主义治疗师相关的特定前提,那就是,治疗师要对社会事件、政治事件、历史事件对来访者所产生的影响保持一种觉知和敏感性。这并不是说,治疗师在对某一位来访者进行治疗之前必须要先让自己沉浸于这些领域之间错综复杂的关系,而是说,对于社会历史背景保持一种觉知有助于建立一个框架来理解来访者当前的经验。如果一位来访者曾经历过发生在卢旺达的暴行,或者在战火纷飞的苏丹发生的政府制裁下的饥荒和大规模屠杀,那么,治疗这位来访者的治疗师就当然要考虑到这些经历所带来的破坏性影响。出身于任何民族的存在主义治疗师都应该表现出社会和文化方

面的才能，或者很可能就是文崔斯和埃普（2001）所指的"文化直觉"（cultural intuition），他们将这种文化直觉描述为"咨询师从他们自身的文化出发与来访者发生关联时经常会体验到的即时的知识、感觉和默契"（p.377）。

达林的案例

达林，一位32岁的非裔美国男性，是一个心理健康机构转介给我的，这个机构报告说，根据他们的判断，让"一位黑人治疗师"来治疗可能对达林比较有益。在我第一次与达林会谈时，他看起来既焦虑又抑郁。他还表现出了体重下降和失眠等生理迹象。

达林最初是通过他所在公司的员工援助计划而得以与心理健康诊所接触的，当时他前去咨询，是因为他感觉抑郁，而且无法获得"一夜好觉"。作为这个心理健康诊所对他所进行治疗的一部分，诊所给他开了一个处方——让他到一个睡眠机构去，每周进行治疗面谈。

他的治疗师给我的报告表明，达林以前并没有情绪方面的问题，在治疗面谈开始后，他的抑郁状态和失眠状况都有所改善。这份报告把他的情绪状态归因于工作过度，并建议他请假休息。但是，在经过两个星期的休息之后，他的症状又出现了，而且达林与他的治疗师之间的友好关系也随之破裂。在对达林又进行了三个星期的治疗面谈后，这个白人治疗师断定，黑人治疗师可能更有可能把他治好。

我让达林给我讲讲他自己，以及他生活中一直到现在所发生的一些事件。他很开放，并且不慌不忙地说了起来。他描述了他的儿童早期，说这段经历对于在20世纪60年代长大的孩子来说很正常。他是家里四个兄弟姐妹中的老大，在他成长的过程中，父母都在家。他的父亲是一家建筑公司的全职电工，而且周末经常干兼职，帮人在家里安装电线。他的母亲是一个学区的食品服务协调员。他把自己的父母描述为很温暖、充满了爱心，但同时也很严厉、苛刻。他详尽地阐述道，在孩提时代，父母总是告诉他们，要努力奋斗，要过上比他们当时更好的生活。他说，他那个时候总是觉得父母这么说很奇怪，因为他觉得当时的生活就已经很好了。

虽然他把早年的生活描述为正常、快乐，但是他指出，他一上初中就开始体验到了失望的感受。他进入初中这件事意义重大，因为他遵照父母的要求上了当时一所主要是白人的学校。这个特殊的学区当时正在试验一个自愿取消种族隔离的计划，具体说来就是，黑人儿童可以自愿上以白人为主的学校，而白人儿童则继续留在他们原来的学校。达林的父母断定，上这所白人学校对他来说比较有利,因为他们觉得这所学校比黑人学校好。事实上,由于经费方面的悬殊,他们这样觉得也有一定道理。

无论如何,达林都把这个事件视作当时平静生活中的一个转折点。在他整个初中和高中阶段,他的父母总是不停地告诉他要如何证明自己,要成为比白人还要优秀的学生。而且,他的父母还告诉他,他必须一直表现出"最好的行为",因为他的老师和同学都会根据他的行为来判断他的种族。这导致他感觉到"永远都不能做他自己"。

高中毕业后,达林获得了一项部分奖学金,他上大学了。他上了两年,然后决定不上了。在经过一年的拼命寻找之后,他最终在一家货运公司找到了一份工作。他的决定使他的父母非常不高兴,他们在这一点上认为他是在"浪费自己的生命"。五年的时间里,他被层层提拔,一直到当上了片区经理,管理东南一大片。在这个位子上干了三年后,他的症状开始出现。这些症状刚开始表现为对工作的普遍的、非特异的不感兴趣,而后发展为不时地感到焦虑和抑郁。

他还透露说,这个时候他已经负债累累,经常会收到要债机构的信件,接到他们的电话。他把自己描述为有"很高的品位",这种很高的品位在他那里包括一辆新款豪华汽车、一套指定的奢华公寓以及设计师亲手设计的衣服。而且,他还表达了这样一种信念,即他认为他的下属并不尊敬他;他们认为他没有什么能力,他因为是个黑人而只能待在现在的位子上不能获得提升。他表达了对于他的债主、下属、家人,还有他自己的怨恨。他把自己的处境概括为无法让任何人满意,同时,他又努力去做所有人都想让他做的事情,努力成为所有人都希望他成为的样子。

从存在主义的角度看,我们可以把达林的焦虑感和抑郁感理解为源于其存在连续感的中断。当他的父母限定了他在生活中的位置以及他在别人面前应该如何表现时,他对于过度责任在生理上扩张感的担心就侵占了他的同一性、意义、自由和个人力量。用存在整合模型的行话来说,虽然达林对于过度责任的生理感觉代表了两极中的扩张性,但是,他的在世存在(being-in-the-world)感却变得压缩了:他关于自身选择的经验受到他感知为外部力量的限制。

不过,我们必须谨记这一点,即应该在一个社会历史背景中理解达林父母的行为。对于一个想要在白人世界获得成功的黑人来说,他或她在那个位子上必须比人们通常所预期的更为优秀。雅姬·鲁宾逊(Jackie Robinson)必须成为一名更优秀的棒球运动员;威尔玛·伦道夫(Wilma Randolph)必须成为一名更优秀的赛跑运动员;甚至在小说《猜猜谁要来参加晚宴》(*Guess who's Coming to Dinner*)中,悉尼·普瓦捷(Sidney Poitier)的主人公必须拥有大学教授这个受人尊敬的职业,才可以更为惬意地与一个白种女人订婚。达林的父母是在遵照一种社会历史情境,这种社会历史情境支配了任何想要在白人世界中获得最低限度认可的非裔美国人的行为。因此,根据他们自身的感觉经验,即需要为了扩展"规定的自我"而压缩他们"真实的自我感"来做出行动,他们出现机能障碍的扩展性一压缩性极端被达林内化了。对达林来说,当一个黑人并不是一件简单的事情,相反,他的"黑"是与其他人的"白"联系在一起。这是那些将自己局限于自身社会环境的非裔美国人所不具有的体验。但是,一旦接触到更为广阔的社会,作为黑人这个现实就会呈现出一种不同的意义。达林的自我界定被一种不允许他进行任何本体论对抗的界定给取代了。

最初对达林的治疗开始于我努力地减少那些债主们如潮水般涌来的电话和信件。我告诉他们,达林正在接受我的照顾,而且我们正在制订计划偿还他们的债务。在这些债主们的合作下,达林主要的焦虑症状——这些焦虑症状与收回他的抵押物、取消抵押品赎回权,以及一般的财政破产这些威胁联系在一起——在很大程度上消失了。他报告说,他不再感觉那么焦虑了,睡眠也得到了改善。然而,我知道,让他的债主们暂时消失仅仅只是缓解他问题的权宜之计,我也知道,必须有其他的治疗干预措施来使他行为的这个方面发生更为有效的转变。

我们有相当充分的理由要在这里暂停一下指出这一点,即存在主义治疗可能包含大量的特定技术,不仅针对不同的来访者,而且也针对处于不同时期的同一个来访者。施奈德和梅(1995,p.145)指出,"来访者对于改变的欲望和能力,是存在整合首要的选择标准。"对于达林眼前的问题(即,他的花钱习惯和债主),我发现,行为干预和理性重构(rational restructuring)将最为有效(Ellis,1962;Goldfried & Davison,1976;Meichenbaum,1977)。

他的行为发生了一些明显的改变,其中包括编制一个预算,这个预算包括固定地向他的债主还款,并卖掉一些在经济方面给他带来更大拖累的东西。同时,用认知重构或理性重构帮助他在理智和情感的水平上内化他的行为。对他来说,学会在先前感觉无能为力的情境中以不同的方式做出反应,代表了他在生活的这个领域获得了一种新的自由。作为一位存在主义治疗师,我的作用是帮助来访者获得他或她的自由(参见 May,1981)。对于治疗师来说,理解这种角色才是杰出的存在主义者。

与自由相应的是*责任*(responsibility),即做出反应的能力。虽然从某种意义上说,责任对自由有所限制,但正如梅(1981)所指出的,当责任被视作做出反应的能力,选择的范围就得到了扩展(Emery & Campbell,1986)。认知一行为技术是一种工具,帮助达林扩展其对于自身存在选择的觉知。认知到他能够以一种赋予自己力量的方式来对处境做出反应,帮助他消除其焦虑中无能为力的方面。我们应该清楚说明一点,即不要把认知-行为技术视为具有无所不包的理论地位,相反,它是一种帮助达林完成未竟之事的解放策略。

从心理动力学方面来说,可以将达林的自由消费模式看做是由一种前俄狄浦斯的过分满足所导致。这是一个不应忽视的问题,而且可以为以洞察为导向的治疗师提供重要的理解。不过,完全诉诸内在动力只能使来访者感到更为安慰,并进一步增强来访者的受害者地位。关于存在、意义、自由以及责任这些基本的问题,不能在这个背景中得到解决。而且,这样也几乎没有空间来理解社会历史背景。

我发现,有一种特定的心理动力学观点与我发展的对达林的整合理解非常相关,那就是阿尔弗雷德·阿德勒(Alfred Adler)的自卑-超越情结理论(Ansbacher & Ansbacher,1956)。简单地说,这个理论说的是,每一个人都会朝着一个选定的目标前进,并因此从相对自卑的感受走向优越感。这包括想要成为一个有价值的人。达林努力从没有自我价值、软弱、毫无意义、缺乏自由的自卑感,转为拥有自我价值、力量、意义以及自由的优越感,他的这种努力可以根据阿德勒的个体心理学来加以总结。从这个视角看,达林的情感和行为明显是"神经症"的。

不过,在此处结束分析将忽略很重要的一点。在阿德勒看来,这些情结是在个体内部产生的,对于这一点,我没有任何怀疑。但是,对于作为非裔美国人的达林来说,自卑感并非来源于阿德勒所谓的"器官"自卑或"出生次序"自卑,而是来源于深深地扎根在被内化了的社会历史背景之中的自卑。在这个国家作为主权国家建立之前,非裔美国人一直都被视为一种低等的存在。

达林并没有把自己知觉为一种积极的力量,能够支配自己的生活,并且能够产生各种可能性,这一事实具有超越家庭和环境之外的重要历史意义。虽然我认为这是非常重要的一点,但我并不想提出,达林或者任何其他的非裔美国人是被历史"固定下来的"。我的意思只是说,治疗师应该扩展他或她的理论取向分界线,这样才能把握住来访者存在处境的全部内涵。

在帮助达林采取一些措施来控制他的经济问题以后,更为重要的工作开始了,这项工作就是帮助他认识到自己在实现自我价值以及获得力量感中的角色。从根本上说,这是每个人的任务,也是由每个人来决定,因为治疗师不能替来访者决定如何形成这种自我价值感和力量感。不过,治疗师可以通过仔细地区分出来访者所关注事情的优先次序,从而促进这种觉知。

达林所关注的第一件事情是,他对自己的生活方向感到不满。在他看来,他已经尽了一切努力来弥补当时从大学辍学给父母带来的失望。他所关注的第二件事情是,尽管他被认为极其胜任他的工作,并且应该得到下属的尊重,但是他却感觉被他们嘲笑和轻视了。因此，他为了满足所有人的期望并取悦所有人而付出的一切努力，最终只能导致他产生没有成为自己的感觉。

为了抵消他对自己的负面总结，我要求达林列出他所认为的自己的优点。让我感到惊讶的是，尽管他很沮丧，但他还是能够列出相当多的优点。这些优点中包括良好的人际关系技能、智力、坚持以及忠诚。他认为自己大部分时候能够建设性地处理不幸的事件，并且能够对他人产生深刻的共情。然后，我让他关注所列出的每一个优点是如何在他所做的一些生活选择中发挥作用的。

这项练习使他认识到，他当时从大学辍学的决定是基于他的这一愿望，即坚持自己的自由，摆脱在当时规定其存在的环境、家庭以及社会的约束。我指出，正是他的那些优点，才使得他在没有大学学位的情况下，根据自己的条件在社会经济领域获得了成功。他能够看到，甚至是在他当前的工作中，他的这些优点也一直是他能够取得进步的源泉。

这项练习所完成的是，重构达林附加于其选择之上的意义（参见 Dilts,Grinder,Bandler,& Delozier,1980）。一旦他开始从一个不同的视角来看待他的选择，我就提出关于责任的议题——一种使自由受限的责任（May,1981），以及进行回应的能力——一种扩展选择范围的能力（Schneider & May,1995）。我让达林思考一下，他认为什么是他生活中主要的转变性选择，并且说一说对每一选择所应负的责任，他是如何接受或不接受的。同时，我还问了他一个问题，即对他当前处境中的任何困难，他是如何能够以一种将授予他权力的方式做出反应的。

这些问题就像是催化剂，不仅有助于达林理解自己的存在自由，而且有助于他理解自己在行使那种自由时所应负的责任。顺便说一句，上述练习可以用于任何一种治疗取向，但是这些问题的本质是存在主义的。这项练习给了达林一个机会，让他可以把自己体验为一个与其环境相分离的实体，能够根据自己的主动性进行回应，而不仅仅只是做出反应。

最后，我向达林讲述了种族主义及其相伴随的影响（即，自卑感、自我怀疑、缺乏自我价值感，等等）这个压倒性的问题。他所指出的这些特殊体验——他相信他必须比白人更为优秀才能被平等地接受，或者他相信他在事业上所取得的任何进步都是由于他的种族，而不是由于他的能力——当从某个社会历史背景看，两者都具有真实的成分。用心理代言人解释（即，自卑情结、偏执狂，等等）来使得这种体验无效的做法，只会导致这种体验变得"神秘化"（Laing,1967），并进一步歪曲这种体验（Laing & Cooper,1971）。换句话说，对达林而言，重要的是，要理解他感觉受害的当前态度的社会历史前提。从某种客观的意义上说，他的体验是否有效无关紧要。之所以说它无关紧要，是因为社会历史背景为这些种族主义态度的盛行提供了可能性。不过,对达林来说,同样重要的是,要认识到他自己在行使自由时的责任,以超越社会历史背景的消极限制。达林最终要面对的不是外界强加给他的自卑和自我怀疑,而是当不仅要压缩责任,而且要压缩反应能力时从内心产生的自卑。

对达林来说,当他开始体验到自己是一个与他的种族相分离的人,也就是说,一个可以自由选择、自由行动、自由存在的人时,自卑和自我怀疑的面纱就被揭开了。尽管种族可能是同一性的一个来源,但是,无效的种族－文化遗产(即,非存在、自卑)与有效的即时体验(即,自由、意义、存在)在一种包括社会历史背景的存在相遇心中得到了调和。要想消除过去或现在的社会背景所产生的影响是不现实的。不过,随着意识到一个人的个人历史和集体历史并不会决定当前的选择,而是说,承认过去是为了个体可以富有成效地超越过去,以促进自由的循环,自由就产生了(Fanon,1967)。

达林走向解放和自由的旅程开始于他的这一认识,即当他承认自己对于那些选择所负有的责任时,他过去所做的选择在当前也可能是有意义的。而且,他个人承认自己的反应能力,为他展现了迄今尚未被认识到的潜能。

最后,我想说的一点是,治疗师的种族/民族传统并不重要。重要的是,治疗师要有广泛的教育背景,这样他或她才能对来访者所受到的社会历史影响有必要的敏感性。存在主义框架能够为那种理解提供非常宝贵的视角。

参考文献

Ansbacher, H., & Ansbacher, R. (1956). *The individual psychology of Alfred Adler: A systematic presentation in selections from his writings*. New York: Basic Books.

Cockerham, W. C. (1985). Sociology and psychiatry. In H. I. Kaplin & B. Sadock (Eds.), *Comprehensive textbook of psychiatry IV*. Baltimore: Williams and Wilkins.

Dilts, R., Grinder, J., Bandler, R., & Delozier, J. (1980). *Neurolinguistic programming: The study of the structure of subjective experience*. Cupertino, CA: Meta Publications.

Ellis, A. (1962). *Reason and emotion in psychotherapy*. New York: Lyle Stuart.

Emery, G., & Campbell, J. (1986). *Rapid relief from emotional distress*. New York: Rawson Associates.

Fanon, F. (1967). *Black skin, white masks*. (C. L. Markman, Trans.) New York: Grove Press.

Goldfried, M. R., & Davison, G. C. (1976). *Clinical behavior therapy*. New York: Holt, Rinehart and Winston.

Grier,W.,& Cobbs,P.(1969).*Black rage*.New York:Bantam Books.

Johnson,J.(1992).D.C.counselors speak out on King verdict and its underlying problems. *The Advocate*,16,6—7.

Laing,R.D.(1967).*The politics of experience*.New York:Pantheon Books.

Laing,R.D.,&Cooper,D.G.(1971).*Reason and violence*.New York:Vintage.

May,R.(1981).*Freedom and destiny*.New York:Norton.

Meichenbaum,D.(1977).*Cognitive-behavior modification*.New York:Plenum.

Schneider,K.J.,& May,R.(1995). *The psychology of existence:An integrative,clinical perspective*. New York:McGraw-Hill.

Vontress,C.E.,& Epp,L.R.(2001).Existential cross-cultural counseling:When hearts and cultures share. In K.Schneider, J.Bugental, & J.Pierson (Ed.), *The handbook of humanistic psychology:Leading edges in theory,research and practice*. Thousand Oaks,CA: Sage.

Wexler,B.(2006).*Brain and culture:Neurobiology,ideology,and social change*.Cambridge,MA:MIT Press.

人格主义的存在主义:一种土著美国人的视角

罗亚尔·阿尔舒普

罗亚尔·阿尔舒普,博士,索诺马州立大学(Sonoma State University)新人本主义心理学项目的治疗师和负责人。他是位于加利福尼亚阿卡达的超个人与存在主义心理治疗中心(Transpersonal and Existential Psychotherapy Center)的合作主任,并在北加利福尼亚与不同文化的来访者一起生活超过了 35 年,为他们辩护,还为他们提供咨询。他特别感兴趣的领域是心理健康专业人士的社会意识。

人格主义的存在主义把人类人格看做是神圣的,并且强调内在生活和外在生活都是神圣的。与造物主的最高人格进行一次"我和你"(I and Thou)的会心,通过在人类生活的三个方面进行会谈发生:(1)人际关系;(2)物质的自然世界;(3)内在的心理现象。人格主义的存在主义将相互联系的美学意识、神圣意识、社会意识和政治意识都囊括其中。超个人现实和存在现实在神圣的以及世俗的生活事件中获得了理解。与最高人格所进行的我一你会心产生的狂喜和神圣敬畏,在任何时间、任何地点,通过任何物体、任何人或者任何事件都可以体验到。它既不局限于内在的、个体的神秘性,也不为社区礼拜和仪式所特有。个人与最高人格的关系产生了一种存在(being)感和生成(becoming)感,这种感觉是自然产生的,并在与自我、他人以及自然的不断对话中不停地继续下去。它被包含在形式(form)之中,并且在存在的、具体的、日常的生活中经常体验到。

弗洛拉·琼斯(Flora Jones)是温图(Wintu)的女巫医,她说,灵性就好像是和人类共同存在的活着的人格。有以下论述为证,这段论述引自克努森(Knudtson,1975):

这就是灵性告诉我的——把我的人都聚集到一起……不管是谁,只要他拥有神圣的地位,就必须把他唤醒,就像我现在在这里所做的——将我熟悉的世界埋藏在心底,并与精神世界待在一起。对它们而言,是为了帮助我;而对我而言,是为了帮助我的人。(p.14)

弗洛拉·琼斯所表达的人格主义是大多数非裔美国人和美国印第安人传统的基础。这两种传统都拥有一个双重主题,即在世存在(Being-in-the-World)和超世存在(Being-beyond-the-World)。这种最高人格被体验为一种整合的智力和爱,它通过神话、仪式、礼拜、梦以及幻想的原型表现出来。

天地之间(Between)交汇处的原型灵性证实,最高人格存在于人类人格之中,而且,在交汇处的最高人格是存在的基础(the Ground of Being)。作为一种活着的人格,最高人格为人类提供爱、知识、神秘、礼物和分享。这种我-你会心使人们觉察到了大量的迷恋和恐惧、命运和自由、死亡和生命、焦虑和欢乐、兴趣和惊奇、爱和羞耻、内疚和兴奋。

人格主义的存在主义来源于我的实践和理论,通过与美国印第安人和非裔美国人的对话而进行一系列理解和解释的过程中所得出。亚历克斯·黑利(Alex Haley)在他的著作《根》(Roots,1976)中,描述了孔塔·金特(Kunta Kinte)的父亲是如何将他刚出生不久的儿子赠送给宇宙的。他写道,"他把小孔塔抱在他强健有力的臂膀里,他走到村子的尽头,将他刚出生不久的儿子高高举起,他脸朝着上天,柔声地说道……瞧——这就是唯一比你自己更伟大的事情"(p.13)。黑利所表明的意思是,这个活着的宇宙是孔塔·金特的父亲/母亲,而且,这个孩子的人格是神圣的。在纳瓦霍人(Navajo)的传统中,如果有人将自己的婴儿高高举起,面对着太阳父亲(Father Sun),并且说,"太阳父亲,这是你的孩子"(J.Rivers & Norton,私人通信,June 1,1992),那么,他所表达的就是,宇宙是有人性且充满爱心的。纳瓦霍人的婴儿是这个活着的宇宙的直系后裔,因此,其人格是神圣的。非裔美国人和美国印第安人的传统证明,在人类人格和最高人格之间存在着一种持续的对话,这就表明神圣和世俗之间并不完全分离,而是形成了一种相互联系的形而上学现实,这种现实在每次我-你会面中被重新神化。

美国印第安人的仪式强调人类人格的神圣性。胡帕划船舞(Hupa Boat Dance)仪式为神秘主义造就了神圣的空间,这种神秘主义使得整个社会恢复了活力,而且使得部落成员在对造物主的知觉方面感到很特别。这是部落成员知道他们已经得到了造物主认可的一种灵性。划船舞非常尊敬死者,帮助他们的灵魂横跨时空进入伟大的神秘(Great Mystery)之中。同时,它也是一种提醒活着的人的仪式,提醒他们,他们是神圣的,而且在这种提倡公有社会的世界观中,每一个个体都非常重要。来自于这种舞蹈的原型声音,以及观察者/参与者的原型体验,使得这种严肃的本体论死亡事件成为一种美的体验。

接下来所提供的这个案例是为了证明以人格主义之存在主义为基础的有效心理治疗及其在美国印第安来访者身上的应用。治疗美国印第安来访者的心理健康专家需要练习让精神永存(indwelling),它可以使治疗师和来访者在一个文化背景中结合起来,并进行适合于这种文化的诊断和治疗。让精神永存需要专业人士去参加集会和如划船舞这样的仪式,参加部落成员的葬礼,到邻近家庭和一些大家庭去做家访式的心理治疗,以及和印第安巫师一起工作。治疗师还需要实践交流性的社会活动,这指的是用文化知识来教育和告知县、州以及联邦机构的工作人员有关生活各个方面的文化价值观和态度,这些方面包括他们在对美国印第安来访者进行专业治疗时所涉及的死亡、沉默、有限性和自由等。

这个案例是有关美国印第安人的,尤其在那些家里有人死亡的案例中非常典型。尽管我们不谈论死亡的问题,但对于死者和幸存者来说,文化传统提供了在仪式和典礼中确定下来的死亡体验。在有关美国印第安青少年的案例中,经常会涉及青少年司法系统。美国印第安文化严禁谈论死者,对此种文化不熟悉的非印第安裔治疗师可能会在法庭报告中做出这样的假设,即这位印第安青少年来访者不配合治疗。例如,这个年轻人可能不会透露,他或她最近由于某人去世而导致情绪创伤并引出药物滥用的问题,而不熟悉这种文化的治疗师将会给这个不透露信息、不说话的印第安年轻人贴上不可治疗(untreatable)的标签。在这样一种情况下,地方检察官通常会建议将那位年轻人送进提供住宿的治疗机构或州少管所。通常情况下,那些地方都远离这个年轻人的家,这让他或她与家庭、部落、风景、巫师这些具有康复性的文化基质分离了开来。这种分离往往会进一步恶化这个悲伤的过程,而且对大多数美国印第安年轻人来说,会让他们在死亡和悲伤的创伤之上又加上创伤后应激的症状。

美国印第安人的心理学和世界观坚持认为,正是在心智和心灵沉默的孤独中,伴随着仪式的进程,一个人才能理解个体的有限性和自由。当一个美国印第安年轻人感受到处于主流文化中心理健康专业人士的压力,而被迫谈论家里的一位死者时,他或她就会非常痛苦地陷于文化价值观的冲突之中。这种文化冲突充盈着如何处理死亡体验带来的恐惧、失望、焦虑、孤独以及有限性的感受。美国印第安文化规范规定，一个人只能怀着尊敬的心情来谈论死者，且比起冒险将死者的灵魂拉回到这个世界上来，最好完全不谈及。治疗师对于沉默、话语、仪式以及祖先之重要性的无知，会破坏来访者和治疗师面谈中的对话式康复过程。与法庭的威胁相比，部落传统是更为强有力的因素，决定这个年轻人将与心理治疗师分享什么。

一个美国印第安女孩的案例

这个案例研究涉及的是一个 15 岁的美国印第安女孩，她抵制接受关于药物滥用的治疗，而这正是她因家人去世未解决的悲伤而导致的症状。她已经看过大约五个在文化方面感觉比较迟钝的治疗师，这五个治疗师都是青少年司法系统给她推荐的。这些治疗师的报告一致地给她贴上了*沉默*（silent）、*抗拒*（resistant）的标签，并得出结论认为，治疗对她而言没有什么效果，因此，把她监禁在少管所是唯一的解决方式。

第一次面谈　这个美国印第安女孩在第一次治疗面谈时就说，她曾在一次部落仪式和葬礼上见过我，而且，她信任我。接着，她陷入了大约十分钟的沉默。然后，我跟她讲了一个小狼和野牛的故事，这个故事讲的是传统以及个人在传统中的角色和作用。在传统的印第安故事中，小狼和野牛被看做既是超个人的，也是存在主义的，而这些故事的教义是促进在神圣和世俗之间保持平衡的道德发展。小狼和野牛的故事成为她与现实相联系并替代治疗师的一块试金石。这个故事让她从沉默中走了出来，使她感觉受到了关爱，她开始变得兴奋，并受到了鼓舞，而这有助于她将个人经历与神话故事联系起来。在我的建议下，她满腔热情地用艺术材料做了一幅抽象派拼贴画，象征性地表达了她自己。

通过将她的内心感受及其部落传统的关爱投射到这幅拼贴画的象征之中，她就能够像这个故事所表达的那样在认知和情感方面整合她的部落道德传统。讲这个故事使她察觉到，她正在做出的这些选择使她远离了原来的"生活道路"，使她在心理和精神上都失去了平衡。她用酒精和药物来掩盖自己不和谐、不舒适和痛苦的感受。

通过讲故事和艺术制作，她对于自己的个人神话以及这个神话如何在更大的部落神话中展现有了一种体验。她看到，她的个人生活史反映在了这样一个既普通又神圣的角色（小狼）上，它与完全超个人的伟大精神（野牛）进行斗争。通过小狼和野牛这个故事，学习和道德发展的认知领域和情感领域都被唤醒了，而且她还恢复了自我觉知。

第七次面谈　在这次面谈中,我给这个印第安女孩布置了一项任务,即做一幅拼贴画来表示她如何看待自己的部落,以及这个部落在她的生活中代表的是什么。在制作拼贴画的过程中,她的部落故事展现出来了,而且她表达了自己从被造物主认出的体验中所感受到的安全、安心、归属和爱。在制作这幅拼贴画的过程中,被造物主认出使她产生了一种整体意识和一种高峰体验。她的拼贴画展现了一片风景,这片风景在一定范围内象征着她的部落。仪式、风景以及造物主这些象征所表达的意思是,这些现实的试金石和她进行了个人的谈话,在其部落土地的神圣大教堂内使她对于自己的印第安人身份打消了疑虑。她这幅拼贴画中的象征使她的态度产生了一种转变,从抑郁、压缩、有限性的态度转向欢乐、扩展和自由的态度。

在这次面谈快要结束的时候,这个女孩更为自信了,而且似乎有了更多关于她如何在日常生活的范围内适应生活的感觉,因为她感觉到有了中心。她开始谈论自己是如何丧失存在感和同一感的。现在,她可以看到自己在这个神话世界内的有限性,但她也由于在高中的时候没有被迫顺从那些非印第安少年而宣称自己是自由的,这让她深受鼓舞并感到兴奋。现在,她看到,遵从其部落的道路以及严谨生活的道德规范,可以帮助她摆脱甲基苯丙胺成瘾。这使她产生了一种体验,即印第安传统的局限性如何也为给她提供了意义、目的和自由。

第十二次面谈　在这次面谈中,我建议她做一个拼贴图,关于她的家人以及其家庭成员在部落社区中所扮演的角色或所发挥的作用。我还跟她讲了另一个关于小狼的故事。在这个故事中,小狼逆转了由于伐木工人的贪婪而导致的破坏景象。身穿蓝色上衣的伐木巫师让所有的树都回到了树林中,他们把树重新放回了泥土里,把主干和树枝重新连接了起来,并因而重建了动物们所有的自然栖息地。美国印第安人的故事把意识和无意识结合到了一起,并因此给印第安人提供了一种深刻的方向感和目的感。在这个心理过程中提供意义的结构,便是存在主义者称之为*意向性*(intentionality)的东西(May,1969)。

这个女孩满怀热情地开始制作一幅新的拼贴图,这幅新的拼贴图表现的是她的家庭成员,他们既是舞蹈者,同时也是伐木工人。她的家庭成员按照传统穿着华丽的舞蹈服装,带着舞者,参与这种使地球回到平衡状态的部落复兴仪式。艺术创作的时刻实际上就是她人格的一种复兴,因为这给了她作为一个印第安人的真正的同一感。这种将她的家人视作伐木工人(他们同时也是为地球之平衡而工作的舞蹈者)的情感觉知,使她感觉到与我有一种深刻的我一你的交会。

这种对话式在场是真正的治愈性事件,因为这使她感觉到了自己与一位真正对她的家庭神话和部落社区感兴趣的治疗师之间的关联。她为自己是她的家庭和部落中的一员而感到骄傲,她的自由感通过她的欢乐和兴奋而溢于言表。

此后还进行了几次面谈,在这几次面谈中,这个女孩进一步加强了她的印第安人同一感。她开始按照她的传统来生活,而且,她还因为自己的家人在部落社区中所扮演的舞者和舞蹈服装制作者这样的角色而感到自豪,这种自豪感帮助她戒除了毒瘾。一年后,她解除了缓刑,并成了一名好学生。她作为一个部落成员的那种新的、更为强烈的同一感,帮助她战胜了在她失去那些吸毒朋友时所产生的孤独感,而这给她提供了一个具有更大自由和潜能的背景。

在心理治疗中,死亡和悲伤的问题通过讲故事、艺术创作、梦的工作这些非直接的象征过程(这些过程尊重她的沉默需要和存在感)而得到处理。在治疗期间,她做了一个使自己感到安心的梦,她梦到她的家庭成员在从普通生活到精神世界的旅程中一直都是活着的。这个梦缓解了她的抑郁和悲伤,并使她回到了部落生活的道路中。

结　论

为了创造与美国印第安来访者之间的治愈性对话,心理健康专业人士需要对以下几点保持警惕:

1. 神话世界观以具体的、存在的日常生活事件为基础,反映了超个人的和存在于宇宙万物中造物主的人格主义。

2. 所有人的人格的神圣性。

3. 最高人格的社会存在,它通过各种现实的试金石——仪式、故事、歌曲、梦、幻想、舞蹈所穿的华丽服装以及更具全球性而非地域性的视野——来与美国印第安人交流。

4. 美国印第安来访者的独立性、独特性和完整性是对最高人格的讲话做出的回应。

5. 美国印第安人的个性发展过程有助于维持并发展出一种"我们"心理学,而且,有助于通过参与群体而导致个性的发展。

6. 在治疗环境中,当美国印第安人的同一性或存在感、他们的部落家庭以及他们的个人神话在我—你交会的时刻展现时,对其做出进一步的确认非常重要。

7. 通过参加仪式、拜访一些家庭、与部落医治者一起工作,以及参加交流性社会活动,来练习让精神永存,很有必要。

存在主义心理治疗师利用讲故事、艺术创作以及梦的工作,促进了创造性的暂停(creative pause),正如罗洛·梅(1981)所描述的:

暂停(pause)是创造性的本质,更不用说是独创性和自然性的本质了。一个人除非能够让自己周期性地放松,使紧张得到缓解,否则的话,他就不能利用前意识或潜意识中的丰富内容。正是在这种情况下,这个人才让沉默起作用的。(p.176)

最后,在对美国印第安来访者进行心理治疗时,利用沉默或创造性的暂停,以及通过讲故事和艺术创作来运用部落的象征系统,从本体论方面来说很有必要。在治疗环境中,沉默创造了这样一种背景,在其中,对立的内在冲突——死与生、无意义与意义、有限性与自由——能够得到创造性的解决。沉默使各种象征得以显现,并且将不安的心灵整合起来。通过在治疗面谈中使用部落象征,治疗师便可以目睹并进一步证实印第安人的完整性。通过这种方式,我-你的交会就创造出来了,并使来访者得以面对他或她的自由。态度的这种转变带来了存在主义的治愈功效。

参考文献

Haley,A.(1976).*Roots*. New York:Doubleday.

Knudtson,P.N.(1975,May).Flora,Shaman of the Wintu.*Natural History*,6—18.

May,R.(1969).*Love and will:A search for the sources of violence*. New York:Norton.

May,R.(1981).*Freedom and destiny*.New York:Norton.

第六章　关于性别、权力和性的
存在整合取向

　　可能是由于其父系血统，或者是因为关于其哲学所揭示的东西实在太少——无论是哪一种情形，存在主义治疗都很少与有关性别、权力以及性的女性主义分析相联系。这是非常不幸的事情。正如下面的案例研究将会证实的那样，对于女性（以及男性）在性别、权力以及性方面的冲突的女性主义理解，与存在主义的主题有着密切的联系。在这些主题中，不仅有自由、有限性、压缩、扩展、焦虑以及责任，而且还包括勇气、在场以及会心（后面这些主题也同样非常重要）。在第一个案例研究中，劳拉·布朗（Laura Brown）对于作为意义创造之基础的权力（它与自由有着密切的联系）进行了剖析。在她对埃玛（Emma）所进行的治疗工作中，布朗博士通过在场、平等关系以及示范，为授权（empowerment）提供了必要的条件。从那里开始，布朗就帮助埃玛在各种关系中体现她的权力，从她与布朗博士的关系，一直到她与爱人、领导以及社会的关系。尽管在这条路上有一些挫折，但布朗博士帮助埃玛认识到了她需要优先考虑的主要事情，这包括她对于自己是一个女性同性恋者的认同，寻找一个受法律保护的伴侣，以及她对于一种犹太灵性的追求（尽管她接受的是基督教的教养）。

　　琼·蒙海特（Joan Monheit）以一种相似但却相当独特的叙述，阐明了马西娅（Marcia）的案例，马西娅是一个28岁的双相障碍来访者，她挣扎着想摆脱自己的女性同性恋关系。尽管蒙海特的研究关注的焦点是同性恋认同（gay identi-ty），但马西娅的案例引出了关键的存在主义问题。其中包括：马西娅为摆脱她的宗教传统和精神传统、获得自由而做出的斗争（与布朗研究中的埃玛不同，马西娅反对的是她的犹太信仰和社会关系）；她由于自己是同性恋者而害怕被家人抛弃的恐惧；她为坚持自己的权利并在这个世界上变得更为显眼而做出的斗争；

以及她为了将自己的性、文化和精神这些方面整合到一起而做出的斗争。凭借着实践性资源和经验性资源,蒙海特帮助马西娅为她的双相状态、她在经济上的依赖性,以及她与所爱的人之间歪曲的关系找到了一个立足点,并最终为她给自己的虚弱态度找到了一个立足点。通过一种充满活力的具体化联结,而且在经过了艰苦的四年之后,蒙海特最终帮助马西娅重新承认了她曾否认的自己的一些部分——她的同性恋关系、她的宗教信仰、她活着的权利,甚至是她与周围那些人所不同的生活。这些部分几乎不具有什么更高的天赋。

在本章最后一个案例研究中,艾琳·塞林(Ilene Serlin)对其单身女性来访者的生活中所存在的自由和有限性(或酒神式渴望和日神式渴望)、向死而生,以及孤独与群体这些存在主义问题之间动态的相互作用进行了探究。通过将诗人安妮·塞克斯顿(Anne Sexton)的斗争与她很有特点的来访者玛利亚(Maria)的那些斗争进行对比和对照,塞林使得一种女性的存在主义观点变得丰富、生动了起来。尤其是塞林表明了削弱性欲和精神、野性和娘娘腔之间虚弱的对立,是如何可以富有成效地得到会心和转化的。利用她的梦和象征性生活、真正的会心以及经验性的沉浸(immersion),塞林博士支持玛利亚走上了这条整合的道路。这是一条许多人(更不要说单身女性了)都挣扎着前进的道路,但有机会能够顺利走完这条路的人就太少了。这样,塞林博士便展示了一种挑战——不仅对她的来访者,而且对这个职业。

女性疗法,一种创造意义的实践:
没有权力,哪有意义?

劳拉·S.布朗

劳拉·S.布朗,博士,她是一位女性主义心理治疗师,从 1979 年起一直在西雅图从业。她撰写了大量关于女性疗法的理论、伦理学和实践的著作,其中包括获奖图书《颠覆性的对话:女性疗法中的理论》(*Subversive Dialogue:Theory in Feminist Therapy*)。她的研究主要关注于对复杂创伤(complex trauma)幸存者所进行的心理治疗。

女性疗法是一种植根于对人类生活和人类悲痛中出现的性别、社会地位问题进行女性主义政治分析的治疗理论。女性疗法这个模型诞生于 20 世纪 60 年代后期和 70 年代早期的女性主义运动,它开始是作为一种对于当时所实践的心理治疗的压迫性动力学的抗议,在那些压迫性动力学中,通过在治疗办公室中将正常的体验病理化，以及将刻板的二分的性别角色定为心理健康的标准，从而强化了女性在文化方面的从属状态(Brown,1994)。

由于女性主义关注家长制文化是如何压制人的，因此，它一直以来都对人们体验权力和无权的方式感兴趣(这种权力和无权源于对压制、边缘化、沉默以及羞耻的体验)。尽管女性疗法的分析后来得到了扩展，将来自于诸如文化、社会阶层、种族、性别、灵性、残障、殖民地化以及污名这些社会领域范围的压制和去权力化(disempowerment)也囊括于其中，但是这一领域最初感兴趣的是性以及性别形成那些体验的方式。因为人类被视为拥有交叉的、多重的身份(Root,2000)，其中每一个身份都可能在个体生活的不同时刻占据最为显著的位置，因此，女性疗法不仅关注社会背景赋予这些不同身份的意义，而且还关注这个个体赋予那些身份的意义。授权和意义创造是女性主义实践的主要关注点。

维克托·弗兰克尔(Viktor Frankl,1963)曾非常出色地写道，历史上一些去权力化最为严重的人，即奥斯威辛集中营中的犹太人，是如何在死亡营的完全无意义之中寻找意义的，他说，

曾生活在集中营中的我们都能记得那些人，他们走过一个个的营房，安慰着他人，将自己的最后一片面包分给其他人。从数量上说，这些人可能是少数，但是他们提供了足够的证据，证明了这一点，即一个人的所有东西都有可能被剥夺，但除了一样:人类最后的自由——在任何既定的环境中选择个人态度的自由，选择自己道路的自由。

从女性疗法的立场来阅读这些文字，有可能会做出这样的解释，即对于这些个体(他们做出了存在主义的选择，作为一个人来行动)来说，意义创造的一个成分是让自己变强大的能力。也就是说，通过做出一个选择——选择与他人建立联系，给他人提供食物，选择自身被关押之前的价值观来行动，而不是完全被他们周围的恐怖所控制与限定，也不为纳粹掠夺者导致的人性缺失所控制和限定——与弗兰克尔同在一个集中营的犹太人在最为无力的地方找到了力量。在这种致命的深深压制中，他们拒绝让这种压制内在化，照此说来，与那些看守和杀害他们的人相比，他们在这个重要的维度上要更为强大一些，从存在方面看，他们要更为自由一些。

因此，我们可以将授权(empowerment)这种女性主义实践中的核心动力理解为一种非常适合于任何意义创造过程的价值观，而无能为力(powerlessness)对于充分地参与存在主义心理动力(这种存在主义心理动力是生活赋予我们所有人的)来说则是一大障碍(Yalom,1980)。尽管并不是每一个女性主义治疗师

都会将关注的焦点放在有关权力和无权的问题,或者突出这些问题的重要性,将其视为存在困境,但是,我相信,这些困境不可分割地交织在在女性疗法事业中。女性主义意识的发展,也就是说,意识到一个人所受到的压制并不是他自己的错,而是文化规范的反映,而且,从相当大的程度上说,解放的工具可能在个体自己的手中,这是每一次女性主义治疗面谈的目标(Brown,1994)。我们可以将这样意识看做是一种描述存在活力的方式,同时也是对社会背景之下的政治现实的细致关注。就像存在主义心理治疗师已经指出的一样,充分地接触生活现实会导致健康的悲伤(Yalom,1980),女性主义治疗理论也因此提出,一个具有充分活力且被授予了权力的个体,将会对不公平、不公正以及压制性的生活现实感到悲伤(Brown,1994),而且,他们将会逐渐地理解自己如何成为一个更大文化环境(这个文化环境会对他们产生影响,他们也会对这个更大的文化环境产生影响)的一部分。

女性疗法认为,权力不仅仅是对资源、人以及物资的控制,这是主流文化中解释权力的惯常方式。这个概念在反映主流文化价值观方面被认为是有限的,将权力局限于少数有特权的人。而女性疗法还关注于所有人都能获得的权力,而不考虑他们是否能获得控制他人的权力。一个有权力的(powerful)人知道他或她自己所思考的内容,并能够批判性地考虑自己的想法以及他人的想法。有权力的人们知道他们在产生某种感受时所感觉到的是什么,并能够将他们的感受作为一种有用的信息来源。他们并不麻木;他们当前的感受就是关于当前的,不是过去的体验,也不是将来可能的体验;而且,他们能够自我安慰,并以不伤害自己也不伤害他人的方式来控制自己情感。有权力的人能够对他人产生有效的影响,并能够很灵活且具有影响力,而不会经常导致负面的结果。有权力的人们与其身体是保持接触的,能够接受现实的身体,而不是将注意力集中于使身体或者身体的某个部分变得更强或更弱一些,而且,有权力的人们不会故意做一些伤害身体的行为。有权力的人们能够知道自己的性欲望,并能够以一些会产生愉悦结果(这些结果与他们的价值观是相一致的,而且不会遭遇一些不寻常的困难)的方式来进行性行为。有权力的人们都拥有意义创造的系统,这能够帮助他们对生活中的存在主义方面的挑战做出反应,并给他们一种舒适感和幸福感。

成为有权力之人的所有这些方面,只有通过将我们的来访者视为完整的人来进行会心才能唤起,这是一个生物心理-存在主义/精神的框架。授权给那些我们作为女性主义治疗师进行治疗的人们,让他们能够充分地活着,能够形成这样一种意识,即他们自身并不是问题之所在,但是在他们手中确实掌握着解决问题的方式,这便是我所描述的"颠覆父权制"(subverting patriarchy)(Brown,1994),它会出现在陷于悲痛之中的人们的大脑和内心之中。我已经得到一位女士的允许,在这里说一说她的一些故事,以此来论证女性疗法是一种意义创造的实践,对于这位女士,我已断断续续地给她治疗了 20 多年。这是一个关于长期的、细致的授权过程的故事,关于一个女人如何被我(她的治疗师)和她自己了解和理解的故事。

在你们读到这段文字的时候,埃玛(我在这里是这样称呼她的)已经阅读过,并已经对这篇小短文做出过评论。她关于自己意义创造体验的视角与我的观点相碰撞,并被整合进了这本书中。因此,尽管我在这里不能写出她的真实姓名,但她已经提供了她的反馈。我直接地呈现了她的话语,而且更为重要的是,在我对她进行治疗的过程中,她一直都是她的意义创造叙事的原作者。女性疗法一直提倡建立合作性的平等关系,在这种关系中,双方都被视为专家能手,都将重要的技能带到了台面上。作为一位治疗师,我能够创造一种让授权和意义创造得以发生的背景;而我对其进行治疗的人们,他们自己确定是什么为创造了意义,以及在那条旅途上必须采取哪些路径。我要求人们以不同于以前的方式去觉知、去认识、去看并倾听他们自己;我还颠覆并解构了他们知晓的那些有问题的现实。只有来访者才有能力来实施那个颠覆的过程,并决定以何种方式来具体体现和实施这个过程。

埃玛的案例

埃玛是一个快 60 岁的欧裔美国女人。她不是家里孩子中的老大,也不是老小,不过是家里唯一的女儿,在中西部一个乡村社区的家庭农场中长大。她的家庭文化是一种恐惧、麻木的文化;虽然不曾有人对她施加过任何明显的身体或性方面的虐待性行为,但是,在她还是一个小孩子的时候,家里基本的宗教信仰就使她感到非常害怕。礼拜充满了各种关于地狱和地狱之火的意象,以及关于所有人都可能陷入安逸的各种预言。除了在儿童早期时,跟埃玛十分亲近的一位年长的家人曾对她表现出关爱行为以外,在她的家人中,没有人会表现出热烈的情感和身体上的亲密接触。由于恐惧是她家中所存在并被唤起的一种情感,因此,许多年以来,恐惧一直都伴随着埃玛的生活。她的许多决定都是以恐惧为基础而做出的;让她摆脱恐惧,直到她能知道自己的欲望,以及选择如何或是否表现这些欲望,已经成为我们治疗的一个中心主题。

在很小的时候,埃玛就知道,她对其他女孩非常感兴趣,她认识到,这种欲望不仅是被禁止的,而且是一种罪恶,这种罪恶将会使她永远地陷入地狱之火。不过,欲望是一种强有力的东西;她和中学时代的情人(通常装成仅仅只是好朋友、室友)做了那个年龄的许多女性同性恋伴侣所做的一切事情:她们逃到了西雅图，这是一个离家很远的大城市，在那里，没有人认识她们。但是，即使在那里，恐惧依然控制着她。尽管她已经很安全，不用再去做礼拜，并因此终止了每周遭受一次地狱威胁的创伤，但是，作为女性同性恋者在这个世俗社会中被人看见、被人知道并遭受惩罚的恐惧，依然时时存在。在那个年代，她的恐惧是有理由的；尽管到 1983 年她第一次见我时，西雅图已经开始成为肯定男性同性恋关系并对他们持欢迎态度的城市，并在其使用至今的法律册子上增加了保护性的规定；但是，在 10 年之前埃玛到达那里的时候，警方依然会经常搜捕女性同性恋者酒吧，并且仅仅因为一个女人在喝啤酒时有其他女人在场而将这个女人送进狱中。她和她的伴侣不怎么与他人交往；她们认识一些其他的女性同性恋者，但不想再去认识了，因为被人认识是一件很危险的事情。用马斯洛的话来说，埃玛的生活所关注的是基本安全问题；意义创造在她的大脑里还是没影儿的事情。她唯一感到宽慰的是她不用再去做礼拜了，尽管她还是害怕家乡那些传道士的话会灵验，而且她背离自己的宗教信仰会导致毁灭性的结局。因此，她从很小的时候就开始内化的压制剥夺了她的权力，并使她过上了一种小心谨慎、活动范围狭窄的生活。

埃玛找到了一份工作，尽管中学之后就几乎没有接受过什么正规的教育，但她工作得非常出色。她在公司的职位被一路提升，最后成为一名非常受人尊敬的雇员。在同事眼里，她是一个没有家庭生活的女人。她和她的"室友"生活在一起，后来，当她的室友搬回中西部，她就带着心爱的小猫独自生活。对于那个年代的许多女性同性恋关系来说，真实情况就是这样，孤立让人付出了重大的代价；这样的"夫妇"得不到任何的支持，她们无法求助于任何地方来处理关于不正常性关系的正常挑战和斗争，而且，她们也找不到任何关于两个女人如何共同生活的模型加以效仿。孤独无孔不入。对埃玛来说，生活的意义就是工作，然后回家和小猫玩耍。从表面上看，凡是可见的地方，她的生活都似乎是浅薄的，没有什么意义创造可言。

然而，她渴望意义。她曾如饥似渴地阅读了关于形而上学、东方宗教和哲学的文献。就像她对于女性的欲望不会由于当时社会环境的同性恋恐惧和偏见而消失一样，她对于意义创造的欲望也不会由于儿童时期关于宗教信仰的那些令人恐惧的比喻而被扑灭。她担心阅读这种资料会使自己待在地狱的期限增加，不过她想要弄懂生活意义的强烈需要驱使着她前进。

埃玛第一次给我打电话要求见面是在 1980 年。我们曾见过一次，后来她就消失了。当时，我刚刚从业，而且，刚刚被人知道是一位公开的女性同性恋心理学家。大约一年之后，她回来继续接受我的治疗，当我们谈到这一点时都猜想，很可能是她需要能够看到我这个奇怪的人——一位心理学家（即，值得尊敬的人)还公开表示自己是女性同性恋者(在埃玛的现实生活中,这是一种被禁止的、危险的立场)。她也需要我看到她;在她和我见面之前,只有她交往的那些女人以及她们那些很小的、受到严密监视的社会圈知道,她是一位女性同性恋者,这些社会圈只对那些经过严密审查的其他女性同性恋者开放。但是,出现在公开的场合,也可以说在我的办公室,即使这是一个保密的环境,对她来说依然是令人恐惧的第一步。如果有人将她看做是她自己,是埃玛,是女性同性恋者,那么她也会看到反馈回来的那个自己。正如她对这个部分做出评论时所说的,

　　前面那些面谈都是试探性的,看你是否会像这个社会对我所做的那样拒绝我。这有点儿像是……嗯,如果我向你展现真实的自己,我是否会遭到拒绝?从来都没有。信任关系的建立对于治疗工作来说非常关键。我逐渐地知道,我可以告诉你我内心最深处的恐惧,而且我不会遭到拒绝。有那么一个人,她会无条件地倾听我的诉说。让来访者感受到安全是很有必要的,因为她在外面不安全。

(Emma,私人通信,2006 年 8 月)

　　尽管被人了解通常并不代表具身化(embodiment)的体验,但是我深信,相互凝视(mutual gaze)的现象是基本的——因此也是最为强有力的——方式之一,通过这种方式,人们逐渐地知道,我们是存在着的。婴儿与照看者之间的凝视是早期依恋过程的一个部分。婴儿会像照看者那样来看他或她自己,并因此开始知道他或她是存在着的。当这种凝视充满爱意且仁慈时,婴儿就会体验到他或她自己是可爱、善良的。隐藏在自己的欲望里(就像埃玛在整个生活中一直做的那样,特别是在一些与主流文化合谋将那些欲望标注为危险、可耻的环境中),已经对埃玛产生了非常深远的负面影响。她认为自己需要隐藏才能获得安全,因为她完全、明确地深信,他人的凝视尤其是异性恋者的凝视是令人羞耻的,会使其遭到拒绝和惩罚。通过把自己隐藏起来,她就做了女性主义治疗师认定为抵抗父权(resisting patriarchy)的事情(Brown,1994);在她站立的地方,如果谁也看不到女性同性恋者,那么就没有人会因为她是女性同性恋者而惩罚她了。她可以过着自己的生活,但是,她的抗拒也付出了代价,其中一部分代价是她必须接受治疗。

　　虽然我们大部分的早期治疗都将关注的焦点放在这样的主题:她和她当时那个伴侣的关系斗争,以及一些特定的对她的生活产生了影响的恐惧,但是在回顾这二十多年时,我们两人都看到,我们的治疗工作有一个重要的部分,那就是,在我们的关系中具体体现了这种充满爱心且仁慈的凝视,而且,还有一位有权力的、赋予她力量的女性同性恋者一直在凝视着她。我非常喜欢埃玛;她很端庄、

富有同情心、不辞辛劳,而且对他人也非常友好,用犹太人的话来说,是一个*高洁的人*(mensch),在治疗的早期,我跟她分享了这个词。而且,我还因为她所取得的成就而尊敬她。一开始,我们的治疗工作中的大多数授权都是围绕着她以那种方式来反映自己,并慢慢地开始在基本自我价值的层面上转化她内化的压制。她还能够以迥然不同的方式来看我和*女性同性恋者*,作为一个相对满足的人,她公开地让他人知道她的性取向,而且似乎处变不惊,也不回避社交活动。

在我们的治疗工作中,有一个持续的主题便是这一现象,即埃玛内化的同性恋恐惧,这是女性同性恋者、男性同性恋者、两性恋者(lesbin, gay, bisexual, LGB)去权力化的一个共同根源。内化的同性恋恐惧可以被界定为是这样一种方式,即通过这种方式,关于同性恋和 LGB 的负面社会见解成为他们个体自我建构的一部分。内化的同性恋恐惧以多种复杂的方式产生深刻的去权力化影响;LGB 个体可能不会因为自己是一个"酷儿"(queer,这是当前性方面的少数群体用来描述自己的一个词语)而公然地憎恨他或她自己,但这可能会以微妙的方式表现出来,如贬低公开表明自己是同性恋者的人(这种情况的一个例子,可以参见报纸上许多关于寻找同性搭档的个人简讯广告,上面指出,这个人应该是"直男或直女"才能被接受),通过对不忠行为或非永久关系的预期而破坏同性关系的价值,或者避免接触大家都知道的 LGB 个体,以免被人认为他自己也是一个同性恋者。内化了的同性恋恐惧也会在一些重要的意义创造关头表现出来。LGB 个体一直都纠结于这个问题,即在一个神圣存在的眼中,他们是不是有价值的人? 他们有可能会限制自己的职业选择,放弃为人父母的职责,或者是用药物、酒精、强迫性性行为来缓解自己的痛苦。内化的同性恋恐惧以众多不同的方式耗尽了 LGB 个体的能量、自知,并因此也耗尽了他们的权力。

埃玛因为害怕而在许多方面都限制她自己。在工作中,她害怕自己会取得更大成功;如果她被视为一个竞争者,那么,她推断,同事们就会试图揭露她的"污点"——换句话说,揭露她是一个女性同性恋者的事实。她害怕,如果她在关系中坚持自己的欲望,就会遭到拒绝,因为她当时的伴侣比她更为年长,受过更多教育,也更为老练,因此代表了某个她应该尊敬的人。如果遭到拒绝,她就会对再遇到其他某个人失去信心,因为她们的社会圈子非常封闭,只有几对经过仔细审查的女同性恋伴侣。她自己内化的同性恋恐惧使得她的伴侣在关系方面产生了怀疑,并因此受到了很大的伤害,以至于她无法再重视埃玛,而对于这一点,埃玛起先没有察觉;她预期会遭人贬低,并且由于她内化的同性恋恐惧,她还预期自己的关系会充满困难,并最终成为不值得维持的关系。

授权增加了个人选择的范围,降低了恐惧,而这些都是在我们讨论公开话题的背景之下发展起来的。在大多数的时候,埃玛依然会对许多事情都感到恐惧,但是在她生活的一些小角落,恐惧不再控制着她。我们在这一层面上的治疗工作花了几年的时间,在这几年的时间里,我们一直都在曲折前进;埃玛需要鼓起勇气,让自己变得更为显眼,然后,她必须在这个新暴露出来的地方让自己休息一下,面对那个新处境给她带来的恐惧,并学会给自己灌输这一现实,即她正在被人看见,但没有受到任何伤害。她那内化的压制的力量非常大;以憎恨为基础的宗教与文化方面的同性恋恐惧,就像火与硫磺的混合一样强有力地混在一起,对她心理的影响无孔不入。对我们来说,这个"解毒"过程是一个非常艰苦的过程。在我们开始治疗的最初几年,我经常会失策,不能正确地评价她所遭受的去权力化的深度。所幸的是,我们的关系是建立在平等的女性主义原则基础之上,而且,埃玛也已经了解到了这一点,即她可以要求我不要说出那些关于怎么做的聪明观点。而且,在挑战某一所谓权威(房间里那个具有心理学学位的人)的过程中,她还切身体验了一把,知道了挑战不仅有可能会让她幸存下来,而且还为对方所喜爱。

我无法精确地回忆起埃玛是什么时候开始慎重地关注有组织的信仰这一主题。不过,我确切地知道,在她第一次提出这个发散性的主题时,她已经建立起了一种新的关系。她还另找了一份工作,而且还有一段在一个小型女性同性恋者团体组织里担任委员的短暂经历,在那个组织里,她已经能够将自己看作一个领导角色了。她开始认识其他的女性同性恋者并与她们见面,看见她们,也被她们看见。她的同性恋恐惧依然操控着她;在她与那些新认识的女性同性恋者在一起时,她害怕被她的同事们撞见。她的父母有一次来西雅图游玩,她竟真的被他们撞见了;让她感到诧异的是,他们的反应尽管不能说是很热情,但也不是像她曾预期的那样对她持完全拒绝和谴责的态度。我预感,正是这种被她父母看到而没有对她加以谴责的不太恰当的体验,使得她可以触及这个关于信仰和神圣存在的发散性领域。

随着她开始日益感觉到自己是一个有权力的个体,而且在她生活的其他角落也较少受恐惧的驱使,埃玛变得越来越不愿意接受这一点,即她终于认识到的东西却是一个谎言——这个谎言就是,她由于自己的欲望而被上帝(G—d①)所憎恨。我在前面就已经做出过评论,这个谎言(对于 LGB 个体来说,这是一种共同的体验)就像是一种难以摆脱的背叛创伤(endemic betrayal trauma)(Brown,2003)。我认为,对于埃玛来说,情形一直就是这样;她曾体验过背叛和恐惧,而且,很多年以来,她的行为表现就好像是一个创伤幸存者,避免一切会使她回想起那个创伤的东西。但是,她日益增强的个人权力感却使得她更难以离开生命

---

① 编者注:"G—d"这种表达代表的是"上帝"(God)。

中这个已经失去了活力的领域了。正如在前面已经提到过的,她对于生命的意义有着无法满足的好奇心,并一直通过书本所提供的安全保障,寻求她存在于这个世界上是为了什么。

因此,我们治疗工作的第二部分(持续至今),一直都围绕埃玛走向一个关于意义创造的安全之地。我说的安全(safety),并不是指回避所有的悲痛;而是说,为了超越更多马斯洛所说的核心需要,埃玛必须知道,为了追寻这条危险的重要旅程,不管她在人际关系领域中去向何处,她都由于自己的女性同性恋倾向而必须面对那些绝非没有必要的危险。津贝尔洛夫(Zimberoff,2005)对这个著名的需要金字塔重新进行了女性主义的阐释,在这个结构的顶端增加了灵性/意义创造的成分。她指出,个体并不会以一种线性的方式沿着金字塔向上发展,而且她提出,可以将行动主义、利他行为、政治活动以及创造性看做是最初设想的那个等级中的自我实现成分的授权-语言的表现形式。她还指出(就像我一直指出的那样),若要在物质领域和存在领域走向授权,就必须摆脱压制。

实际上,就像对许多女性同性恋者、男性同性恋者、两性恋者和变性者(LGBT)一样(O'Neill & Ritter,1992),对于埃玛来说,与宗教的任何接触都是让人悲伤的事情。即使是对同性恋明显持宽厚、肯定态度的教堂(有的牧师会公开承认自己是女性同性恋者、男性同性恋者或两性恋者)也会触发她早期遭惩罚性宗教虐待的创伤。在治疗工作中,随着我们探究那些深刻地被激起和去权力化的体验,她终于能够确定所有的基督教意象和象征,甚至是彻底改造为神圣之爱的表示,也会让她感到很危险。耶稣基督的名字和脸庞一直以来都被视为她的压迫者形象,这个压迫者由于她现在这个样子而憎恨她。

因此,埃玛有了一个巨大的飞跃。在对她的宗教创伤进行暴露治疗而做出尝试性努力期间,她加入了当地一个新时代的教堂。有一个礼拜日,一个犹太教教士前来讲学。在接下来的那个礼拜,她来接受治疗的时候报告说,她感觉自己被他以及他所说的内容深深吸引了。但是,她怎么能参加一个犹太教徒的集会呢?在一帮犹太教徒当中,难道她不会又一次地被人用负面的态度来看待吗——又一次被人看做不是该群体当中的一员、不适合出现在那里?

这些问题相当复杂,不过通过我的身份便可以解决。很多年以来,埃玛一直都知道我是一个犹太人。在犹太人的节假日,我会不上班,而且我的言语与从祖母那里学到的依地语混杂在一起。埃玛担心我会觉得她很冒昧。在我们之间的关系中,权力的平衡(一直都是不稳定的)朝着我的偏好倾斜;我作为这个房间里的一个"真正的犹太人"以及作为一位治疗师,埃玛把她的权力让给了我,沿着沃尔夫教士(Rabbi Wolf)的方向追求她的欲望。

在这个方面,请让我指出下面这一点,即在这里,关于埃玛的信仰旅程没有什么伪装的东西。我努力地想了很久,不知道是否需要为了更好地普及她的故事而让她的选择变得更为中立,而且不那么明显。然而,如果我们事实上将一直谈论的信仰从这个故事中删除,那么,由于我支持她对犹太人进行探索而在我们之间产生的关系空间,以及在授予她权力的过程中我们之间的合作,其可信度听起来就会小得多。

在我还是一个青少年上希伯来学校的时候,我曾听说一个故事,我把这个故事讲给了埃玛听。我的老师曾告诉我们,每一个犹太人都有一个 *Yiddishe Neshama*,即一个犹太人的灵魂,而且,正是这个灵魂(而不是其他任何东西)使得他成为一个犹太人。她说,有时候,*Yiddishe Neshama* 死后会出生在一个非犹太人的家庭;因此,那个拥有一颗犹太人灵魂的人通常会感到很痛苦,而且感觉自己与父母家人的宗教信仰很疏远。我对埃玛说,很可能她就是我的老师曾告诉我的这个故事的一个例子。如果事实真是这样,那么她会愿意冒险知道这一点吗?我问过她这个问题。我跟她讲这个故事,是为了倾听她的想法,是为了授予她权力,让她能够在深层具身的水平上进行感受(就像正确的道路一样),尽管这会让她感到恐惧。

埃玛去参加了犹太人的集会。在那里,她找到了与她内心最深刻意义的共鸣。沃尔夫教士是一位研究犹太神秘主义的学者,犹太神秘主义将摇摆的频率分派给了希伯来字母表的字母,并将冥想练习整合进了礼拜之中。埃玛发现自己真的也摇摆了起来,重复地念着 *Shalom* 这个词(*Shalom* 是一个希伯来词语,意思是和平)。随着重复念这个词语所发出的声音在她的体内回响,她开始尝试性地让自己知道,她在某个地方有可能是安全的,在这个地方,人们会用充满爱心和同情心的目光看着她,在这个地方,她可以找到一个不会憎恨她的神圣存在的意象。她发现自己继续拥有那种和平、接纳和神圣的具身体验了。

这并不是说埃玛过去没有,也不是说她一直都没有继续为获得犹太人生活的意义创造的旅程而奋斗。在与这群新出现的、陌生的人在一起时,她内化的同性恋恐惧再次强烈地浮现出来。她花了几年的时间来仔细观察她所参加的集会的成员如何对待去那里做礼拜的其他同性恋者;她又一次循环围绕着津贝尔洛夫对马斯洛需要等级的重新改造,需要在这个新的、陌生但却富有吸引的地方建立安全感。她让自己成为犹太集会活动不可或缺的一部分。她将犹太法律和犹太神秘主义学习班作为深化自己的批判性思维能力以及扩展安全空间的手段,在安全的空间,她的灵性发展开始逐渐显现。她前来接受面谈的时候既兴奋又害怕,她找到了她的权力、她的声音、她的洞察力,她还与自己的恐惧做斗争(这种恐惧告诉她,她将会由于知道了自己的欲望并给自己的生活创造了意义而受到惩罚)。但是,她一直都在坚持。现在,她正挣扎着要不要让家人知道自己是一个处于萌芽状态的犹太人，是否需要正式地经受宗教信仰的改变，而且她开始确定，她很可能就是那个知道自己何以成为犹太人以及是否是犹太人的人——把她的公开身份与她的灵魂放到一起的权力很可能就在她自己的手中。

让我们感到吃惊的是，我们看到，在埃玛发展出一个创造意义体系（这个体系扩大而不是缩小了她的眼界）的同时，她生活的其他部分也发生了改变。我看到，她开始越来越不受到恐惧的控制，而更多地受到惊人的好奇心的驱使。她还开始这样考虑，异性恋者并不是她的敌人，并从一些直系亲属那里拿回了她的权力，这种权力是她曾给予他们，让她自己变得不可见、毫无价值。她可以朝我发火，要我滚；与过去的任何时候相比，我们现在的权力都要平衡得多。

因此，有人可能会纳闷，这当中有哪些东西是属于女性疗法的。正如我前面已经指出过的，女性疗法是一个认识体系，而不是一种技术。在女性主义治疗过程的每一个点上，我作为治疗师都会不断地寻求方法来授权给所治疗的那个人，要求其认识到并发展出其个人权力的众多形式。埃玛在20世纪80年代早期出现在我办公室时，她几乎没有任何这样的权力；现在，她日益地成了一个强有力的女人，她知道自己感受到了什么，知道自己以何种方式进行思考，知道自己的意义创造过程位于何处。她并非一直都能确信自己的价值；她内化的同性恋恐惧依然发挥着作用，有时候会阻挡她的路，但她一直都在与其作斗争。之所以说我们的治疗工作一直以来都是女性疗法，是因为我们在治疗中一直强调女性意识的发展，以及埃玛作为一个女人、一个女性同性恋者、一个寻求意义的人的授权。

《圣经》第一行是这样写的，"起初，神创造天地。"起初，神也创造了权力，这是一种从*混乱*（*tohu vavohu*）、混沌和无形中创造出有结构、意义和活力的权力。因此，在女性疗法中也是这样的：起初，我们在来访者的内心寻找权力的来源，这种权力使得她们可以从压制和去权力化的空洞和麻木中创造出活力和能量。

参考文献

Brown, L. S. (1994). *Subversive dialogues: Theory in feminist therapy*. New York: Basic Books.

Brown, L. S. (2003). Sexuality, lies, and loss: Lesbian, gay, and bisexual perspectives on trauma. *Journal of Trauma Practice*, 2, 55—68.

Frankl, V. (1963). *Man's search for meaning: An introduction to logotherapy* (I. Lasch, Trans.). New York: Washington Square Press.

O'Neill, C. W., & Ritter, K. Y. (1992). *Coming out within: The stages of spiritual awak-*

ening for lesbians and gay men. San Francisco：Harper.

Root，M.P.P.（2000）．Rethinking racial identity development：An ecological framework．In P.Spickard & J.Burroughs（Eds.），*We are a people*：*Narrative in the construction and decon-struction of ethnic identity*．Philadelphia：Temple University Press.

Yalom，I.D.（1980）．*Existential psychotherapy*．New York：Basic Books.

Zimberoff，A.（2005）．*Integrating Prochaska's stages of change with a feminist refor-mulation of Abraham Maslow's pyramid of needs*．Unpublished manuscript.

一种女性同性恋和男性同性恋的视角：马西娅的案例

琼·蒙海特

　　琼·蒙海特，持有资格证的临床社会工作者（LCSW），她是一位在加利福尼亚伯克利私人开业的心理治疗师和咨询师，她曾广泛地接受过詹姆斯·布根塔尔的训练。除了对个体和夫妻进行咨询和治疗以外，她还领导了通过书写来战胜悲伤和治愈疾病的小组和工作坊。她是一位被授予奖章的诗人，是美国将书写用作治疗过程的提出者，她也是太平洋人类成长中心（Pacific Center for Human Growth）的临床主任，是肯尼迪大学的兼职教员，同时也是马林收容所（Hospice of Marin）的一名社会工作者。

　　存在主义心理治疗首要关注的是自由、有限性与选择之间的关系。对于女性同性恋者和男性同性恋者来说，这种选择并不在于要成为一个女性同性恋者或一个男性同性恋者；这是上天赋予的。相反，这种选择要么具体体现一个人的情感欲望和性欲望，并考虑到这个人能够成为什么样的人的所有可能性，要么通过模仿感知到的文化规范来限制自己，从而不仅压缩个人性欲的表达，而且还压缩自我的许多其他方面。

　　这种关注中固有的一个问题是自我接受（self-acceptance）：充分地表达与自我、他人以及整个世界相联系之自己的自由。由于*同性恋恐惧*（homophobia，他人对于女性同性恋者和男性同性恋者的恐惧或厌恶）和*内化的同性恋恐惧*（internalized homophobia，自我憎恨），对于女性同性恋者和男性同性恋者来说，这种人类斗争会得到加强。女性同性恋者和男性同性恋者必须每天都回答这样的问题：和谁在一起我才能成为我自己呢？危险是真实存在的。生理安全、经济安全，以及他人的接受都受到了威胁。而隐藏自我的某一方面会影响到自我的其他维度，如自尊、创造性和爱的能力等。

　　对于那些似乎很惬意于自己是一位同性恋者的人来说，这个问题甚至更为深刻一些。我有一位来访者,我称呼他为"加里"(Gary),"从外表看"他是一名男性同性恋者。他戴着标志男性同性恋者的圆形小徽章,他会毫不犹豫地告诉别人他是一名同性恋者,他还持有强烈的政治信念,并对于成为一名同性恋者表现出了良好的智力理解。加里的父母和兄弟姐妹都知道他是同性恋者,尽管他们从不跟他谈论这件事。尤其让他感到伤心和愤怒的是,他不能和自己的母亲谈论他的生活,包括他与朋友们的关系以及他所从事的各种活动。就像他在一次面谈中跟我说的:"我无法改变这个事实,这就是我的生活。"

尽管加里从表面看似乎很惬意于自己是一名同性恋者,但事实并非如此。自从与初恋情人分手后,加里已经有六年多的时间没有性生活了,并采纳了女性同性恋者和男性同性恋者常用的一个策略:"只要我不过性生活,做一个同性恋者也挺好的。"但是,既然他不能过性生活,那么,作为一名男性同性恋者,他就不能充分地体现他是谁;这样的话,他也就不能充分地表现他的人性。

关注于表达自我之自由的治疗工作和涉及女性同性恋者、男性同性恋者同一性问题的治疗工作,是相互强化的。当来访者获得一种更强大的关于自我和可能性的感觉,他们也就学会了接受自己是女性同性恋者或男性同性恋者;当他们学会接受自己是女性同性恋者或男性同性恋者,他们也就越来越能够表达自己是什么样的人,并体验到一种逐渐扩展的关于可能性的感受。

马西娅的案例

在我对一位来访者(我称呼她为"马西娅"[Marcia])进行治疗的过程中,关于自由、有限性、选择以及性别认同这些关注点之间的相互交织得到了更深一层的例证。尽管女性同性恋者和男性同性恋者之间存在着一些差异,其中最大的差异是性别,但根本的问题是相同的。

马西娅是一个 28 岁的犹太女人,是另一位女性同性恋来访者推荐到我这里来接受治疗的。第一次见面,她就眼含泪水地对我说:"我非常不快乐,需要得到你的帮助。"我跟她一起进行了四年的治疗。

马西娅与一个已婚但与丈夫分居了的女人有着秘密的性关系,在我们开始治疗后不久,她就结束了这种关系。马西娅经常与她的母亲发生争执,她的母亲就住在这个地区,几乎每天都要与她电话联系。她把自己体验为是一个具有高度批判性和审判性的人,她说这导致了自己在所有的关系中都出现了很多的冲突。她还把自己描述为是"非常贫穷的"人。

自儿童早期以来,马西娅就患有一种皮肤病,一旦有压力,这种病就会发作。十年前,在她大学毕业的第一年,她第一次和一个年轻的小伙子发生了必须加以认真对待的关系,其间,马西娅发作了一次精神疾病,并且住了院。她被诊断为双相精神障碍,并从那时起一直依赖于锂药。

马西娅是家里三个孩子中的老大,并且也是唯一的女孩。她的家人都是虔诚的严格遵守教规的教徒,并非常强烈地认同犹太文化。家人都期望她跟犹太宗教范围内的男性约会、结婚。她的家人中谁也不知道她与女性之间的性关系。事实上,马西娅向她的家人隐瞒了她所有的亲密关系,包括她与一个非犹太男人保持了四年的时断时续的关系。马西娅感到非常恐惧,以至于她担心母亲某一天早上会打电话给她,发现她不在家,便猜测她出去和情人一起过夜了。马西娅牛皮癣的发作就是这种幻想的表现,这是她很难保持与家人之间独立界限的真实的生理表现。

在治疗中,马西娅希望把关注的焦点放在她生活的两个方面:她的性特征和她的关系。尽管她承认自己对女性具有情感和性方面的吸引力,但是她几乎不能使用带 L 的这个词(女性同性恋者英文单词 lesbian 的首字母),即*女性同性恋者*(lesbian)这个词。尽管她想探究成为一名女性同性恋者以及她对于女性的吸引力,但是,有两年的时间,我们都几乎不能触及这个话题。当我们想要触及时,她就会改变话题。

马西娅的经历告诉她,在生活中,她所拥有的选择机会非常少:她不得不成为一个有教养、懂礼貌的女儿,否则的话,她的行为有可能真的会杀死她的父母。由于她深信自己没有选择,因此,她只能用她唯一的方式来做出反抗,即对她的生活缄口不提,并大声地、愤怒地和母亲争执,而这种争执最终以两人都流泪而告结束。

我们治疗工作的一个重要方面是,马西娅要学会如何来与她的主观自我(subjective self)建立联系。我会鼓励马西娅安静地坐或躺在长沙发椅上,与她的身体建立联系,然后与和她的内在生活有关的任何想法或情绪建立联系。她过去总是把关注的焦点放在"在那儿"(out there),集中在他人身上,想象关于他人生活的故事,以至于她不知道如何将注意力放在自己的身上。她也把关注的焦点集中在我身上,想知道我开的是哪种类型的车、我是否有伴侣,以及我不在办公室工作的时候做些什么。

我们的面谈通常是这个样子的:马西娅走进我的办公室,坐在长沙发椅上,然后问我周末过得怎么样。我们探讨过她的这种需要,即以这种方式来向我报到,我要么给一个简短的回答,要么我们就只是认可一下这种仪式,然后我要求她在长沙发椅上躺下或坐下,闭着眼睛,并感觉自己身处何处。对她来说,将关注的焦点放在生理感觉上是最为容易的,因此,我们从那里开始。脸、脖子、胸、腹部——突然,她跳出了这个过程,问我是否看了前一天晚上电视里播放的一个节目。我要求她把关注的焦点放回到她自己身上,放回到她身体内的感觉上,然后是情绪上。她会周期性地中断自己向内聚焦,然后,我就会温柔地继续将她关注的焦点引导回到她自己身上。正如我对她说的,她学会了"停下来,并向你自己报个到",而且,我倾听她的话并让她知道她是可以接受的,这两者结合到一起,对于她开始接受她自己以及她的性特征来说,非常有帮助。

我想知道我怎样才能帮助马西娅对她自己有一种更为清晰的认识,并将她自己的需要与他人对她的需要区分开来,尤其是要与她父母对她的需要区分开来。我能否够帮助她根据她自己的感受来行动,而不是要么试图对她的父母让步,要么跟他们对着干?我能否让她发现自己作为一个有性生活的人是一个什么样的?

首先,我们着眼于她的自由和她正在形成的同一感的两个象征:为她自己的金钱和自己的身体负责。为了达到这一目的,我们谈到了让马西娅开一个她自己的账户。一直到此刻为止,她都只有一个与父母一起的共同账户,她的父母有时候也会往这个账户里存点钱。她认为,父母的目的显然是为了确保他们能够掌握她的消费情况,以免她再发生躁狂的情况。我们谈到了她对于经济独立的恐惧,对她来说,经济独立也就意味着她要管理自己的资金。不久,她就为自己开了一个新的账户,并不再接受父母的钱,而是依靠自己赚来的收入生活。

其次,我们着眼于其自由的第二个象征:为她自己的身体负责。马西娅曾告诉我,她想开始减少自己的铀药使用量,并看自己能否最终完全地戒除。不仅马西娅当医生的叔叔会监控她的锂水平,并给她提供锂药,而且她从儿童时期起就一直要看同一个医生,这个医生是她家的一个朋友。

我推荐她去看一个精神病医生,这个医生对她做了一次评估,并开始了一个非常缓慢的减少她的锂药使用量的过程。马西娅开始自己买锂药,并让这位精神病医生,而不是她的叔叔,来监控她定期的验血情况。而且,马西娅选择了一位女医生来检查她的一般保健需要,这个医生的医学哲学包括了一种整体观,这种观点与马西娅自己关于保健卫生的信念更为一致。

当马西娅开始探索管理自己的金钱和身体这些领域时,她感到有点焦虑,但最终,她还是相当轻松地完了这两项重要的过渡性工作。这些行动使她获得了为自己负责方面的重要经验,而这又强化了她的自由感,使她能够表达真实的自己。

在我们的面谈中始终交织着的主题是她的性特征。有两年多的时间,马西娅都是独身,她选择把关注的焦点放在与其他女人建立越来越亲密但没有性行为的关系之上。同时,独身也使得她能够与自己建立更为深刻的关系,依赖于她自己,并给了她时间来与这个 L 问题(即关于女性同性恋者的问题)温柔共舞。

重要的是,她花了她所需要的所有时间来探索自己的性特征以及成为一个女性同性恋者的意义。

当马西娅体会到一种自我感时,她开始更多地参与到社会活动之中,这些社会活动一般是与女人一起进行的,尤其是女性同性恋者。她开始尝试性地与女人约会。随着我们治疗工作的进展,她开始意识到,她需要把自己作为一个女性同性恋者和作为一个犹太人的同一性整合起来。她开始参与一个同性恋者犹太教堂的宗教服务,并且加入了一个犹太妇女的宗教群体。在我们治疗工作的早期,马西娅根本无法让自己参加这些活动,但现在,对她来说,重要的是她的孤独感减少了,并从跟她一样的人们那里得到了支持和接纳。

在开始心理治疗一年半后,马西娅和我有了第一次关键的冲突。就像她与父母对着干而不是选择她自己的方式一样(对此她却毫无察觉),马西娅不再是一个"好的"来访者,而且她还开始在我们的面谈中拒绝我进一步推进对她的治疗。尽管长期以来,为了探索她所关注的事情,她都一直尽力按照我的建议去做,但是现在她却直直地坐在长沙发椅上,就像刚开始的时候那样,谈论着其他人。当我指出这一点时,她就会说,"治疗究竟有什么好处呢?我花了太多的钱。或许我应该停止治疗了。"马西娅正试图以她所知道的唯一方式来坚持她自己的权利。于是,带着她的主观体验,我们开始对此进行交谈。

"马西娅,"我说,"你现在想做的是什么呢?"

"什么都不做。"她固执地说。

"你说话听起来好像年纪非常小。你觉得你多大了?"

"七岁,"她回答说。"你想让我做的事情,我就不做!"

"你可以不做。你可以做你想做的任何事情。你可以待在这里,你也可以离开,你可以说话,也可以不说。一切都随你的便。"

有时候,我会问她觉得自己只有七岁以及保护自己会有什么样的感觉。"你坚持不按我的建议去做,会产生什么样的感觉?"当我们探索这个问题时,我可以指出这一点,即像她对家人所做的那样,通过对我说"没有",她再一次根据一套关于如何坚持自己权利的有限可能性来行动。我想,她可能是*想要变得平静下来*,向她自己报个到,然后看看她能察觉到什么——纵然这是我一直建议她做的。她能够为自己做出选择了。很可能还有更多有意义的方式让她现在可以坚持自己的权利。

我对她说:"即使你觉得是那样,但是,我不是你的母亲,而你也不再真的只有七岁。"随着马西娅能够看到并体验到她通过对我说"没有",而不是根据她自己的内心想法来做出行动这个反应过程,她开始意识到她是如何限制她自己的,并因此开始在她如何做出反应方面产生一种真正的选择感。

　　在我们治疗工作的第三年，马西娅开始与一个亲密的女朋友有了性交往。尽管这种关系是相互支持的，但那个女人从根本上说是一个异性恋者。这似乎反映了马西娅自己对于自身同性恋性行为的矛盾心理。尽管这种关系很短暂，但马西娅能够用自己新的自我觉知来探索许多重要的问题。她可以认同自己的恐惧或内化的同性恋恐惧。如果她的父母知道的话会怎样想？（完全惊慌失措！）世界上的其他人会怎样看待她？放弃一种"可接受的"关系会是什么样子？与另一个女人做爱会是什么样子？抚摸对方和被对方抚摸会让她产生什么样的感受？

　　在维持这种关系期间，马西娅确实向她的一个哥哥透露了这件事情，尽管她很害怕，但他的反应还是相当支持的。接下来便发生了一次家庭危机：马西娅的哥哥对她说，他们的母亲已经推断出马西娅和另一个女人是情人关系。马西娅感到非常害怕，她不能直接地同父母讲她的同性恋取向，父母也没有就此与她对话。重要的是，马西娅得自己选择何时、以何种方式告诉她的父母。在治疗中，她确定自己还没有准备好进行那样一次交谈。

　　在第三年的治疗工作快要结束时，出现了另一个主要的冲突，尽管这个冲突对我们两人来说都非常难以处理，但是，它对于帮助马西娅理解她可以与他人产生严重分歧、可以生气、可以留下来而不是离开，并实际上解决这个冲突，是至关重要的。在一次面谈中，马西娅告诉我，当地的一个健康俱乐部，即基督教青年会（YMCA）给她提供了一个特殊的会员资格，而且她准备加入这个俱乐部。我一直都鼓励她多锻炼，这样她就可以通过更为充分地专注于身体来支持自己。她知道，我就是这个健康俱乐部的长期会员。我开始担心，在同一个体育馆锻炼可能会给我们的治疗工作带来困难。在外面锻炼或在更衣室，如果我们撞见对方会怎么样？如果我在那里的话，她怎样才能够把关注的焦点集中在她自己身上呢？我们花了两周的时间来探讨这些问题，最终，她决定不加入这个特定的体育馆了。接着，她出去度了一个月的假。回来后的第一次面谈中，在告诉我她的旅行情况后，马西娅说："琼，我确定我仍然真的想要加入这个基督教青年会，如果你不想让我加入的话，那么，我可能就会停止治疗！"

　　"马西娅，"我说，"我知道，谈论此事确实会让你感到害怕，而且我真的感谢你能够告诉我。我认为，你并不需要因为此事而停止治疗。让我们一起暂时先悬置在这里，然后看看我们能够如何来处理这种情境。你愿意吗？"

　　面谈一次一次地过去了，她每次都是进来，然后是生气、害怕，而且我们也会讨论这个问题。我很确定，我们不应该在同一个体育馆是对的，但都不知道如何来解决这个问题。"马西娅，我们陷入了困境之中。我不知道我们将如何解决这个问题，但我知道，我们所做的事情真的非常有意义，"我说，"我们两个人一起待在这儿聊天，甚至是一起生气，也是非常重要的。你不必离开。你可以留下来，告诉我你的想法。我非常信任我们之间的关系。"

最后，我们确实找到了一个折衷的办法，包括确定某些特定的时段，我们两个人可以在不同的时段去体育馆，这样我们便不会撞见对方。我知道，还有其他可能的方法也可以解决这个问题——例如，我可以换一个体育馆——但重要的是，即使出现了意见不一致并且不确定的情况，我们依然能够待在一起，把问题解决。我们对这个冲突的解决进一步强化了马西娅的体验，即她能够表达她自己以及她的需要，并依然能够保持与某人的关系，这是一种她之前并不相信的自由。

我们逐渐地进入了治疗的最后阶段，即终止阶段。马西娅在爱达荷州的一个旅游胜地做了五个星期的工作，在那里，她大部分不工作的时间都是独自一人，看看书，写写信，骑骑自行车，通常情况下，她都很享受这种孤独，这对她来说是一种新的体验。在这五个星期结束的时候，她去密歇根参加了一个为期一个礼拜的妇女节日。在这里，她和许多其他女性同性恋者待在一起，并体验到自己很有吸引力且相当受人喜欢。她开始与住在海对岸的一个女人有了性交往。这一次，对方也是一个女性同性恋者。几个月以来，这两个女人通过拜访、写信和长达许多小时的电话，变得越来越亲密了。当她们决定同居时，马西娅选择了搬到她的新伴侣那里去居住。

马西娅和我商定最后一次面谈的时间是在三个月后。由于拥有了一种让她在性生活和情感上都感到满意的支持性关系（在这种关系中，她对于自己的女性同性恋者身份可以产生积极的感受），马西娅现在准备好向她的父母摊牌了。

马西娅和她的母亲能够和谐相处了，虽然会有不同的意见，但不会再发生以前那种破坏性的争执。他们进行了一些家庭治疗面谈，马西娅在一次拜访中甚至把她的新伴侣带到了父母家中一起吃饭。

在马西娅 32 岁的时候，我们结束了治疗，感谢她为使生活达到现在这种状况而做出的所有艰难的工作。她和她的家人建立了一种成人关系，并且和一个女人建立了积极的、相互支持的关系。她现在拥有了更大的能力来控制自己的牛皮癣。当马西娅发展出自我表达的自由，她开始对自己的女性同性恋者身份感觉更为安全，当她更为充分地体验到作为一个女性同性恋者意味着什么，她便开始对自己感到更为满意，更能够接受自己了。在对马西娅的治疗工作中，自由、有限性以及选择之间的动态相互作用提供了一个背景，在这个背景中，马西娅发现并体验到她可以对自己的本性做出反应，并可以做出决定表达她的自我感觉。

女性与中年危机:安妮·塞克斯顿情结

艾琳·塞林

艾琳·塞林,博士,舞蹈治疗师学会会员(ADTR),她是在旧金山私人开业的一位有资格证的心理学家,也是一位注册舞蹈/运动治疗师。她是美国心理学会的会员,也是美国心理学会人本主义心理学分会的前任主席。她曾跟随劳拉·皮尔斯(Laura Perls)和詹姆士·希尔曼(James Hillman)学习过格式塔心理学、存在主义心理学和原型心理学,并且曾在塞布鲁克研究院(Saybrook Graduate School)、位于洛杉矶的加利福尼亚大学、位于苏黎世的 C.G.荣格学院以及莱斯利大学任教。她的著作包括《人本主义心理学与女性:一种批判性的历史视角》和《劳拉·皮尔斯和格式塔治疗:她的生活和价值观》。

有一天,玛利亚走了进来,她哭着说道,"我母亲在她 45 岁的时候去世了,我的继母也没有活过 45 岁,安妮·塞克斯顿①是在她 45 岁的时候自杀的,而我已经 45 岁了,我害怕我过不了 46 岁生日。"就在那一周,玛利亚服用了过量的安眠药。

她以安妮·塞克斯顿自居的神秘之处是什么呢? 玛利亚是如何成为这种女性传统的一部分的? 从安妮·塞克斯顿到西尔维亚·普拉斯(Slyvia Plath)再到玛丽莲·梦露(Marilyn Monroe),这些女性都认同于一个悲剧性的女英雄,她们的创造性使其走向死亡。这些女性都曾仔细斟酌过自由和有限性这些终极的存在主义关注点,但这种斟酌是以她们作为女性的特殊角色所独有的方式进行的。这篇评论的目的在于,讨论一下存在主义心理治疗怎样才能通过概述某一个女性的治疗进程而与这类女性联系起来。

大多数过了 40 岁的单身女性都记得,最近一篇流行的文章宣称她们结婚的机会微乎其微。她们可能也记得 20 世纪 70 年代安妮·塞克斯顿的自杀事件。这些事件放在一起,表明了一种紧锁在其内心的存在恐惧:"我将会怎样? 我将孤独终老吗? 什么东西可以给我的生活带来意义和价值?"

这个部分将通过一个案例史来考察这些问题。它提出了通常隐藏在公开讨论背后的问题:酒精的使用、自我用药、40 多岁单身女性的自杀,以及她们受到

---

① 安妮·塞克斯顿,美国 20 世纪最著名的自由派诗人。45 岁时,她和另外两位"自由派"诗人以煤气中毒自杀。——译者注

黑暗浪漫的吸引，将其视为一个魔鬼情人。最后，它还探索了一种致力于*死亡*、*自由*、*孤独*以及*承诺*这些根本问题的存在—整合取向。

我曾治疗过很多有天赋的女性，她们当中大多数都没有孩子，需要平衡对自主性的需要和对关系的需要，她们感觉很脆弱，而且还要面对孤独终老。她们的创造力并非服务于工作和意识，而是服务于无意识；她们让自己沉浸于杂志写作、注定没有结果的风流韵事和梦想之中。像许多普通的女性一样，她们也知道如何神魂颠倒，而且她们屈服的表现形式是性爱的、神秘的、欣喜若狂的。黑暗散发出了一种强烈的吸引力，而死亡则是一种浪漫的幻想。死亡常常被想象为一个黑暗的或幽灵一样的情人。1992年上映的电影《惊情四百年》(*Dracula*，由弗朗西斯·福特·科波拉导演)讲述的就是死亡、血和极乐的原型结合。这些女性并不是像我们文化中非常常见的那样否定死亡，而是把死亡体验为是一种病态幻想、一种强迫观念、一种瘾——事实上，这是一种对生活的逃避。最后，由于把自己界定为是生活在一个受压制社会中的女性—自我，这些女性常常体验到被人误解，并且在性欲和灵性之间，妓女和处女的意象之间，表现野蛮和表现雍容之间存在着冲突。她们很难让自己从创造性阻碍、死亡以及受到压缩的性欲中解放出来，这似乎与她们很难与其母亲分离并独处有关。

我越是关注于这些问题，就越发觉得，女性需要以不同的角色模型来代替这些浪漫的、悲剧性的女英雄。女性能够具有创造性、独身、独立、充满爱心，并仍然健康成长吗？从治疗方面来说，可以采取什么措施来帮助她们呢？而且，我们从女性的这种情结(即创造性、灵性、性欲以及黑暗的结合)中能够学到什么来帮助其他女性呢？

在给安妮·塞克斯顿写的讣告中，诗人丹尼斯·莱弗托夫(Denise Levertov)写道，"尽管她没能弄清楚，但我们这些活着的人必须弄清，创造性与自我毁灭之间的区别。把这二者相混淆的倾向已经导致太多的受害者"(引自Middlebrook，1991，p.397)。

我把这种浪漫化和将创造性与自我毁灭和死亡相等同的模式称为*安妮·塞克斯顿情结*(Anne Sexton complex)。女性可以如何拥有这种情结却依然活着，并在有限的日常生活与扩展性的自我之间保持平衡，便是这里要评论的主题。这项研究将采用一个女人的案例史的形式，对于这个女人，我将用现象学的方法，用她自己的话语把她呈现出来。我将回顾一下她主要的生活主题，并将其与安妮·塞克斯顿的生活主题相联系。最后，我将得出一些结论，说明对一些女性来说，安妮·塞克斯顿情结如何成为一种实践基本存在主题的特殊方式，以及存在整合的治疗取向如何能够帮助她们为自己的故事找到一个更积极的结局。

玛利亚的案例

　　玛利亚第一次来面谈时,她的优雅和聪明给我留下了很深刻的印象。她很娇小,金色的头发高高盘起,衣着和打扮都富有艺术气息。她清楚且很有见地地谈论了自己的生活,而且她似乎很认真地希望治疗能够对有所帮助。

　　玛利亚出生于西南部,她有三个姐妹、一个同父异母的哥哥和一个同父异母的姐姐。玛利亚把她的母亲描述为"就像安妮·塞克斯顿,从未真正地想过要孩子,而且总是焦虑不安",扮演着 20 世纪 50 年代传统的美国家庭主妇的角色。玛利亚说,她的母亲和姐妹们"都是依赖性很强的女人,不能自立,不能够捍卫自己的权利"。在玛利亚 19 岁的时候,她的母亲去世了,她的父亲同时也离开了。玛利亚被送去跟一位叔叔生活,她脑海里总是浮现出成为一个孤儿的意象。在30 或 31 岁的时候,她被强暴了,她说,从那件事以后,她就再也无法像以前那样生活了。她去和姐姐一起住,试图"找到家的感觉",但却发现根本没有用。转而,她来到了波士顿,在过去的一年半时间里,她一直在那里试图创造一种新的生活。她在一家大多数员工都是男性的社团事务所工作,依然没有任何的朋友,依然感觉非常孤独。

自由

　　尽管玛利亚承认她已经设法摆脱母亲曾经所扮演的角色,但她依然不能享受她的自由。具有讽刺意味的是,她猜想家庭主妇们都妒忌她的独立,并幻想自己通过参加派对和谈情说爱来打发时间。而事实上,她工作非常努力,下班后便回到那个空荡荡的公寓,里面摆放着一些可爱的物品,看起来品位高雅。她的生活很平静,没有人来打扰,而且她已经拥有了自己想要的一切。她失去了什么?她失去了他人、混乱、生活以及一个有意义的焦点。当我问她,她是如何运用其创造性时,她说自己没有发泄的机会。她称自己是一个"闭门造车的艺术家",她知道,她必须"往下挖",并找出自己的生活感召什么。她变得越来越孤独了。她难过地说,她"变得很恐慌。白天上班,晚上哭泣,生活正逐渐地失去控制"。饮酒是她为了找到"精神",或建立联系和进行创造的勇气。她说,她的自由是一种"虚假的自由",因为她实际上整个周末都待在自己的公寓里。我看到的这幅令人心碎的画面是,一个美丽的女人在可怕的独立与对人际联系的需要之间深受折磨。这些影响在她的梦中得到了论证。

梦

像幽灵一样的情人　玛利亚跟我讲述的第一个梦对她来说影响很大；她中学时代的男朋友丹尼斯（Dennis）出现了，对她说，"给我打电话"。她和丹尼斯是彼此的"初恋情人"，而且似乎注定了会结婚。后来，他们各自有了家庭，且失去了联系（直到最近，他们才又互相联系上了）。玛利亚说，他娶了一个"安全的"女人，"而我有着太多的激情"。他和玛利亚在一起成了她的一种幻想，但她觉得，她已经更多地生活在幻想中，而不是在现实之中。她说："我从来没有真正地生活在这个地球上。［我是］不属于人间的——［而且］从未拥有过什么东西。"依恋于幻想——我们一直称这种幻想为像幽灵一样的情人——以及因此而产生的关于不能完整地生活，一直困扰着玛利亚，而且这也是我们需要继续研究的主题。

女巫的献身　之后，她又跟我说了另一个有重要意义的梦：

> 一个男人和一个女人一起旅行。这个男人来自拉丁美洲的一个国家。而这个女人随身带着一只小动物——或许是一只小鸟。这只小鸟看起来很小，正好放在她的两只手中间。他们走进了一片树林，突然遇到了住在这片树林里的一群人。出于对男人的尊重，他们带走了女人，将她绑在一个十字架上。他们将十字架点上了火，这个女人被烧死了。

玛利亚解释说，她一醒来，就一直试图让这个梦的结局变得更好一些，她试图让自己相信，那个女人并没有死，但是她又推测那个女人不得不死去。她无法从那个燃烧着的十字架上幸存下来。

玛利亚把这个梦称为她的第一个*献身的梦*（sacrifice dream）。她的联想是，在她自己献身之前，她将一只动物，即她的象征性自我给了那个男人。她确实曾养过一只黑色的小猫，并感觉与动物很亲近，她说："女人由于独自生活以及同动物讲话而被烧死。"对玛利亚来说，这就意味着，她们过着非常接近其本能的生活。她详细地说道："我总说自己会像一个女巫一样被烧死。我是一个威胁，但是对谁构成了威胁呢？对已经确立的秩序构成了威胁，因为我一直以来都过于自信了。"她早期的记忆是一种被她称为"单身类型"的记忆，她总是自己照顾自己，一个人生活。当我问她，她可能拥有什么样的特性会对他人产生威胁时，她哭了，说："这个问题超出了我的能力范围。我也不知道可能是什么样的特性对他人产生了威胁。"尽管如此，玛利亚还是把她自己描述为一个在工作中非常有能力的人,有时候会对他人产生威胁,对他们的动力有着一种强烈的直觉。她渴望能够建设性地运用这种能力,成为一位医治者,但是却不知道该怎么做才好。她眼泪汪汪地把这个献身的梦描述为与她在转变(transformation)过程中所遇到的阻碍有关,她在一个危险或病态情境中发现内在力量的能力。

处女/妓女　在另一个梦中,玛利亚正在喝酒,一身吉普赛人的装扮。当玛利亚描述她的母亲是如何想要她成为一个健康、似贵妇一样的人,而不同意她成为一个舞蹈家时,妓女的意象便出现了。玛利亚被妓女这个意象深深吸引住了,她曾穿袒胸衣跳舞,并和一个曾做过妓女的女人建立了友谊。

当她向我描述这个意象时,我被她白肤金发碧眼的美深深打动了。她总是穿白色的衣服。她说,在工作中,大家都叫她*圣母玛利亚*(Madonna),而且她非常害怕妓女这个意象。玛利亚曾经被强暴过,她害怕在被强暴之后,人们会因此而谴责她。她尽力“让自己看上去不像一个招惹麻烦的人”,而且她害怕,她的过去会给她和男性的关系带来问题。在谈话时,她通常以一种镇定自若、风度雍容如贵妇的姿势坐在那里。然而,当她大笑以及当她喝酒时,她就会表现出完全不同、风流、及时行乐的一面。她拥有一种绝妙的幽默感,她认为这种幽默感在过去曾救过她很多回。

睡美人　在过去的13年里,玛利亚一直过着独身的生活。她觉得,她必须净化自己,放弃一些东西,这样她才能准备好迎接新的东西。

就在她企图自杀之前,玛利亚做了一个撞车的梦。她“被一群医务人员包围着,还有一个穿白衣服的女人[她的治疗师]正站在我的面前……我问这个女人,我是活着还是死了。现在我知道那是我的潜意识突破,是让我准备好迎接一个大的变化”。

当玛利亚服用安眠药时,她一直在喝酒。后来,她描述了喝酒时的感觉,说那就好像是一种飘的感觉。对她来说,药片增强了飘的速度,直至她失去知觉。后来,玛利亚发现了她在此期间胡写乱涂的一篇日记。上面有她那像幽灵一样的情人的电话号码。她记起或重新建构说,她当时正梦到他。她把这种感觉描述为“身处另一种控制之下……就像另一种已经放弃的力量。我是被迫的……我也并不畏惧。我愿意去死”。进入一种被终止的生命状态,而同时又保持完美的身体状态并能觉知到像幽灵一样的情人,就像是睡美人的故事一样。死亡、湮没、梦以及像幽灵一样的情人交织在一起。

具有讽刺意味的是,玛利亚从昏迷中醒来,看到了站在她面前身穿白大褂的真正的医务人员。他们把她带到了医院。在她打包随身带着的为数很少的几样东西中,有一样就是安妮·塞克斯顿的传记,在住院期间她仍继续阅读这本书。就像《多里安·格雷的画像》(*The Portrait of Dorian Gray*)中所表现的那样,生活与艺术相平行,艺术与生活相平行。

转变　在这次事件之后,玛利亚进了一家治疗中心,尽管她还继续来我这里接受个体心理治疗。对于我们的存在整合道路来说,治疗群体的使用是一种关键的附加方法。下面是对玛利亚所进行的治疗以及促进她康复的因素所作的记录。

在医院里,玛利亚问我,是否有可能逆转这种倾向。我说:"如果你愿意一次又一次地使自己获得新生,去重新发现你的清白纯真,那么就有可能。"我问她,对她而言我是谁,她说:"是我在梦中经常问他'我将会活下去还是会死'的那个人。"显然,对玛利亚来说,我是一个养育她的母亲式的人物,要么在她权衡生死时给予她力量,要么培养她创造自己生活的力量。

后来,她说,在梦中抓了她的小动物或她的"自我"的那个人,使她感到很安全。我也使她感到很安全。

你确认了我的存在……一直将我带在身边,直到我能够自己做到这一点……因为这是一段很长的返程旅行[大笑起来]。有些东西开始运行……冒险的想法。我记得我曾在日记里这样写道:"愿意冒着自己生命的危险——甚至是死亡本身。"我已经获得了一些东西,但这仅仅是因为我愿意失去它,失去我的生命。这使我想起了《新约全书》里的一句经文:"将要失去生命的人才会发现生命的意义。"

关于自由和有限性以及如何在生活中将其整合到一起,她的梦和她的情人是一把双刃剑。愿意冒着她自己生命的危险,就像她梦中那个献身的意象一样,使得玛利亚在后来能够真正地选择自己的生活。

群体是这个治疗中心的一个重要部分,玛利亚发现,她喜欢与人们生活在一起:"周围的人让我的生活发生了改变。自那以后,我就不再孤单了。"存在整合取向将个体治疗、群体治疗以及社区治疗最为重要的方面结合了起来。玛利亚喜欢男性对她的关注,并开始更为明确地将自己体验为一个女人。她开始考虑打电话给丹尼斯(她近来实际接触过的那个像幽灵一样的情人),并结束他们之间的关系。她觉得,为了得到一个真正的男人,并生活在一种忠贞的关系之中,她必须这样做。

她知道,自从她与丹尼斯接触以来,仅仅八个月的时间,她就已经瘦了20

磅,而且还陷入了一种严重的抑郁状态。考虑到在她先前提到的梦中他的联系方式是"打电话",我们谈论了一个人在生活中可能接到禁令电话、神秘电话以及恐怖电话的所有时刻。对玛利亚来说,这个电话是打到地下世界的,而丹尼斯也是一个想象的向导:"他在我遇到最糟糕的情况时发挥了一定的作用。"不过,她的任务并不是在这个地下世界中逗留,而是将这个地下世界分解,并重新整合成真实的生活、社会以及创造性。

当我问她,对她来说,发生了什么样的改变时,她说:"赋予我生命给我带来了一种濒死的体验。它就好像是再生,从零开始一样。"当我问她重新回到生活中有何感受时,她说,

感觉相当惊奇……太奇妙了……只要去感觉就好了。过去我不知道我脱离了自己的这些感受。现在,我知道了。唯一的途径是通过我的梦。我感觉更年轻了。我已经做好了变老和死亡的准备。很长一段时间以来,我一直都在这么做。在我的生活中没有性,我就像是一个小老太太。

在这一点上,她表达了这样一种意愿,即"敢于建立联系。我宁愿出来体验自由,而不是解读它……自去年四月份以来,我就没有看过电视了。生活比电视要有趣多了"。

就在那个月后来的一次面谈中,玛利亚身穿金黄色的衣服,戴着金耳环和一副遮阳镜。她表达了一种新的对于饮食和健康的兴趣,她还注意到了从月亮意象到太阳意象的转变。她说:"你知道我非常喜欢猫。这是一个黑夜世界的感召,与月亮和猫有关,与无意识和梦有关。"她新的太阳能量使她与白天世界联系了起来,与阳光和外显之物联系了起来。

回顾她的旅程,玛利亚觉得,这次旅行将她引向了某个充满希望的地方。"这些天,我一直对于生活中已发生的改变感到非常惊奇。有些事情摇摆不定,而我无法为其作任何打算。"她说话的语调表达了一种新的纯真。她说,

这感觉就像是一种再生。我感觉就像是一个正在挣扎着想要表现我自己的小孩,我的大脑被擦拭得干干净净,必须重新学习。对于长期的独身生活,我有非常多的感悟——我认为这真的是一件非常健康的事情。独身生活给我了一个机会,让我可以认识我自己,认识我自己的身体,认识作为一个女人的自己。

女英雄的旅程:死亡与再生 在离开那个治疗中心之后不久,玛利亚做了一个关于"乱性"的梦。她准备和另一个人一起把她"漂亮的公寓""搞得乱七八

糟",并在某种程度上放弃她精心维持的控制感。她认为她自己"正在完成一个循环……做回她自己。我又披上了金色的长发。我感觉自己是活着的"。

在接下来的这一个月,她遇到了一个男人,并搬过去和他,还有他16岁的儿子一起生活。他是地中海沿岸居民的后裔;他和他的儿子都很黑,不过他的前妻是个金发碧眼的白人。关于黑暗和明亮的主题汇集到了一起。

她新发现的勇气使她做出了和他在一起的选择。她说,这就像是她曾在是生还是死之间做出的选择一样。这是一种信念的跳跃。"你必须有能力到那个角落周围走走,才能看清那里有什么东西。我知道这样做很冒险。但是,我还是选择了活着。"

玛利亚描述了她在自由需求方面出现的另一个变化。她说:"一直以来,我都是很独立、自由的。但现在,我不想这样自由了。让他做我的老板,我真的非常开心,非常惬意。我再也不需要有属于我自己的汽车了。"玛利亚正试图在依赖性很强的家庭主妇这种刻板印象(这是她一直想要摆脱的)和使她保持独立的自由之间找到一种平衡。她正在寻找她自己的方法,来达到一种相互决定的相互依赖,这就意味着要就家务和目标问题进行长时间的协商。玛利亚承认她很享受这个过程:"我从来都没有机会照顾他人,为其他某个人而打扫卫生、购物。"我注意到,她在使用*我们*(us)这个词时流露出了某种自豪感。正如她自己所说:"我过去也知道,生活的意义在于关系,但我却不知道如何获得一种关系。我也无力再继续过独身的生活。"在这里,玛利亚表达了一种工作需求和养育需求之间的新的平衡,这对许多女性来说都是一种特别难以达到的平衡(Bateson,1989,p.240;Gilligan,1982,pp.62-63)。

当我问及她的经历与安妮·塞克斯顿的经历之间的相同之处和不同之处时,她说,

我和安妮·塞克斯顿经历的相同之处在于,我们都对自己的母亲有一种强烈的认同。安妮·塞克斯顿和我的母亲也有一些相似的地方。在20世纪50年代的政治生活中,我的母亲是一个受到束缚或受到限制的女人,除了在家庭和家人这个背景中,不允许在其他任何领域表达自己的思想。与20世纪50年代的许多女性一样,安妮·塞克斯顿曾一度从家里拿化妆品出来卖——我母亲也曾卖过同样牌子的化妆品。我逐渐地体会到,我一直都过着我的母亲已经忘却了的生活。

玛利亚说,在她和安妮·塞克斯顿的家庭中,

　　……最根本的联结是女人之间的联结。男人们都是旁观者。来到波士顿，便是为脱离这种联结而做出的一次尝试。我一直都试图想要拥有我自己的生活。就连我的姐妹们也一直都在控制着我。在母亲的子宫里〔有着〕太多的牵绊。在我 19 岁的时候，我自己的母亲就去世了。我实际上就被抛到了这个世界中。我仍然还有很多需要，我还是一个孩子。我深陷在那个小女孩的穷困潦倒中。虽是该长大并拥有自己生活的时候了，但我依然还是一个青少年。保持纯真，是与母亲维持依恋关系并取悦于她的一种方式。但是现在，我比她都老了。她在她 46 岁生日前 28 天就去世了。

　　像安妮一样，玛利亚总体验到一种强烈的被什么东西往下拉的感觉："有什么东西把我往下拉，而我却无法阻止它。真的有一种往下去的感觉。"当玛利亚回到她姐姐的房子时，她意识到自己是在寻找一种女性的环境，一种更接近尘世和女性价值观的环境。但是，在那里，死亡的拉力"开始变得非常强大，它拉着我。我的两个姐姐也有争执。我的大姐认为我活不过 46 岁"。这里存在着这样一种想法，即"我们当中有一个人将会成功地把自己杀死……这几乎就像是一个诅咒"。关于她们在年龄上的相似之处，玛利亚观察到，"这很可能是一个象征性的年龄，要跨越中年生活给我们设置的门槛，并应对变老给我们带来的挑战"。另一方面，与安妮·塞克斯顿不同的是，玛利亚有一种强烈的与其父亲十分亲近的感觉。喝酒是他们父女俩的共同爱好，而且她曾在一篇日记中写她是"父亲的情人"。

　　玛利亚为使自己摆脱家庭并使自己个体化而做出的努力，类似于男英雄的旅程。男英雄必须面对挑战，学会独处，战胜黑暗，并将他新发现的智慧带回自己的家庭和社区中。对于女英雄的旅程来说，迷路是她们类似的经历，这能为玛利亚提供一张线路图或一种希望感。因此，作为一个女性主义治疗师，我赋予她力量，使她能够看到自己的道路是一条女英雄的旅途，这样，她就能够为自己的生活担负起责任。她说，

　　虽然我已是中年，但我并不理解所有那些梦。我觉得，已经发生的一切事情都是绝对必要的。你知道有些人怎么说吗？"你让我振作起来！"我说："你让我获得了再生！"

　　是什么拯救了我？我不知道。也许是安妮以及另一个已经去世的女人拯救了我，因为可以审视她们的生活，并从她们的生活中学到一些东西。我试图弄清楚她们为什么会死，或许这样的话，我就不必随她们而去。但是，我也已经丧失了希望，大家经常问我怎样才能把希望找回来。希望逐渐地回来了。我想，在我

解决这个问题时，在希望重生时，我把我的"自我"托付给了他人。在我重新学习我是谁时，是他人在引领着我。因为今天的我已经不再是过去那个我了。原来的那个自我已经离我而去——它已经死了。我现在正处在重新创造生活的过程之中。但是，为了找到生活，我必须放弃生活。当然，我并不知道这是当时正在发生的事情。我仅在回想时了解到这一点。当问及这个问题，一个人该如何决定是生还是死？我决定死。也许在你能够决定生之前，必须先决定死。我现在依然每天都做出决定。每天晚上入睡之前，我们都会花点时间说一声，我们非常感谢那一天。现在，我有时候会说我很感谢我的生命。这是一件要说出来的大事，而且我感受到了它。

接着，她做了一个关于一栋房子被烧成灰烬的梦。不过，在这个梦中，有一个"一只凤凰从灰烬中飞出"的意象。是什么在燃烧？

我所有关于安全的先入之见在燃烧。我试图搬回家——搬回我姐姐的家中——这样，她的家人就是我的家人了，但是，这种想法告吹了。已经没有什么东西可以坚持了。这是炼金术的黑化过程（the Alchemical Negrito），一种变黑、获得本质的过程。自杀的企图（以及导致产生自杀企图的抑郁症）是重生的开始。在仪式献祭中，所有的祭品都一次又一次地献祭，直到整个献祭仪式结束。

现在，到了该"揭示生命火化的本质，找到我自己的声音、我自己的灵性"的时候了。在后来做的一个梦中，她"正在挑选一只鸟来作为宠物"。她说，

那里有许多白色的小鸟。有一只黄色的小鸟在向下张望，要求她挑选它作为宠物。一种观望的态度。一个神圣的梦。鸟就是灵魂。那些白色的小鸟代表了灵魂的纯真。而那只黄色的小鸟则是某种神圣的存在。因此，白色的小鸟有很多，而黄色的小鸟只有一只。事实上，我想买一只黄色的金丝雀，一只会唱歌的小鸟。给生活再次带来美。

玛利亚和她的爱人分享了一种灵性之感。他们在饭前一起祷告，在睡觉前一起感恩。她说，"一起分享这些，真好。"她体验到了"一种平静、安详、优雅的感觉"。他们一直在谈论着婚姻。她说，婚姻是"让人非常恐慌的"，不过，他们正"一起创造仪式"。他们互相帮助处理所体验到的"灵魂丢失"。她曾尝试一个人走"女性主义的、精神的"道路，而现在，她需要和另一个人一起来做她灵魂和精神的工作。她注意到，"人们把存在幻想化了，使其变得有点儿疯狂。我想我过

去也常常如此。而现在，我更多关注的是日常生活，我变得更为真实了。我认为，生活的目的并不在于享乐，而仅仅只是生活。"当玛利亚感到恐慌时，她认识到，她想丹尼斯了，并躲在幻想中以求庇护，但她说，此时她"能够将幻想与日常生活区别开来"。

大多数时候，我都听玛利亚说，这给她提供一种母亲般的安全空间感，并支持她将这个阶段看做是一段寻找自己的声音、尊重自己的决定的旅程。我们利用艺术作品和梦来发现她无意识之中的原型模式和象征性模式（Harding，1975）。发展的取向帮助她在与自己母亲的关系方面达成了平衡，并创造出了她自己作为一个女人的自我。叙事的、女性主义的取向预示了我们之间的合作，以及像姐妹一样的团结感觉（Heilbrun，1988）；在她企图自杀之后，我去医院看了她。她随身带着日记本和记录梦的笔记本，对她来说，写作已经成了一种治疗的形式。凭借她作为一个强有力的女人的能力，玛利亚勇敢地面对了自由、孤独、死亡和意义这些基本的存在主题。玛利亚的旅程经历了死亡和再生这些阶段，引出了一种灵性的视角。有时候，为了帮助她缓解焦虑并集中注意力，我们实际上也会练习冥想和一些呼吸技术。

最近，玛利亚来的时候会报告说，她与现在的爱人之间的关系很稳定，这让他们两人都感到很轻松惬意。她刚刚过了46岁的生日。玛利亚做了一个梦，她记得在这个梦中有这样一行字："你将活不过9s。"经过思考，她明白了，45就是5×9，而4+5＝9。而且，9这个数字也是怀孕的象征，是在某种东西瓜熟蒂落之前的妊娠期。她称这段独身、冬眠的时期为她的*休眠*（dormancy）期："就好像我睡着了，关上了所有的开关，就好像是睡美人，好像是一只裹在茧中的蝴蝶。"而现在，我"非常乐意于共享、分享我们的生活。过去我常常被那些不好的男人吸引。而我做做出了停止的决定。这种改变是难以察觉的、无意识的。如果我有意识地去做出这些改变，很可能我就改变不了"。当我问她用这些术语来理解她的旅程有什么不同时，她说："有一些人需要学习精神病玄学（metapsychiatry）和灵性。我想我就是其中一个。而我的姐妹们就不是。我一直都在进行这种探索，需要去认识、去理解。"在对其重生所必需的坠落进行评价时，她说："其他人并不会真的做。不同之处很可能在于，我的旅程一开始就是我为进行这种探索而坠落出的有意识的选择。如果没有坠落和牺牲，就不会发生任何的改变。那我就不得不杀死我自己的一部分。"我的脑海中出现了一只动物的意象，它的一只脚陷在了一个陷阱中，这只动物要想活下来就不得不咬断自己的脚。玛利亚说，

我想，我以无意识处事的不同之处在于，在大多数情况下，我对无意识的信

任是以觉知和灵性为基础的。如果你信任无意识，并与它合为一体，那么，你就是无意识的，并根据这种无意识来做出行动。但是，如果你信任无意识，同时作为一个目击者，觉知到它在你的生活和梦中的运作，你尊重它所具有的创造和破坏的力量，那么，你就与它分离了，并没有和它完全等同。我认为，这就是有意识坠落和无意识坠落之间的区别。

通过彻底地坠落，通过独身一人，并且在大多数情况下将心灵的历程记录在日记中，而不是（像安妮·塞克斯顿那样）以自我毁灭的方式将它表现出来，玛利亚就能够找到上升的路。

玛利亚刚刚读完了戴安娜·米德尔布鲁克（Diane Middlebrook）写的安妮·塞克斯顿的传记。在快要读完这本书的时候，她感到"真的很悲哀"，不过她在这本书中也找到了"一些美妙的东西，一些需要改造的东西"。

总的来说，她和安妮·塞克斯顿到底有哪些相似之处呢？她们两人都被死亡和黑暗深深地吸引了，她们两人都与自己的母亲以及家庭中的其他女性成员非常亲密，但是，正是这种依恋却让她们活在了女性未完成的事业之中。她们两人都反抗传统的家庭主妇角色，体验到提高了的性欲与贵妇行为之间的分裂，妓女的意象和圣母玛利亚的意象之间的分裂，以及自由需要和安全需要之间的分裂。她们两人都表现出了强烈的直觉能力、神秘力量和治愈能力，并且都感觉与女巫的意象很亲近。她们两人都一次又一次地求助于灵性，将其视为拯救者，寻求恩赐和救赎。她们两人都渴望获得精神，但是，精神中充满了关于部落、文化以及躯体的问题。她们都是没有合适角色榜样的女英雄，都有未完成的返回旅程。

玛利亚说，她与塞克斯顿的不同之处在于，她较少地受到自杀的困扰，而且她与父亲的关系更为亲近一些。同时，她还想结婚，想去照顾另一个人，想与那个人互相依靠。

现在，让我们回到戴安娜·米德尔布鲁克所写的安妮·塞克斯顿传记，看看安妮·塞克斯顿的生活怎样例证了这个女英雄的坠落旅程（Perera，1981）。

安妮·塞克斯顿

安妮·塞克斯顿是第一个被公开地描述为"自白派诗人"（confessional poet）的人，她死于 1974 年，终年 45 岁。她出生于一个传统的中产阶级家庭，曾是一位时装模特，不过她继续努力，获得了教授职位，赢得了国际认可，并获得普利策奖。

尽管塞克斯顿曾尝试过一种传统的生活,但是她明白,"一个人不可能通过建立起小小的白色尖桩篱栅而将梦魇拦截在外。"一种新英格兰的清教徒氛围与一种狂热的性欲交织在一起,弥漫在她的家庭中,而这经常会导致爆发和冲突。玛利亚也体验到了传统价值观与增强的、几乎是歇斯底里的性欲之间的冲突,而这没有健康的感官宣泄途径。

受到压抑的强烈性欲的爆发表现为女巫意象的形式,就像在玛利亚的梦中所表现出来的那样。塞克斯顿写道:

> 我出去了,一个着魔的女巫,
> 我没在黑风里,夜间更勇敢;
> 梦想着做坏事,我施展巫术,
> 在普通人家房顶,奔向一个个灯盏
> 孤独的东西,十二根手指,疯狂。
> 这样的女人不像女人,真不像。
> 我一向就是她那一类。(Middlebrook,1991,p.114)

在塞克斯顿的诗中,当诗人是一位有魔法的创作者时,家庭主妇就成了荡妇和女巫。所有这些都是打破传统女性角色的结果。不过,女巫的意象被两极分化为好女巫和坏女巫。和玛利亚一样,塞克斯顿也拥有好女巫的能量;她的共情能力、直觉能力较强,而且还拥有"认识事物"的方式。坏女巫都是破坏性的、歇斯底里的、自私的。鉴于传统和冲动的双重约束,崩溃可以被看做是一种逻辑反应。

> 精神病院[是]一个隐喻的空间,在这个空间中,人们可以明确表达中产阶级生活中那些制造疯狂的压力,对女性来说尤其如此。家、精神病院、身体:这些都是给两性分配不同角色的社会秩序中女性的空间;而女性自己就是这种残缺的一景。(Middlebrook,1991,p.274)

塞克斯顿和玛利亚都通过她们的身体与家庭中的女性成员建立了牢固的关系。她们都出生于传统的美国家庭,对于什么是"恰当的贵妇行为"都有牢固的观念。她们两人以不同的方式做出了反抗,都拒绝成为家庭妇女。她们所感受到的愤怒部分地表现为独立对她们的吸引,但主要还是表现为她们消灭自己的一些部分。她们两人都体验到了自己的小姑娘、圣母玛丽亚、处女一面与自己的妓女、荡妇一面的巨大分裂。性欲、认识、权力和愤怒之间的无效结合,在女巫这个意象中聚集到了一起。她们两人都对母亲非常依恋,并且一直都在寻找一种体现教养和优雅的女性灵性。她们两人都很漂亮,而且在她们的生活中都需要美丽,但她们宁愿像睡美人那样死去,而不愿冒不完美的风险。她们两人都寻求在自由与安全、意义与空虚、孤独与关系之间保持一种平衡。而且,她们两人都将死亡视为温暖的双臂,让她们从生活的挣扎中解放出来。

玛利亚的逃避

玛利亚是如何逃离死亡的? 我们可以从她女英雄般的旅程以及坠落到地狱的经历中学到什么,来帮助其他企图自杀的女人呢? 首先,我们将根据存在整合理论来看一下她的案例,然后用她自己的话语来对心理治疗历程中的主要转折点做一描述。

存在主义理论　我们可以根据四位主要的存在主义理论家的观点来理解这个案例。第一位是欧文·亚隆(Irvin Yalom,1980),他把面对死亡描述为人们所要面对的主要存在挑战之一。当然,玛利亚不仅象征性地面对了死亡,而且在现实中也勇敢地面对了死亡。她所面对的最为根本的挑战是,她是否应该选择生存。

作为她的治疗师,我明白,如果她打算再次体验自己生存意志,就必须直接地思考死亡。因此,在讨论她关于死亡的想法以及从自杀企图中幸存下来时,我给她提供了支持。她实事求是地权衡了自己在生活中的价值,并描述了自己做出决策的过程。我的意图并不是想让她感觉更好或更高兴,而是用我的在场来"支持"(hold)她,这样她就能够感受到并勇敢地面对自己的强烈情绪。具有讽刺意味的是,勇敢地面对死亡能够带来生活和创造的勇气。存在精神分析学家罗洛·梅(1975)曾指出:"通过创造性的行为……我们*就*能够超越自己的死亡。这就是为什么创造性如此重要的原因所在,也是为什么我们需要面对*创造性与死亡之间的关系*的原因所在"(p.20)。从治疗方面来说,我支持玛利亚和她的艺术重新联系在一起,即使这种艺术只是用暗淡的颜色来作画。

尽管玛利亚有着艺术家的审美敏感性,但是过去她一直把自己的艺术眼光用于内心世界和幻想,而现在,她必须把这种艺术眼光转向外部,致力于在她与他人的关系中创造一种真实的生活。在这里,治疗工作是致力于关系的,聚焦于帮助她处理有关关联性和亲密性的问题。

梅声称,艺术家的任务就是通过象征来表现普遍的文化形态,而且,艺术家的勇气是勇气中最伟大的一种。玛利亚和安妮·塞克斯顿都通过象征和想象表现出了努力创造生活的敏感性,从这一点上说,她们证实了在面对死亡时进行创造的存在任务。不过,如果她们要创造自我以及自己的生活,那么,人们就有可能会问,她们所创造的是什么样的自我。玛利亚通过艺术作品和写作来对她自我的全部内容进行了探索,并找到了一个平衡的中心。

客体-关系取向让我们了解到,玛利亚的家人是如何教她认同于一个虚假的自我,她自己又是多么渴望找到更为真实的自我。与这个健康的部分建立一个治疗联盟,使得她能够卸下自己的一部分面具。人本主义心理学家詹姆斯·布根塔尔(1987)强调,在这个世界上,在对自我进行创造的过程中,真实性(authenticity)和主观性(subjectivity)是非常重要的:

> 我们的主观性是我们真实的家,是我们自然的状态,也是我们获得庇护和新生的必要场所。它是创造力的源泉,是想象的舞台,是计划的设计台,是我们的恐惧和希望、悲伤和满意的最终核心。(p.4)

最后,我们可以根据悖论的范式(paradox)来理解生与死之间的对峙、在面对死亡时创造的勇气,以及一个主观自我的真实性。梅评论说,"真正的快乐和创造性来自于悖论"(Schneider,1999,p.7)。在科克·施奈德(1999)的悖论模型中,人类的心灵(psyche)被描述为一个具有压缩和扩展可能性的连续体。对于压缩和扩展的恐惧会导致机能失调的极端主义或两极分化,而勇敢地面对这两个极端或将这两个极端整合起来会促成最理想的生活(p.27)。鉴于玛利亚和塞克斯顿在向外扩展进入生活和向内退缩进入抑郁状态及幻想世界这两个极端(光明的意象和黑暗的意象,性欲和灵性)之间摇摆不定,我们可以把这些极端理解为保持在同一个连续体之上,治疗的任务就是对这两个极端加以确定和整合。

不过,大多数存在主义理论家所强调的走向独立的*孤独*旅程,都可以成为走向意识的英雄旅程的模型。对于作为女性旅程一部分的无意识吸引以及对养育和互相依赖的需要,传统的存在主义理论可能没有做出恰当的描述。这种情况引出了这样一个问题,即在存在主义理论的背景内,关系和关爱扮演了什么样的角色。

心理治疗的旅程 是什么帮助了玛利亚让她可以勇敢地面对黑暗,将对立面整合到一起,先坠落然后找到新生的呢?关于这次旅程,有什么东西是女性所特有的呢?

首先,我给玛利亚提供了一个希望装置。我是这样做的,即将她的体验想象成一次旅行,经过这次旅行,她可以增强精神和心理的完整性,并与自己那些健康的、具有创造性的部分建立一个治疗联盟。然后，我要求她对自己的痛苦、曲解以及那些被否认和被投射的部分*保持在场*（stay present）。为了与存在整合治疗中对经验性的强调保持一致，我鼓励她*具身化地*表现出自己的真实性。作为治疗师，我保持着自己对于玛利亚那些问题的熟悉程度，并以我自己的方式来感受她的痛苦。尽管我没有透露任何关于自身生活的现实，不过，我却让自己的共情和在场的情绪共鸣以非言语的方式充当了代言人。当她的痛苦变得过于强烈，我们就用幽默和她的写作来加以遏制。在场是面谈中一个非常关键的部分，因为我会倾听她的沉默，倾听她的在场（*此在*［dasein］），并给予她我即时的、动觉的和深刻的关注。对于她给我的感觉，我相信自己的身体反应，这包括我的泪水以及我想要握住她的手（在她企图自杀而处于情绪最为低落的抑郁状态时）。当我试图帮助玛利亚感受到其象征材料中的经验性成分时，我有一种*引出真实情况*（invoking the actual）的感觉。在后来的面谈中，玛利亚才让我知道，当她感觉面前有某种非常黑暗的东西时，就会寻找一位既能包容她又能陪伴她的治疗师。我们两人都感觉到了这种愿望，并允许这种愿望在面谈中流露出来。在面谈期间，我所需要做的可能仅仅只是做出一个简单的评论："为什么会流泪？"这样就打开了她揭露自己的思路。一旦玛利亚能够表达她自己的情绪，她就不仅会让我看到她扩展的、独立的、能干的一面，而且还会让我看到她弱小的一面——一个需要扶持和包容的小女孩。我们确定了她自己表现出来的那些部分，帮助她接受这些部分，并将这些部分整合到一起。为了包容她，我运用了治疗师－来访者会心的现实来帮助她表达那些难以表达的材料，帮助她体验某种关系中的信任，并将治疗工作与我们未来的关系联系起来。最后，我用了一种*美学的视角*（aesthetic perspective），使她能够把自己的生活看做是一首乐曲，能够把她的一些极端倾向带进了更为整合的整体之中，并能够*在面对空虚时进行创造*。

　　对于玛利亚的治愈而言，一个必要的部分是在一个更大的文化视野中看待她个人的故事。养育与工作之间的平衡、*孤独*（solitude）和*关联*（relatedness）之间的平衡、有关牺牲的主题、*家*（home）与*无家可归*（homelessness），以及*死亡与重生*之间的密切关系，这些都与女性的心灵和心理治疗非常接近。牺牲是原始时代早期生育仪式的基础，并且是重生的必要部分。感觉到为占统治地位的父权文化而牺牲，以及体验到由于世界上一个原始的地方被强占而无家可归的困境，将女人们一起带进了一种共情和共有人性的联结关系之中。这种联结关系还能以强烈的、前言语的姐妹关系的共情形式，将一位女性来访者和一位女性治疗师联系到一起。当问及是什么为治疗做出了贡献时，玛利亚选择根据恩基（Enki）怎样创造了两个仆人－哀悼者形象（他们对女神埃里什基伽尔

[Erishkigal]发出了同情的"呻吟"),描述了她对于治疗中共情的体验(Perera,1981,pp.69—71)。"呻吟"暗示了与来访者在一起的方式,这种方式不会疏远,而是非认知地"感受"她的体验,允许她坠入地狱,将痛苦转换为意象和象征,并强有力地再现。这个过程包含了我在其他地方所说的*动觉共鸣*(kinaesthetic resonance)(Serlin & Stern,1998)。

在治疗的过程中,我跟随着玛利亚,一起分享她的进步和不断改变的意象。我问她,她在这些意象中看到了什么。最初的一系列意象涉及的是空虚感以及为了改变能够发生、而"清理矮树丛"或清理空间。在这里,对于治疗师来说,重要的是,不要把自己的解释强加在这些意象之上,而要采用一种以来访者为中心的技术支持特定的意象对于这位来访者的意义(Serlin,1977;Serlin,1992)。玛利亚对这些意象的理解是,她必须释放她的性欲,放弃她的车子、她以前生活的痕迹,还有她的这些幻想,即她的姐妹们能给她提供一个家,她那幽灵一样的情人能给她提供一种关系。一旦她看到一条穿越这些意象的路,那么,对她来说,在现实生活中走这条路就会容易得多(例如,和她的魔鬼情人断绝关系)。

第二个系列的意象和她的坠落有关。这些意象涉及的是她体验到自己的孤独、裸体以及脆弱、在梦境和日记中追溯这些意象、体验她关于火、黑暗、十字架以及牺牲的意象。在此期间,玛利亚集中精力准备创造自己的生活,准备遇见另一个人而不受到过去的拖累或阻碍。当她真的遇到一个男人时,她是自由的,并准备好了建立一种关系,其意图非常明确,就是为她自己创建一个稳定的家和空间。这个时刻,我们得出了她的理想家园的意象,从餐桌的细节一直到她新担任的继母角色的细节。

她的第三个系列的意象与重生、光亮和互相依赖有关。与玛利亚的这一过程相伴,就意味着要信任她的心灵逻辑,并帮助她把自己的这些意象和体验放进一个意味深长的故事背景之中。

对她的治疗所采取的存在整合方法包括:支持(holding)和包容(containing)、在场的运用、为实现希望和未来可能性而进行的叙事重构、梦的工作、冥想和呼吸练习,以及关系和依恋理论,帮助她面对基本的对人类境遇的存在挑战。

小 结

玛利亚自己的话提供了最为鲜明生动的总结:

我才刚刚开始理解艾琳(Ilene)和我自己之间的关系。如果不管和谁[在一起]都将获益,那么,我和谁交谈都没有差别。不过,我曾尝试和几个人交谈过,而从根本上说,我所面对的是[完全]缺乏理解,他们要么不想理解我所说的话,因为我所说的内容太过属于个人的隐私,而且会让人感到痛苦,要么无法理解我所说的话,因为我所说的内容与他们的经历毫不相干……无论如何,这个世界没有给我提供任何东西来关爱或关心我的体验或感受。在我感到痛苦的时候,它无力给我提供任何帮助,或者尚未准备好给我提供什么东西来帮助我。我只能忍受着痛苦,我请求他人来听我倾诉,但却得不到任何响应,于是,我的痛苦不断地加剧。

并不是每一个人都会这么做。和艾琳在一起时,她确实会倾听我的诉说,不过我认为,她还做了其他一些事情。她见证了我的痛苦;她感受到了我的感受,并且是为我而感受。她没有干预或试图改变我的感受或想法。她允许我在我的体验和梦境出现时对它们进行加工。

当我们无话可说时,我们就只是安静地坐在那里。这样的时刻是非常舒适的——时间似乎停止了。我很难用文字将这种体验表述出来。我曾把这样的时刻称为一种"神圣的时刻"——如此的平静、安宁、亲密。就让时间停留在此刻吧。

有时候,我会静静地坐在那儿哭泣,而艾琳也只是静静地坐在那儿。

我总是能以某种方式知道,她一直都很真诚地关心我——很可能是因为当我跟她讲述我的梦境或我的感受时,我看见了她眼中的泪水。当我有自杀的企图时,我甚至还挂念着应该付给她的治疗费,并在我的"记事本"中提到了这一点。我相信,这样的工作需要一定程度的无私。我非常感激艾琳。

她对我的痛苦的见证是对我产生了很大的影响。别人只是看着和听着。而她在我处于极度悲伤的状态时,却倾听并分担我的痛苦。我记得,我坐在那儿跟她讲述我的某种体验或梦境时,我看到她的眼里满是泪水。这对我产生了很大的影响。我至今依然记得那一刻的感受。我的痛苦感动了另一个人。她没有自己的议程安排。她没有试图改变我、教导我或者向我展示应该怎么做。她只是倾听着我的诉说,默默地和我一起哀伤。

倾听的能力是一种罕见的品质,源自于爱。能够沉默地坐在那里则更为珍贵——当两个人坐在那里,合而为一,这是一个神圣的时刻。这种感受无需解释——实际上,也无法解释。这是发生在沉默中的无言的体验。

一周一次,每次一小时,我被人倾听着。

参考文献

Bateson,M.(1989).*Composing a life*. New York:Atlantic Monthly.

Bugental,J.F.T.(1987).*The art of the psychotherapist*.New York:Norton.

Gilligan,C.(1982).*In a different voice*.Cambridge:Harvard University Press.

Harding,M.(1975).*The way of all women*.New York:Harper & Row.

Heilbrun,C.(1988). *Writing a woman's life*. New York:Ballantine Books.

May,R.(1975).*The courage to create*.New York:Bantam.

Middlebrook,D.(1991).*Anne Sexton*.Boston:Houghton Mifflin.

Perera,S.(1981).*Descent to the goddess:A way of initiation for women*. Toronto:Inner City Books.

Schneider,K.J.(1999). *The paradoxical self:Toward an understanding of our contradictory nature*. Amherst,NY:Humanity Books.

Serlin,I.(1977).Portrait of Karen:A gestalt-phenomenological approach to movement therapy.*Journal of Contemporary Psychotherapy*, 8,145—152.

Serlin,I.(1992).Tribute to Laura Perls.*Journal of Humanistic Psychology*, 32 (3),57 —66.

Serlin, I. A., & Stern, E. M. (1998). The dialogue of movement:An interview / conversation.In K.Hays (Eds.),*Integrating exercise,sports,movement and mind* (pp.47— 52).New York:The Haworth Press.

Yalom,I.(1980). *Existential psychotherapy*.New York:Basic Books.

第七章　短期存在整合实践的创新

　　在这一章中,存在主义治疗先驱詹姆斯·布根塔尔(James Bugental)用他
对短期存在主义取向的概述,延伸了这个众所周知的领域。尽管这个提议可能
与人们对存在整合取向的一般理解并不一致,但事实并非如此一。只要我们将
存在取向理解为态度、氛围以及生命会心,那么,它们与短暂的甚至是瞬间的人
际交往就没有什么不一致。例如,R.D.莱因(就像第二部分所讨论的)就是因为
他的一次面谈会心而成为传奇式人物的;而且,正如我们在接下来的布根塔尔博
士和约翰·高尔文(John Galvin)博士的案例阐释中将会看到的,短期取向能够
为长期的再度觉醒(reawakening)提供一种体验或一个开端。不过,正如布根塔
尔所强调的,短期存在主义治疗并不能取代与其相对应的长期的、整体的治疗,
而且,新兴的运动也不能等同于巩固性的转变。从这一点来说,我们必须在实用
主义,而且有时候是自发的背景中来看待布根塔尔和高尔文的提议,且不能高估
其价值。正如高尔文意味深长地指出的,短期存在主义治疗充其量就是展示了
"两个疲惫不堪的旅行者,他们相遇了,在灯光昏暗的旅馆一角,他们一起坐在火
堆旁……第二天一早,这两个旅行者就分道扬镳了,不过他们都感觉到为剩下的
旅途做了更好的准备"。

对短期存在—人本主义治疗的初步概述
詹姆斯·F.T.布根塔尔

　　詹姆斯·布根塔尔,博士,美国存在主义心理治疗运动的奠基者。布根塔尔
博士与罗洛·梅、欧文·亚隆一起,为全美国新出现的一代存在—人本主义从业

者提供了存在—人本主义治疗的基础概念。他是一位世界闻名的著作者，撰写了诸如《心理治疗师的艺术》(*The Art of the Psychotherapist*)、《心理治疗并非如你所想》(*Psychotherapy isn't what You Think*)以及《寻求本真》(*The Search for Authenticity*)等书，还有其他众多的出版物。布根塔尔是塞布鲁克研究生院的名誉教授。

编者注：接下来这篇文章是为许多在资金和时间方面受到严格限制的治疗师而撰写的。虽然布根塔尔博士对于这些要求的态度比较矛盾，但下面就是他为调整这些要求而做的尝试。所以说，下面的短期存在主义策略并非意在取代通常更为有效的系统阐释，而是在适当的时候，用真实的、授权于来访者的态度对它们加以补充——这些态度能够增强治疗后的转变。

意图参数

在概述心理治疗的短期方法时，指导我的一直是以下这三条原则：

1. 强调来访者的个人自主性；也就是说，坚持认为改变的动因是来访者的自我发现，而不是治疗师的洞见、力量或操纵。

2. 证明来访者具有自然的*探索进程*(searching process)[①]的力量，并帮助来访者学会在治疗后的生活中继续使用这种力量。

3. 如果来访者想要进行更进一步和更深一层的治疗工作，要避免形成阻碍治疗的习惯或预期。

阶段性结构程序

短期治疗需要一个明确（而且通常很清晰）界定和有限的工作焦点（*治疗目标*），因此，需要一个更为明显的结构，以保证来访者从有限机会中所获得的最大收益。

当把这种结构组织进以下详述的这些阶段中时，我们就能最好地领会这个结构。这并不是说每个阶段都需要进行一次会谈。对于每一对来访者—治疗师来说，通过这些阶段的步调都有所不同。不过，一般来说，这些阶段都需要遵循这里所描述的顺序。

---

① 关于这个探索进程的详尽阐述，可以参见 J. Bugental, *Psychotherapy and Process* (Reading, MA：Addison-Wesley，1978)。

第一阶段:评估　应该提出以下这些问题:

1. 能够在某种程度上将所呈现出来的问题分离出来,并使其变得非常明显或客观吗?

2. 来访者迫切需要解决的问题(痛苦、焦虑以及其他障碍)使其依然能够把自我机能分离出来,以支持那种显然间接的探讨吗?

3. 自我机能能够支持集中深入的探究吗? 也就是说,来访者的观察自我(observing ego)能够形成一个真正的治疗联盟吗?

如果对于这些问题中一个或多个的回答是否定的,那么,在转向下一个阶段之前,必须先解决这一状况。而如果每一个回答都是肯定的,那么就可以开始下一个阶段了。

第二阶段:确定关注的事情　鼓励来访者以最为简洁的方式呈现他或她所关注的事情。

寻求把问题塑造成为一种尽可能明晰或客观的有效形式。这是一种精细的操作,在其中,治疗师要想塑造这个问题,一定不要对来访者实际关注的事情进行人为的歪曲。

为了更好地理解这个问题并获得某种解决方式,就要与来访者订立治疗契约。这个契约必须尽可能地清晰明确、现实可行,而且完全可以变为书面的形式,作为维持其聚焦效果的一种帮助手段。

第三阶段:教授探索进程　指导来访者怎样通过以下方式来参与这个探索进程:

1. 集中注意力(在场)。

2. 将所关注的事情动员起来(将所确定的问题以及附加在这个问题之上的情绪能量动员起来)①。

3. 了解阻抗以及不攻破阻抗的重要意义(也就是说,使短期的、不太深刻的或持久的改变得到解释)。

4. 开始探索。

第四阶段:确定阻抗　随着探索的进行,就会遭遇阻抗,治疗师要告诉来访者这些阻抗的重要性,将其作为冲突的线索。

---

① 将所关注的事情动员起来类似于本书第二部分描述过的"引出真实情况"。也可以参见布根塔尔在 *The Art of the Psychotherapist*(New York:Norton,1987,pp.207－212)中的详尽阐述。

鼓励来访者注意这些时刻,然后回过头来继续探索。*再说一遍,这是不同于长期治疗的一个关键要点:这里没有对阻抗的修通。*因此,改变就会倾向于更为肤浅,而且可能不太长久。

让来访者认识到这个不同之处非常重要;要不然的话,他或她可能就无法正确地评价短期治疗的局限性,而且可能会误以为它是所有治疗局限性。

第五阶段:治疗工作 从一开始,治疗师就需要有规律地以一种有意义的方式让来访者注意到治疗工作的两个关键参数:

1. 这是一种有时间限制的努力;对于这种限制,需要承认而不是将其忽略。

2. 这项工作是指向已经确定的所关注的事情。其他的问题将会一次又一次地出现,但它们绝不能取代那个约定的核心问题。

聚集于已约定的所关注之事是非常重要的,而且通常也很难做到。正是探索进程的本质,决定了所关注之事将会不止一次地被界定和重新确认。

在这里,治疗师的敏感性和技能将会受到检验,因为当规定的时间用完时,治疗工作就可能很容易退化成一种看似随意的治疗(这在长期治疗中可能很有价值),并导致不适当的治疗效果。

另一种危险是,过于照本宣科地、狂热地聚集于外显的关注之事上,同样也可能会导致肤浅的探索,致使治疗无效。

第六阶段:终止 处理时间参数是治疗过程本身一个重要的部分。如果一开始就对面谈的固定次数达成了一致意见——因为通常情况下这是可取的——那么,就必须注意那种限制。当然,如果双方都同意,也可以商定出一个新的契约,但是不应该随意地放弃最初的计划。来访者必须认识到,治疗的中断是武断的,有些事情是他们想要解决的。同样,来访者在面对他们的有限性时(这次终止便证明了这种有限性)可能有所收获,而且这种方式反映了生活本身的有限性。

按照约定的时间,到了最后一次面谈时,可取的做法是要求来访者评估一下已经取得的成效以及尚未完成的工作(类似于第二部分所提到的意义发现阶段)。同时,还要注意一下来访者是否已经开始把这个探索进程融入了他或她在治疗之外的生活。

虽然来访者和治疗师有可能会商定一个追踪契约来继续治疗,但是,有一个潜在的反治疗隐患必须加以避免:一系列短期的治疗努力并不等同于长期心理治疗。在一次有限的治疗之后,又坚持进行另一次有限的治疗,这种努力就是对投身于自身生活的一种主要阻抗,掩盖了一种更为深刻的真正的需要感。

与中国来访者的短暂会心：彼得的案例

约翰·高尔文

约翰·高尔文,博士,一位持证的心理学家,香港大学商学院研究员和管理顾问。他毕业于旧金山塞布鲁克研究院,有 30 多年在亚洲社区进行心理治疗的经验。

历代的作家们都已经发现,旅程是一个用来反映和描述生活体验的强有力的隐喻。荷马(Homer)的尤利西斯从特洛伊旅行回来;乔叟(Chaucer)的朝圣者从一个客栈旅行到另一个客栈;马克·吐温(Mark Twain)的哈克·芬沿密西西比河乘木筏漂流而下旅行;赫尔曼·梅尔维尔(Herman Melville)的伊什梅尔与亚哈船长以及佩阔德号全体船员一起航行。

所有这些关于旅行的书中都有一个共同的事件,那就是主人公会遇到某个奇怪的人或某件奇怪的事情。随着这种交会的展开,我们会发现,这位旅行者正冒险与人类境况的某个方面进行着一场真正的对抗,或者他或她正以某种方式揭示自己最为深刻的想法或感受。

对于这些交会的时刻,存在主义治疗师产生了一种共鸣。这些时刻就是治疗旅程中治愈发生的时刻,如果治愈是有可能发生的话。这些时刻就是做出选择以及需要做出选择的时刻。尽管有很多的力量会对它们予以否定,但这些时刻是生活得到肯定的时刻。在这些交会的时刻,意识会肯定或否定意志想要获得什么,而且来访者开始参与创造他或她自己。

作为一位存在主义治疗师,我把自己看做一位穿越生活的旅行者,准备好了进行这些交会。存在主义文献通常会突出存在会心(existential encounter)的重要性,而我作为一位治疗师的经验通常会进一步确定,它是极其重要的。

治疗师所接受的很多训练都旨在发展那些充分利用会心所需的知识和技能。治疗师要学会识别来访者通常含糊、间接的会心邀请,要学会理解并战胜来访者为避免会心而设置的障碍,要学会倾听并理解(而不是干预)来访者体验的展开。但最为根本的是,在这些会心的时刻,治疗师要真正地投身于其中。

甚至在治疗精神病患者时,我也学会了不支排除会心的可能性。引起会心的在场、真实性、尊重以及谦卑,可能甚至会刺穿精神病的面纱。当我治疗精神病患者时,我坚持以对待其他来访者的态度来对待他们。我礼貌地敲他们医院病房的门,问他们我是否可以进去。我聚精会神地倾听他们精神错乱的对话,并尽可能地允许自己在情绪上受到触动。

有几次，我非常惊奇地发现，会心确实发生了。我曾评估过一个中国年轻人，当时，他正处于严重精神病发作期而被送进了医院，几个月后，当我们在繁忙的菜市场偶然相遇时，他竟然非常清晰地记得我。他告诉我，在我们见面的那个时刻，他曾感到非常害怕和孤独，而我给了他一种希望的感觉。

如同它们在心理治疗文献中所称的，*存在会心*几乎能在任何时刻发生。有些会心在治疗背景中发生，而有些则在一些短暂、偶然的会面时刻发生。

几年来，我对中国人所做的治疗工作使得我尤其重视短暂、突然的存在会心所具有的力量和重要作用。与美国人不同（美国人已经逐渐地开始正确评价治疗师的专业角色，而且通常会参与长时间的心理治疗），中国人不太可能从一名治疗师那里寻求帮助。我逐渐地意识到，对于这些人可以进行短期的，通常只有一次的会心。他们通常是我通过其他活动与其建立了某种关系的人。尽管这种会心非常短暂，不过我认为在这里大部分的治疗都发生了。

彼得的案例

在我做了一场关于孤独和新移民的演讲之后，就曾发生了一次这样的会心。在听众都散场时，一个刚刚从亚洲东南部移民到美国的中国年轻小伙子彼得（Peter）走了过来，并开始和我交谈。一开始，他问了几个理论上的问题。我们在房间的一个角落坐了下来。当房间里的其他人都出去以后，我问彼得，当他刚移民到美国的时候是否曾体验过孤独的感觉。他不加思考地马上回答说："没，我没有！"他的否认非常强烈。一个有经验的治疗师会形成一种辨别自我欺骗的第六感，这些谎言直接针对个体自身，并且旨在保护自己。彼得的否认强烈得让人感到不自然，这事实上是在暗示我，他很想谈一谈关于孤独的体验。我让自己为接下来的快速扭转做好了准备。我把所有的注意力都集中在了他身上，静静地等待着。

在彼得否认之后，他便陷入了短暂的沉默。当他靠在椅背上时，他的身体很僵硬，屏住了呼吸，而且面无表情。然后，突然之间，他像是又活了过来。他身体向前倾，说："是的，我确实体验过孤独。"

我回应道："请跟我说一说它吧。"

彼得想说，想打开话匣子。这是一个至关重要的时刻。我的态度、我的话语有可能会像开门那样迅速地把门砰地关上。社会化的过程会对我们所有人都做出评判。治疗师必须学会脱去审判官的外衣，并不再担任仅允许合适的和合理的东西进入意识的守门人。在场和共情（empathy）是打开会心之门的钥匙。

他做出了继续交谈的选择,我更多地通过态度而不是语言来表达我很乐意倾听和理解。他可以自由地选择谈或者不谈。

一个人的生活就像一幅绘有丰富体验的织锦。有一些是我们用自己的双手编织而成的,而有一些则是命运之手为我们编织的。

彼得的叙述开始了。

他是一个出生在越南西贡的中国人。他生活在一个中国移民社区,这个社区中的人都是为了在外国文化中寻找机会而离开了自己的国土。在越南,他们选择保持自己的中国人身份,越南人则选择把他们视为外国人。

在越南战争结束的时候,北越军队占领了西贡。这些"解放者"迫使许多中国人离开越南,而其中大多数是从事贸易和经商的人。生活的变故结束了彼得一家人原本舒适的中产阶级生活,并使他们一家人分散到了三个国家。他的几个兄弟去了加拿大,他的大哥和父母去了英国,而他和他的姐姐到了美国。

彼得解释说,他是这个大家庭中的老幺。在他成长的过程中,他和父亲的关系非常好,当时父亲年纪挺大了,已经退休,所以他有足够的时间来享受培养一个年幼儿子的乐趣。

父亲给彼得留下了非常深刻的印象。在一个动荡的世界中,他给了彼得一种安全感,而且,尽管他是家里孩子中的老幺,也是最没有经验的,但是在父亲的关注之下,彼得的自尊感得到了提升。

在倾听中,我了解到,在彼得的世界中,父亲是一个核心人物,是彼得的意义、自尊和安全感的首要来源——这也是存在主义治疗师所谓的支持个体心理存在的*存在基础*(existential ground)。

作为一个避难者,彼得被迫离开了他的父亲,但是他们之间的关系依然很亲密。父亲会写信给他,偶尔还会打电话交谈。他们经常谈论的是将来全家团圆这个话题,这给了彼得希望,也成了他的一个目标。

在生活中,我们的优势可能很容易就会成为我们的弱点。彼得和父亲之间的关系促进了他的心理活力,但是,这种关系一旦破裂,就有可能使他垮掉,从而陷入危机之中。这发生在英国一个寒冷的冬天。

他的父亲在伦敦街头散步时,踩到一块冰滑倒了。他的头部受到了致命的损伤。从此他再也没有恢复意识,当他被送到伦敦一家医院时,医生宣布他已经死了。

迈出错误的一步竟结束了一条生命。他们没有时间作最后的道别,曾给彼得带来安全感的父子关系就这样迅速地结束了,而且,他也没有时间形成一种更为成熟的独立感。他的父亲去世了,彼得虽然不情愿做自己命运的主人,也只能独自地面对这个世界。

"我感受到一种深切的孤独感。无论是醒着还是在梦中，关于父亲以及我们在一起的时光的回忆就会萦绕在我的脑海中。我想见我的父亲，但我知道我再也见不到他了。"

在我们会心期间，彼得再次体验了他父亲去世之后所感受到的孤独和抑郁。我把他用以下话语所表达的感受和意思反馈给他，从而给予他鼓励和支持，例如：

"你知道他永远地离开了，但是你却无法接受这个事实。"

"他走得太突然了。"

"当你不能参加他在伦敦的葬礼时，你感到非常孤立无援。"

"他让你觉得他很重要。"

彼得对他父亲的思念以及父亲已经去世这一不可否认的事实，使我想起了这样一行诗："我们思念着已经失去的东西，想要得到没有得到的东西。"（这一刻，我也有了这种感觉，感觉到了对于已经失去的东西的思念和对没有得到的东西的渴望，还感觉到了对我已经去世的弟弟的思念。）我把注意力拉回到了彼得身上，他解释说："我白天工作，晚上上夜校，但这一切都似乎毫无意义。每天早上起床，穿衣服，上班，上学。我平时都不跟别人说话，除非他们先跟我说话。我无法先开口跟别人讲话。我也不想跟任何人交谈。放学后，我回到家，独自坐在房间里。我会关上所有的灯，然后蜷缩在椅子上。我会一连几个小时地坐在那里，直到我坐得精疲力竭地睡着。"

他独自待在房间里，被黑暗笼罩着，内心充满了忧郁。他脑海里始终都是关于他父亲的回忆。虽然这些回忆会让他感到痛苦，但同时也给他带来一丝安慰。人类的体验总是那么自相矛盾。我们可以同时体验到欢乐和悲伤，而且两者又可以相互唤起。

彼得房间里的黑暗代表着他对当前生活的体验。他身边所有的人和事物都离他而去。只留下了他自己以及关于他父亲的回忆，渐渐地，他独自一人生活的意志也越来越薄弱了。

彼得感觉自己就像一个手抓着凹凸不平的岩石边缘、腿和身子危险地晃来晃去的人，而在他下面若隐若现的是一个巨大的深渊。他好累，感到非常孤独和痛苦。唯有关于父亲的回忆让他产生了一种价值感，才让他没有放手。

我评论道："死亡是一种对痛苦的逃避。"

彼得看着我。我突然感觉好像自己和他一起在那间黑暗的房间里。他说："我知道不能这样继续下去。我必须做些什么来结束这一切。"

"生存还是毁灭?"——就像哈姆雷特那样,彼得也挣扎着,犹豫不决,无法做出是生还是死的选择。这样的挣扎持续了多长时间,他觉得这很难说。三个星期还是四个星期……

"我丧失了全部的时间感,"他说,"每天都过着同样的生活。我唯一能记得的就是坐在黑暗中,身体像瘫痪了一样,什么都做不了。"

之后,有一天晚上,他回忆起父亲曾说过的话,才打破了这种平衡的状态。"我记得父亲曾说过,'生活充满了机遇,但你必须抓住这些机遇,然后努力取得成功'。"

这是一个退休的中国商人给他小儿子的简单忠告。然而,在彼得陷入抑郁这个黑暗洞穴之中时,这些话却在他的记忆中回响。顿悟非常简单:他必须做出选择,而且,这是他自己的选择。是生还是死? 这取决于他自己。

彼得的意志瘫痪状态即将结束。

我们很难用语言来描述与这种叙述相伴随的深层感受。彼得脸色的快速变化,反映了在他挣扎着做出选择时内心的各种情绪。有一次,他曾辩称道,这一切是多么毫无意义,他还用一种充满积怨的声音描述了这种痛苦的负担,生活给他带来的是厌倦,而不是向他伸出援助之手。然后,接下来的一刻,他又因为对家人和朋友的快乐回忆而产生了相反的情绪。这并不是一次客观的辩论,而是一次深刻的个人斗争。我感觉就好像是彼得抓住了我的胳膊,把我强行拖到了过山车上。我们慢慢地、深思着向着希望的高峰冲去,接着,刮起了一阵强烈的气流,我们觉得毛骨悚然,然后,我们向下倾斜,开始感到焦虑,紧接着,我们一个右急转弯,然后向左转,并再一次向上冲。

这次会心的强烈程度给我留下了持久的印象。并不会所有的会面都会这样强烈。有些会面很平静、温和,就像夏日在晴朗、繁星点点的夜空下吹过一阵阵微风那样让人感到愉悦。还有一些会面充满了痛苦和挣扎,有一种让人感到威胁的无助感——就好像发现自己被卷入了逆流之中,死亡之手正把人往下拉一样。

作为治疗师,我们自己的恐惧和焦虑会使我们的治疗工作受到限制。我们自己的内心矛盾、我们没有整理好的回忆、我们对生活的妥协,都会使我们无法进行会心。对我来说,是弟弟的英年早逝,让我至今依然感到悲伤,我需要勇气来用一种提升了的死亡感来继续我自己的生活。在会心期间,我常常对于意识觉知的灵活性感到迷惑不解,它是怎样在我的体验和他人的体验之间跳来跳去的呢?

从某种程度上说,彼得做出了一个生活选择;他的意识理智为他提供了理论基础。他的父亲希望他继续前进,去做一些他自己的事情。继续生活并永远铭记他的父亲,是他的责任。他回想起父亲曾对他说过的许多话,并把它们编织进了他的生活织锦中,这种一种关于希望和目标的哲学。他会完成他的学业;他要为他人做一些事情;他会让父亲为他感到骄傲。

我问他,"这段经历对你来说意味着什么呢?"

他坐在那儿沉思了一会儿,然后回答说,"人们都需要在生活做出选择。我们需要他人,但有时候我们需要独自一人。我已经认识到我需要成长。我过去太依赖我的家人了。"他对这种意义的表述听起来是那么简洁、那么明显。

我很好奇,而且很可能有点儿自私。我问他,跟我一起分享这些经历,对他来说意味着什么(如果有什么的话)。

他回答说,"我从来没有告诉任何人过去所发生的事情。现在,我感觉我能更好地理解所发生的这一切了。我从来都没有像这样来思考这件事情。我感觉自己重新体验了一遍,但是有了更多的自我觉知。在某些方面,我感到很开心、自豪,而且我也更多地意识到了自己的力量。"

这次会心到这里就结束了。他说了声再见。我想,在那之后我和他有过两次短暂的见面,那是这次会心发生之后几年的事情了。这次经历以及一些相似的经历鲜明地留在了我的记忆中,我发现,我自己的生活也因为这些经历而奇怪地变得充实起来了。

传统的视角通常认为存在主义心理治疗是一个集中深入而又长期的过程。这么多年来,我一直主要致力于对美国社会地位低下的问题青少年、心理疾病患者、少数民族,以及中国香港那些不太富裕的中国人进行治疗。集中深入而又长期的心理治疗需要支出大笔的费用,更不用说一种鼓励并支持此种治疗形式的文化环境了。在大多数情况下,我所治疗的人都缺乏这些。

即使有可能支持一种集中深入的存在主义心理治疗实践的条件很缺乏,但我也经常会遇到一些因某些问题而苦苦挣扎的人,这些问题在存在主义心理治疗期间常常会显现出来:接受对自己生活的责任,把一个人日益增长的个性感与对一种共有文化的强大需要整合起来,面对选择所引起的焦虑,接受各种限制,拥有创造的勇气,寻找意义,面对生活中的各种矛盾。

专业人士所接受的正规心理治疗实践与其他心理健康和社会工作的活动通常有所重合,这些专业人士可能会发现,许多人都参与了短程、集中而深入的互动,这些互动具有意义重大的存在解放的潜能。

这么多年来,我已经发展出了四条指导原则,这四条原则是我在感觉到有一个人正邀请我进行一次存在会心时试图遵循的原则。或许其他人也会觉得这些指导原则很有用:

1. 在这些短暂的会心期间,绝对不要低估人们敞开其心扉的意愿。许多人对于那些存在主题都有一种直觉的理解。他们或许没有阅读过这类文献,也没有参加过相关课程培训,而且,他们所属的种族或社会群体或许不懂心理学,但是,他们却以某种方式离开了传统社会的安全港湾,并走上了存在解放的道路。

2. 把关注的焦点放在一个特定的生活情境,即集中于个体生活中某一具体、特定的事件之上。避免进行理智的讨论。存在主义视角的本质在于其对*存在时刻*(existential moment)的欣赏中,即强烈地、有意识地参与某一突出、独特而又具体的生活事件。就像有一个故事说的,有一个人问一位象棋大师,"在下象棋时,怎么走才算是最好的?"当然,这个问题是没有绝对答案的,因此,这位大师回答说,在任一既定的时刻,最好怎么走要看个人的能力以及当时比赛的具体背景。一个人在面对选择,面对两个同样正确的关注点之间的矛盾时——共性和个性、局限性和可能性,或者其他任何意义重大的存在问题——他会开始通过更多地沉浸于经验本身来寻求解放。这是没有绝对答案的。一个人的想法、感受和行为取决于她的能力以及她理解这个问题时的背景。

3. 对于唤起一个存在时刻来说,倾听、理解并反思一个人所表达的外显和内隐的感受、意图的能力,是非常重要的。我依然对于这样一个问题感到惊奇不已,即当一个人在倾听感受和意图时,交谈多么迅速就能达到一个更为深层的水平啊!

4. 接受并理解个体的各种防御,以及他或她对于表达某些情感和面对某些问题的不情愿。我们很容易因为时间缺乏而产生压迫感,并试图推着那个人前进。一位从事长期、集中而深入的心理治疗的存在主义治疗师,通常非常了解修通来访者各种防御的重要性。甚至对于只见过一次面的人,这条原则也适用。通常情况下,这是通过帮助一个人面对一些防御(这些防御通常是他自己促成的)而做到的。各种形式的短程心理治疗越来越受欢迎了,而治疗师为了在可用的有限时间内达到目标,也倾向于扮演一个非常积极主动的指导者角色。在我看来,在这些存在会心期间,治疗师可以做得更少,而获得更多。

让我以两个疲惫不堪的旅行者的意象来结束这一章吧,这两个旅行者相遇了,在灯光昏暗的旅馆一角,他们一起坐在火堆旁,这为生活中的流浪者提供了临时性的庇护所。第二天一早,这两个旅行者就分道扬镳了,不过他们都感觉到为剩下的旅途做了更好的准备。在我看来,对于成为一位存在主义治疗师究竟意味着什么,这个简单的意象表明了很多涵意很深的东西。

第八章　关于成瘾的存在整合策略:酗酒

从传统上看,物质滥用(substance abuse)一直都是通过非经验性的方法来进行治疗的——要么通过药物治疗,要么通过行为疗法或认知疗法。一旦用经验性的方法,人们就会认为既不可靠,又没有必要。然而,众所周知,传统的治疗并没有治愈物质滥用者,而核心的问题依然在恶化。

在这一章,芭芭拉·巴林杰(Barbara Ballinger)、罗伯特·马塔诺(Robert Matano)、艾德里安娜·阿曼蒂(Adrianne Amantea)表明,在对物质滥用者的治疗中,经验性解放立场也有着重要的位置。时机适宜的经验性立场为物质滥用提供了前言语—动觉基础,并为改变提供了另外的选择。

这个案例研究中的来访者似乎过于压缩了。他非常依赖于自己的父母,不能找到有意义的工作,而且对自己的关系也感到很沮丧。他的酗酒行为似乎是为了掩盖自己的颓废凄凉,酒精不仅振奋了他的情绪,而且——在必要的时候——也会平息他的情绪。治疗师通过对查尔斯(Charles)保持充分的在场,从而帮助他也变得在场,深深地关注他自己;同时,治疗师通过将他的挣扎反馈给他,从而提醒查尔斯拥有更为充分的自我。

在他们的面谈快要结束的时候,查尔斯感到"更为轻松愉快","精神更为振奋"了,而且明显不再有那么大的"负担"。正如罗洛·梅所说,他已经去过自己的地狱,出来的时候拥有了更大的力量。尽管正如作者们所指出的,他最终将需要实现这种权力,但我们绝不能低估他已经做的事情。尤其是,通过拓宽意识范围,他已经为这种实现奠定了基础。他更多地成为自己的主人,而不再是自己的囚犯,而且,他已经清醒地应对自己的扩张性和压缩性恐惧,并因此增加了转变这些恐惧的可能性。

关于酗酒的一种视角:查尔斯的案例

芭芭拉・巴林杰　罗伯特・A.马塔诺　艾德里安娜・C.阿曼蒂

芭芭拉・巴林杰,医学博士,从南卡罗莱纳大学医学院获得医学学位。在社区诊所中度过了实习医生的实习期后,她到斯坦福大学医学院完成了精神病学方面的高级训练,在那里,她同时也是戴维・施皮格尔(David Spiegel)实验室中漂亮的研究员。她还曾跟随欧文・亚隆、詹姆斯・布根塔尔以及约翰・鲁阿克(John Ruark)学习,并深受他们的影响。现在,她在门洛帕克市私人开业,同时也是斯坦福大学的精神病学副教授。巴林杰博士表示:"在我的临床工作中,我一直努力保持着同情心,培养自己正念的能力,并随信息的需要而修正我的健康范式。"

罗伯特・A.马塔诺(Robert A.Matano),博士,是一位在加利福尼亚州奥克兰市私人开业的心理学家,同时也是斯坦福大学精神病学系的精神病学和行为科学副教授、荣誉退休教师。他有超过 15 年的时间一直担任斯坦福大学酒精和药物治疗中心的主任。

艾德里安娜・C.阿曼蒂(Adrianne C.Amantea)博士,在圣地亚哥市私人开业。她对于治疗遭受抑郁和焦虑之苦的儿童/青少年以及成年人有专门的研究。她在斯坦福酒精和药物治疗中心治疗那些依赖于药物和酒精的个体。她一直和她的丈夫詹姆士(James)还有女儿索菲亚(Sophia)生活在一起。

在美国,酒精的过度消费是严重的医疗、社会以及经济问题的主要根源。它是可预知的死亡的第三大主要原因(Mokdad, Marks, Stroup, & Gerberding, 2004)。2001 年的一次分析估计,由于酒精而死亡的人数是 75,766,总共失去了 230 万年的潜在寿命(这个数字令人难以置信);也就是说,每一个由于酒精而死亡的人大约失去了 30 年的潜在寿命。最为常见的慢性死亡原因是酒精中毒而引起的肝病,交通事故则是主要的急性原因(U.S.Department of Health and Human Services,2004)。

事实上,酒精对身体内的每一个器官都有影响。除了肝以外,它还与肠胃系统、心脏、胰腺以及大脑的疾病都有关系,其中任何一个器官的疾病都会导致慢性的伤残。如果在怀孕期间接触酒精,就有可能导致婴儿智力落后。它使得其他的精神疾病变得复杂了起来,而且与尼古丁的大量使用有关(Li, Hewitt, & Grant,2004;Grant,Stinson,et al.,2004)。尽管医疗费用高达 189 亿美元,但由于酒精引起的疾病而导致的生产力损失竟高达 876 亿美元，而这仅仅是 1998 年与酒精有关的损失中数额最大的一项而已。据估计，与酒精有关的全部损失有 1846 亿美元（Harwood，2000）。

相比于女性，男性滥用酒精以及依赖于酒精的风险会更高一些（Grant，Dawson，et al.，2004）。随着时间的推移，人们发现，在收入较低、受教育程度较低的男性身上，这种风险要稍微高一些（Vaillant，1996）。年轻人尤其有可能饮酒作乐和酗酒（Substance Abuse and Mental Health Services Administration，2006），通常会导致悲剧性的后果（Hingson，Heeren，Zakocs，& Kopstein，& Wechsler，2005），如意外事故、斗殴、自杀、暴力事件、犯罪行为等。自 1992 年起，与酒精有关的经济生产力损失方面的最大变化是被监禁人数的增加（Harwood，2000）。2003 年，16 至 20 岁死于交通事故的司机中有 32％的人被测出其血液中含有酒精，而 21 到 24 岁的司机中有 51％的人在酒精测试中显示为阳性（National Highway Traffic Safety Administration，2004）。

在美国，大家普遍都饮酒；2003 年，当时饮酒的成人占 61％（National Center for Health Statistics，2005）。酒精滥用者和酒精依赖者分别占总人口的 4.65％和 3.81％（Grant，Dawson，et al.，2004）。

尽管在我们的理解中，酒精滥用所造成的影响是无法估计的，但是作为临床医生，我们首先要根据患者和来访者的痛苦以及他们对于自主性的妥协来理解他们。由于在当前时刻个体的觉知能力和反应能力出现了歪曲，因此，内省性诚实和人际亲密不可避免地会受到损害。我们认为，一种培养正念（mindfulness）的方法为正在恢复的饮酒者提供了一种强有力的工具，让他们可以获得内在的完整性并关注于有意义的事情。

生物心理社会视角

在现今的美国，研究酗酒的主要模型可以用*生物心理社会的*（biopsychosocial）这个词来加以描述。它包括对与酗酒有关的遗传因素、神经生物因素、心理因素、社会文化因素以及行为因素进行的研究。在之前的几十年，研究者们对不同的临床亚型进行了思考（Cloninger，1987），得出了一个内隐的假设，即酗酒一直都受到多种因素的影响（Gilligan，Reich，& Cloninger，1987）。当前，酗酒研究的当务之急在于探明基因、环境的影响，以及这二者之间的相互影响（Bachtell，Wang，& Freeman，1999；Hill，2000；Schuckit，1998）。用来探索导致酒精滥用因素的范式——生物心理社会视角——在解释酒精滥用的*体验*（experience）（其对于酗酒者而言的意义），或者涉及如责任之类的概念方面没有什么太大帮助。另一方面,存在主义心理治疗正好聚集于这些探索领域。它以这样一种信念为基础,即相信滥用者有责任(以及特权)不仅界定他的酗酒行为的意义,而且界定他的生活本身的意义。当存在主义心理治疗的使用与某种已知的生物心理社会理解相一致,并且以治疗者的才能和同情心为基础时,它不仅为酗酒治疗增加了另一个维度,而且是增加了一个更为深刻的维度。

酗酒治疗

在美国,任何一天都有超过 700,000 的人因为酒精滥用而接受治疗(National Institute on Alcohol Abuse and Alcoholism [NIAAA],2000)。富勒(Fuller)对当前所使用的各种治疗方法及其效用进行了全面的讨论。主要的行为取向包括认知—行为治疗、动机增强治疗,以及匿名戒酒者协会或者相关的12 步方案。药物治疗也许可以为这些努力做些补充(Fuller,1999)。

治疗的数量和种类反映了我们对于影响酗酒行为的多种因素的不完全理解,缺乏关于成功治疗的一致性标准,而且还反映了临床医生的不同个人偏好。不过,过去的 10 年来,循证治疗已经变得越来越有影响力。马克·阿伦·舒基特(Mac Alan Schuckit,2006)在他最新版的著作《药物与酒精滥用》(*Drug and Alcohol Abuse*)中,提供了一个最新的关于酗酒诊断和治疗的综合版本(大多数都是 2000 年以后的)。事实上,对于每一位正在恢复的酗酒者来说,如何长期地保持治疗中所取得的收益都依然是一个挑战,生活背景和应对技能都需要其不断地付出努力和关注。

应对困难的一个重要原因很可能是,酗酒者普遍使用否认的方法。对于这种现象的生物心理社会解释提出,酗酒者由于具有一种不稳定的唤醒调节倾向,因此他们感知或解释内在线索的能力受到了损害(Tarter, Alterman, & Edwards,1983)。结果,他们学会了不去注意他们自己的内部状态。他们试图不去注意自己那些混乱的情绪,并且从自己的主观生活中解脱出来。

存在主义心理治疗和酗酒治疗

存在的概念 在存在主义心理治疗中,关注的整个焦点在于主观经验和主体间经验。换言之,它关注的是个体的在世存在(being in the world),这是我们所有人都共有的一种状态,因为每个人都必须以独特的方式对此加以体验。随着时间不断地流逝,存在(being)的概念要求个体在尽可能深刻的意义上觉知自己在当前的独特在场。因此,只有通过一个人自身的直接体验才能理解它。它

要求个体在当前的时刻愿意全神贯注地与不同层面的伪装和分心进行会心，并参与其中。我们每个人都披上了一层分散愤怒和快乐的面纱，一层为避免空闲而让心理忙碌工作的面纱，这层面纱的设计阻止了我们不去觉察自己最为深刻的存在关注：死亡、孤独、责任，以及我们怎样在生活中找到意义。持续地觉知这类关于存在的深刻问题会导致我们产生极大的焦虑。我们注意力的转移，如果它们有效的话——也就是说，如果它们是灵活的、成熟的——将使得我们可以相对没有阻碍地过着自己的日常生活。

酗酒和存在　不过，酗酒者常常保持与上述觉知相分离，并在任何时候都拒绝这样做："不沉溺于自己是如何变成现在这个样子，而是要思考自己现在到底是什么样子"(Yalom 1980，p.11)，就意味着要过一种既受约束又脆弱的心理生活，在这种生活中，深层的自我是无法觉知到的。酗酒者确实过着这样一种空虚无力的生活，长期脱离于深层的自我；从长远看，成瘾（僵化而又充满了对现状的否认）并不是一种应对存在焦虑的有效防御。

在存在主义心理治疗中，我们假定，如果有人想要体验到存在之含义的全部维度，体验到个体在世存在的深度，那么，他必须接近那个深层的自我，并允许它在相对外在的自我中表现出来，然后，如果需要的话，也允许它在人际关系中表现出来。一般而言，这样的接近只有通过有条不紊地追求才能可靠地得以保持，就好像小提琴手只有勤奋才能保持熟练的技艺，或者赛跑选手只有勤奋才能保持耐力一样。当然，治疗师如果希望能够帮助那些觉得自己没有能力这样做的人，那么，他们就必须愿意在自己的心理生活中铺垫这些途径。酗酒者出于对令人不安的情绪的回避，通常会怀疑持续忍受这一情绪的价值。

酗酒与存在觉知：化学盔甲和虚假的未来

对存在觉知(existential awareness)的长期回避经常会被个体体验为这样一种幻觉，即他正在控制着自己的生活。在酗酒者当中，这是一种非常普遍的态度。由于饮酒提供了一种可以预期的特定主观体验，因此，他们对于无法预期的事件带来的不适感格外敏感。此外，正如前面曾提出过的，成为酗酒者的人们通常有着不稳定的唤醒调节，因此，他们在面对改变时会感到极其不适。

酗酒者知道，通过饮酒，他们能够让自己产生对于已知未来的舒适和安心，并依附于其之上，就好像给现实中近在眼前的未知世界披上伪装。之所以说这种通过化学作用看到的未来是虚假的，是因为这个未来只属于他们的成瘾所导致的虚幻现实，最终可能会给人带来烦恼。不过，在它确实让人感到烦恼之前，饮酒一直都是一副坚硬的、强有力的化学盔甲，用来抵制一个不诱人的选择——过现实的生活。

寻求治疗的决定

有时候，我们在生活中会体验到欧文·亚隆（1980）所谓的*临界情境*（boundary situations），在这种情境中，我们通常的防御在面对一些严重的应激源时会发挥不了作用，因此我们的心中就会充满焦虑，比通常更多地觉知到我们的存在脆弱性（existential vulnerability）。通常情况下，寻求治疗的酗酒者正是受到了这些体验的激发，尤其是那些让他们想到了死亡的体验。例如，他们的医生可能第一次或第十次地告诉他们，他们正在自杀。或者，他们可能瞥见了自己深藏在化学盔甲之下的受到否认的深层自我。无论如何，他们决定改变。

查尔斯的案例

查尔斯是一个30岁的男子，他最近因为15年的酒精滥用和酒精依赖历史而重新开始接受门诊治疗。他第一次寻求治疗是在两年前，当时，他刚刚经历过一次车祸并严重受伤，在这次事故中，那位酒驾的司机（同时也是他的朋友）死了。查尔斯说，他至今依然能够清楚地记得朋友的死亡给他带来的震惊和伤害，这对他的打击"就好像是一个冰锥插在我的胸口"，他完全地认识到，他也会那么轻易地死去。他说，在此之前，死亡"似乎从来都不是自己的事情"。

根据病人的情况，作为对这个事件的直接反应，他被送进了医院，并成功地完成了一个为期30天的住院酗酒治疗项目。尽管他从十几岁起就进进出出各种酗酒治疗项目，但大多是在父母的强制之下接受酗酒治疗的，他把这个项目描述为是他第一次真正地承诺要戒酒。

在那之后两年的时间里，他除了偶尔"喝一两杯啤酒"以外，总体上看已经成功地戒酒了。他虔诚地参加了匿名戒酒者协会的会面，发现这些会面挺有帮助的。不过，他与父母依然保持着一种既冲突又依赖的关系，依然无法为自己确定有意义的行为或维持令人满意的关系，而且，在过去的几个月里，他发现，喝酒的欲望正不可抑制地变得越来越强烈，自接受住院治疗以来，他竟然第一次感到他对喝酒的节制"正开始崩溃"。这些就是在治疗中所要涉及的关注点。

在前面我们曾提到，酗酒者倾向于普遍地将否认用作一种防御。我们以为这种倾向与避免聚集于内在状态或情绪的习惯性倾向有关。我们还讨论了在存在主义心理治疗中会心（encounter）的重要性。正如似乎可能发生的那样，酗酒患者在面对情绪不适时会做出立即退却的反应,他将会发现要保持会心的态度非常困难,我们也一直反复地提到,治疗师在探索的过程中保持坚毅的态度非常重要。这绝不是说,治疗师应该把她的共情或敏感性限制在患者的局限性上,而是相反,治疗师应该为他做出示范,使他能够忍受情绪上的不适(这种情绪不适隐含于任何一个自我发现的过程都中)。对于酗酒者来说,这种忍受尤其重要,因为这是对他保持节制饮酒来说必不可少的能力。

治疗师还应该把她所有的关注都放在患者身上——从理智上、情绪上、直觉上关注来访者——这样,患者就将尽可能充分地体验到她的在场。从某种意义上说,这也是在给患者做出示范,以提高他对于当前时刻的体验。下面是关于这个过程的一个例子:[1]

治疗师:查尔斯,你想从父母那里得到什么?

患者:[长时间的停顿。他在椅子上坐立不安地动来动去,然后把胳膊肘放在桌子上,用一只手托着头。他眼睛向下看,表情很复杂。他的腿在颤抖。]

治疗师:我注意到你的腿在抖。

患者:[笑]是的。[他的眼睛仍然往下看]

治疗师:我想知道你现在身在何处。

患者:嗯,上次面谈我真的很生父母的气,我觉得我受到了限制。[他把手往上抬,放到了胸口]

治疗师:你在身体的哪个部位感觉到了愤怒?

患者:胸口。[他深深地吸了一口气]

治疗师:有什么样的感觉?

患者:感觉就好像是我的怒火在喷发。

治疗师:你在这么说的时候,我发现你的嗓音有点嘶哑。

患者:是的,嗯……[停了一下]我猜想是因为我的愤怒感正从胸口上升到喉咙导致的。

治疗师:你能不能想象一下与父母同处一个房间的情景?

患者:嗯,好的。

治疗师:现在可以开始想象了吗?

患者:[他闭上了眼睛]我感觉很不舒服,感觉就好像是有人正严密地监视着我,并对我做出评价,好像他们不信任我。[他睁开了眼睛,看起来表情很僵硬]

---

① 编者注:这里所阐述的存在主义取向可能并不适合于某些酗酒来访者,如那些处在治愈复早期阶段的来访者。然而,正如这个案例的作者们所暗示的,它可能比人们通常所认为的更适合一些。

治疗师:如果可以的话,试一下让自己保持住刚刚出现的这些感受。

患者:好的。[*他又闭上了眼睛*]我的身体感到很僵硬,好像他们就在我眼前一样。我正在他们的房子里,参加我姐姐的生日宴会。我真的不想待在那儿,但我的父母却要求我留在那里吃晚饭。

治疗师:你有什么样的感受?

患者:牵制,受挫,我感觉就好像要爆炸了。[*他停顿了一下*]

治疗师:保持住那种感觉。

患者:我能感觉到我的脸红了,血液正快速地从我的双臂穿过。我想对我的父母大喊,告诉他们我厌倦了他们对我的牵制。[*大声地说*]我想要他们接受的是现在这个样子的我,而不是他们希望我成为的那个人。[*沉默。呼吸很重。他的上身和头左右摇晃着。他的双手握紧拳头,放在椅子的扶手上。他的双眼依然紧闭着,牙关紧咬*]

治疗师:这个问题对你来说显然是非常困难的。

患者:[*他的眼睛依然闭着*]是的,的确如此。[*听起来好像很愤怒*]

治疗师:对你来说,现在发生了什么?

患者:我想我需要摆脱这种愤怒。

治疗师:我想知道是不是我把你逼得太紧了。

患者:不,不。[*他笑了,似乎有点尴尬*]

治疗师:那你在想什么?

患者:嗯,现在我感觉轻了许多,就好像我此刻不能举起任何重的东西。有点儿像是不能动弹的感觉。

治疗师:还有没有其他任何意象或想法让你产生了这些感受?

患者:很可能是在这里体验到了愤怒。我猜想,正是思考想从父母那里得到什么使我产生了这些感受。

治疗师:现在,你的感觉如何?

患者:我感觉心情好了很多。

治疗师:你能描述一下那种感觉吗?

患者:就是轻松了很多,真的,我感觉负担不那么沉重了。它帮助我了解到了我的身体是怎样对思想做出反应的。我猜,酗酒曾使我什么也感觉不到。我也解释不清楚这一点。

治疗师:事实上,你已经解释得非常清楚了。

注意,上面这位患者所做的工作是着重聚焦于忍受和传达他的内在状态。他看起来似乎还没有准备好面对这样的问题,比如对于在与父母的关系中他自己所应负的责任，从存在主义心理治疗的视角看，这样的问题最终将会被涉及。尽管在这篇小短文中几乎没有提到酗酒的事情，但正如前面已经讨论过的，这种维持不适情绪并发现他能够战胜这种情绪的体验，与治愈过程有着直接联系。

概　要

在当今的美国，酗酒是一个非常普遍的问题。生物心理社会视角为我们当前了解、治疗酗酒的方法奠定了基础。尽管这种方法在我们所研究的群体中是有效的，但它并没有说明酗酒者的主观体验或者诸如意义、责任这些质性问题。存在主义心理治疗的焦点是直接的主观经验、个人意义以及其他与存在事实有关的关注，因而它能够增强其他酗酒治疗方法的效果。会心的态度（存在主义心理治疗的核心）对于帮助酗酒者打破否认和回避这种典型的循环有着尤其重要的意义，因此，对患者的治愈有着直接的作用。

参考文献

Bachtell,R.K.,Wang,Y.‐M.,& Freeman,P.(1999).Alcohol drinking produces brain-region selective changes in expression of inducible transport factors.*Brain Research*,847,157－165.

Cloninger,C.(1987).Neurogenetic adaptive mechanisms in alcoholism,*Science*,336,410－416.

Fuller,R.K.,& Hiller-Sturmh•fel,S.(1999).Alcoholism treatment in the United States：An overview. *Alcohol Research & Health*,23（2）,69－77.

Gilligan,S.,Reich,T.,& Cloninger,C.(1987).Etiologic heterogeneity in alcoholism.*Genetic Epidemiology*,4,395－414.

Grant,B.F.,Dawson,D.A.,Stinson,F.,S.,Chou,S.P.,Dufour,M.C.,& Pickering,R.P.(2004).The 12-month prevalence and trends in DSM-IV alcohol abuse and dependence：United States,1991－1992 and 2001－2002.*Drug and Alcohol Dependence*,74,223－234.

Grant,B.F.,Stinson,F.S.,Dawson,D.A.,Chou,S.P.,Ruan,W.J.,& Pickering,R.P.(2004).Co-occurrence of 12-month alcohol and drug use disorders and personality diaorders in the U.S.：Results from the National Epidniological Survey on Alcohol and Related Conditions. *Archives of General Psychiatry*,61,361－368.

Harwood,H.(2000).*Updating estimates for the economic costs of alcohol abuse in the United States*.Report prepared by The Lewin Group for the National Institute on Alcohol Abuse and Alcoholism,National Institutes of Health,Department of Health and Human Services.

NIH Publication 98—4327.Rockville,MD:National Institute of Health.

Hill,S.Y.(2000).Biological phenotypes associated with individuals at high risk for developing alcohol-related disorders:Part 1. *Addiction Biology*,5,5—22.

Hingson,R.,Heeren,T.,Zakocs,R.,Kopstein,A.,&Wechsler,H.(2005).Magnitude of alcohol—related mortality and morbidity among U.S.college students ages18—24:Changes from 1998 to 2001.*Annual Review of Public Health*,26,259—279.

Li,T.K.,Hewitt,B.,& Grant,B.F.(2004).Alcohol use disorders and mood disorders:A National Institute on Alcohol Abuse and Alcoholism Perspective. *Biological Psychiatry*,56, 718—720.

Mokdad,A.,Marks,J.,Stroup,D.,& Gerberding,J.(2004).Actual causes of death in the United States,2000. *Journal of the American Medical Association*,291,1238—1245.

National Center for Health Statistics.(2005). *Health,United States*,2005. Hyattsville, MD:U.S.Centers for Disease Control and Prevention.

National Highway Traffic Safety Administration.(2004). *Traffic safety facts* 2003 *annual report:Early edition*.Washington,DC:U.S.Department of Transportation.

National Institute on Alcohol Abuse and Alcoholism.(2000).*Tenth special report to the U.S.Congress on alcohol health*.Washington,DC:U.S.Department of Health and Human Services.

Schuckit,M.A.(1998).Biological,psychological and environmental predictors of the alcoholism risk:A longitudinal study.*Journal for the Study of Alcohol*,59,485—494.

Schuckit,M.A.(2006).*Drug and alcohol abuse:A clinical guide to diagnosis and treatment*.New York:Springer.

Substance Abuse and Mental Health Services Administration.(2006). *Results from the* 2004 *National Survey on Drug Use and Health:National findings*. Retrieved from http://www.Oas.Samhsa.gov/NSDUH/2k4NSDUH/2k4resu:ts/2k4results.Htm#fig7.3.

Tarter,R.,Alterman,A.,& Edwards,K.(1983).Alcoholic denial:A biopsychologic interpretation. *Journal of studies on Alcohol*, 45,214—218.

U.S.Department of Health and Human Services.(2004).Alcohol-attributable deaths and years of potential life lost:United States,2001.*Morbidity and Mortality Weekly Report*,53, 866—870.

Vaillant,G.E.(1996).A long-term follow-up of male alcohol abuse.*Archives of General Psychiatry*,53,243—249.

Yalom,I.(1980). *Existential psychotherapy*.New York:Basic Books.

第九章　从存在整合视角看待
灵性问题和宗教问题

存在整合治疗一直致力于错综复杂的生活,有时候,这些生活还与宗教信仰纠缠在一起。在下面这个案例中,路易斯·霍夫曼(Louis Hoffman)表明了存在整合治疗原则怎样致力于正统主义基督教的特定纠结。尽管有些人会质疑存在主义取向的方法与传统上笃信宗教的来访者之间的关联,但霍夫曼博士证明,只要稍作修改,这样一种方法的作用就可能非常大,而且与治疗无宗教信仰的来访者并没有什么明显不同。就像对不信奉宗教的来访者一样,对于信奉宗教的来访者来说,关键的问题也在于,他在多大程度上两极分化了(强迫,过度认同)他日渐衰弱的问题,以及怎样做才能在最大程度上帮助他意识到这种两极分化,这样他才能做出新的选择,并对他生活的方向产生新的认识。在他对凯文(Kevin)的治疗过程中,霍夫曼博士很有说服力地表明,信奉宗教且对文化敏感的存在整合取向有助于解开生活中的结——首先,通过与那些生活的立场产生共情;其次,通过反映那些生活所摆出的战线;再次,通过推进直接地沉浸于那些生活的转折点,并因此有条不紊地扩展了意识的范围(或者,在凯文的案例中,上帝的意象)。

用存在整合取向治疗有宗教信仰和灵性的来访者
路易斯·霍夫曼

路易斯·霍夫曼,博士,科罗拉多专业心理学学院的教员,同时也在科罗拉多州的科泉市开了一家私人诊所。他的兴趣包括心理治疗中的宗教问题和精神问题、存在主义心理治疗和深蕴心理治疗、多样性问题以及临床心理学中的哲学问题。霍夫曼博士与人合编了《灵性与心理健康》(*Spirituality and Psychological Health*)一书,他还撰写了众多著作的章节、杂志文章以及会议论文。

在心理治疗中,宗教和精神的问题过去一直都被驱逐到了这个职业的边缘地带,而现在,这些问题被推到了心理学思想的最前沿。当前,这些被人们视为多样性(diversity)的一种形式,对于这些问题,治疗师应该接受训练,而且,论及宗教和灵性的著作在当前的心理学文献中是非常丰富的(Cox,Ervin-Cox, & Hoffman, 2005;Richards & Bergin, 2005;Schneider, 2004;Sperry & Shafranske,2005)。不过,许多治疗师至今还没有接受过适当的训练来处理这些问题。

这一章探索了一种用来治疗有宗教信仰和灵性的来访者的存在整合取向。在整合心理学理论时,绝对不要引入与治疗师所凭借的理论基础不一致的概念或方法。这项研究将存在主义理论和实践作为基础,把当代的精神分析理论与从格式塔理论中提取出来的经验性技术整合到了一起。

理论问题

关于宗教和灵性的存在主义视角　自存在主义思想出现之日起,存在主义的哲学家、神学家和心理学家都一直研究宗教和灵性的问题,存在主义思想通常可以追溯到 19 世纪中期索伦·克尔凯郭尔的作品(Kierkegaard,1843/1985)。与他们对心理治疗的态度倾向一样,存在主义学者与宗教的关系也一直都非常脆弱。许多存在主义思想家,如让-保罗·萨特(Jean-Paul Sartre)和弗里德里希·尼采(Friedrich Nietzsche)等,一直都对宗教持怀疑的态度。尤其是尼采,对于他那个时代常见的宗教类型持批判的态度,他把这些宗教视为对教会观点的盲目忠诚(Kaufmann,1975)。不过,他并没有把所有的宗教都视为成问题的。尽管尼采宣称自己是一个无神论者,但他相信,当宗教包含了自我批判的成分,那么,它对于许多个体来说都是非常有益的。其他的存在主义思想家,如萨特等,对于坚持任何宗教信仰的做法持更为怀疑的态度(Kaufmann,1975;Sartre,1943/1984)。

还有其他的存在主义学者,如克尔凯郭尔(1843/1985)、马丁·布伯(Martin Buber,1937/1970)以及保罗·蒂利希(Paul Tillich,1952)等,对宗教持一种较为称赞的观点。不过,即使是这些学者,也表达了对不加批判的信仰或盲目的忠诚的(与尼采所暗指的相同)担忧。蒂利希很可能是人们最为熟悉的神学与宗教之存在主义取向的提倡者。与宗教之存在主义取向相一致的是一种对于主观性（subjectivity）的强调。信仰、信念或宗教实践要想有益于健康，就必定是属于个人的、主观的。当宗教实践和信念被还原成对于某一宗教团体的盲目忠诚，或者对于宗教学说的盲目接受，那么，它就不真实可靠，而且通常无益于心理健康。

蒂利希在《存在的勇气》(*The Courage to Be*, 1952)和《信仰的动力》(*The Dynamics of Faith*, 1957/2001)中强调，信仰或有益于健康的灵性是不容易获得的。有益于健康的灵性必须体现出与存在议题的会心（Hoffman, 2005）。当宗教信念被人们作为一种防御，用来避免真正地面对诸如死亡、自由、责任、孤独、意义等这些存在议题，那么，它就会导致不良的后果。不过，宗教实践能够推进健康地面对并修通（working through）这些存在议题。这种理解构成了这里所支持的整合取向的一个首要假设。在获取有益于健康的宗教信念的过程中，许多精神创伤、心理歪曲（即，有关上帝或主宰一切之最高权力的移情和投射问题）以及关于宗教团体的系统问题都必须得到解决。

布伯（1937/1970）在他的《我与你》(*I and Thou*)中，为存在主义思想的关系成分应用于宗教背景提供了一个很好的基础。在这本书中，布伯将我－它(I-it)关系和我－你(I-Thou)关系区分了开来。我－它关系的特点是，将他人作为一个客体来进行治疗，而我－*你*关系则表明治疗师会更为深刻、更为真实地参与到对他人的治疗之中。在布伯看来，这些特征也可以运用于个体与上帝相关联的方式。例如，许多笃信宗教的个体在与上帝发生关联时将其视为一个遥不可及的、非人的客体，而其他一些笃信宗教的个体则以一种亲密而情感脆弱的方式与上帝发生关联。存在主义思想强调在各个生活领域（包括宗教生活）中真实体验和真正参与的重要性。

对于当前的讨论有所启发的最后一个存在主题是未知事物（the unknown）的作用。在蒂利希（1952, 1957/2001）和欧内斯特·贝克尔（Ernest Becker, 1973, 1975）研究的基础上，我（Hoffman, 2005）在其他地方已经强调过，在健康的、灵性的体验中能够抗衡未知事物的重要性。许多笃信宗教的个体宁可聚焦于具体的、实在的压缩性宗教概念。这通常会导致压制性、支配性的宗教形式，科克·施奈德（2004）的敬畏（awe）概念在其中没有一席之地。相反，健康的宗教始终承认认识的局限性以及宗教领域中其他的个人局限性。

宗教体验　从心理学的视角出发，宗教体验可以用多种不同的方法来加以概念化。广义地说，宗教体验指的是从与某一超验存在或现实之间真实的或感知到的关系中所产生的行为、生理、认知以及情绪方面的体验。这个定义经过充分的稀释，足以包括许多种不同类型的宗教体验和释义。从基督教神授能力传统内的含混不清(言语含混)体验到施奈德(2004)在宗教方面保持中立——但将灵性作为中心——聚焦于敬畏和神秘的做法,这个定义的广度包括了所有的一切。

与本章有关的宗教体验的一个例子是上帝意象(God image)。关于上帝意象的理论可以追溯到路德维希·费尔巴哈(1841/1989)和西格蒙德·弗洛伊德(1927/1961,1938/1950);不过,这个理论和术语学是在安娜-玛丽亚·里祖托(Ana-Maria Rizzuto,1979)和劳伦斯(Lawrence,1997)的作品中得以定形的。上帝意象指的是个体有关上帝的情绪体验和关系体验。劳伦斯(1997)将上帝意象与上帝概念、个人对上帝的认知理解或神学理解区分了开来。上帝意象和上帝概念都是心理学构词,它们都不依赖于上帝的真实存在。

关于上帝意象的早期研究表明,它在很大程度上是以个体有关他或她父母的体验为基础而形成的(Brokaw & Edwards,1994;Hoffman,Jones,Williams,& Dillard,2004;Tisdale et al.,1997)。不过,有其他研究表明,另外的因素,如上帝概念、文化以及性别等会对个体有关上帝的体验产生影响,尤其是在情感的层面上产生影响(Hoffman et al.,2004)。值得注意的是,早期研究强调父母对上帝意象的影响,在很大程度上与传统的心理动力将移情应用于上帝时的阐释相一的。而后期研究表明有一个更为复杂的过程,其与存在主义对移情过程的重新阐释更为一致。

有关移情的经典精神分析观点强调移情的历史成分,有时候完全聚焦于父母的影响。在当代的精神分析中,依然聚焦于父母关系,将其视为移情的首要基础;不过,它也考虑到了一个更为广泛的背景,当前的关系在移情动力中也得到了表达(Mitchell,1988;Stark,1999)。例如,尽管所有移情反应的基础开始于父母关系,但当代的精神分析常常坚持认为,其他的关系,如夫妻关系、与其他重要人物的关系等,可以调节并促进移情反应。在经典精神分析中,对于当前关系的影响如果有过考虑的话,也没有给予足够的重视。存在主义理论提倡一个甚至更为复杂的移情过程,这个过程并不一定是历史的。这些理论家考虑到了治疗师和来访者之间的一种真正会心,并考虑到了关于未来各种可能性的启示(参见本书第十章)。我想补充一点,对于个人内心对存在议题的歪曲何以投射进关系过程,存在主义理论考虑到了更大范围的概念化。例如,贝克尔(1973)提出,弗洛伊德无力解决他的死亡问题,这在很大程度上导致了他与许多追随者之间刻板的、独裁的、破坏性的关系历程。

如果将这种理解应用于上帝意象,我们就能看到影响这种宗教体验形式的各种不同成分。正如前面所指出的,经典精神分析强调,早期与照看者的关系在上帝意象中发挥了一些作用。根据当代精神分析的观点,其他重要的关系也必须考虑到。当结合存在主义取向时，其他的内心过程，包括主要的存在主题都必须加以考虑。例如，死亡、有限性以及自由这些存在主义的既定主题，通过增强、减弱或改变情绪体验而与关系移情过程发生相互用。

应对宗教体验 存在主义理论强调觉察（集中）、选择（自由）、体验（即时性）以及关系（会心）在康复过程和成长过程中的重要性。其中每一个对于治疗有宗教信仰的来访者来说都有重要的启示，对此，这里将简要地提一下，并用一个案例阐释来加以论证。

许多笃信宗教的个体都以一种植根于独裁教义的机械化、仪式化的方式参与宗教实践。尽管这种宗教形式对于一些个体来说也具有心理方面的益处，但它同时也会导致一种没有人情味的机械宗教观。存在整合治疗试图通过促进来访者对自己的宗教信念和精神信念及其根源和导致的后果进行自我探究，以增强他们对于这些信念的所有权身份。随着来访者越来越多地意识到自己的这些信念，他们同时也会更多地意识到自己是那些信念的所有人，并必须为其承担责任。之所以说这通常是一个非常困难的过程，是因为它涉及了要放弃与不加批判的宗教信念联系在一起的安全感。通常情况下，这反过来会导致焦虑的增加、抗拒的增强以及对治疗师的反感。在这个过程中，治疗师一定注意不要给来访者强加指导，如果来访者有时候选择退回到一个更为安全、更为具体的宗教基础时就更是如此。相反，治疗师必须创造一个空间，在这个空间中，来访者觉得很安全，可以探索他或她的信念。如果来访者感觉到治疗师并不尊重或想要根除他们的信念，那么，在探索这些信念时他们就会感到不安全。

上帝意象与上帝概念之间的区别表明，上帝概念更多的是通过认知发展起来的，而上帝意象更多的是源自于经验。有鉴于此，上帝概念更可能受到治疗的认知部分的影响；然而，上帝意象抵制认知干预。对于更为整体、更为完全的康复来说，经验性机会的提供必不可少。各种过程干预和技术，包括引出真实情况、想象、有指导的冥想以及格式塔实践（上帝空椅子的应用），都可以有效地将经验成分带进治疗。

凯文的案例

首次面谈 凯文在第一次来到我的办公室之前，就已经接受了好几年的治疗，他是他的治疗师推荐给我的，后者当时马上就要退休了。对于几年以来治疗应该怎样在一个团体治疗（一个离婚康复小组）和两个个体治疗师之间进行，他有着一种强烈的感觉。大约有五年的时间，他不进行治疗就无法生活，而且也无法想象被剥夺了每周定期拜访的生活。

凯文,男性,48岁,高加索人,他最初是被介绍给罗森博士(Dr.Rosen)的,罗森博士在进行了几个月的治疗后,把他推荐给了我,罗森博士的治疗目标是修通他与婚姻和离婚有关的痛苦。尽管他主要的焦点是继续设法完成开始时与罗森博士一起提出的那些目标,但是他在先前的治疗期间扩展了他的焦点,现在,他还想获得一些关于这个问题的洞见,即他的哪些模式导致了婚姻和离婚中的那些问题,以避免重复这些模式。在最初的几次面谈中,我们用更为存在主义的语言对这个问题进行了重新组织,强调深化他对于自己的选择、责任以及回避模式的理解。

在我们的第一次面谈中,很明显凯文在试探我。他是一个笃信宗教的人,他的教派使得他深切地意识到"治疗的危险"。在这次面谈快要结束的时候,真相出现了,他问起了我的宗教背景:"我知道你肯定是一个很好的治疗师,要不然的话,罗森博士也不会把我推荐给你。他说你非常适合解决我所担忧的事情,我猜想他这么说应该意味着你是一个基督教徒。"凯文眼中的紧张神色告诉我,如果我想要获得他的信任的话,那么,这个看似被动的评论就是一个非常重要的考验。我给了他一个标准的反应,向他确认我自己是一个专门解决治疗中的宗教问题和精神问题的治疗师,这个反应部分地避免了他的话中所暗含的那个问题。

毫不奇怪的是,凯文的紧张强度一点都没有减弱,他继续问我:"你参加了什么教派?"因为大部分职业生涯都生活在一个小社区,我认识到回答一个像这样的问题是非常危险的。对于来访者问我的大多数问题,我一直倾向于诚实、坦率地回答;不过,在一开始的几次面谈中,我会谨慎得多,为的是避免把治疗的焦点转移到我身上。关于宗教归属的问题是另有用意的问题。虽然我可以认为自己是一个基督教徒,但是基督教团体内的许多人,可能也包括我的来访者,都会不同意这种评定。治疗师和来访者共有某一个特定的宗教归属,会带来另一系列的问题。某一宗教团体或者是这个案例中的宗派归属的规章制度经常会导致一些误解。这些会导致这样的情境,即在其中,来访者感觉不能那么自由地去谈论他或她对于精神的关注。另一方面,回避这些问题可能会导致一种怀疑感,这种怀疑感会由于来访者的宗教团体而得到强化。处理这些情境的艺术包括创设一种方法让来访者确信他或她的信念将会受到尊重,而且不要提供一些信息,使来访者更难以自由地讨论他或她的精神信念以及担忧。我一开始的标准陈述(这是我专门用于治疗中的宗教问题和精神问题的)提供了一个起点;但是,对于那些对心理治疗持怀疑态度的笃信宗教的来访者来说,这完全不足以缓解他们的恐惧。这些恐惧必须通过一个更为个人的过程才能得到缓解。

在回答凯文的问题时,我在自己的标准陈述和他所担忧的更为个人的讨论之间搭了一座桥:"通常情况下我不会告诉来访者我参加的是什么教派,不过我认识到这对你来说是一个重要的问题。你对我有一些合理的担忧，我想多了解一些你的担忧。"凯文眼中的紧张少一些了，他开始讲述自己的故事，从他的精神创伤开始讲起。凯文在一个非常严格的、笃信宗教的环境中长大，在这个环境中，要严格地执行正确的行为和正确的信念。当凯文长大后，至少从表面上看这种僵化有所缓和，但是宗教依然是非常重要的。在凯文 21 岁的时候，他娶了一个非常盛气凌人的有宗教信仰的女人。她非常熟悉经文，并经常用这些经文来控制他们之间的关系。不管什么时候，只要凯文和他的妻子谢丽（Sherry）意见不一致，她就会用经文里的话来回答。当她知道他们的牧师赞同她的观点后，通常就会建议他们去牧师那里，让牧师来对他进行调解。后来，凯文发现，谢丽只有在和牧师谈过，确信她是对的之后，才会提出这样的建议。

很多年以来，凯文一直维持着这样的关系，常常遭受严重的情绪虐待和宗教虐待。当凯文的行为与她的期望不一致时，谢丽通常就会拒绝给他任何的情感和关注。如果他想对此提出挑战，她就会利用经文、牧师的话或者其他的宗教言论来攻击、贬低他。甚至当凯文知道谢丽所引用的这些言论和话语完全是断章取义时，他也不知道如何回应，并因为她的强势而感觉很受伤。

在他们的孩子都上大学时，凯文开始了第一次的治疗。治疗师是一位"基督顾问"，是教会推荐他前去接受治疗的。他参加了 15 次面谈，这是那位治疗师所能允许的最多面谈次数，在这次治疗中，他的信心有所增强。对于凯文新获得的独立自主能力，谢丽感到非常不安，并且开始在情绪上更为严重地虐待凯文。凯文决定暂时与妻子分开一段时间，他并没有打算要和她离婚。谢丽愤怒了。她从教会找了很多人来对质凯文的"罪恶"。他们的牧师，还有教会中的一些年长者都来找他，鼓励他悔悟自己的过错，并回到妻子的身边。他又回去见了先前曾接受其治疗的那位顾问，那位顾问也鼓励他悔悟，然后和妻子一起把事情解决。随着事情进一步恶化，谢丽提出了离婚申请，宣称她有权利离婚，因为凯文对于他自己的罪恶不知悔改。离婚之后，他加入了同一个教派的几个不同教会。但这些教会都因为他的离婚而不让他参加教会的仪式。凯文受到了深深的伤害，他开始寻找其他的教会，直到他找到了一个可以保留他的核心信念的同时又支持他的离婚状况的教会。凯文很快就融入了其中。

凯文的第一个担忧是，他怕我会不尊重他的信仰或是鼓励他放弃他的信念。他以前认识的一些人曾有过这样的经历，在他的大部分生活中，人们一直由于这个原因而警告他不要接受治疗。尽管凯文并没有明确表达出他的另一个担忧，不过他的经历把这个担忧表现出来了。那个关于凯文和基督顾问的经历表明，他害怕我会由于他的离婚而对他加以判断。随着我一直对他的故事保持共情理解，他的恐惧慢慢地消失了。在这次面谈快要结束的时候，短短的几句话进一步巩固了他的信任。

> 治疗师：你的信仰对你来说非常重要，它能帮助你战胜一些非常痛苦的体验。
>
> 来访者：[泪水涌出]是的。如果没有信仰，我不可能像现在这样。
>
> 治疗师：我想告诉你的是，我很欣赏那种信仰，而且，我也非常欣赏你拥有那种信仰。
>
> 来访者：[笑了，很快长长地舒了一口气，双肩也放松了下来]谢谢你。我知道，既然罗森博士推荐你，你就肯定是很优秀的。不过，我还是需要自己确认这一点。
>
> 治疗师：信仰在你生活中的重要性使得它来我来说也非常重要。我想，它将是治疗过程中一个非常重要的部分。

在治疗有宗教信仰的来访者的过程中，第一次面谈非常关键。如果他们不能确信自己的信仰将会受到尊重，那么，他们通常就不会再来了。如果治疗师不能创设一个安全的空间来谈论信仰，那么，来访者就可能不会把自己的这个方面带进治疗之中，而这会限制康复的过程。通过表现出对他们的信仰的尊重，并邀请他们把灵性带进治疗室中，治疗师就为更为整体的治疗取向创造了空间。

治疗的第一阶段 随着治疗的进展，凯文几乎没有错过任何一次面谈。他报告说，他对治疗非常期待，将它看做每周的重要事情之一。对凯文来说，治疗关系感觉起来非常亲密，而我却感觉有点疏远。在先前的关系中，凯文感觉关系最为亲近的个体通常是那些他所钦佩的人。而且，对方通常感觉不到他所感觉到的那种亲密。虽然他也认识到了这一点，但是，相比于那些与他相处的时间更多、共同生活的时间更长的个体，如他的前妻，他依然感觉跟他们的关系更为亲近一些。

这种模式与凯文的宗教信念是相一致的。对他来说，要感知到与上帝的亲密关系非常容易，这是因为上帝与其他理想化关系相似。还有非常明显的一点是，凯文对他的关系和他的宗教的知觉与我的知觉迥然不同。在我看来，凯文所说的上帝看起来似乎非常遥远、毫不相干，而且还非常严厉。但是，凯文却把上帝描述为非常有爱心、非常亲近。我认为，凯文的宗教观非常严格、刻板，而且还受到规则的束缚，而凯文认为他自己在宗教方面非常开放。之所以会这样，部分原因在于我们的立足点不同。凯文来自于一个非常保守的教会，后来又逐渐地转到一个不那么保守的教会。而我，虽然也成长于一个保守的基督教背景中，不过，后来我移居到了一个大多数人都认同于基督教的自由或进步的地方。由于我们的精神根源中有着这种相似性，因此，对于那些我有可能鼓励凯文走上和我一样的精神之路的迹象，我一直保持着警惕的态度。

在早期，有一点就非常明显，即对于凯文来说，我是一个理想化的人物，而且他致力于使我一直保持理想化。有好几次我在治疗中犯了一些小错误，比如迟到，这似乎会让凯文非常不安。不过，当我试图和凯文一起对此进行探究时，他却很快就矢口否认，说他没有任何消极的感受。通常情况下，在这些对话之后，凯文就会将面谈的大多数时间都用来谈论治疗怎么对他有帮助。在这个治疗期间，凯文也以一种相似方式来看待上帝。当生活中的事情不像凯文所希望的那样进行时（尤其是他精神生活中的事情），我就会鼓励他探索一下他关于上帝的所有感受。凯文无法承认任何关于上帝的消极感受或挫折感，甚至在我看来他明显有这样的感受；或者他对于上帝没有采取更多措施来将他从那种处境中拯救出来而感到失望时，他也矢口否认这些感受。他的回答始终都是非常快速而坚定的，即关于上帝的一切真的都很好。

在他与我发生关联的方式和与上帝发生关联的方式之间，明显存在着一些相似之处。我把这些相似性概念化为与安全感有关。通过将我（他的治疗师）和上帝理想化，他获得了一种安全感，用来应对未知的事物。在过去，当凯文经历过被说服而确信上帝拒绝了他或者对他模棱两可的阶段时，他就会有自杀的企图。当理想化的上帝遭到质疑，痛苦似乎就压倒了一切，尤其是当相信来生会更好的信念似乎遭到质疑时（即，他害怕会因为他知觉到了上帝对自己的拒绝而下地狱）。由于凯文在第一次面谈中就讨论了最近的一次自杀设想，因此，我想把这些理想化的事物原封不动地搁在一边，直至凯文在生活中确立了其他一些形式的安全感。这成了治疗中前 12 到 15 个星期的主要焦点。

将这些理想化的事物暂时搁置一边的另一原因与凯文早先的关系有关。他害怕，如果出现冲突，事情就会回到他以前的关系模式，或者我就会不让他做我的来访者。凯文需要发展健康的关系，包括一定量的有益于健康的冲突，认识到这一点是非常重要的。我并不想鼓励理想化，这会促成他对于这种模式的依赖；不过，同时，我也不想过早地挑战他的理想化。我有意地让这种理想化继续存在，直到他发展出了其他形式的支持，以及建成了一个更为坚固的治疗联盟为止。

治疗的第二阶段　有几个因素象征着治疗已经从第一阶段过渡到了更富有成效的第二阶段。凯文不再谈论自杀了，他此刻谈论更多的是未来。在自杀设想减少的这段时期，他报告说，知道每周有一次预定的会面，帮助他控制了自己的自杀设想。他在治疗关系中越有确定感，就越能够将这种安全感带进咨询室以外的世界中。允许凯文自由地谈论他的宗教信念，并始终对他的生活处境保持共情理解，加强了治疗联盟以及他对我的信任。我还认识到，凯文谈论他在治疗之外的关系的方式出现了差异，这代表了一种更为积极的与他人发生关联的方式。

真正的过渡出现在我们第一次发生"战争"时。当时，凯文前来接受面谈，他的前额绷得非常紧，以致他的两条眉毛看起来像是连成了一条。他爆发了，"我是那种随意把情绪发泄到别人身上、制造一些身体痛苦来逃避一些事情的人吗？"在此之前的一个星期，凯文曾告诉我，他要去找一位专家看看他的头痛病。这位医生相当生硬地告诉他，他头痛是因为他不能很好地应对压力。在生活中很少发火的凯文感到愤怒了，他大声地说他不同意那位医生的诊断。在与专家医生的那次会面之后，他就回去上班了。他那位曾允许他请假的老板问他情况怎么样。在凯文告诉他所发生的事情之后，他的老板回答说，"凯文，任何像你绷得一样紧的人都必定会出现胃溃疡、头痛之类的情况。"凯文感到非常不舒服，他觉得自己遭到了拒绝，不过这一次他没有把这件事告诉任何人。

由于意识到了我的答案的重要性，我立马变得犹豫不决了。虽然我的原则是要对来访者保持诚实的态度，但是我却感觉到有一股强大的力量在推动着我，要求我在这种情况下说个谎。这部分是因为我不知道这个时候，给出那个我知道将会导致面谈非常紧张的答案是否为时过早。我最终还是决定往前推进。我尽可能敏感地向他解释说，他喜欢压抑并回避情绪的倾向（这一点我们在之前已经讨论过）有可能会导致躯体症状。凯文一言不发地坐在那里，显然非常生气。我试图探究一下他对于我所说的话的感受，而他否认说自己没有任何的感觉。这一次，我面质了他的答案，说他看起来非常生气。他坚持说自己没有感到任何的不舒服，但这次面谈剩下的大多数时间却都被他用来斥责那位专家医生和他的老板了（也就是说，他在斥责我）。这次面谈中凯文所表现出来的愤怒是我所见过的他的最强烈的情绪。

我原先还以为他在接下来的那个礼拜会取消面谈，因此，当他准时到达的时候，我感到非常高兴。他刚坐下来，眼泪就已经涌了出来，他告诉我上个星期他之所以对我非常生气，是因为他觉得我"不相信[他]，而且还对他做了评判"。这促成了一次非常强有力的面谈，在这次面谈中，凯文第一次开始对自己的感受进行了探究，并跟我分享了他的感受。我预期这会为讨论精神问题带来新的机会，但又觉得有必要修通上一个礼拜的坦诚讨论所引出的关系问题。从某种意义上说，治疗关系为他的精神关系提供了模型。通过修通他和我之间的冲突，凯文开始更为坦率地重新思考他和上帝之间的冲突。

在治疗的最初几个星期，我曾尝试使用各种想象技术来帮助凯文探究他关于上帝的体验。通常情况下，我会推进一些放松过程，然后让凯文聚焦于任何情绪感觉或者他体内的感觉。接着，我开始鼓励凯文探究他生活的一些方面，并想象上帝将会怎样做出反应。凯文很快就给出了表面上的防御性答案。在修通了这个冲突之后，我用一些更具经验性的片断尝试了一个相似的过程。一旦他放松了下来，并聚焦于自己的身体体验上，我就要求他闭上眼睛，并想象上帝的样子。我让他仔细地观察上帝的脸、衣着以及姿势。然后，提醒凯文仔细地注意上帝，我说："想象一下，到今天为止，上帝并不知道任何关于你的事情。你第一次遇见了上帝。"我可以看到凯文的脸上有一种愉快的表情。"现在，上帝知道了你在治疗中讨论过的许多事情……你的离婚、你与之前那些教会之间的冲突……"

凯文的眼里充满了泪水。一看到这种情绪，我就让凯文保持那种情绪几分钟的时间，然后鼓励他把关注的焦点放回到我们身上。在与先前相似的练习中，他以一种充满了好感的反应对上帝做了描述，即使在他描述一些问题时我偶尔可以看到他的脸在抽搐。不过，这一次，凯文感知到上帝使他的眉毛皱了起来，就像凯文经常做的那样。对于这个反应，凯文感到非常惊奇。这是凯文第一次承认自己对上帝有一些消极的感受。这次面谈剩下的大多数时间都用来对这种体验及其意义进行加工。

在接下来的几个星期之后，凯文开始更多地谈论他对于上帝、他的教会以及宗教信念的其他方面的挫折感。不久之后，他就不再去教会了。一开始，这使我感到非常担忧，因为我害怕治疗在无意之中根除了凯文的信仰。不过，他对上帝的愤怒给了我希望。如果他完全放弃了信念，他就不会对上帝这样生气了。随着治疗的继续进行，他能够重新评价他的许多信念以及他与上帝的关系了。不久之后，他报告说，相比于以前，他感觉自己对上帝的认识和理解少了，但是他感觉与"他"（Him，他依然认为上帝是男性）的距离亲近多了。凯文对于那些未知事物的感觉更为舒适了，尽管我们很少直接地关注这个主题。这种领悟是他的治疗旅程中最为自由的几个方面之一。这使他可以自由地探究自己的信仰和信念，而不用害怕失去自己与上帝的关系。他又回到了教会，虽然对于听到的内容他能认同的少多了，但他发现，相比于以前他满意多了。

治疗的结束　凯文在治疗中修通了许多其他问题，其中并不是所有的问题都与他的宗教信念有关。随着时间的流逝，凯文终于能够确定其他的存在议题如何影响他关于上帝的思维。对于他的信念系统是如何逐渐形成的，他感到越来越好奇了。在回想他的整个精神发展时，他发现，精神的发展通常建立在恐惧基础之上。恐惧驱使着他的宗教：对死亡的恐惧，对他自己的恐惧（或者，用他自己的话说,他的"罪恶倾向")以及对于孤单的恐惧。他的宗教信念可以保护他免遭与这些问题相关的焦虑和恐惧。不健康的宗教通常是一种对存在现实的防御,而健康的灵性通常有助于在更深的水平上参与这些现实。随着时间的流逝,凯文能够从把宗教用作防御转变为在更深的水平上应对存在议题的帮助手段了。当出现这种转变时,我也从对他的防御做精神分析式探究转向了与那些防御进行经验式会心。

许多存在议题都是通过实施除想象以外的其他经验性过程而得到解决的。在凯文身上,想象的效果非常好,尤其是在上面提到的那种体验之后实施想象,效果就更好了。我开始频繁地利用想象以及其他的经验性方法,包括空椅子技术。开始的时候,我让凯文闭着眼睛,坐在空椅子的对面,然后要求他尽可能详细地描述上帝。他最初有关上帝的描述在治疗的过程中频繁地改变。在早期,他的描述非常类似于关于耶稣的典型描述,脸上没有什么表情,而且很压抑。随着治疗的进展,出现了各种关于上帝的描述,而且从他的表情看,上帝变得自由多了。有趣的是,在早期关于上帝的限制性描述中,凯文经常因为宗教在很大程度上控制、限制了他的生活而变得非常愤怒。随着从他的面部表情看上帝变得更为自由,凯文在他自己的生活中也变得更为自由了。他在自己的关系中变得更为真实了,更为公开坦诚地体验并与人分享他的感受,而且,他还更为开放地与人建立新的关系,而他在以前由于宗教差异而绝不会与他们发生关联。他甚至开始与一个女人约会,而他在以前绝不会与她约会——虽然他以前也很想跟她约会——因为她归属于一个完全不同的教会。

到治疗结束的时候,凯文在存在议题方面经历了许多显著的改变。随着他对于死亡、评判以及未知丧失的恐惧的减少,他的焦虑也缓解了。同时,随着他也修通了自己关于上帝的恐惧,他也变得能够更为自由地表达自己的情绪了。而这也使得他能够更为真实地过自己的精神生活,并能更为真实地同他人交往。随着他的关系变得更为亲密、有意义,他的孤独感也降低了。在凯文结束治疗之后不久,我收到了一封信,他要跟那个曾经与其约会的女人订婚了。对凯文而言,尽管他在治疗中修通了很多东西,但这才是他成功的最终标准。

讨论与启示

在这个案例中,随着治疗的进展,所使用的整合取向不断地发生变换。在治疗的早期,治疗师所使用的是致力于建立关系的存在-人本取向以及当代的精神分析技术,目的是为了帮助凯文产生洞察,尤其是洞察他的早期关系如何影响了他当前的关系和他的宗教体验。随着凯文防御的减弱,我把治疗的取向转为主要是经验性的和格式塔的,这与存在主义治疗是相一致的。

罗洛·梅(1991)在讨论神话在个人意义体系中的重要性时明确表示,神话并不是虚假的,而是那些无法证实的东西。依据这种理解,所有的宗教都是神话。这并不是说宗教是一种幻觉(illusion,如弗洛伊德所说),也不是一种妄想(delusion,如萨特所说)。相反,它把宗教放进了信念的范畴,而非事实的范畴。宗教,当被理解为是一个神话时,它提供了一个强有力的意义体系。这种理解承认宗教的局限性,但没有把它归为虚假的或病理学的范畴。而当宗教过于结构化、刻板时,它通常会成为抵抗存在议题以及真实的宗教或精神信念的防御。在这个概念中,健康或不健康的并不是宗教本身,而是个体笃信宗教的方式。

对凯文来说,宗教曾是一种防御,不让他真实地与上帝或他人交往。随着他能够修通宗教信念的防御方面,他就可以自由地更为真实地看待它。詹姆士·布根塔尔(1987,1999)在提出宗教是一种防御时,强调要带着这些防御一起工作,这启发了我。尽管精神分析的取向更为适合于用来面质这种防御,但我还是选择了带着它一起工作,承认它对于凯文的治疗准备阶段来说是必要的、健康的。随着治疗关系的深化并产生了更为信任的关系,凯文的防御所具有的刻板性减轻了,于是我转换成了更具经验性的取向。这并不是一个容易的过程。当凯文经历过这个成长过程,他遭遇了一个精神枯竭的时期。祈祷以及其他的宗教仪式都完全失去了意义。他不再做礼拜,不再读《圣经》,也不再参加宗教活动。尽管明显丧失了信仰,但是,在圣十字若望(St.John of the Cross)的灵魂黑夜的观念背景下对这个过程加以概念化,提供了一个不同的视角。

杰拉尔德·梅(Gerald May,2004)把灵魂黑夜描述为是一个精神枯竭的时期。而且,它的特点在于,对于传统的仪式和活动(如祈祷等)丧失了兴趣。这并非信仰的丧失,而是向不同类型的较少依赖于传统信仰的转变的一部分,这些传统在精神发展的早期非常重要。尽管并非所有人都会体验到一个黑夜,但凯文的体验非常明确地阐释了这个过程。

总之,对于使用这种取向的治疗师来说,重要的是,除存在主义治疗之外,在治疗中还要熟悉宗教问题和精神问题。对于那些有恰当背景经历的治疗师来说,存在整合治疗为治疗宗教方面受到伤害的来访者提供了一服强有力的解药。

参考文献

Becker,E.(1973).*The denial of death*. New York:Free Press.

Becker,E.(1975).*Escape from evil*.New York:Free Press.

Brokaw,B.F.,& Edwards,K.J.(1994).The relationship of God image to level of objectrelations development.*Journal of Psychology and Theology*,22,352—371.

Buber,M.(1970).*I and thou* (W.Kaufmann,Trans.).New York:Simon & Schuster.(Original work published 1937)

Bugental,J.F.T.(1987).*The art of the psychotherapist*.New York:Norton.

Bugental,J.F.T.(1999).*Psychotherapy isn't what you think:Bringing the psychotherapeutic engagement into the living moment*. Phoenix,AZ:Zeig,Tucker & Theisen.

Cox,R.H.,Ervin-Cox,B.,&Hoffman,L.(Eds.).(2005).*Spirituality and psychological health*. Colorado Springs:Colorado School of Professional Psychology Press.

Feuerbach,L.(1989).*The essence of Christianity* (G.Eliot,Trans.).Amherst,NY:Prometheus.(Original work published 1841)

Freud,S.(1950).*Moses and monotheism* (K.Jones,Trans.).New York:Alfred A.Knoff.(Original work published 1938)

Freud,S.(1961).*The future of an illusion* (J.Strachey,Trans.).New York:Norton & Company.(Original work published 1927)

Hoffman,L.(2005).A developmental perspective on the God image.In R.H.Cox,B.Ervin-Cox,& L.Hoffman (Eds.),*Spirituality and psychological health* (pp.129—149).Colorado Springs:Colorado School of Professional Psychology Press.

Hoffman,L.,Hoffman,J.,Dillard,K.,Clark,J.,Acoba,R.,Williams,F.,& Jones,T.T.(2005,April).*Cultural diversity and the God image:Examining cultural differences in the experience of God*. Papers presented at the Christian Association for Psychological Studies International Conference,Dallas,TX.

Hoffman,L.,Jones,T.T.,Williams,F.,& Dillard,K.S.(2004,March). *The God image, the God concept, and attachment*. Paper presented at the Christian Association for Psychological Studies International Conference,St.Petersburg,FL.

Kaufmann,W.A.(1975). *Nietzsche:Philosophy,saint,anti-christ* (4th ed.).Princeton,NJ:Princeton University Press.

Kierkegaard,S.(1985).*Fear and trembling* (A.Hannay,Trans.).New York:Penguin.(Original work published 1843)

Lawrence,R.T.(1997).Measuring the image of God:The God image inventory and the God image scales.*Journal of Psychology and Theology*, 25,214—226.

May,G.G.(2004).*The dark night of the soul:A psychiatrist explores the connection between darkness and spiritual growth*. San Francisco:Harper.

May,R.(1991).*The cry for myth*.New York:Norton.

Mitchell,S.A.(1988).*Relational concepts in psychoanalysis:An integration*.Cambridge,MA:Harvard University Press.

Richards,P.S.,& Bergin,A.E.(2005).*A spiritual strategy for counseling and psychotherapy* (2nd ed.).Washington,DC:American Psychological Association.

Rizzuto,A. - M.(1979).*The birth of the living God:A psychoanalytic study*. Chicago: University of Chicago Press.

Sartre,J. - P.(1984). *Being and nothingness* (H. E. Barnes, Trans.). New York: Washington Square Press.(Original work published 1943)

Schneider,K.J.(2004).*Rediscovery of awe:Splendor,mystery,and the fluid center of life*.St.Paul,MN:Paragon House.

Sperry,L.,& Shafranske, E.(Eds.).(2005).*Spiritually oriented psychotherapy*.Washington,DC:American Psychological Association.

Stark,M.(1999).*Modes of therapeutic interaction*.Northvale,NJ:Jason Aronson.

Tillich,P.(1952).*The courage to be*.New Haven,CT:Yale University Press.

Tillich,P.(2001).*The dynamics of faith*. (1st Perennial classics ed.) New York:Perennial.(Original work published 1957)

Tisdale,T.C.,Key, T. L.,Edwards,K.J.,Brokaw, B.F.,Kemperman,S.R.,& Cloud, H. (1997).Impact of God image and personal adjustment,and correlations of the God image to personal adjustment and object relations development.*Journal of Psychology and Theology*, 5,227—239.

第十章　存在整合实践的
认知行为创新

　　最近,认知行为治疗在经历着一次显著的转变。引领这次转变的是两位认知行为创新者——巴里·沃尔夫(Barry Wolfe)和史蒂文·海耶斯(Steven Hayes),他们影响了全国的治疗前景。沃尔夫博士是心理治疗整合运动的领军人物,他同时也是美国心理健康研究所心理治疗研究方案的前任负责人,而海耶斯博士是新的认知行为范式的非常富有创造力的提出者。这种范式(接受与实现疗法[ACT])最近在《时代》杂志(February 13,2006)中被描述为是一种正在显现的不同于标准认知行为的实践。在下面的案例中,沃尔夫和海耶斯论证了他们的创新框架不仅与存在整合实践相一致,而且很大程度上具有一种存在一人本的哲学基础。例如,沃尔夫博士在他对于焦虑障碍的案例阐释中,开篇就强烈地呼吁要对焦虑作一种以存在主义为基础的理解。在他看来,这种理解不仅会补充,而且会支持标准的认知行为实践。他还进一步描述了成百上千的案例(对此,一点都不夸张),在这些案例中,来访者都受益于对认知行为干预所作的存在主义取向的扩展。沃尔夫在他富有特色的莱昂纳多(Leonardo)案例中,表明了如何从死亡焦虑的视角来理解强迫性障碍,以及经验性面质如何与认知行为练习一起改变莱昂纳多的世界。

　　海耶斯博士和卡拉·邦廷(Kara Bunting)合作,用一种非常周密的双管齐下的方法阐明了他的 ACT 视角。首先,作者们呈现了一个具有条理性和启发性的案例研究,该案例研究阐明了 ACT 模型以及相关的系统阐释。这个案例描写了本(Ben),一个已婚男人,他难以控制地困扰于妻子对他是否忠诚。作者们以一种清晰、整体的方式,表明了语言、同一性以及体验是如何融合并且变得和谐,同时还表明了 ACT 立场和存在整合原则怎样帮助本摆脱他残缺无力的命运。紧接案例之后,作者们对 ACT 和存在一人本治疗之间友好关系的本质、历史以及潜能做了很棒的评论。尤其是,他们讨论了 ACT 系统阐释如何回应了本书所阐明的核心存在整合原则,因此一种扩展了的认知行为/存在主义合作是有希望的。

焦虑障碍中的存在议题及其治疗

巴里·E.沃尔夫

巴里·E.沃尔夫,博士,他是心理治疗整合培训中心的校长,该培训中心提出了心理治疗整合模型的培训方案。他撰写的《理解与治疗焦虑障碍:治愈受伤自我的一种整合取向》(*Understanding and Treating Anxiety Disorders: An Integrative Approach to Healing the Wounded Self*)于 2005 年由美国心理学会(APA)出版。

过去的 30 多年来,我已经治疗过成百上千个遭受焦虑障碍之苦的患者,我的这些临床经验使我得出了两个主要的结论。第一个结论是,焦虑障碍通常是由于没能成功地面对并解决数量有限但无法避免的存在困境(这些存在困境是每一个人类存在都将会体验到的)而引起的。第二个结论是,这些障碍可以通过一种整合的心理治疗而得到综合、持久的治疗,这种整合的心理治疗开始于症状缓解,然后进一步针对患者具体的存在危机进行情绪聚焦治疗。

在这篇案例阐释中,我将会对这些患者斗争的一些特定存在困境做一描述,而且,这些存在困境似乎是其焦虑障碍的根源。这并不是说要罗列出所有的存在困境,而是要列出我所治疗过的绝大多数焦虑障碍患者的困境。然后,我将简要地描述一下我关于焦虑障碍的整合视角,这包括一种关于焦虑障碍之本质、发展、维持的病因学理论以及一个整合心理治疗的模型。这篇阐释将以一个案例史作为结尾,这个案例史生动地体现了这种整合心理治疗中所采用的临床策略和具体技术。

存在危机是焦虑障碍的基础

焦虑各种不同表现的基础都是存在困境,这一点并不是我们一眼就能看出来的。文献或主流治疗中没有任何东西可以表明这种可能性。不过,在将主流的认知行为治疗用于缓解焦虑症状时,这一点就会变得非常明显,即在患者更为典型的中心意识表面之下不远处,存在着一些会导致恐慌的令人害怕的大灾难。随着内感性暴露(interoceptive exposure)①这种行为技术最终成为一种缓解焦虑的躯体指征的集中聚焦练习,我们可以清楚地看到,这些令人害怕的灾难就是焦虑障碍的起源。而令人害怕的灾难最终又被证明总能引出一个存在危机。更为明确的是,与任何既定的焦虑障碍有关的焦虑和恐慌,似乎总是源于患者无力对抗某一特定的存在危机。

例如,一个患有惊恐障碍(panic disorder)的患者通过上面提到的聚焦技术发现,他的惊恐症状根源于他对于变老的恐惧。一个患有强迫性障碍的患者使用同样的技术发现,他生活在恐惧中是以免侵入性的暴力想法给他深爱的人带来伤害。另一个患者的公众演讲恐惧症可以追溯到他无力忍受羞辱和失败。然而,我们所有人都会变老,都会伤害我们深爱的人,有时候在生活中还会招致失败和羞辱,这些是本体论的既定事实。除了上面提到的这些恐惧之外,压倒性的本体论既定事实还包括:

1. 难以接受个体必将死亡的事实;
2. 难以接受个体不可避免会丧失的事实;
3. 难以接受个体对其思想、情感和行为应负的责任;
4. 难以忍受痛苦的情感;
5. 难以"面对空虚";
6. 难以接受生命意义的某个重要方面有可能已经被摧毁的事实;
7. 对于是否信任深爱的人以及一般的人感到冲突;
8. 害怕把自己的生命交托给另一个人;
9. 自由和拥有情绪安全感之间的冲突;

10. 真实表达我们的情感与抑制我们情感(为了寻求认同或为了保持一份非常珍贵的关系所带来的安全感)之间的冲突。

由于版面有限,我们将只详细地讨论其中的一半。

对死亡的恐惧　对濒死的恐惧是我在临床工作中所遇到的焦虑障碍中最为常见的根源恐惧。这种恐惧并不限于某一特定的焦虑障碍。相反,它是患有强迫性障碍(OCD)、泛化性焦虑障碍(GAD)、附带有或没有广场恐惧的惊恐障碍

---

① 内感性暴露指的是这样一个系统的方案,即要求某一患者把他或她的注意力聚焦于令人恐惧的身体感觉,直到这些身体感觉不再使该患者感到焦虑为止。

以及特定恐惧症的患者恐慌的根源(Wolfe,2005b)。大多数时候,这种恐惧都处在我们的中心意识之外。不管什么时候,只要我们近距离地接触到了死亡,或当某个深爱的人去世,它通常就会出现在有意识的觉察中。对自己必将死亡这一事实的觉察,通常是一种让人害怕的体验。这种经历常被称做是一次*死的警告*(memento mori)。这是古代的拉丁用语,可以随意地翻译,意思是"记住,你将会死",而且,通常是仆人对由于军队取得了胜利而接受款待并四处炫耀的罗马将军说的。

*死的警告*是一种会撕碎个体战无不胜的防御的体验,使他容易受到对于迫近之非存在(nonexistence)的痛苦觉察的攻击(Yalom,1980)。与*死的警告*相关的焦虑和恐慌所起的是一种防御的作用,是一种不愿意面对这一痛苦的本体论既定的表现。一旦我们充分地允许自己认识到终将死亡这一事实,这种觉察可能就会伴随着强烈的绝望感、羞辱感、无助感或愤怒感(Wolfe,2005b)。例如,有一个患有严重过桥恐惧症(bridge phobia)的患者,通过想象练习接触到了自己一想到死亡便会产生的绝望。与他对于桥的恐惧联系在一起的是这样一种预感,即一旦他到了桥的最高处,就会从桥上跳下去。我要求他想象一下那么做,从桥上跳下去。当他看到自己从桥上垂直掉下去,死了,他开始绝望地哭了起来,满脸泪水,因为他自己完全无力过一种满意的生活。就在那一刻,他接触到了自己的这样一种信念,即相信自己在死之前不可能有满意的生活(Wolfe,2005b)。这种洞察向我们表明了一种双管齐下的整合心理治疗,包括一种帮助他对抗过桥恐惧的以暴露为基础的治疗以及一种更为传统的探究性心理治疗,帮助他确定并修正那些阻止他创造一种满意生活的障碍。

对丧失的恐惧　第二个看似是许多焦虑障碍之基础的主要恐惧是对丧失的恐惧。最终,我们都会失去生活中的一切,包括生命本身。不过,人们在生活的过程中会害怕失去深爱的人、职业生涯、身体机能,而且,从一个较为抽象的层面上说,我们会害怕失去幻想、期望以及梦想(Viorst,1986)。在我的职业生涯早期,我曾治疗过一个 19 岁的大二学生,他的整个生活和同一性都围绕着这样一个梦想,即成为一位音乐会钢琴家。当他的老师们告诉他,他无法实现他的梦想——因为他缺乏必需的才能时,他先是出现了一系列的惊恐发作,进而产生了空虚感和绝望感,最后,他开始了一项令人痛苦的工作,即为他年轻的生命建构其他的选择。这种模式是我在患有焦虑障碍的患者身上经常看到的。他们从体验焦虑和惊恐发作到面对所害怕的那些"灾难"以及体验相伴随的情感,再到在生活中建构新的替代物及选择。

通常情况下,多种丧失结合在一起会引起惊恐发作,并导致惊恐障碍。有一位 50 岁的医生在他的大儿子离开家去上大学时,开始出现惊恐发作。同时,在体育竞赛期间,他开始遭受身体损伤。我们的意象性治疗表明,前一个事件让他知道,他田园般的生活正在改变,而他的受伤则标志着他的身体机能开始下降。一旦他能够让自己面对这些丧失,他就会进入一个感到绝望和抑郁的时期。他必须哀悼那些非常真实的丧失。从那里开始,他才能够将自己的焦点转移到曾一度放弃的生活之上。有一个生动的隐喻促进了这种视角的转变。他说:"一直以来,我都试图让时间停止,但是,我却做不到。"当他的挫折感和无力感明显出现时,我想象着他爬上了威斯敏斯特教堂(Westminster Abbey)的那个大钟,试图不让分针走动。我邀请他与我分享那种意象。他觉得,他的努力是不可能有结果的。于是,我让他爬上分针去"骑着"(ride)时间。出于某些微妙的原因,这个隐喻竟吸引了他的想象,他开始将焦点转移到了改善当前的生活之上。他和妻子开始一起旅行,这些旅行是他很久以前就许诺过的。他有一个棒球迷的小儿子,这项运动将这对父子联结到了一起。他将自己的医疗工作做了一些调整。所有这些调整一起将他从绝望中拉了出来。十年来,他生活中的每一个方面都已得到改善。

自由与安全感 许多焦虑患者都会在害怕自由和安全感的同时,又强烈地渴望得到这两种东西。对于那些曾被诊断患有广场恐惧症的患者来说,情况更是如此。尽管广场恐惧症患者寻求自由,因为他们无法忍受由别人来告诉他该做什么,但他们同时也认为自由很恐怖,因为自由很孤立,而且不能随时获得支持。索伦·克尔凯郭尔(1844/1944)就曾谈到过"自由的眩晕"(dizziness of freedom)。对于患有广场恐惧症的个体来说,这不仅仅是隐喻,而且是他们在面对自身的自由时所体验到的惊恐发作的一个特征。此外,对患有广场恐惧症的个体而言,他们所害怕的自由有很多种变体。他们害怕:(1)必须自己做出决定,(2)没有支持,(3)当他们独自一人且自由时所产生的孤立感。不过,安全感会带来其他的恐惧:他们会害怕被人控制,害怕受他人恩惠,害怕受到限制,害怕不能为自己做出选择。当他们独自一人时,他们会寻找同伴,而当与他人在一起时,他们则又会试图逃避太多的相聚。他们既害怕自主性,又害怕承担义务,而且,这二者之间没有灰色地带。

以前有一个闭居家中的广场恐惧症患者,在开始接受我的治疗时,他有一个60 英里的安全地带,超过那个距离,他就会体验到惊恐发作。他希望能够扩大自己的安全范围,这样,他就可以去附近的一个海滩度假了。在以暴露为基础的症状聚焦治疗阶段,通过逐渐地扩大他从家到旅行地的距离,确实实现了他的愿望。而深度取向的(depth-oriented)治疗阶段揭露了他早期的一些体验,这些体验曾影响了他对于封闭和孤身一人的恐惧。他曾由于酒后驾驶而被短时间监禁,这使得他在恐惧中哭嚎,因为他的受困和无助。另一方面,他曾骑摩托车进入阿拉斯加荒野,并在那里待了几个星期。孤立的体验最终导致了惊恐发作,使他产生了一种深深的渺小感,而他发现自己无法忍受这种感觉。他无法抬头看夜晚的天空,因为这种体验会使他觉察到自己的微不足道,而这是他无法忍受的。对于这些根本恐惧(root fears)的矫正涉及与其他一些本体论既定事实的会心,这些本体论既定事实包括:(1)接受他是一个拥有独立意识的个体;(2)提高他为自己的行为、思想和情感负责的能力;(3)扩展他超越非黑即白范畴进行思维的能力;(4)探索对任务、价值观和他人恪守承诺的价值;(5)忍受对痛苦情绪的体验;(6)探索建构包括一些自由和安全感的生活的可能性。

对痛苦情感的恐惧 所有焦虑障碍的患者有一个共同特征,即对于痛苦情绪的强烈恐惧。这些情绪包括愤怒、无助、羞辱和绝望。它们体验起来非常痛苦、难以忍受,以至于患者会发展出一些保护性的屏障,以免体验到这些情绪。然而,每一个人都会在生活中的某个时刻体验到这些痛苦的情绪,这似乎是一个本体论的既定事实。焦虑和惊恐症状似乎是一个用来避免接触这些灼热情绪的主要保护屏障(Wolfe,2005b)。如果患者允许他或她自己聚焦于焦虑的身体感觉或其所害怕的物体或情境,就可以接近这些情感。

例如,上面提到的那位强迫性障碍患者经常受到一种强迫性思维的折磨,即他会将女朋友毁容。这种想法使他感到非常焦虑,以至于他要进行众多的仪式来"删除"这种想法,并因此缓解他的焦虑。在聚焦于这种想法及其相对应的意象几分钟之后,他开始体验到强烈的绝望和羞辱。这些情感与这样一种核心信念联系在一起,即他坚信自己是一个失败者,因此注定要孤独终老。除了对于恋爱事件的这种恐惧状态会带来的孤独外,我的患者还很关注他人会如何看待他无力维持与一个女人的恋爱关系。这种羞辱和绝望让他感到非常痛苦,以至于他事实上真的做了所有的一切来结束这些情感。一旦他能够体验这些痛苦的情感,我们就开始针对他有关生活和关系的观点展开治疗。

对承诺的恐惧 焦虑障碍中我想提及的最后一个非常明显的存在议题是对承诺的恐惧。这种恐惧与这些患者很难信任他人相呼应。我曾治疗过的很多患者都觉得,他们的早期照看者都曾背叛过自己(Wolfe,1989,1992)。这些早期体验形成了一种不信任他人的态度,通常情况下,它在损害后来的关系、恋爱等方面发挥了非常重要的作用。这些患者倾向于发展出自我保护性的人际关系策略,而这往往会导致他人做出的反应正是他们自己所害怕的(Wachtel,1997;

Wolfe,2005b。)因此,承诺(commitment)带有被限制、被控制、被支配的隐含意义,或者是意味着做出了糟糕的选择。

例如,有一个符合泛化性焦虑障碍标准的患者,他在一连几次的恋爱关系中都表现出了相同的模式。他很快就会爱上一个年轻的女士,刚开始他会认为她拥有完美对象的所有品质。随着时间的推移,每一个女人对他来说都成了凡人一个。当她表现出凡人皆有的特点,他就会开始变得愈发焦虑。她不可避免地表现出的缺点越多,他的焦虑就越强烈;直到最后,不管什么时候与她在一起,他都会习惯性地产生惊恐发作。一直笼罩着的焦虑此时湮没了她实际拥有的好品质,而且,还让他坚信自己犯了什么错误。每一次,他都承认,那个女人在大多数时间都会继续爱他,继续对他非常好。但是,一旦她表现出自己的弱点,他就会开始怀疑整个关系,并计划将其结束。他经常会灾难性地思考自己是不是正在犯错误。我们的治疗集中于帮助他理解自己之所以会理想化女性的根源、他对于犯错的恐惧、他所接受的关于忠诚关系性质的教育,以及学会用更好的方式来和他的伴侣沟通——并解决冲突——的必要性。

对日常生活之艰苦和现实的恐惧 这是一个所有其他恐惧都完全可以归入其中的范畴。这个视角提出,一个患有焦虑障碍的个体通常会认为自己是一个无法应对日常生活中的艰苦和现实的人,并因此需要保护以避免遭受这些艰苦和现实。焦虑的个体往往会创造间接的策略来应对生活中不可避免的现实,但是,这些策略使得他们不能正视这些迎面的现实。正如我在其他某个地方提出的,"这些策略的范围从行为回避、认知仪式到情绪抑制,而且,它们通常不会带来想要的人际关系后果,会对患者关于自我的痛苦的核心信念产生强化效果"(Wolfe,2005b,p.122)。

焦虑障碍的整合病因模型

心理治疗整合运动的兴起,是对从业治疗师、心理治疗理论家和研究者在所谓的纯粹形式的心理治疗中所发现的各种局限而做出的一种反应。不过,同样明确的是,每一种心理治疗视角都教给我们非常多的东西。经过30年的进程,心理治疗整合运动已经成长为心理治疗领域主要的发展之一(Norcross,2005)。

直到最近,才有人开始致力于发展针对特定类型的精神障碍、行为障碍和情绪障碍的整合心理治疗。在过去的20年中,我已发展出一种关于焦虑障碍的*整合的视角*(integrative perspective)。所谓整合的视角,我指的是两个独立但相互关联的模型:针对焦虑障碍的整合病因理论和整合心理治疗。每个模型都代表了一种对于现存有关焦虑障碍的各种视角的综合,包括心理动力视角、行为主义视角、认知行为视角、人本主义—经验视角以及生物医学视角。

病因模型试图描述焦虑障碍的性质、发展及维持状况。这个模型的指导性前提是,焦虑障碍的基础在于患者与其主观体验的长期斗争。在特定的情境中所产生的严重焦虑体验会引起个体对于迫在眼前的灾难的*有意识*预期,这在内隐的水平上反映了患者害怕暴露于不堪忍受的、痛苦的自我观点。当患者面对这些"自我创伤"(self-wounds),他们就会体验到诸如羞辱、愤怒、无助、绝望这样的压倒性情感。因此,根据焦虑症状对于个体而言的含义,焦虑障碍似乎拥有一个意识的层面和一个内隐的层面。

引起焦虑的外在线索和内在线索,源自于个体对于一些生活经历与强烈恐惧之间关系的感知。也就是说,个体会将一些经历感知为会危及自我。这些线索本身通常所起的作用是对存在于个体有意识觉察(conscious awareness)之外的痛苦记忆作缩略速记。因此,如一个广场恐惧症患者对于失去控制的恐惧是以头晕目眩感为标志的,这种感觉与她多年前看到残障人士产生的恐慌感一样。

自我创伤来源于破坏性生活经历与保护个体免遭害怕的灾难所用的认知和情绪策略之间的相互作用。不过,这些策略会使得个体不能正视他或她的恐惧和自我创伤。发展出自我创伤的背景通常使得个体无法面对一些存在困境。自我创伤以及发展出这些自我创伤的背景,还会使得个体在将来非常难以面对相似的存在困境。有一个非常成功的绅士,在控制欲过强的母亲的监护和控制之下长大,他的母亲不能容忍他顶嘴。他内隐地习得了这一观念,即说出自己的心里话将会招致报复或遗弃。现在,不管什么时候,只要有一个他感兴趣的女人批评他,他就会非常焦虑,感觉受到了限制,而且还可能会体验到惊恐发作。由于焦虑,他从未能够维持一段恋爱关系。

为了应对最初的焦虑,患者们通常会思考焦虑的情形(即,自我关注),回避引起恐惧的客体和情境,或者开始消极的人际关系循环。这些策略会带来暂时性的焦虑缓解,但同时会强化患者根本的适应不良的自我信念。在这个模型中,心理防御是一种想要保护个体自我意象的弄巧成拙的努力(参见,Wolfe,2005a)。

所有关于自我的痛苦观点表明了这样一种知觉和体验,即认为自我是一个无法应对日常生活中的艰苦和现实的个体。既然这些现实是本体论的既定事实,那么,焦虑的个体必须创造出间接的应对策略来保护自己免遭难以忍受的情感状态,同时又能使自己不用正视这些不可避免的现实。以下这个例子就证明了该模型如何分析一种特定的焦虑障碍。

社交恐惧症的自我创伤模型

与社交恐惧症相关的特定自我创伤倾向于包括这样一种核心自我知觉,即自己是一个在社交方面不适当、不可爱或不足道的人(Wolfe,2005b)。这些伤口通常来自于个体的原生家庭及其扩展的社会环境经常给他或她的让其感觉羞耻的信息。个体会将这些有毒的评价内化,而这会导致他泛化地把自己视为身心有缺陷的人或低下的人。社交情境和演讲机会会使其产生自危(self-endangerment)的体验。这种自危体验便是强烈的焦虑或惊恐,"保护"个体免于体验极度痛苦的不适感。一个人在面对他的不适感时所感受到的强烈羞辱是无法忍受的,并因此通过体验通常更为痛苦的惊恐发作来加以避免。这些自我创伤会导致个体无法管理必需的社会交往和公开交往。

自危会导致个体把注意力转移到专注于社交局限——或者,在这个案例中——演讲局限,以及想象性的一群持敌意或鄙视态度听众的抵制反应。这种对于个体即时焦虑的潜在灾难性意义的自我专注,或我所谓的*强迫性思考*(obsessive cogitation),是维持演讲恐惧症的第一个主要因素。自我专注会让个体意识到对自己真实样子的体验与对自己应该成为的样子的体验之间的差异。这种体验到的真实自我与理想标准之间的差距会导致焦虑或痛苦(Higgins,1987)。

第二个主要的维持性过程是回避(avoidance)。社交恐惧症患者会回避开口说话的机会以及社会交往。回避会让焦虑得到短时间的缓解,但是,它会强化根本性的自我创伤,并因而强化了社交恐惧症。

第三个维持性因素是印象管理(impression management)的人际关系策略,这种策略从根本上说是以一种给他人留下积极印象的方式来表现自己。当向焦虑的个体传达一种积极的印象,他或她就会由于无须面对让其害怕的自我信念或自我意象,而暂时性地体验到焦虑的缓解。不过,这种焦虑的缓解只是暂时性的,因为这个焦虑的个体在某种程度上知道,他或她是不真实的。由于对方受到了愚弄,因此,他或她作为那个焦虑个体的准确评判员的可信度就大大降低了。因此,焦虑的人很难相信他人提供的积极反馈。最后,由于上面提到的这些策略,自我创伤一直不能愈合,从而导致社交恐惧症的持续存在。

焦虑障碍的整合心理治疗

最简单地说,整合心理治疗就是将一种症状聚焦治疗和后来治疗师为确定和修正能够阻止患者面对其特定存在困境的行为、认知和情绪策略而做出的努力结合到了一起。治疗的最后一步是一种支持性的、以过程为指导的经验性治疗，帮助患者面对、加工并最终解决他或她的存在危机。

之所以通常先采用症状聚焦治疗，是因为在患者愿意做一些必要却痛苦的工作来正视并应对其生活中特定的存在问题之前，往往有必要先教会他们管理焦虑的技能。研究表明，给患者提供有效的工具来管理失控的焦虑并实质性地改善他们的生活是有可能做到的(Barlow,2001)。同时，这些纯粹形式的治疗通常并不能处理(至少没有取得一致的成功)那些看似引发被 DSM-IV(美国精神病学会，《精神障碍的诊断和统计手册》，第四版)诊断为焦虑障碍症状的存在困境，这一点非常明确(Wolfe,2005b)。下面的案例展示了这种治疗典型的展开顺序。

案例：一位患者的强迫性障碍中潜在的死亡恐惧

莱昂纳多(Leonardo)是一位 50 岁的精算科学家，有一种想法一直困扰着他——由于他过去犯了一些错误，因此他的生命已被过早地缩短了。引发这种想法和严重焦虑的刺激物包括石棉、玻璃纤维、香烟和杀虫剂。如果他看到这些刺激物中的任何一种，一条复杂的思维链条就会随之出现：香烟会使他想起他年轻时也抽烟这一事实。虽然他 25 岁时就戒烟了，但他依然相信早先所犯的错误注定会让自己的生命缩短。他坚信自己将会患上肺癌并死去。即使概率非常低，他也依然坚信自己将会是那些不幸的人当中的一个，这是因为他的品质由于脑中经常出现的自私的、有关性的想法而有了瑕疵。

每一种刺激物都会让他想起其与早先某个事件的联系，在这些事件中，他都曾错误地让自己或自己所深爱的人陷入危险境地。再举一个例子，石棉会使他想起许多年前他改造房子时的情景，当时他很可能让自己陷入了危险。遇到危险的概率总是非常小。为了缓解焦虑，莱昂纳多泡在网上，搜索关于每一条触发刺激物引发肺癌风险的可用信息。由于在所有情形下，这些概率都非常之小，因此，他的焦虑只能暂时性地得到缓解，到了下一次，上面提到的任何一种刺激物就又会使他感到焦虑。

莱昂纳多在意大利的米兰长大，他的父母一个是大学教授，一个是中学教师。从米兰大学毕业后，他去了美国，在哈佛大学接受统计学专业的研究生教育。他非常喜欢自己的父母，不过，他们在情绪方面有点含蓄，尤其是他的父亲。他的父亲在一次中风后就去世了，享年 67 岁。他的母亲抽烟几十年，直到 62 岁才戒烟，85 岁时死于肺癌。事实上，莱昂纳多发作严重焦虑和强迫症状的时间，与他母亲去世的时间正好吻合。莱昂纳多并没有看到母亲的去世与自己的强迫症状发作这两个事件之间的联系。

心理治疗的症状缓解阶段　我的整合心理治疗有一个潜在的基本假设,即焦虑障碍患者在其能够应对根本性的存在危机之前,需要先发展出一些方法来管理他们的焦虑。在莱昂纳多身上,症状循环的进展情况如下:看到害怕的刺激物会使他产生一种强迫性想法,即自己由于先前无心的错误而注定要缩短生命。这些强迫性想法会使他举行一种思维中和的仪式——赶紧上网并尽可能多地搜索信息。这种仪式可以暂时性地缓解他的焦虑,直到他再一次看到某个触发刺激物,开始另一个强迫循环。这种症状模式似乎完全适合于用治疗强迫症的行为疗法来进行治疗:暴露加反应阻止(exposure plus response prevention,EX/RP)(Foa & Franklin,2001)。开始时,我们采用了 EX/RP 的一个自创版本。这个过程包括:通过让莱昂纳多想象他正在抽烟,或者他看到了石棉,而故意让他暴露在各种触发刺激物面前。同时,还指导他不要老泡在网上搜索关于感染肺癌概率的信息。

后来,当他意识到,接受必将死亡这一事实是潜在于他的强迫症状之下的存在危机,他学会了每一次都通过承认这一点来阻断自己的焦虑:焦虑是由他的某种典型刺激物引发的,这是因为他真的在努力接受自己必将死亡这一事实。这帮助他学会了如何去绕过那些强迫性思维以及上网搜集信息的仪式。他很好地利用了这种策略来根除了他的强迫过程。经过三个月的治疗后,他大多数时候可以不待在网上了,而且,在他想象自己被暴露在触发物面前而感到焦虑时,也可以运用我先前教他的腹式呼吸来缓解焦虑了。

治疗的深度取向阶段　一旦他觉得自己在某种程度上可以控制焦虑,我们就商定进入治疗的下一个阶段,即深度取向阶段,在这个阶段,我们试图引出并治愈潜在的自我创伤,并解决他的存在危机(Wolfe,2005b)。我们要求莱昂纳多把所有的注意力都集中于他的强迫性思维——他过去犯的无心错误已经缩短了他的生命,因此,他注定在不远的将来就会死去。对莱昂纳多来说,这种聚焦技术澄清了大量高度相关的问题。第一,他的根本恐惧是对自身死亡的恐惧,这一点很明确,这种预期使他感到很迷惑,同时也感到很恐惧。第二,对于濒死的恐惧与他整个灾难性思维网络相关,这些灾难性思维将他在生命早期所犯的一些异常错误与他想象的自己早逝或深爱之人的死亡联系到了一起。第三,他十分确信,因为他心中藏有关于性的、自私的想法,他必定会为自己的错误付出生命的代价。第四,他注意到,他在先前所犯错误与早逝之间所做的联结与他宗教教养的道德范式之间有一些相似之处,后者可以用《新约全书》中的一个比喻来加以总结,即"为恶者应灭亡"(the wages of sin is death)。最后,由于他所接受的科学训练使得他难以相信来世的说法,因此,他必须面对这种无法忍受的想法,即这条命的结束就意味着他的存在的永远终结。他母亲的去世是一次*死的警告*,使他深切地接触到了自己将会死亡这一事实。他意识到了自己的存在必然会结束,与这种意识相伴随的是绝望的感觉。我们可以将他表现出的强迫症状看做是为回避这种意识以及相关的痛苦感受而做出的努力。

现在,治疗工作转变为一项我们所有人最终都必须面对的基本存在任务,即帮助莱昂纳多接受自己终将死亡这一事实,这样,他就能够以更大的激情来过完余生,而不再有那么多的恐惧。从存在主义和现象学的视角看,思考自己终将死亡这一事实,是个体在日常生活中获得意义并免于感到恐惧的一个前提(Yalom,1980)。

以这些假设为指导范式,我们在接下来的多次面谈中,从每一个可能的角度,谈论了他终将死亡这一事实所引起的焦虑,并与之进行了会心。我要求他想象一下自己去世时的情景以及随后举行的葬礼情况。这些暴露式的讨论,旨在帮助他面对那些他曾回避的问题:(1)他将会死亡,(2)他不知道自己什么时候会死,也不知道导致自己死亡的原因是什么,(3)他无法知道自己过去的选择对于最终的死亡起了什么样的作用。由于他内心里一直排斥自己将会死亡这一想法,因此,这项工作持续了至少一年的时间。最终,他开始在情绪上接受了自己终将死亡这一事实,不过,这个过程非常缓慢。

一旦他取得了重大的进展,开始接受自己终将死亡这一事实,我就试图把他的注意力吸引到他未解决的宗教信念上。他的思维倾向似乎遵循了天主教的世界观,其强调的重点在于罪恶、报应、赎罪。不过,其中有许多戒律是他无法接受的,尤其是来世的概念。我要求他选择一位牧师来和他一起重新探讨这些问题,或者至少想一想自己有关生命意义的核心信念。

这项治疗工作的另一个层面在于,挑战他认为自己是一个坏人的信念。这种核心的自我信念(self-belief)之所以得以维持,是由于他确信有一个"坏的"想法就等于是将这种坏想法付诸行动。在大多数患有强迫症的个体身上,这种思维—行动融合是一个常见的要素(Shafran,Thordarson,& Rachman,1996)。因此,对莱昂纳多来说,想象与一个女人发生性关系(这个女人不是他的妻子)就等于是通奸。我要求他想象有一个石头砌成的壁垒,将他的思想与行动分离了开来。在这个壁垒的范围之内,他想要想什么,就可以想什么,只要他不冒险越过这面墙将这些想法付诸行动就行。莱昂纳多很好地利用了这个比喻性的意象,让自己的想法得以正常化,而同时又给自己的行为保留了合适的限制。当他接受自己终将死亡这一事实时,这种练习就变得更为有效了。

随着时间的推移,暴露范式发生了改变。我让他聚集于过去所犯的错误是否有可能影响他能活多长时间,而不再让他关注自己终将死亡这一事实。他不得不承认这种可能性非常小,并以可行的最佳方式来过完余生。这项治疗工作的另一个焦点在于他年轻时候曾抽过烟,尽管他知道这对他的身体不好。他非常努力地接受自己曾真的犯了一个错误这个事实。由于他知道自己非常聪明,因此,他觉得这项任务很丢脸,而且必须修通许多由于他曾冒的"不聪明的"且可能致命的风险而产生的自咎(self-recrimination)。

这项治疗工作的最后阶段将关注他接下来的生活。我们完成了两项任务:(1)帮助他喜欢当前的生活,(2)为退休作打算(他两年之内就要退休)。他所从事工作的高压性质,使得他很难喜欢当前的生活。而且,他周期性的焦虑发作(这种焦虑发作是由特定的物质引起,例如石棉、香烟、玻璃纤维粒子)显然与工作压力水平的显著上升有着毋庸置疑的相关性。对莱昂纳多来说,最大的挑战在于确定他的生活中包含有他真正喜欢的活动和人,并教他如何保持在场,这样他就能够享受生活了。他的第二项任务是,找到一些可行的退休后活动,并探索他对每一项活动感兴趣的水平。

当前,莱昂纳多在所有方面都已经取得了很好的进展。他现在拥有了在焦虑出现时将其阻断的工具,并且焦虑出现的次数少多了。后一事实应归功于他在情绪上已接受了自己终将死亡这一点。他继续对自己关于生命与死亡的信念体系进行了重新组织。最后,他保持在当下并更为充分地体验自己的生活的能力也得到了提高。此外,他还进一步考察了具体的退休后做义工以及参加一些付费活动的可行性。

概　要

焦虑障碍有时候非常严重,以致会掩盖这一事实,即它们的根源在于有着受损的自我观点的人与有关存在危机之间的相互斗争。我们很容易在症状中迷失,而这些症状正是焦虑的人为回避其真正的痛苦而采取的策略,我们既观察不到,也无法以共情的方式知道他们正在与之斗争的是什么样的本体论既定事实。正是因为焦虑障碍的症状有可能会导致痛苦和被压倒的感觉,因此,在治疗中,一开始就要处理这些症状,这一点很重要。这些症状聚焦的治疗虽然很必要,但不充分。之后,我们还要阐明那些自我创伤和存在问题,并成功地加以处理。

参考文献

American Psychological Association.(1994).*Diagnostic and statistical manual of mental disorders* (4th ed.).Washington,DC:Author.

Barlow,D.H.(2001).*Anxiety and its disorders:The nature and treatment of anxiety and panic* (2nd ed.).New York:Guilford Press.

Foa,E.B.,& Franklin,M.E.(2001).Obsessive-compulsive disorder.In D.H.Barlow (Ed.), *Clinical handbook of psychological disorders* (3rd ed.,pp.209－263).New York:Guilford Press.

Higgins,E.T.(1987).Self-discrepancy:A theory relating self and affect.*Psychological Review*,94,319－340.

Kierkegaard,S.(1944).*The concept of dread* (W.Lowrie,Trans.).Princeton,NJ:Princeton University Press.(Original work published 1844)

Norcross,J.C.(2005).A primer on psychotherapy integration.In J.C.Norcross & M.R.Goldfried (Eds.),*Handbook of psychotherapy integration* (2nd ed.,pp.3－23).New York:Oxford University Press.

Shafran,R.,Thordarson,D.S.,& Rachman,S.(1996).Thought-action fusion in obsessive-compulsive disorder.*Journal of Anxiety Disorders*,5,379－391.

Viorst,J.(1986).*Necessary losses*.New York:Ballantine Books.

Wachtel,P.L.(1997).*Psychoanalysis,behavior therapy,and the relational world*.Washington,DC:American Psychological Association.

Wolfe,B.E.(1989).Phobias,panic and psychotherapy integration.*Journal of Integrative and Eclectic Psychotherapy*,8,264－276.

Wolfe,B.E.(1992).Self-experiencing and the integrative treatment of the anxiety disorders.*Journal of Psychotherapy Integration*,2,29－43.

Wolfe,B.E.(2005a).Integrative psychotherapy of the anxiety disorders.In J.C.Norcross & M.R.Goldfried (Eds.),*Handbook of psychotherapy integration* (2nd ed.,pp.263－280).New York:Oxford University Press.

Wolfe,B.E.(2005b).*Understanding and treating anxiety disorders:An integrative approach to healing the wounded self*.Washington,DC:American Psychological Association.

Yalom,I.(1980).*Existential psychotherapy*.New York:Basic Books.

语言和意义：接受与实现疗法和存在整合模型

卡拉·邦廷和史蒂文·C.海耶斯

卡拉·邦廷，文学硕士，位于里诺的内华达大学的临床博士研究生。她的研究兴趣和发表的作品都是关于人类语言过程以及接受与实现疗法领域的。

史蒂文·C.海耶斯，博士，内华达大学心理学系的内华达基金会讲席教授。他撰写了27本著作和360篇科学论文，在整个职业生涯中，他集中分析了人类语言和认知的本质，并将分析的结果运用于理解和缓解人类的痛苦。

人们若要寻找人本主义思想的一些核心观点的现代表现，行为治疗甚至更可以说是临床行为分析可能是他们会去寻找的最后一个地方。不过，在过去的20年间，行为分析中出现了一个后斯金纳传统，在人本主义/存在主义和行为主义之间架起了一座桥梁。这不是一座特意为连接这些思想路线而架起的桥梁，如果是为连接这些思想路线的话，有可能会使其存在更为著名。而接受与实现疗法（ACT［读作一个单词，而不是作为首字母］）（Hays，Strosahl，& Wilson，1999）以及对作为其基础的语言和认知的分析，即关系框架理论（RFT）（Hayes，Barnes-Holmes，& Roche，2001）是对某种特定类型的功能性行为思维的探索和延伸。其导致的最后结果与整合性经验取向的核心价值观及所考虑之事，在许多方面有重合。

我们将以一种多少有点奇特的方式来探讨这种连接关系。在这种类型的章节中，通常会先描述一个模型，探究一下哲学基础，然后将两者联系到一起。完成这个过程后，有可能就会描述一个案例，并与这些问题联系起来。不过，在经验视角与行为视角之间产生误解的可能性非常大，以致人们认为，用概念性议题开头就会产生不良后果。每一个术语都很难理解。甚至是非常基础的、具有相对明确含义的术语也需要解释，这是因为作为一个更大思想体系的一部分，它们的含义与人们所认为的不同：行为的、经验的、科学的——这份名单不仅冗长，而且很基础。而下面这一事实使这种情况变得更为糟糕了，即ACT/RFT研究者与临床医生故意使用多种语言体系，如他们在临床工作中使用自由的语言，而在科学研究中使用决定论的语言，这是因为他们对语言采取了一种实用主义的观点，而且，当他们用不一致的术语来达到不同的目的时，其在功能上也不一致。

而在这里，我们将用一个案例来开头。我们将会描述我们做了哪些事情，避免使用专业的术语，或者紧接着就很快对其加以界定。然后，我们更多地从理论方面描述试图去做哪些事情，最后，我们将会把这项治疗工作与本书所阐述的存在整合框架联系到一起。

一个 ACT 案例

本(Ben)前来求治，抱怨说与妻子的关系让他感到非常痛苦。本还报告说，他们之间的争吵不断地升级，以致他觉得自己都想离婚算了，不过，他又说他很爱自己的妻子，很想保持夫妻关系。本说，在他看来，主要的问题在于他的猜忌心理。本的妻子经常会一个人出差，而就是从那个时候开始，问题就出现了。本报告说，他越来越担心她会与另一个男人纠缠到一起，尽管他也认为自己的妻子从未有过不忠的行为。焦虑并不是本唯一的问题所在；他还开始通过调查妻子所做的事情来试图让自己放心。他开始请假回家查看妻子是不是与另一个男人在家里鬼混，或者不经妻子同意就检查她的东西。本一天会打无数次电话，询问她在哪里，跟谁在一起。如果妻子离开家几个小时去办点什么事情，他就会追问她去了哪里，这样他就可以确定，她离开家的时间是否比他所预想的做这些事情所需要的时间要长一些。如果妻子出差回来戴了一件新的珠宝首饰，他就会质问是从哪儿来的，甚至还想查看发票。当他不能获得足够的证据来证明她的清白，就会谴责她，说她有了婚外恋。

起先，本的妻子会安慰他，与他争论，但几乎没有什么用。之后，她开始隐藏她认为有可能会使他担心的所有信息，但这样做的结果只是让本在发现她的行为时甚至疑心更重了。最终，她愤怒了，觉得本不信任她，并且不理他了。本报告说，他和妻子有几次互相几乎不说一句话，因为他们双方都在避免任何有可能让他产生猜忌反应的情况。本说，他知道自己的行为很无理，而且正在破坏他的婚姻，但他却觉得自己无法停下来。本在婚姻中再也找不到一丁点儿的乐趣，他所有的时间和精力都消耗在寻找妻子不忠的迹象中了。本的担忧还干扰了他的注意力，并损害了他在工作中的表现，他的上司对他老是请假感到很生气。本说，他曾试图安慰自己，说自己的担忧是没有根据的，也曾努力地不去想那些猜忌的想法，但大多数时候都没什么效果；他觉得，随着时间的推移，他的焦虑只增不减。本看不到有什么方法可以让他摆脱焦虑，他正考虑和妻子离婚，并已开始自己找公寓。

概念化 从 ACT 的视角看，来访者有关他所讨厌的隐私事件的行为(他猜疑的、焦虑的想法和感受)，已经让他陷入了一场斗争，这场斗争正消耗他越来越多的活力，并剥夺了他生活的价值和意义。当本担心妻子会不忠时，他曾尝试压制自己的担忧,但由于经验回避和思维压抑这些自我放大的过程,反而导致了更强烈的焦虑。本会产生一种猜忌的想法,然后担心自己可能无法摆脱那种想法,还担心自己为了控制焦虑而以猜忌的方式做出行为,并把妻子推得更远,所有这一切导致了更为强烈的焦虑,而这又被解释为与妻子相关的恐惧——而且,这整个过程会不断重复。当他为了应对这种焦虑而做出一些外显的行为以控制自己的情感时,如跟踪妻子所参与的活动,恰恰给自己的夫妻关系制造了距离,并脱离了自己生活中有价值的部分,包括与妻子在一起的有意义的时光。而与妻子之间亲密性的降低,反过来又引起了甚至更为强烈的不安全感。

治疗师一开始就要求本思考一下,他为了应对猜忌感而所做努力的效果如何。本承认说,根本就没有什么帮助,他的行为似乎让事情变得更糟糕了,至少从长远来看是这样。例如,通过查明妻子所做的事情,本可以让自己暂时消除疑虑,但这会对他们之间的关系产生影响,而且,几个小时之后,他又会再一次地感到担忧。

在之前的面谈中,治疗师注意到,本很难把自己的猜忌想法、行为,以及围绕与妻子的关系所产生积极情感告诉治疗师。当本说到担心妻子有可能想要一个情人时,他把脸转到了一边,不看治疗师,眼里满是泪水。他经常会斟酌自己的用语,或者话说一半会停顿几秒钟。本透露说,尽管他有一些很好的朋友,但他从未把自己遇到的这些困难告诉其他任何人。同时,他也尽全力不让妻子知道自己有多担心;他报告说,妻子不知道他曾特意为了调查妻子的活动而旷工的事情。他还说,除了在吵架时,他们通常不会谈论他的行为。

本的案例中的 ACT 过程

接受 ACT 强调对当前体验的接受,包括思想和情感。通过他们为避免或改变这些不可避免的情感而付出的努力,人类降低了其行为的自由,并且就像在本的案例中一样,有可能会采取经验回避或控制策略,而这甚至会导致让人更为讨厌的个人体验。例如,本和妻子在一起时,有时候会避免问她当天的安排,以免她说的一些事情会让他感到担忧,或引发一种猜忌反应。因此,本和妻子之间的谈话越来越少了,而且,他甚至觉得他们之间的夫妻关系让自己感到越来越不安全。ACT 告诫人们要接受私密事件的真实样子。对本来说,这就意味着要接受有关妻子忠贞的猜忌情感和想法。ACT 坚持认为,对于想法,我们不一定要相信或不相信,而只要去体验它即可。对本来说,接受并不意味着接受妻子不忠的事实,而只是接受他产生了关于她不忠的想法和感受这一事实。治疗师的工作是帮助本正念自己的想法和感受,并允许这些想法和感受出现,而不试图改变它们或与其争论。这个过程从某种程度上对本来说,也是一个真正学会从躯体感觉上感受焦虑的过程,注意到一些像生理躁动或心跳加速这样的事情,并将注意力集中在这些事情上,而不是试图将其推开。

在本的案例中,治疗关系中的接受也非常重要。在之前的面谈中,治疗师假定,本对于自己的猜忌情感感到很羞愧,有可能希望治疗师对他的情感和行为做出判断性反应。对于来访者关于自身想法和行为的报告,治疗师以一种接受的方式做出了反应,而没有试图和来访者一起对其想法或行为加以推论,也没有劝他改变(来访者一直以来就是这样推论自己的想法或行为,并劝自己改变的)。治疗师假定,她不以一种对他来说改变是非常迫切的方式,来对他的报告或行为感到惊恐或过于担忧,这是非常重要的,因为这可能会进一步证实他的担忧,即他的猜忌无法让人接受,而这只会扩大一场自我放大的斗争。治疗师还帮助本观察到了在与治疗师的关系中,他围绕自己难以处理的想法和感受而表现出的行为方式,包括当他感觉有情绪时就会把头转到一边的倾向。本也能注意到,自己把头转到一边,是为了回避讨厌的感受。最终,治疗师鼓励他在谈论难以处理的私密事件时看着她,而且,进一步注意到并接受由此而产生的想法和感受。

一开始,本报告说这很难做到,但最终本惊奇地发现,他不仅注意到了羞愧的感受,而且还注意到了围绕这种真挚表达所引起的亲密感而产生的积极感受。随着治疗的继续,对于自己的想法和感受,本能够采取一种更为好奇、更为接受的立场了,而不是将其视为需要解决的问题。本开始更多地注意到自己对妻子的爱,并观察到这些情感通常是怎样与他的猜忌感联系到一起的。本最终开始更为坦诚、更为直接地和他的妻子讨论他的猜忌感和爱。本的妻子对于这些沟通的反应加深了他们之间的亲密关系,在后来的治疗中,本惊奇地发现,他已经学会接受的那些猜忌感,现在已经很少出现了。

去融合 在一个认知去融合(cognitive defusion)的背景中,接受才有可能,在这样的背景中,想法被体验为一个过程,而不是真实的、或真或假的事实或结果。对人类来说,通常情况下,想法的出现就被当做事实,而不是关于事实的言语描述。ACT练习和教学的目标在于,创造一个认知去融合的背景,在其中,像想法和感受这样的体验被称为*想法*(thoughts)和*感受*(feelings),不是被当做确确实实的事实,而是需要体验的私密事件,它们并不一定需要任何的反应(包括回避或控制)。例如,在去融合的背景中,本可以注意到,他的想法——"我妻子有可能跟另一个男人在家里鬼混"——仅仅只是一个想法("我有一个想法,即我的妻子有可能对我不忠"),而不是一个会促使本旷工并回家看她是否真的跟另一个男人在家里鬼混的确切事实。ACT鼓励通过用身体表达想法的练习来认识那些想法,强调它们的语言本质,并以更为幽默的方式来对待它们。通过提高对那些想法的认识和削弱其作为事实的特性,ACT 旨在降低它们的可信性,并因此提高个体在其即时环境中行动的灵活性。

对本来说,去融合的工作使得他对妻子的担忧发生了根本性转变。当本认识到自己的猜忌想法不过就是想法而已,他发现可以更容易地做到不让这些想法来决定自己的行为,并因此增强了自己的选择意识。除了可以让个体做出更具灵活性的行为外,认知去融合还可以帮助他们放松对私密事件的控制。本还报告说,在接受自己的想法时,他感觉不像以前那样被自己的内在事件弄得不知所措,不会在内心辩论其现实性。

在治疗中,治疗师通过示范自己内心的去融合,在治疗关系中提供一个去融合背景,围绕着去融合练习增强了治疗工作。示范去融合包括了偶尔将想法称为*想法*(thoughts)而不管其内容是积极还是消极(以"我有一个想法……"开始论述)这样的行为,并因而证实,去融合并不是通过给想法贴上标签而回避那些消极想法的内容。示范去融合还包括治疗师不会过于认真地对待她自己的想法,如笑着说,"我有一个想法——我是一个很糟糕的治疗师",并在发生一次记忆误差之后继续治疗。

去融合还要求治疗师不要过分专注于来访者想法的对错,而是要接受她自己围绕来访者所透露的想法而产生的感受和想法,不要试图劝说来访者或与来访者争论。在本的案例中,当他说的话暗示自己因为无望走出困境而决定离开深爱的妻子时,这需要巧妙地加以平衡。治疗师不仅需要示范去融合,还需要示范接受,用这样的话来做出反应,"听起来好像此刻你认为离开是唯一的解决办法",并改变来访者注意力的方向,通过追问这样的问题"今天是不是出现了一些难以处理的想法和感受,使你产生了这种绝望感?"来使其注意到这些鲁莽的想法和感受。注意到并接受来访者内心以及自己内心的一些想法和感受,使得治疗师认识到,来访者正与她分享关于放弃和绝望感的想法,这与来访者真的放弃治疗的现实截然不同。以接受性的、去融合的方式做出反应,还要求治疗师注意到并接受围绕来访者真的停止治疗的可能性,如治疗师有可能做错的一些事情而产生的难以处理的想法。如果治疗师由于想要控制那些想法和感受而无法以接受性的、去融合的立场做出反应,那么,结果就是行为范围将受到限制,而这可能导致越来越少的治疗反应。

自我的超验感　在当前的西方文化背景中,通过自我的内容概念来叙述自我,是很常见的。这些概念通常集中于言语描述和自我评价(我是一个好丈夫/糟糕的丈夫;我是一个忌妒心强的人)。自我的这些评价性概念有可能会让位于

那些融合的、限制行为灵活性的自我概念。ACT 练习促进了更为超验的自我感的体验,这在 ACT 中就是大家所熟知的*背景自我*(self-as-context)。我们所说的*背景自我*,指的是一种意识连续性体验——自我作为一个视角,根据这个视角来体验像想法(如先前重复的评价)、感受这样的私密事件。这种深刻的自我感看似与存在主义心理学家们所说的*我是体验*(I-am experience)或*存在的纯粹体验*(pure experience of being)相似(参见第二部分)。

背景自我把自我界定为想法和感受发生的场所,而不是想法和感受界定自我的领域。既然在自我的这个概念中,想法和感受不界定个体是谁,那么,不依附于想法和感受的内容,认识到这些想法和感受就容易多了。接受与认知去融合的目标之一在于获得与即时体验相联系的能力,而不是关于体验的语言。在本的案例中,治疗师用了一个棋盘的比喻来解释背景自我。在这个比喻中,棋盘代表了这种自我的超验感,而棋子则代表了本的想法。黑棋子代表了本讨厌的想法,如"我的妻子将会离开我",而白棋子则代表了他用来尝试使自己感到安心的想法,如"我是一个能够给予妻子帮助和支持的丈夫"。这个比喻阐明了来访者的各种想法之间常常发生的斗争,但这也是自我的本质,就像棋盘一样,它里面装着各种棋子,但没有任何倾向让斗争朝着某个特定的方向发展。ACT 也用经验性练习来提高来访者的这种自我感。例如,经验性练习有可能会集中于让来访者注意变化着的感受或身体感觉,然后注意到甚至在这些体验发生改变时也存在的一致的意识感受。

与当前时刻的接触 ACT 强调存在于当前时刻,并对那种体验进行描述性的言语观察,而不是言语评价。这种将焦点放在描述和即时体验的做法,与正念(mindfulness)和冥想练习非常相似。从当前的、描述性的立场出发,相比于言语评价的世界或言语建构的未来及过去世界,个体所拥有的私密体验与即时世界有着更为密切的接触。从这个视角看,在体验出现时,个体就能够对其做出正确评价,并以更为灵活的方式对即时环境做出反应。

对本来说,当前时刻的工作通常包括与他的情绪体验"待在一起",而不是试图摆脱它。当本开始谈及难以处理的情感,或者是对他妻子或治疗师的温暖感受时,他通常会转换话题或语速会变得非常快。治疗师会耐心地和本一起观察着这个过程,尽力将他带回此刻所出现的那些感受中,同时,鼓励他观察并描述与那种即时体验待在一起时所注意到的东西。治疗师和本一起存在,对于这个过程来说也非常重要。在治疗早期的某个时刻,本曾对此表现得非常焦虑不安,并要求治疗师不要老看着他。治疗师针对他的这种反应向他提出了疑问,最终本报告说,他觉得治疗师的在场唤起了他内心的情绪。在后来的治疗中,本将治疗中这个过程的阐明与提高了的对于与妻子的情绪沟通保持在场的能力联系到了一起。

价值观　ACT 致力于提高个体的心理灵活性和行为灵活性（如果他们的注意力不是集中于回避私密体验的话），以帮助他们获得渴望追求的东西。换句话说，ACT 旨在使个体可以自由地选择由价值观（而不是恐惧）所塑造的生活。ACT 认为，价值观是用言语来界定行动的性质，它们是生活的方向，而不是需要实现的目标。人们认为，价值观就是以个体在日常生活中主观评价为具有强化作用的方式来做出行动的指导。其他 ACT 过程所产生的行为灵活性空间，使得人们可以自由地选择价值观（"我真的想成为一个充满爱心的、能够鼓舞人心的伴侣"），而不会受到融合的言语内容的支配（"我应该成为一个可靠的养家者才有价值"）。在 ACT 过程所证实的去融合的、接受性的背景内，价值观问题通常会随着治疗的进展而有组织地出现。治疗师的工作可能包括注意到这些价值观，但也可能包括一些 ACT 练习，指导来访者更好地推敲这些价值观，并将其与融合的言语内容区分开来。

本最初报告说，他之所以对治疗感兴趣，是为了摆脱他的焦虑和猜忌的体验。从融合和情绪回避的视角看，来访者通常会说，他们想从治疗中获得的是消除其体验的某一部分。不过，从接受、去融合、在场以及自我超验感这些 ACT 过程的立场看，选择是可行的。后来，本确定，他真正想从治疗中获得的，并不是放弃与妻子的关系。随着 ACT 工作的进展，这种愿望逐渐发展成了一种真正的价值观——本开始发现了一些他觉得成为妻子的伴侣很有价值的方面，并报告在那种关系中找到了更多的满足和意义。本甚至还开始将围绕夫妻关系的一些价值观延伸到了生活中的其他关系里，包括与同事及家人的关系。

实现行动　ACT 致力于通过聚焦于实现行动（committed action）的练习来实施有价值的行动。实现行动包括确定障碍（如难以处理的私密事件）以及服务于已选定的价值观的具体目标。一旦确定了价值观，就可以用其他的 ACT 过程来致力于解决个体在关于那些价值观的行为方面将其视为问题的心理障碍。一开始，本设置的目标都是围绕提高夫妻关系的质量，后来，他设置了一些更为具体的和同事及家人有关的目标。本还开始思考是哪些因素使得他无法实现这些目标。对本来说，在和关系有关的价值观方面，障碍通常都是围绕难以处理的情绪而产生。本发现，当自己感到受伤、愤怒或脆弱时，行为方式往往不能服务于他在治疗中已选定的价值观。

有一次，治疗师在一个月内有两个星期都不能见本。当治疗师回来时，本在接下来的面谈中一开始就说,他觉得自己已经完成了想在治疗中完成的工作,而且已经准备好了终止治疗。治疗师感到非常吃惊,因为本曾表示,他要继续接受治疗以改善与妻子的关系,而且,他似乎还非常感激 ACT 过程以及关系方面所取得的进展。当治疗师询问本要结束治疗的理由时,本举例说自己不像以前那样爱猜忌了,但是,他说话的语速却变得非常快,而且频繁地转过头不看治疗师,就像他在早前治疗中的表现一样。当治疗师观察到本的身体行为,便询问这是否与她前段时间不在有关,本的眼里泛起了泪花。就像他曾由于在夫妻关系中产生了难以处理的、容易受伤的感受而认真地考虑过离开深爱的妻子一样,由于治疗师的离开而产生的情绪反应也使得本想要与对自己有益的治疗关系保持距离。本能够将阻碍治疗的这些情绪障碍与他在其他亲密关系中遇到的冲突联系到一起,并因此注意到了与治疗师的关系中的这些障碍。通过做出有关价值观的行动并使用 ACT 过程来确定他行为方式中的障碍,就可以建立越来越多以价值观为基础的行为模式。来访者在治疗之外还可以继续运用这些过程,以过上一种更有价值、充分参与、行为灵活的生活。

案例结果 在治疗结束的时候,本报告说,他觉得现在与妻子的关系比以往任何时候都要好。本和他的妻子也能进行对话了,本说,在以前,他总是回避这些对话,因为他自己在体验情绪脆弱性方面有一些困难。本报告说,他竟然感觉妻子更爱他了,因为他们之间有了更为亲密的关系,而且还因为他们之间的关系在其他领域也有了发展。本说,他现在很欣赏他的妻子,这是他在接受治疗之前从未有过的体验。本承认,有时候他对妻子的活动依然会感到猜忌和焦虑,不过,在产生这些感受时,他不会再调查她的活动了。本报告说,他还能和妻子一起就他的一些猜忌反应开开玩笑,这个结果是他在治疗开始时绝对没有想到过的。本说,他觉得自己与同事、家人的关系也有了改善,这是因为他现在更能够注意并讨论自己的感受,而不是被这些感受所支配。在治疗结束时,本说:"不仅仅是事情变好了——而且,我对它们的体验也变好了。"

人本主义和行为主义

我们并没有试图故意将行为取向与经验取向连接起来,以此方式来描述这个案例。相反,我们是以多少有些直接的方式来描述这个案例的。不过,应该很明显的一点是,这种方法描述了与经验取向在一些重要方面的重合之处。我们的意图是想把这个案例作为一个基础,简要描述当代情境论行为主义(contextualist behaviorism)的本质及其与人本主义心理学的联系。

　　尽管有一些人本主义心理学家（例如，Schneider & May,1995,本书；Maslow,1971)提倡,人本主义心理学与行为主义心理学可以互换,而不是一种对立的关系,但令人感到吃惊的是,这些思想流派的整合却非常少。大多数从业治疗师都很可能会承认它们之间的相互影响,但这些传统立场上理智的领导者却指出,从表面看,其深层的哲学与方法学基础不同。就像不同政党代表之间的对话一样,区别本身往往体现在互相有偏见的方面,而正是这些方面使得很难形成有意义的联系。罗伊·乔斯·德卡瓦略（Roy José DeCarvalho)是这样描述这个过程的:"现象学和存在主义心理学家们认为,实验心理学的实证观点从哲学上看是不成熟的。反过来,实验心理学家们认为……[现象学和存在主义心理学家的]有关意识和主观性的研究是在追求一种幻觉"(1991,p.3)。除了哲学方面的不同外,研究方法层面的差异也非常明显。例如,定性和描述性的现象学方法与实验研究方法似乎存在于一个几乎全然无关的现实中,彼此之间的接触也非常有限(Moss,1999)。这条鸿沟导致很多治疗师都产生了必须要在以下两者中做一选择的感觉:要么致力于人类存在的根本问题,而不会获得科学基础的支持;要么采用聚焦的获得实证支持的方法来致力于症状学,而这可能接触不到意义、自我、整体性(wholeness)或价值观这些深层的人类问题。

　　人本主义与行为主义之间的分裂,从一开始就存在。在其拥护者的眼里,人本主义心理学的兴起部分是由于行为主义拒绝关注人类存在的现实。行为主义"把关注的焦点放在人类行为与动物行为之间的共同之处",而且,很少关注"有意识之体验的任何方面",这被视为"将科学话语的边界……划得过于狭窄了"(Moss,1999,p.21)。例如,在《人性能达的境界》(*The Farther Reaches of Human Nature*)中,人本主义心理学之父亚伯拉罕·马斯洛(Abraham Maslow)这样写道,

　　我开始对一些心理问题产生了兴趣,并发现用当时的经典科学结构(行为主义心理学、实证论心理学、"科学"心理学、价值中立心理学、机械形成论心理学)无法对其加以很好的回答或管理。我正在提出的是合理的问题,同时,我们必须建构出另一种取向来解决这些心理问题。(1973,p.3)

　　马斯洛所说的"合理的问题"指的是诸如意义、价值观或自我这样的议题——当时的行为主义者在很大程度上是回避这些话题的。凭借着存在主义哲学的观点,人本主义思想家找到了一些方法来探讨这些主题。

情境论行为主义 为了简单了解像 ACT 这样的现代行为疗法如何与经验性的取向产生关联,我们有必要对行为主义作一个简短的历史回顾。如马斯洛所说,约翰·华生(John Watson)古典的方法学行为主义(methodological behaviorism)显然是一种机械形式的心理学。不过 B.F.斯金纳(B.F.Skinner)的行为分析是背景论而非机械论的分析(Hayes, Hayes, & Reese, 1988)。举例来说,机械论者假定,世界是由各个部分、各种关系以及各种力量组成,因此,分析者的工作就是模仿那种机械,并验证这个模型与现实之间的一致性。相反,斯金纳将真理植根于人类的体验和目的,而不是知识与客观已知世界的一致性。在斯金纳看来,真理的东西便是有用的东西,科学定律或行为原则是指导人类行动的准则,而并非本体论的结论。他说,科学知识

是一本有效行动的准则大全,而且有这样一种特定的感觉,如果这种知识产生了最为有效的可行行动,那么,它就可能是"真理"……只要一个命题能够帮助听者对其所描述的情境做出有效的反应,那么它就是"真理"。(1974, p.235)

尽管入门的心理学图书依然坚持说斯金纳只对外显行为感兴趣,但事实上,他突破了古典行为主义拒绝考虑内在世界的限制(Skinner, 1945),其根据是,所有的科学观察都是个体进行的,而每一个个体都有自己的历史和当前目的,因此,内在焦点与外在焦点之间任何根本性的区别都是人为的。本质上,他认为,所有的知识都是以我们的经验以及与世界的相互作用为基础,而不管其形式上的焦点如何(这个观点与经验性概念及人本主义概念非常相似)。他指出,一个公众事件,即使有着很好的公众一致性,但从科学性上看也可能无效。例如,一群打算要去看一场摇滚音乐会的青少年,他们可能因为自己有着强烈的动机要见到那位摇滚明星(而不管他们所看到的那个人的外形特征),所以很确信自己看到了那位明星正走出一家商店。斯金纳指出,感受也可能会这样,因此是无效的(例如,一个学龄儿童抱怨说肚子疼,是为了逃避数学考试);或者,如果通过肚子产生的刺激来调节观察,它就有可能是有效的。因此,问题不在于事件是内在的还是外在的,或是大众一致同意的,而在于控制观察的历史和情境(或者用"行为主义的话"来说,偶合的事情)是什么。

这个很有前景的开端之所以没有带来一种实际强大的针对内在世界的行为取向,其理论和哲学方面的原因是一个超越了本章范围的悲伤的故事,不过,有人已经对此做了更进一步的叙述(例如,Hayes et al., 2001)。用一句话来说,斯金纳在分析人类语言时所犯的错误,使得他得出结论认为,人类语言和认知并不会改变直接经验如何确立人类的行动,因此也不会改变有关想法和感受的分析,

尽管从科学性上看具有合理性,但对于我们理解人们所做的事情没有什么帮助。当把那个错误纠正过来——就像 ACT 和 RFT 尝试做的那样——情境论行为主义和人本主义思想之间的关系就近多了。

如果这种行为主义心理学的哲学基础不是情境论,那么,就没有这种可能性了。在探究与我们当前的任务相关的情境论时,可能需要涉及大量的话题(也参见,第十二章斯托洛罗的案例研究)。鉴于篇幅有限,我们只能列出少数几个关键特征,而不能做出全面的界定。

情境论注重整体。行为与其情境是一个整体的单位,只有在有限的意义上,才能将其划分开;有时候,聚集于一个完整事件的某些方面,对于实现更为确定的分析目标来说具有较强实用性。如果将行为从其情境中剥离出来——从其历史和目的中剥离出来——就不可能正确地评价其性质,因为目的、情境以及历史都是心理事件的关键机能特性。

行为是由其目的和目标组织起来的。既然这一点也适用于科学家,那么,可以推定,对于科学家来说,提出自己的目标也非常重要(Hayes,1993)。

机能性情境论已提出的目标是,精确、广泛、深入地预测并影响心理互动。这个目的不是一个结论,而是一种选择,因此只能提出来,而不能加以证明(Hayes & Brownstein,1986)。这是一个无法通过只处理心理因变量(例如,情绪、思想、外显行为)的分析来实现的目的,因为能够直接改变的只有行为在其中发生的背景。因此,行为分析的环境论既不是教条主义,也不是机械论,而是其目的的一种具有实用性的延伸。

因果关系作为一个真实事件遭到了否定,因为任何的机能性关系都只发生在一个既定的情境中,而这反过来也只发生在某个情境中,如此等等,一直到整个事情结束,而到那时,唯一有可能的只有沉默,因为谈及整个事情,便是把它一分为二:一个人和一个人说的话。而因果关系只不过是一种用来谈论在既定背景中实现特定目标的具有实用性的方法。

这些哲学问题几乎点对点地反映在了 ACT 中。对于所有的心理事件,即使是表面上看负面的、非理性的或者甚至精神病的事件,都有意识地保持了一种开放、接受的姿态——问题不在于任何特定事件的存在,而在于其背景所确定的机能和意义。情境目标的根本性质表现为,在 ACT 中非常强调已选定的价值观,将其作为有意义生活的一个必要成分(同样,也是有意义的治疗进程的一个必要成分)。有关真理的实用观点表现为,鼓励 ACT 来访者不要将自身想法或评价的作为事实,而将激昂和持续的兴趣放在如何依照其价值观来生活以及使用切实可行性的方法作为指导。

ACT 与 RFT 　相比于传统的行为疗法和认知疗法，第一次观察 ACT 疗法的临床医生更可能会将其与人本主义取向、存在主义取向以及关系取向联系到一起。例如，心理治疗中很普遍的在场概念与 ACT 的当前焦点（present-moment focus）相一致。ACT 的独特之处在于，它不仅允许根据临床语言，而且还允许根据基础的科学过程来应用这些技术，而不会缩减或过分简单化深刻的人类问题（这些问题是治疗工作可以富有意义地解决的）。

如果 ACT 的基本科学基础是正确的，那么，语言便是人类优于其他动物的承受能力的核心，甚至是承受大量痛苦能力的核心。之所以说意义、孤立、自由、死亡这些核心的存在问题是人类所特有的，是因为它们与语言加工有关。存在主义心理治疗强调，人类与存在之既定事实的冲突，以及对于我们人性的这些固有元素的认识，是 ACT 共情人类痛苦及其治疗改变机制的核心。在这个模型中，行为问题是根据通常与语言相关的病理过程，而不是健康和障碍来看待的，这样就降低了诬蔑人类斗争的倾向。同样，这些过程也不被视为来访者所特有，而承认它是人类体验中很常见的部分（治疗师也是这种人类体验的主体），为治疗师示范和治疗师—来访者互动创造了更多的机会。

从 ACT/RFT 的视角看，语言使得人类可以解决问题并为有意义的未来做出计划，但它同时也可能让我们陷入这样的自我评价——脱离了我们的体验，而且还可能使我们为永远都不会发生的未来事件担忧。RFT 的基本概念是人类在任意环境控制下（任意是从社会契约所创造这个意义上说的），以双向、联合的方式习得叙述事件的言语能力。例如，如果我们了解到演讲据说比表达感受更容易引起焦虑，而他人的评价比演讲更容易引起焦虑，那么，我们便可以推断，他人的评价也比表达感受更容易引起焦虑。这些关系使得各种刺激机能可以发生转化，这就意味着在一个言语网络中，一个事件的心理机能有可能会改变其他事件的机能。如果一位来访者与焦虑产生了上述情境关系，而且在一次评价期间，他出现了惊恐发作，那么他就很可能会回避演讲以及情绪表达，以免也会产生惊恐发作，即使他在那些情境中从未真正地体验过惊恐发作。习得的、任意的可应用的关系构成了认知的基础，这个简单的观点已被证明在很多方面都很有效（Hayes et al.，2001）。在临床上，它已引导出一些重要的观点。

经验回避与脱离当下 　众所周知的一个最具病理性的过程是经验性回避（experiential avoidance）：试图逃避或回避私密事件，甚至当这样的做法会导致心理伤害时也是如此（Hayes，Wilson，Gifford，Follette，& Strosahl，1996）。RFT 提出，这样的过程之所以成为人类语言和认知本身的一部分，基本原因有四个。人类语言的双向性意味着不管情境在何处，人类都能够体验到痛苦，而语

言的预测性和评价性放大了与负面结果的象征性联系,甚至在缺乏实际联系时也是如此。语言的任意性使得这些过程非常难以控制,因此个体会几近绝望地开始试图回避痛苦本身。不幸的是,很多这些手段(例如,压抑)最终都会提示那个你所回避的事件,因为这些手段强化了所回避的事件与所害怕的结果之间潜在的言语联系。

这些言语过程不断地将我们所有人拉出当前的时刻,并放进我们所渴望或所害怕的未来中。结果,随着我们日益地纠缠于内心的言语战争,就会出现一种空虚感或活力丧失感。

意义与目的 行为主义心理学家一直强调目的,但他们主要是根据行为的结果来对其加以分析的。言语联系考虑的是一种不同的目的:行为的言语建构结果。

情境改变策略 最后,RFT 详细指出了两点:第一,修改认知网络的形式是非常困难的(因为它们是习得的);第二,即使我们无法改变思想的*形式*,但我们可以通过背景手段来减少思想的*影响*。

心理灵活性与经验性解放 ACT 和 RFT 所反映的目标和过程很值得注意,而且在许多方面与存在整合概念相一致。之所以说它尤其值得注意,是因为这场对话的双方谁都没有想过要创造这样一种联系。

ACT 旨在通过六个可以产生心理灵活性的过程来对体验重新背景化(re-contextualize)。接受、去融合、自我的超验感以及对当前时刻的关注这前四个ACT 过程,被认为是促进参与直接体验(与结构化的象征性世界完全相反)的正念过程。价值观和实现这后两个过程聚集于提高来访者的选择和有效行动。这种提高包括用语言来建构可以指导行为的有价值的未来。

坦诚地与当前保持联系,不带任何没必要的防御,与将其引导进入一种有组织的生活之间的辩证关系,类似于存在整合取向中扩展与压缩之间的辩证关系。心理灵活性的核心整合过程与经验性解放的核心整合过程也似乎非常相似,尤其是其得到促进的方式。

在科克·施奈德(2007,本书)看来,促进经验性解放的四个治疗过程是在场、引出真实情况、激活并面对阻抗,以及培养意义和敬畏。尽管不是以点对点的方式,但这四个过程都反映在了 ACT 模型中。在场与引出真实情况,似乎与有关自我的超验感和与当前时刻接触的 ACT 观点有关。ACT 原则不仅可以运用于治疗的过程,而且还可以运用于治疗的内容层面。ACT 治疗师不仅仅讨论

ACT 原则和指导来访者进行经验性练习,ACT 原则还指导治疗师以及治疗师与来访者的互动。例如,治疗师在当前时刻的在场,不仅对治疗师来说可以创造在心理方面更为灵活的空间,而且在来访者与治疗师的互动中也是如此。在ACT 过程所创造的当前时刻的、参与性的、情绪接受性的空间中,来访者可以更为自由地做出选择,并走向一种在经验性方面获得解放的生活。

激活阻抗类似于创造性绝望这个 ACT 过程——这是一个以接受为基础的过程,是为了使来访者更为清楚地认识到他或她想要解决自己的问题而做的尝试如何阻碍了真实的进展。

接触背景自我感,是为了将经验植根于一个连续的认知过程而设计的。就像施奈德的定心(centering)概念一样,它也被视为能够促进选择以及更大的心理灵活性。有指导地去融合接触经验,在 ACT 中很常用——在很大程度上,就像有指导的(或具身化的)冥想在存在整合治疗中很常用一样。但是,最大的重合很可能在于价值观领域。

ACT 与人本主义心理学中的价值观　在人本主义思想中,价值观是最为重要的主题。马斯洛(1971)强调以直接经验为基础界定个人价值观的重要性,而不是寻求外在的有关选择和行为的意见:

> 我们已经学会,最终对一个人来说,发现他应该做什么的最佳方式是,找出他自己是谁、他是干什么的,因为通向伦理决策和价值观决策,通向更为明智的选择以及应该(oughtness)的道路是通过"真实的样子"(isness),通过发现事实、真理、现实以及某个特定个体的本性。他对自己的本性、深层愿望、气质、体质,自己所寻求和渴望的东西,以及真正能够让他感到满足的东西了解得越多,他的价值观选择就会变得越不费力,越自动化,越具有附带现象的性质……许多问题会简单地消失;通过认识到哪些东西与自己的本性一致,哪些是合适的,哪些是对的,许多其他问题也会很容易得到解决。(p.111)

马斯洛将这种价值观寻求视为治疗的一个主要部分,这种治疗可以为其他有可能被误认为源于他人而非自己的问题提供答案。在价值观的背景中,来访者要面对的挑战是,将理想的自我概念与对真实自我的知觉整合到一起,这个过程使得马斯洛(1971)把心理治疗称作是一个"寻求应该"(ought-is-quest)的过程。马斯洛认为,通过提高对个人自我的接受程度以及重新思考理想自我的概念,事实与价值观可以结合到一起。

卡尔·罗杰斯(Carl Rogers)的来访者中心疗法同样也强调来访者的价值观

在治疗中的作用,而且像马斯洛一样,罗杰斯也促进了这种观点,即在内心有一个有待于揭露的自我。《致死的疾病》(*The Sickness unto Death*)中有一段话给罗杰斯留下了尤其深刻的印象,在那段话中,克尔凯郭尔宣称"成为个体真正的自我"是生活的目的,对此,他的解释是,最大的悲剧不在于成为一个人想成为的自我所遇到的困难,而在于误以为自己想成为其他人的样子(DeCarvalho,1991,p.62)。罗杰斯将人类婴儿的操作性价值观与成人的构想性价值观做了对比后,他指出其中许多都是外部根源的相互矛盾的、不合逻辑的内投射(introjection),但个体依然将其视为他们自己的价值观。罗杰斯(1964)提出,寻常的成人都认可了这些外部根源的内投射,并"与自己的价值观选择过程失去了联系",因此,他觉得害怕,不敢重新思考他自己真正的价值观是什么:

> 个体的观念与他真正体验到的东西之间的根本差异,其价值观的智力结构与内心进行的未被清楚认识到的评价过程之间的根本差异——这是现代人与其自我出现根本性疏远的一部分。(p.163)

罗杰斯强调治疗师对来访者真诚和无条件积极关注的重要性,他认为,这能够鼓励来访者走向自我实现和对其真正价值观的追求。

罗杰斯还挑战了认为科学可以价值中立的观点。他指出,任何科学奋斗的开始都包括了选择服务于这项事业的价值观,因此,科学是对主观选择的目标进行客观的追求(Rogers,1961)。其涵义在于,我们必须注意那些甚至在其中出现了客观追求的主观目标;这个观点在实践和研究层面上都适用于心理学。

> 没有哪种哲学或信念,也没有哪套原则,是我可以鼓励或劝服他人接受或坚持的。我只是根据我对自己经验的当前意义的解释来生活,并试图给予他人发展其自身内在自由的许可和自由,并因此使其可以对自身的经验进行他们自己的有意义的解释。(p.27)

罗杰斯的治疗取向强调了他相信来访者自身拥有积极改变的资源,这些资源中包括来访者的价值观。

罗洛·梅对人类价值观作用的解释多少有些不同,但他也依然强调其重要性。在他的论文《焦虑的意义》(*The Meaning of Anxiety*)中,他解释说,焦虑是在人类价值观受到威胁时做出的一种反应。梅承认存在一种与罗杰斯在《走向一种现代的价值观取向》(*Toward a Modern Approach to Values*,1964)中所描述的相似的状态,在这种状态下,人类失去了其自我,也不知道其价值观为何。

梅认为,由于这种状态而产生的焦虑,可以建设性地用于成长的一个正常部分,但是,如果不进行处理的话,这种焦虑也可能会转变为神经性焦虑。梅认为,治疗的目标是有效地处理这种焦虑。在他后来写的著作《心理学与人类困境》(*Psychology and Human Dilemma*)中,梅进一步强调了用这种焦虑来发现一个根据价值观可以很容易解释的内在中心的重要性(DeCarvalho,1991)。

在 ACT 中,价值观也得到了同等的强调。价值观被视为选择,而这反过来又赋予了人类行为以意义。为了与背景论哲学相一致,只有在价值观的背景内,行为、接受以及去融合才成为一个可感知的整体,因为它们决定了接受和去融合的意义和目的。价值观使得对特定痛苦想法和感受的接受变得高贵,而那些痛苦的想法和感受在有价值的背景中有可能会呈现出新的意义。ACT 并不是关于无休止的情绪沉溺;相反,它指的是"吸收"个人的历史在过一种有价值的生活的过程中所提供的东西。

基于那个原因,ACT 治疗师经常会在其他 ACT 成分之前先做价值澄清工作。ACT 治疗常会问他们的来访者,"你想要你的生活意味着什么?"并提供练习将来访者带进当前时刻,以发展出更为清晰的基本价值观。例如,ACT 治疗师有可能会要求来访者写下他或她最想在自己的墓碑上看到的内容,或者写下他或她最想在自己的葬礼上听到的颂文,或者写下痛苦体验反面的内隐价值观。从本质上说,这使得言语过程的焦点偏离了事实,而朝向了心理意义与动机。一旦价值观得到澄清,体现那些价值观的可获得目标、导致那些目标的具体行动,以及实施这些行动的过程中所遇到的具体障碍,就会确定下来。

总 结

语言使得人类有可能在技术和艺术上取得各种成就,然而,正是这种语言让我们无法体验自己的存在。语言的各种创造可能性与无法觉察到直接经验的风险之间的紧张关系,存在于治疗的过程中。

如果就像我们推测的,语言是人类痛苦和人类潜能的基础,那么,治疗师(对他们来说,语言是主要的工具)就必须考虑一些难以处理的问题。治疗师不仅需要以很快的速度与其来访者一起穿行于加工语言的各种复杂性之中,而且还需要区分出这个加工过程中的机能。我们正在讨论的这种语言加工,不仅会在呈现目标问题的来访者身上出现,而且还会出现在治疗师身上以及治疗师和来访者之间的交流过程中。从其语言本质上说,任何应用这些过程的模型都将会提供一种不怎么完美的反映,而且有时候会使我们不能直接地进行体验。不过,一个治疗模型的结构也可以提供指南针,指导我们在治疗的各种复杂性中穿行。

接受与实现疗法便是这样的一个指南针,我们希望,这个指南针将为探索有意义的临床工作以及治疗持续发展及其应用中的有意义生活提供支持。

参考文献

DeCarvalho,R.J.(1991).*The founders of humanistic psychology*. New York:Praeger.

Hayes,S.C.(1993).Analytic goals and the varieties of scientific contextualism.In S.C. Hayes,L.J.Hayes,H.W.Reese,& T.R.Sarbin(Eds.),*Varieties of scientific contextualism* (pp.11－27).Reno,NV:Context Press.

Hayes,S.C.,Barnes-Holmes,D.,& Roche,B.(Eds.).(2001).*Relational frame theory:A post-Skinnerian account of human language and cognition*.New York:Kluwer Academic / Plenum Press.

Hayes,S.C.,& Brownstein,A.J.(1986).Mentalism,behavior-behavior relations and a behavior analytic view of the the purposes of science.*The Behavior Analyst*,1,175－190.

Hayes,S.C.,Hayes,L.J.,&Reese,H.W.(1988).Finding the philosophical core:A review of Stephen C.Pepper's *World Hypotheses.Journal of Experimental Analysis of Behavior*, 50,97－111.

Hayes,S.C.,Strosahl,K.D.,& Wilson,K.G.(1999).*Acceptance and Commitment Therapy:An experiential approach to behavior change*. New York:Guilford Press.

Hayes,S.C.,Wilson,K.G.,Gifford,E.V.,Follette,V.M.,&Strosahl,K.(1996).Emotional avoidance and behavioral disorders:A functional dimensional approach to diagnosis and treatment.*Journal of Consulting and Clinical Psychology*,64,1152－1168.

Maslow,A.H.(1971).*The farther reaches of human nature*.New York:Viking Press.

Moss,D.(Ed.).(1999).*Humanistic and transpersonal psychology:A historical and biographical sourcebook*. Westport,CT:Greenwood Press.

Rogers,C.R.(1961).*On becoming a person:A therapist's view of psychotherapy*. Boston:Houghton Mifflin.

Rogers,C.R.(1964).Toward a modern approach to values:The valuing process in the mature person. *Journal of Abnormal and Social Psychology*,68,160－167.

Schneider,K.J.,& May,R.(1995).*The psychology of existence:An integrative,clinical perspective*. New York:McGraw-Hill.

Schneider,K.J.(2007).The experiential liberation strategy of the existential-integrative model of therapy. *Journal of Contemporary Psychotherapy*,37,1,33－39.

Skinner,B.F.(1945).The operational analysis of psychological terms.*Psychological Review*,52,270－276.

Skinner,B.F.(1974).*About behaviorism*.New York:Knopf.

第十一章　治疗严重疾病的
存在整合取向

治愈严重的疾病是综合的存在整合范式的主要焦点之一。除了一些以精神病为媒介的存在主义取向正式研究之外（e.g.，see *The Divided Self*，by R.D. Laing；*Spiritual Emergency*，by Stan and Christina Grof；and the chapter，"Madness Without Hospitals，" by Loren Mosher from *The Handbook of Humanistic Psychology*），只有一些少量的定性研究。因此，本章试图填补心理学与精神病学文献中这个悲剧性的缺口。丹尼尔·多尔曼（Daniel Dorman）以他作为一个年轻的精神病学住院医生的断断续续的经验为开端，表明从很早开始，他对理解患者同一性发展的重视就超过了用来治疗严重障碍的疾病模型。像他的哲学前辈 R.D.莱因（R.D.Laing）一样，多尔曼博士也超越了用于患者护理的标准化设备，而是给予他的来访者一种专注的真诚，既不低估也不夸大他们的个人挑战和实践挑战。在对凯瑟琳·彭妮（Catherine Penney，一个他曾治疗了七年的 19 岁"精神分裂症患者"）很有特色的反思中，他表明，一种包含有识别力的真诚、充满爱的耐心、顽强坚持的非医疗化关系，是如何与实践的现实情况（例如，住院治疗、疗养等）一起改变这个世界的。

在第二个案例中，艾德·孟德洛维兹（Ed Mendelowitz）思考了人文科学中人们所熟知的最为错综复杂的状况之一——多重人格这种极端分裂的障碍。尽管从表面上看这个案例说的是一种非同寻常、依稀少见的状况，但它也表明了那种状况所提供的隐喻性洞察。孟德洛维兹博士在他对克里斯蒂娜（Kristina）的极有吸引力的研究中，清楚表明了对于一个充满自我、社会和精神的内心世界的多层面理解。尽管显然克里斯蒂娜非同寻常——她在绘画方面的天赋就证明了这一点——孟德洛维兹并没有过分强调这种异常性；相反，他表明,克里斯蒂娜的个人斗争响应了我们集体的和真正的人类战争——为了共存以及整合我们的竞争冲动。而且,正是这种共存——而不是同质化的标准——是孟德洛维兹立场的中心;我们的目标不是让来访者摆脱他们的分裂,而是帮助他们与那些分裂形成新的关系——或者用他的患者的话来说:帮助他们"随波逐流"。

但丁的痊愈:精神分裂症与二人旅程

丹尼尔·多尔曼

丹尼尔·多尔曼,医学博士,在印第安纳大学医学院接受了医学训练,之后在哥伦比亚区总医院乔治敦大学分院担任实习医生。他到加利福尼亚大学洛杉矶分校(UCLA)担任精神病学住院医生之前,曾做了一段时间的家庭医生。多尔曼博士曾撰写了《但丁的痊愈:走出疯狂的旅程》(*Dante's Cure:A Journey out of Madness*)。现在,他是 UCLA 的精神病学助理教授,并在贝佛利山庄(Beverly Hills)私人执业。

正如我所理解的,心理治疗的目的在于促进或催化他人的存在体验。我们可以在增加了个体经验的背景内看待认知-行为、心理动力以及精神分析这些取向,可以将其视为所有关系的各个方面。存在(existence)意味着,我的来访者已发展出了自由来体验他的自我(self)、他的我(I)。

为了这个目的,多年以前,我就开始探查一个人的我(I)是如何发展出来的,有哪些东西有可能会阻碍那种发展。作为一位在 UCLA 神经精神病学(Neuropsychiatric)学院接受培训的年轻精神病医生,我必须接近那些我认为正在与减弱的个人存在感做斗争的人。尽管我接受过医学训练,但我从来不会用医学模型来解释心理痛苦。抑郁(depression)是临床上用来表示悲伤的一个术语,就像焦虑(恐惧)、惊恐(恐慌)以及我们的情绪生活中几乎所有的情绪一样,它也被视为心理疾病的一个"症状"。将情感状态概念化为仅仅是疾病或化学相互作用,就是把心理等同于大脑,这样就否认了人类体验的存在。

为了了解我的发展(I development),我选择了治疗那些看似斗争最为激烈的人——被诊断为精神分裂症的患者。我做了这样一个假设,即被贴上了*精神分裂症标签*的人在我的发展方面遭到了非常严重的分裂。我还有一个假设,既然我的发展中至少有一部分是在家庭生活背景中发生,也就是说,与其他人在一起的生活背景中发生,那么,或许我可以在心理治疗关系中进入精神分裂症患者的世界;然后我就可以发现其发展抑制的本质,并找到方法来帮助他(Laing,1969)。

在我详细地谈论对一个患有严重精神分裂症的年轻女士所进行的成功治疗之前,我得后退一步,先详细说明一下我所说的*我的发展*是何含义。

创造性智能、象征化以及操纵符号的能力,是 1200 万年前的*腊玛古猿*(Ramapithecus)就已经开始的伟大的进化发展。*腊玛古猿*后来分化成了*更新纪灵长动物*(Australopithecine)和*人类*(Homo)后裔,产生了能够适应不断变化的环境的动物,这样它们就摆脱了在固定的小环境内生活的限制(Leaky & Lewin,1977)。从神经生理学层面上说,创造性智能可以用来有务地反对关于心理的还原论固定反应的医学模型。在《心理的起源:进化、独特性以及关于自我的新科学》(*The Origin of Minds:Evolution,Uniqueness,and the New Science of the Self*)中,拉·塞拉和罗杰·宾厄姆(La Cerra & Roger Bingham,2002)谈论了人类大脑所具有的"适应即时体验"的惊人能力。适应通过不断地重新建立连接而得以完成——体验会改变大脑的机能和解剖学状况。当体验发出指示,神经元物质就会增多。例如,学习弹钢琴时,代表拂过所有琴键的手指的大脑区域就会变大。拉·塞拉和宾厄姆告诉我们,甚至只是想象着在弹钢琴,也会导致大脑皮层出现相似的变化。不过,这两位学者也给我们提供了一个防止误解的说明:这项工作的重要性因人而异,不能完全复制。

既然评价和操纵不断发生的变化是这个伟大进化发展的显著特征,那么,我们的大脑有什么不同呢?拉·塞拉和宾厄姆(2002)谈到了适应性表征网络这个神经生理学概念,也就是说,创造性智能并不是以做出固定反应的单个神经元为媒介,而是以具有改变自身之独特能力做出反应的神经元网络为媒介。在《谴责大脑:有关药物与心理健康的真相》(*Blaming the Brain:The Truth About Drugs and Mental Health*)中,艾略特·瓦伦斯坦(Elliot Valenstein,1998)讨论了 200 多亿个神经元的整合行动,其中每一个神经元具有多达一万个联结。如果我们将这些联结理解为小网络,每一个网络要对来自不断变化之环境的输入所导致的变化做出反应,而且,彼此之间还要相互做出反应,那么,我们就看到了一个监控外部世界和内部世界的系统的基础。

这些适应性表征网络还使得我们可以将不同的事件联系起来,并建立因果关系。结果便是形成一份关于我们自己独特历史的记录,一幅随时间的推移而形成的自我拼图,以及一种在许多层面上形成的自我表征。这种自我表征——数百万个神经元网络,代表数百万个联结——由我们经常变化的关于自己是谁的体验构成,如果你愿意的话,我们也可以说这种体验是关于*我*(I)的体验。既然每一个人的体验都不同,反过来,每一个人都有一个独特的*我*。那么,我的自我体验就不仅仅是对于自己的经验历史的被动观察。我可以形成新的神经元网络来解释并弄懂表面上的各种不一致,并且还可以形成更多的网络来做出预测,这样就形成了一种关于我的自我知觉的创造性智能。

之所以说我们对于自己的独特自我的感觉非常重要,是因为自我是我们评价自己的知觉的参照点。*我*(那个中心参照点)的潜能消失对于生存来说是一种威胁,因为这会被体验为无力叙述或无力感知。因此,我们会花很大的努力来维持自我的完整性。这种完整性在很大程度上依赖于解释的一致性。换句话说,我们会向自己解释自我知觉中出现的各种不一致。例如,一个小孩看到母亲忧伤的样子,就会解释成一定是自己做了什么错事,这对他的生存来说是一种威胁。于是,这个孩子就会详尽地阐述自己的解释,编织一种关于自己有可能阻止这种情况再次发生的未来行为的个人构想。他的个人构想源自于他能够同时想象多种情境的能力。他会选择一种最能够保护他获得安全的情境。他会寻找一种能够将母亲的忧伤控制在自己手中的解释。

朱利安·杰恩斯(Julian Jaynes,1990)在他的著作《心智两分过程中的意识的起源》(*The Origin of Consciousness in the Breakdown of the Bicameral Mind*)中,写到了意识的发展以及与*我*的发展的斗争。他认为,对自己叙述的需要非常关键。他给出了这样一些例子,小偷叙述他的行为是在贫穷的背景下发生,诗人叙述他的作品是由于美的灵感而创做出,而科学家叙述他的工作是以探索真理为基础。杰恩斯(1990,p.64)提出,"叙述一个可靠的事实常常是为了配合某个其他的可靠事实。我们看到一个小孩在街上哭,就会把这个事件叙述成是一幅一个迷路的小孩和正在找孩子的父母的心理画面。"或者,我们会这样对自己叙述或解释,一只猫在树上,是因为有一只狗在追它。我们的许多解释是日常生活中的重要部分。我们往往注意不到各种解释之间的不一致,或者甚至注意不到其中许多解释的虚假性,因为注意到这些东西会让我们看到更多的不一致。我们可以想一下为了对自己宣称我们并不无助而接受的许多解释:求拜观音菩萨像(佛教中的慈悲女神);古希腊人相信预言家在德尔斐(Delphi)、库麦(Cumae)以及其他许多地方给出的解释;为了避免危险而设计的玛雅活人祭祀、伏都教、幸运兔脚①以及其他的护身符。政治家经常会利用人们需要的那些解释。许多人都愿意相信,通过向另一种信念或肤色开战,便可以避免他们生存遭到的威胁。科学家为了维持他们的同一性,也会忽视那些不一致。大家可以看

---

① 在英国有个传说,若有人被邪灵恶整的话,可以在午夜月圆时分,把一只兔子的左后脚挂在脖子上,就能保护自己。而且,不同的兔子部位还有不同的保护用途。所以西方人认为兔脚代表"幸运"。——译者注

一下关于精神生活的医学模型是怎样被激烈维护的。

如果我们不将个体的解释归类为疯子或心智健全,而是试图去理解他,那么,我们就可以获得关于其心理状态的洞察。例如,我治疗过的一个女人告诉我,在六岁的时候,她在心理上就离开了让她感觉无法忍受的家庭生活。从那个时候起,她就感觉自己躲在一边,成了自己生活的旁观者。从那时起,她就仅仅只是在扮演着各种角色。她知道,这些角色并不代表她真实的自我。她之所以前来寻求治疗,不是因为有人说她*心理不健康*(mentally ill),而是因为她自己感觉很痛苦。她是一名通过了官方考试的护士,经常用刀割自己的腹部,还经常在手腕的动脉上插上皮下注射针头。我问她为什么要这么做,她说,"我需要看到血喷出来。这样我才能知道我是活着的。"

我回答道,"这么说,你已经死了。"

"是的。"她说。她觉得自己心理上已经死了。她的行为是一种叙述和尝试——她想要弄清楚自己的困境,并安慰自己她真的还活着。

我认为,精神病患者的解释也是一种斗争,这种斗争同其他任何人的一样,也就是说,他为了保护个人的同一性,即他的*我*,而努力地去解决各种不一致。他所谓的思想障碍在很大程度上是由各种解释组成,这种解释用来缓解他的痛苦并弄懂他的世界(也参见,Laing,1969)。但是,为什么有一些人会感到非常痛苦呢?我在上面提到的那个女人在内心深处知道,她在心理上已经死了,她的*我*几乎已经不存在。我认为,我们无法愚弄自己的灵魂。深感痛苦的个体通常会创造其他的解释来摆脱他的痛苦。他要么以某种方式释放痛苦,要么他的解释会变得很复杂或极端,而这也会带来痛苦。如果我们倾听那些其痛苦已经上升至表现出精神病症状的人的经历,他们通常都会告诉我们,他们正在为了自己个人同一性的存在而斗争。西格蒙德·弗洛伊德(Sigmund Freud)有一个非常出名的患者施列伯(Schreber),就曾谈到了灵魂谋杀(soul murder)。有一位精神分裂症患者说自己"没有核心,没有中心自我"。还有一个患者说,"慢慢地,我再也区分不出自己身上还有多少自我,我的自我已经有多少到了别人身上。我是一个混合体,是一个每天都会被重新塑造的怪物"(Jaynes,1990,p.418)。

精神病患者的这些叙事通常会告诉我们很多关于其大大缩小了甚至是缺失的*我*的体验。精神病患者常常会抱怨静止不动的时间。朱利安·杰恩斯是这么说的:

另一种心理空间(mind-space)分解的方式,表现在了精神分裂症患者身上很常见的关于时间的定向障碍上。我们只有在一个连续空间里安排时间,才能够意识到时间,而精神分裂症患者心理空间的减弱,使得他很难或者根本就不可能意识到时间。(1990,p.421)

杰恩斯的心理空间便是我所处的内在空间。精神分裂症患者总是试图把他的答案限制在外在环境上。当精神分裂症患者说他受到了外部力量的支配,精神病医生通常会将其视为一种妄想,一种对现实的歪曲,但正如杰恩斯所指出的,"如果失去了'我'的类比物(其心理空间)以及叙事能力,行为要么是根据幻觉做出反应,要么就会继续按照习惯做出反应。自我的残余部分感觉就像是一台接受指令的自动装置"(1990,p.423)。

我想强调一点,我刚刚提到的这些体验中,没有哪一种是精神分裂症患者所独有的。如果我们看一看那些遭受过度焦虑的人,就会看到相似的现象。焦虑的个体会感到害怕,有时候甚至害怕走出房子。如果你问他们害怕什么,他们就可能会告诉你是外在的环境——闪电有可能会击中他们,或者他们开车时会迷路。他们害怕个人的灾难。这种灾难正是患上精神分裂症的人感觉为其心理空间遭侵蚀所剩下的东西。厌食症患者也会经历相似的过程。我们很难(几乎不可能)劝服一位厌食症患者放弃她所谓的控制,即她严格的饮食控制。但是,她控制的是什么呢?询问大多数厌食症患者,你将会得到同样的答案:对于个人灾难的压倒性焦虑以及对于丧失自我的恐惧。同精神分裂症患者一样,厌食症患者的斗争通常也开始于青少年时期,而且二者的原因也相同。正是在人生的这个时期,个体开始进入成年期,开始接触更大的世界。因此,自我消解(self-dis-solution)的体验出现在这个时期,也就不足为奇了。厌食症、过度焦虑、精神分裂症并非什么迥然不同的疾病。它们是对同一个问题表现出不同反应而出现的综合征。

为了论证如何才能对付这些综合征,我们还是回过头来看看我的那位精神分裂症患者。我将会告诉你们有关"凯瑟琳·彭妮"的情况,仅仅通过心理治疗,她就摆脱了严重的精神分裂症,完全康复了。凯瑟琳的治疗持续了将近八年。没有进行任何的药物治疗。在她为期三年半的住院治疗期间,我每个礼拜要去看她六次,在接下来的两年多时间里,她接受门诊治疗,我一周有五天要给她治疗,再接下来的两年,一周三天,总共八年。我并不打算宣称治疗背景是摆脱精神病体验的唯一方式。相反,我想要论证一些非常人性的原则,其中一条是,任何一个人对另一个人来说都是有帮助的。

凯瑟琳小时候很害羞,生来就喜欢粘着她的母亲。小学时候,她交了几个朋友。17岁时,她开始了一次严厉的节食,在大约六个月的时间里减了18

斤。她开始自言自语，老是重复一些食物的名称，并仪式化地储藏和一点一点地啃母亲给她买的馅饼。她身高1米65，体重90斤，看起来就像是皮包骨头。18岁时，她幻听到了各种声音，开始有一个声音要她杀死自己，接着有几个声音要她把自己的母亲杀了，最后，有各种各样的声音朝她尖叫，要她杀死所有的家人。凯瑟琳昏暗的房间里设置了一个小小的祭坛，她经常跪在那里祈祷，有时候一次会祈祷几天。她住院两次，被诊断为患有精神分裂症，医生让她服用抗精神病药物氯丙嗪（Thorazine）和三氟拉嗪（Stelazine）。各种声音渐渐退去，但没有消失。在高中的课堂上，凯瑟琳坐在那里，毫无反应，头耷拉着，眼睛看着地面。

第一次遇到19岁的凯瑟琳时，是我第一年担任UCLA的精神病住院医生。我了解到，过去一直用药物治疗来作为控制症状的手段，而没有触及这个个体，没有触及她的核心、她的意义以及她痛苦的原因所在。我想，心理治疗至少值得一试。凯瑟琳很少说话，只是会抱怨自己的饮食和受监护的生活。在她待在UCLA的三年里，我们一直持续着这种大多数时间都沉默的状况。有一次她说，"你为什么不起身离开？"我有时候会若有所思地说出她的悲伤，或者，说出可能是什么东西导致了这种状态。她以一种非常慢的方式（通常一个小时只说一句或两句话），开始描述自己的疯狂所带来的恐怖。对于我必须说出的任何内容，她似乎毫无兴趣。她的体重更轻了，只有77斤，非常紧张地坐在休息室的长椅上。她的身体功能很多都停止了，以致她甚至不能吞咽自己的唾液——她的口水不断流下来，弄得衣服上到处都是，她的衣服被弄得非常潮湿，以至于衣角上都挂着长长的口水。她的母亲在周日探访时会给她带馅饼，而她坚持保存剩下的馅饼屑，而且她还总是一遍又一遍地默默重复一些食物的名称。医院的工作人员鼓励她去接受专业治疗，并参加其他一些受监护的活动。她拒绝洗澡，经常一大早牙齿上就是沾着蛋糕，头发蓬乱，还穿着前一天的衣服。护士们不得不给她擦洗。凯瑟琳在被这家医院接受后大约6个月的时间里一直闭着眼睛。她眯着眼睛走来走去，经常会撞上桌椅，而且有几次都被挤到拥挤电梯的后面下不来。在餐厅，她通常只是把盘子里的食物拨来拨去，如果她的体重低于77斤，我就必须强迫她进食。她试图将体重维持在76.5斤。在治疗开始第二年的后期，她偶尔会就自己的体验询问我的意见。

对她进行药物治疗的工作人员给了我很大的压力。在公开的员工会议上，有人谴责我是在做试验，忘了医生应遵守的希波克拉底誓约（Hippocratic oath），因为她非常明显地处在痛苦之中。我必须扛得住上司给我的压力，他们要求我把她送到某个长期护理机构。在回答那些贬低我的人时，我质疑标准治疗（使用药物进行治疗）是不是只提供了一种掩饰，而且，我还说，其他的住院医生和工作人员一次只看他们的患者几分钟时间，这根本就不足以获得关于患者问题的任何理解。我是幸运的，病房主任虽然是一位生物学取向的精神病医生，但他尊重我的工作，并允许我继续。三年过去了，没有什么明显的进展，我真的有点绝望了。唯一鼓励我的，是凯瑟琳从未错过任何一次预约这一事实。一直以来都是她等我，斜靠在墙上，头低垂着。

在我的住院实习阶段快结束时，我把凯瑟琳转介到了一家私人的精神病院。大约两个月后，她睁开了眼睛，这是近三年来的第一次。我清楚地记得那一刻。凯瑟琳说，她的眼皮一直在"乱跳"。然后，啪的一下，就像窗帘突然被打开一样，她睁开了眼睛。她告诉我，她感到厌烦，与工作人员躲猫猫以及和他们对着干的老一套用不上了。她想"看看"这个世界。于是，我们开始谈起这个世界，以及她可以如何来接受自己的发展。四个月后，她搬家住进了一个小公寓。这个时候，凯瑟琳变得非常抑郁。她知道自己在发展方面很滞后，并觉得自己将永远也追不上其他人。她想过自杀。不过，她坚持下来了。凯瑟琳试图到当地的大专院校上一些课，考试没有通过，她就再上一次这些课程。她的那些声音消失了，再也没有出现过。她慢慢地获得了一个立足点，最终毕了业，并继续获得了一个学位，成为一名通过了官方考试的护士。30 年后的今天，凯瑟琳一直在这个县里工作，为很多贫困人的医疗需要担负起了责任。她是县抗议虐待老人委员会中的一员，同时还在县里一家负责管理心理健康资金的非营利机构中担任顾问。康复后，凯瑟琳建议我们写一本关于这一切是如何发生的书。于是，《但丁的痊愈：走出疯狂的旅程》（Dorman，2004）就出现了，之所以用这个书名，是因为维吉尔（Virgil）是但丁走向在地狱中的向导。

在我看来，心理治疗可以帮助一个个体肯定他的自我感还剩下哪些东西，并帮助他扩展、发展那个自我。肯定并不是空洞的承认。它是一个学习的过程。治疗师必须学会真正地理解其患者的处境、他的体验。同时，治疗师要和他的患者一起发现患者的内心世界。体验的有效性正是要学习的东西。如果我们感觉另一个人真的感受到了我们的体验，或者他正试图理解我们的体验，那么，我们就会获得一种感觉，认为我们自身的体验是有效的。在治疗的背景中，我尽力想做到的正是这一点。在我接受精神分析训练期间，老师教我要听出俄狄浦斯冲突和心理性欲的发展。力图使另一个人的体验符合我们的理论，那根本就不是倾听。了解凯瑟琳意味着我已经发现，她变得非常紧张"是为了逃避被猛烈攻击"。她还告诉我，光想一想就会让她不知所措，因此，她必须"把自己深深地隐藏起来"。

凯瑟琳的沉默是对其存在状态的一种反映。而尊重患者的心理状态，并试图去理解这种状态，正是我的工作。为了这个目的，我满足于安静地坐在她旁边，只是偶尔地提一些问题，如，"我想知道你这样沉默代表什么意思？"她从来都没有回答过我的问题。相反，她会问我一两个关于受监护生活的问题。她经常问的问题是："我必须去接受专业治疗吗？"或"我必须和其他患者一起吃饭吗？"我通常会回答："是的，这是这里的受监护生活的一部分。"在她康复后，凯瑟琳告诉我，她觉得我提出那些问题表明了我对她的状况很感兴趣。在内心世界，她"竖起了一根天线"，意思是说，尽管她一直保持沉默，但她对治疗产生了一种朦胧的兴趣。

我总是禁不住要去注意凯瑟琳的身体姿势——她弯身坐着，两只手紧紧握在一起放在膝盖上，她的手指不停地动着，捻来捻去或者两个手指不停敲击着。我不想做出像"我可以看出你很悲伤"这样的评论。我也不会面质患者，因为对于试图理解意义与治疗侵入（therapeutic intrusion）之间的界限，我一直都很谨慎。我不会询问一个患者感觉如何（例如，"那使你产生了怎样的感觉？"）。例如，凯瑟琳长时间的沉默和咬手指的动作，便表明了她的感受。治疗师问这样的问题，只表明他不理解其患者的叙事。我也不打算说出一位患者的心理状态。例如，"你看起来非常痛苦"这样的评论便是治疗入侵的一个例子。这样的评论是多余的，而且通常会"啪"的一下使得患者转而讨论其感受来。患者在准备好的时候，他自己就会讨论他的感受。我通常用问题的形式来表示我的大多数评论，因为我假定我的所有理解都是尝试性的，还需要患者来进一步肯定或否定。用"也许……"来开头，帮了我很大的忙。在对凯瑟琳治疗的早期，我曾若有所思地说："也许你的沉默对你来说是一个安全、舒适的地方。而这个世界可能是一个让你感到害怕的地方。"凯瑟琳并没有回答，但她在康复后告诉我，她当时被我想要理解她而做的尝试给打动了。

了解的过程不是单向的。凯瑟琳也在不断地了解我。当她发现我理解她，她开始相信我对她的一些感知。首先她是怎样知道我理解她的呢？这是一个悖论的观点，即尽管表面看起来相对缺乏自我，但事实上是有一个自我的。最后，我认为，问题在于她对自我缺乏信任，而这体验起来便是只有很少的自我，或完全没有自我。凯瑟琳可以感觉到我是否赏识她的真实性。后来，她告诉我，她知道我是真诚的，这一点对于让她信任我的感知来说非常重要。在接受治疗的第三年，凯瑟琳开始与我分享她的一部分内心世界——对于声音的恐惧、她的孤立以及她对于自己的疯狂的欣赏。"我应该被送走的。"她经常这样说。

我试图为她的体验提供一个背景，比如我会说，"我能理解你会觉得多么没用——你看不到任何逃避的可能性，是吗？"

"我很绝望。"她回答说。因为我并不知道是否有希望，因此我并没有声称说有希望，从我在治疗中所获知的情况明显可知，可能是有希望的。

对凯瑟琳的治疗分三个阶段。我认为，这些阶段在任何治疗中都会出现，通常情况下，它们会混合到一起或重叠，并不像在对凯瑟琳的治疗中这样明显。第一个阶段的标志是承认与添加过程（acknowledgment and addition process）（Ver Eecke, 2002）。我承认，凯瑟琳是一个其真实的想法和感受可以获得赏识的人。而她反过来，也开始正确评价我对她的体验，包括我为理解其体验的根源而做出的努力。这二者结合到一起，将我（I）的一些零七八碎的东西添加到了她的个人自我系统中，一直到她通过正确地评价自己的体验（能够部分地与我相分离）而发展出足够的我为止。

第二个阶段，与我（治疗师）的部分分离，开始于凯瑟琳睁开眼睛那一刻。她很快就发展出了对于新体验、她自己的体验的渴望。也就是在这个时期，她搬进了自己的公寓——远离了在许多基本生活细节方面都需要他人帮助的"病"人身份。她开始了证实自己的独立身份的过程。一方面，在这个阶段，我承认她有很大的不安全感这一事实，而另一方面则是可能连她自己都不知道的事实，即成长与发展是有可能实现的。

在这个阶段，我的角色从一个进入凯瑟琳内在世界的向导，扩展为帮助她理解这个外在的世界。同样，我们再一次需要对治疗入侵保持谨慎。例如，例如，凯瑟琳开始探索这个男人一女人世界。她和一位女性朋友经常去当地的一家酒吧，周末时，那里的乐队会演奏舞曲。凯瑟琳非常天真，我犹豫着是告诫她（在我看来）明显的危险，还是等着让她来问我。有一天晚上，她接受了一个男人送他回家的请求，而且在那个男人的车上被强暴了。凯瑟琳在凌晨一点打电话给我，这是她唯一一次在上班时间之外打电话给我。我问她有没有受伤——她没有受伤。"我把我的衣服烧了。"她说。第二天，她告诉我，她很生我的气。好像在她看来，我在电话里没有表现出足够的共情。她似乎对我的解释还挺满意，我的解释是，我真的对她的经历感到非常难过，尤其是那个人还侵犯了她。而且，我还跟她说了为什么我一直在犹豫要不要告诫她的原因。

在接受治疗的第六个年头，凯瑟琳宣布她要考虑终止治疗了，这标志着第三个阶段，即对她的独立身份的巩固阶段开始了。在凯瑟琳这样宣布时，我体验到了自己地位的突然下降，这一点非常重要。正是在这一点上，我们两个人都认识到，我们是平等的个体。从那一刻开始，凯瑟琳把我当成了一种现实性检验（reality check）。尽管次数少了很多，但她还是继续来看我，让我帮助她证实其知觉装置（perceptual apparatus）的现实性。我们可以把自信界定为一种相信个人知觉装置的能力。最后，如果没有独立的体验，凯瑟琳就无法前进了。

我认为,一直以来都还存在着一个治疗后阶段。这并不是一个真正的阶段——而是一段时间,在这段时间内,我们两个人都会发生永久的改变。我们会认识对方,互相发展出一份深深的尊重和情感。我们每一个人,她的我(her I)和我的我(my I),都会因为对方而发生改变。针对治疗师的培训项目通常会强调治疗师保持中立的重要性。治疗师的感受被视为反移情(countertransference),会阻碍治疗的进展。我发现,如果治疗师不去感受或体验由于他与其来访者的关系而出现的改变,那么就会失去很多东西。持续的我的发展(I development)的一个必不可少的部分是,对另一个人产生影响并受到他人的影响的体验。

治疗师应该具有一个特征——那就是,他要能够很好地认识自己,不会因为其来访者的恐惧或其世界而受到威胁。作为年轻治疗师的督导,我最常遇到的问题是,治疗师虽然很好心,也愿意帮助他人,但他提供的解释(投射)是用来叙述他自己的焦虑或自己混乱的世界,因此不能准确地描述其来访者的斗争。对伴随着自我消解(或至少自我脆弱)的情感状态进行一些体验,将会大有帮助。

我称其为治疗过程之一部分的动力学,存在于我们所有人的日常生活中。我们所有人都依赖于外在世界的现实性,来获得对自我的正确描述。例如,树林中散步或看星星这样的事情中都有一些定心(centering)、现实的东西。现实的关系也能够帮助我们界定自己。去年,我荣幸参加了在麻省北安普顿(Northampton, MA)举行的一次关于心灵自由(Mind Freedom)的会议,这是从心理健康系统中淘汰下来的一个自助群体。我深深地感动于这些成员对彼此痛苦——我们称这种心理状态为精神病(psychosis)——的理解和同情,以及他们如何使彼此变得更为坚强。

总而言之,所有人都会与我的发展做斗争。我认为,精神病患者与非精神病个体之间的唯一区别在于,发展受阻的程度。我对待精神病患者的态度与对待非精神病的人没有什么不同。"症状"不管是个体疾病的表现,还是他设计用来保持自我一致性的解释和个人建构,都随着他发展出真实的自我而消失(就像凯瑟琳的幻听和古怪行为一样)。一个发展得较为不好的我,确实需要更多详尽的解释(如,凯瑟琳对自身愤怒的投射,表现为她听到的各种声音以及她的进食仪式),以保持一致性;因此,治疗师应该熟悉自我发展的这些原始状态。帮助个体的治疗过程会逐渐地以其真实自我取代这些个人建构,这种方式适用于我们的精神病来访者和非精神病来访者。

参考文献

Dorman,D.(2004).*Dante's cure:A journey out of madness*.New York:Other Press.

Jaynes,J.(1990).*The origin of consciousness in the breakdown of the bicameral mind*. Boston:Houghton Mifflin.

La Cerra,P.,& Bingham,R.(2002).*The origin of minds:Evolution,uniqueness,and the new science of the self*. New York:Harmony Books.

Laing,R.D.(1969).*The divided self*.Baltimore:Penguin.

Leaky,R.E.,& Lewin,R.(1977).*Origins*. London:Macdonald and Jane's.

Valenstein,E.S.(1998).*Blaming the brain:The truth about drugs and mental health*. New York:Free Press.

Ver Eecke,W.(2002).A Lacanian explanation of Karon's and Villamoe's successful psychodynamic approaches to schizophrenia.*Journal of the American Academy of Psychoanalysis*,30,633—643.

关于分裂的思考:克里斯蒂娜与谜一般的自我[①]

艾德・孟德洛维兹

艾德・孟德洛维兹,博士,在加利福尼亚专业心理学院(California School of Professional Psychology)完成了博士阶段的学习,在那里,他和罗洛・梅进行了密切的合作研究。他担任了《人本主义心理学杂志》(*Journal of Humanistic Psycholoy*)的编委,而且,他还在美国心理学会与欧洲心理学大会的年会上提交了很多关于心理治疗与艺术主题的论文。在雷蒙德・科尔西尼(Raymond Corsini)和丹尼・韦丁(Danny Wedding)的《当代心理治疗》(*Current Psychotherapies*)中,他和科克・施奈德共同撰写了有关存在主义心理治疗的章节。他的著作《伦理学与老子》(*Ethics and Lao-Tzu*),对性格(character)作了大杂烩式的思考,该书由美国科罗拉多州专业心理学院出版社出版。孟德洛维兹博士还在波士顿南角区(South End)私人执业。

[①] 这篇叙事改编自本节作者的著作《伦理学与老子》(*Ethics and Lao-Tzu*)中的各个部分,该书对性格(character)做了大杂烩式的思考,由美国科罗拉多州专业心理学院出版社(Colorado School of Professional Psychology Press)出版。

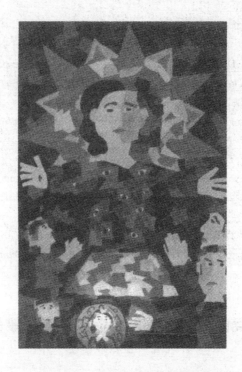

图 11-1 "教母",1998 年 11 月。

我对克里斯蒂娜的治疗就像分裂本身一样,包括许多事情、无数的感觉和体验通常以快速和混合的连续方式出现。首先,它包括我们大家都熟知的在文献中通常称其为分裂性认同(dissociative identity)的异常活动与复杂事件,在分裂性认同中,随着时间的推移,多重的内心"系统"或"世界"会在心理治疗中出现。

我们没有什么方法可以详尽地描述克里斯蒂娜的现象学,也无法详尽描述我们在如此短暂的时间里一起进行的治疗进程。相反,我摘取了一些经过精心挑选的片断,意在同时从几个方向使读者对它们有深刻的印象——这非常像我们在治疗所谓的多重人格(multiple personality)时的体验。

这样一种程序并非没有先例。苏格拉底之前的哲学家赫拉克利特(Heraclitus)的片断经过几个世纪一直流传到了我们这里,从实质上看,这些片断整体而言是让人满意的(我敢说是它们是完整的)。我们可以就弗兰兹·卡夫卡(Franz Kafka)不完整小说的完美性做很多讨论。在我们阅读弗里德里希·尼采(Friedrich Nietzsche)的作品时,也会遇到一些连续不断的片断从各个不同的视角迎面而来。"一会儿从这个窗子往外看,一会儿从那个窗子往外看,"他在自己的笔记本上写道,"我不会让自己平静下来。"(Nietzsche,1968,p.20)

有时候,为了获得更深刻的理解,我们也有必要接受事情表面的不完整,甚至是不一致。("我将用我破碎的心的碎片,建起一座圣坛,"一首古老的赞美诗这样劝道。)在意识方面,更少有时候意味着更多。我们最好先带上一颗直觉的心灵和一双灵敏的耳朵,将完全不相同的元素整合到一起,这不仅是治疗师的职责所在,同样也是来访者的职责。让我们一起来思考整合的多个方面和各种窘境。

复活与天命(朝向心脏的正中间)

1

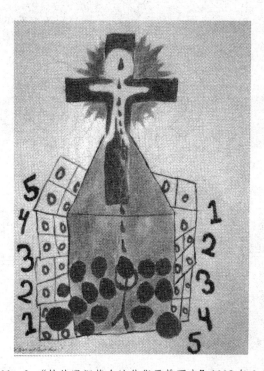

图 11—2 "她的眼泪将会让他们平静下来",1998 年 3 月。

2

1997 年 11 月 24 日,我的患者克里斯蒂娜当时只有 20 岁,她是一位多重人格患者,她通过电子邮件将这些以诗歌形式写下的有关回忆和心理治疗、分裂与和平的思考发给了我。这是她的内心向导卡拉(Cara)写的,将她的思想编成了"内心的海洋":

在内心深处我知道自己失去了什么,过去使得我们更为近距离地、更为全面地认识了绝望,同时也促进了理解。接受那些导致心脏与心灵、情绪与知识、理解与经验之间这种断裂联系的东西。

我站在由生活推动的浩瀚海洋的海岸线上。有时候,它会撞击海岸,继而破碎、毁灭。惊奇之余,我尊重这种力量,但不去理会它。其他时候,它不停翻滚着,海洋慢慢地改变着沙滩,而人们在它的宁静中高兴地玩耍着。所有这一切构成了一支交响曲。在我的内心,我听得见它的韵律。海浪也是一首乐曲,其热情美妙且惊人,不断地更新平静的海面。

内心就像是这片海洋。

卡拉·皮尔(Cara Peale)

3

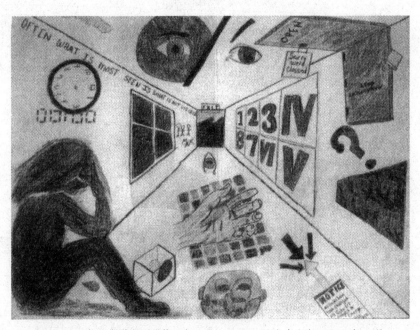

图 11-3 克里斯蒂娜的"第一幅画"。画于心理治疗之初,1995 年 9 月。

内心蓝图

4

1998 年 12 月 4 日,克里斯蒂娜给我发送了下面这封电子邮件,标题简单地写着"蓝图":

> 我们沉默地站立在被唤醒的理解中。他人的喧闹声挖空了我们的灵魂,我们向内心寻找,它变成了一栋住满了人的房子。我们的弹力(resilience)变成了墙。我们的希望成了屋顶;我们的预期变成了门。我们的透明度变成了窗子。我们的现实变成了地面;我们的期望变成了天空。沉默变成了黑夜;幻象成了光线。直觉变成了我们的道路;启示(revelation)成了我们的宇宙。
>
> 卡拉·皮尔(Cara Peale)

5

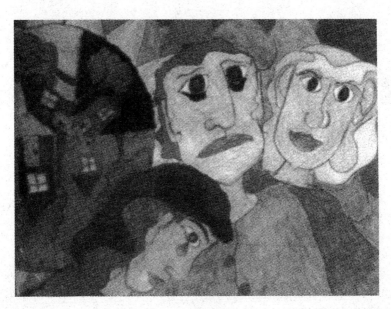

图 11—4　无题,1999 年 1 月。

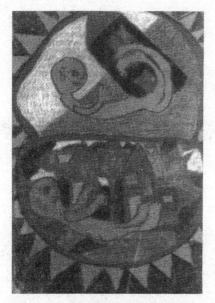

图 11—5 无题,1999 年 1 月。

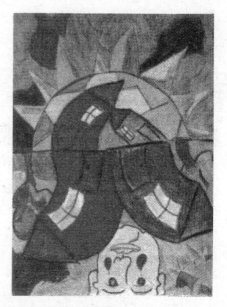

图 11—6 无题,1999 年 1 月。

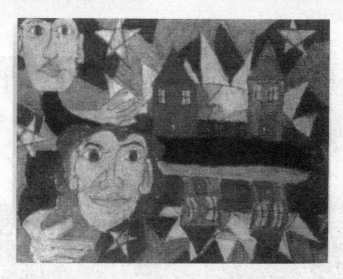

图 11—7 无题,1999 年 1 月。

克里斯蒂娜在前 20 多次住院治疗期间画了这些画。这些画标志着出现了对于内心世界的相对意识,这个内心世界里有两栋相似"房子"、两个相似"世界"或两座相似"圣坛"(橘黄色和紫色),正好反映了两个尚存的、更为明显的系统(红色与蓝色/血和眼泪/行为和反应)——关于经验的"已知世界"。这些画是用蜡笔在纸板箱上画的,这是克里斯蒂娜当时唯一能够拿到的东西。

图画、声音与心理治疗（作为防御机制的斩首）

6

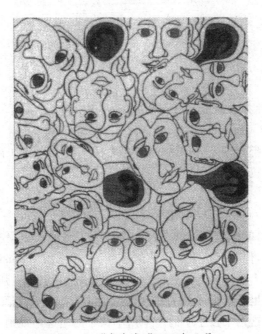

图 11—8 "成为谁？"1999 年 5 月。

7

这与心理治疗有什么关系呢？在这里，我将非常简短地摘录一些当时在克里斯蒂娜的治疗面谈中所发生的事情。我们要理解一点，对克里斯蒂娜来说，有关性格（即，整合）的问题一直都不祥地若隐若现，而且比较严重：

在这次面谈期间，那位内心的向导卡拉拿起了一本便笺簿，在上面写道：

性格是在没有人看的时候你的行为方式

我补充了下面这些字：

即使你像在瓦尔登湖畔的梭罗一样孤独

我们借用了(我希望这不是在滥用)克里斯蒂娜大约一年前,在一次写大学作业时看到的罗伯特·科尔斯(Robert Coles)的一句话,当时,她被这句话深深感动了,并拿来跟我分享。现在,我们不知怎么又想起了这句话。卡拉想了一下,接着写道:

性格就是在没有其他人在场时候的样子

她暂停了一下,继续写:

性格就是一种存在方式,而他人有他人的行为方式

"有很多方式都可以,"卡拉说,她在思考的不仅是这个句子,而且还有性格。她自己就是证明自己正确的证据。

8

在这一个小时的面谈期间,有两个小孩莎伦(Sharon)和萨拉(Sarah)出来了一会儿,时间很短,但我们很难说出此刻正在画"音乐人"(music-man)这幅画的是谁,画中的这个人显然就是在克里斯蒂娜小时候、在教堂里强奸过她的那个男人,那个教堂是克里斯蒂娜一家人住在南部时定期会去做礼拜的教堂。这一次眼泪没有落下来,这两个孩子中的一个用小孩子的笔迹不规则地涂写了起来:

没有头

这个孩子马上试图用线条来抹去创伤的记忆,重重的线条断断续续地划过她刚刚写下的那些字。很可能这么多年以来,小萨拉一直都有这种记忆,而现在,她试图将其抹去,这是一个只有将脸和头从意识中砍去才能将其包含在儿童期的意象。砍头是一种防御机制,甚至是安娜·弗洛伊德(Anna Freud)都可能没有注意到这种防御机制。

9

在面谈的这一小时中,卡拉自发地画了很多代表克里斯蒂娜内心地形和建筑结构的四栋房子和四个世界的草图。所有这些草图都表明了联结与运动,即内在形式整合的迫切性。卡拉写道:

重新确立你自己。

每一个人都必须旅行到对面,并找到回来的路。这就是计划所在。

挖掘——这就是她想要的。

房子都变成了箭。每一个屋顶都指向另一个屋顶。于是,挖掘开始了。

克里斯蒂娜正在明确表达的是一种内心的代码,即她自己的存在图式/数学。突然,就好像自我探索与性格不可以分开一样,卡拉回到了她在前面谈论的主题:

为什么有一些人有性格,而另一些人没有呢?

有时候,我可以说出正确的东西,而这一次,我说不出来。

10

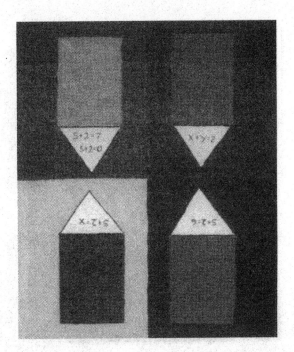

图 11—9　"代码",1999 年 5 月。

11

在根据自己自然、原生、不受约束的经验而做出的判断与客观、理性的主张之间,我们需要找到一种恰当的平衡。对于这二者,都应该给予其应得的重视。

《经验的声音》(*The Voice of Experience*),R.D.莱因(1982,p.27)

有这样一种状态,由下列因素组成:对另一个与自我相似的人的识别;以他人的痛苦或欢乐来认同个人的自我;内疚、怜悯,以及我们所有人在普遍人性的基础上都坚持的意识。

《爱与意志》(*Love and Will*),罗洛·梅(1969,p.289)

似乎没有哪种力量能够比另一个人更为有效,通过一个眼神、一个手势或一句话,给一个活着的自己带来一个世界,或者,使我们所立足的现实变得枯萎。

《避难所》(*Asylums*)欧文·戈夫曼(Erving Goffman)(1961b,p.41)

避难所

12

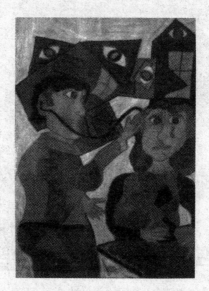

图 11—10 "大脑压力",1999 年 1 月。

13

回到位于美国中西部正统派教徒多的学院,克里斯蒂娜不停地在附近寻找能够和她一起进行有效治疗的临床医生。这是一种让人精疲力竭的努力，因为即使是自认为全国专家的人也不能一直给人以聪明、善引的印象。我们预定的电话面谈还在继续，克里斯蒂娜也继续发电子邮件给我——对她来说，这是在困难的日子里感觉与他人还有关联的一种方式。我意识到，这是一个很特别的案例，它公然违背致力于快速和症状掩盖的职业时代精神。这并不是说这些正统性和客观性没有用，有时候，它们是占有一定位置的。

1999 年 10 月 5 日，我收到了克里斯蒂娜心灵内部的无声系统发出的一封没有标题的信，这并不直接地与我发生互动。这个隐藏的系统不会以任何有意识的方式被卡拉或那些已知系统和世界的其他代表听到或体验到。这一系列的新改变以简短、唤起的诗歌形式表现出来，或者交替以诗歌和简明扼要的陈述形式表现出来，这些改变总体被视为未看见之物（the Unseen）。这里，这些沉默无声的新来者在叙述一首关于某个身份未明的人的诗歌之前，会抱怨内心的嘈杂（这是对于分裂同一性的常见的、通常很绝望的抱怨），而那个人现在非常缓慢地开始预兆性地进入了内心的图景：

安静。安静。太吵了。我不喜欢它们，我一点都不喜欢它们。请把它们弄走。
我所看到的
只是一个影子
一个影子而已
只是一个映像
一个映像而已
只是一个人的轮廓

未看见之物
就在同一天的晚些时候，我又收到了下面这些话：

总是躲在
镜子后面的
映像
总是歪曲着
现实

未看见之物

还是在同一天的晚些时候,我又收到了一首题为"未忘记"（unforgotten）的诗：

读着其他人的悲剧
我忘了
我也不过是一堆白骨
想着报仇
为又一次看不见的大屠杀

未看见之物

我想起克里斯蒂娜在最早时期的某次面谈中曾相当冷淡地说过,她在悲惨的青少年时期读了很多关于大屠杀的书——这是她当时的"一种课余爱好"。这些诗歌尽管含义模糊,但都坚持趋向于与梦的叙事发生相互关联,同时这些诗歌也重复出现,比如其中的一些主题会同时出现在心理治疗中。在所有的混乱和嘈杂背后,肯定有某种条理性（如果不是对称性简明的话）。关于早期创伤的回忆正逐渐地被唤起。

14

当容纳旧回忆的新系统继续出现,克里斯蒂娜不稳定的平衡开始摇晃。围绕着安全和改善难以忍受的痛苦这些问题变得极为重要。10 月 29 日,卡拉简短地写了一段话,进一步确定了回到医院的安排：

我们现在正打算回医院。与其他地方相比,这应该是一个比较好的去处。我真的不知道他们打算给我治疗多长时间,不过,一旦我到了那里,或许你可以尝试和他们接触。每个人都感到害怕。

卡拉

去医院四天后,克里斯蒂娜给我发了这封信,表达了明显的挫折：

一切都很棘手。大家都很愤怒。我本想在这个医院里获得某种帮助,但又一次证明我无法在这里获得帮助。

卡拉

15

寻找一位门诊精神病医生也一直是一个挑战,因为如今这个学科是在药理学的便利和经济刺激的庇护下运行。大量的精神病学方案朝着这些方向和方法学发展——它们当然重要,但它们本身并不充分。在当今普遍与治疗实浅生中,很少有医生看起来知识特别渊博,甚至是那些对动力学和深度心理学感兴趣的医生也是如此,这令人更为不安。而且,我们也几乎不能指望保险公司来做好事。文学、哲学、艺术、梦以及有关精神/家庭/文化/亚文化的问题——简言之,几乎所有形式的复杂事物——都似乎沦落街头、被弃置路边,所有的问题都被还原成了症状学和医学治疗。结果,人们出现了一种职业偏见,这种偏见必然妨碍的恰恰是复杂的个体尤为需要的那种敏感性和视角。我进一步认识到,我们所有人都比自己希望承认的复杂得多。从本质上说,克里斯蒂娜在很大程度上体现了世界本身为了适应和正常状态而分裂:正常的分裂与被压抑的日常生活的回归。

16

2000 年 1 月 18 日,克里斯蒂娜发了下面这封电子邮件给我,表达了她的恼怒:

我准备开枪打死自己和我所能找到的离我最近的那位该死的精神病医生!!!!! 我迫切地需要找到一家医院,在我处于危机的时刻可以安全地去那里,因为现在我就真的需要这样一家医院……从我家街角到这个国家每一个角落的每一位精神病医生,我都觉得好像已经跟他们谈过了,但却发现没有一个人可以帮助我!!!!!!

卡拉·皮尔

17

在我认识她的六年里,克里斯蒂娜被送入医院治疗 20 多次。我们已经说过,她的情况异常复杂,是一种非常复杂的现象,这种情况的出现通常是由于遭受了过多的误诊和虐待。住院治疗倾向于围绕着新出现的系统进行治疗(迄今内心地形/结构迄今受到压抑的方面),这是克里斯蒂娜关于存在(being)的习惯性脆弱变得甚至更为不稳定和明显的过渡时期。我所看过的可获得文献都强调心理治疗方法、独处、创造性活动以及用较少的镇静剂来改善症状,并将其视为这些时期内所必需的。不过,克里斯蒂娜住院期的特点是,更为有效的(通常也是有问题的)药物与强制适应标准化常规的各种不同组合。这些常规惯例在其中发挥效用的经济环境,无疑成了问题的一部分。而且,它还会使一位通常非常聪敏的精神病医生、心理学家、护工或社工辨别出极其有创造性的、情绪上、道德上的以及精神上的倾向,这些倾向在这里与让人纠心的障碍和痛苦混合到了一起。莱因(Laing,1982)是对的,他观察到,很明显,客观的注视无法看到其客观性之外的(主观决定的)东西。不过,现在要找一位详尽、透彻地阅读莱因作品的临床医生,那是有很大压力的。

随着时间的流逝,医生们已尽量避免住院治疗。这并不是无力去理解,而是在医生中间有一个非常流行的假定,即他们必须做的往往是绊脚石。捷克斯洛伐克作家米兰·昆德拉(Milan Kundera,1998)观察到,人类有一种天生的倾向:倾向于在理解之前先做出判断。在心理学家、牧师和丈夫暂时的支持下,我们为了度过危机(在这些危机期间,长期受到压制的系统和世界开始让自己为人所知),而尽可能地努力创造出没有墙的避难所(就像是用来保护公开宣布为精神病患者的一个避难场所)。当克里斯蒂娜声明,她立刻就可以用一家好医院时,她是对的。不过,众多不幸的遭遇已经激起了小心谨慎与克制。无论如何,过去从来都没有出现过许多个弗雷达·弗洛姆-理查曼(Frieda Fromm-Reichmann)。

克里斯蒂娜当前的精神病医生是 K 医生,他很忙,而且在他生活和工作的孟诺派群体(Mennonite community)中很受尊重。虽然他在不同的时期建议使用不同的药理方法,但当她的反应与他过去所看到的或假定的相比不那么真实或热心时,他至少可以尊重患者的反馈。不过,当事情没有按照计划取得进展时,患者听到了令人不快的评论:说她没有好好地合作,说对神学的误解很可能会使她的问题恶化(有一句古谚:人不应该想太多[one ought not think too much]),还劝她找份工作,多交几个朋友,等等。临床之外的命令(有时候是含蓄的判断)的数量真的在不断增加。

当涉及早期虐待的改变和系统出现时,克里斯蒂娜变得越来越因为难以忍受的对于声音的过度敏感而困扰——这显然是内心不和谐的另一种表现。噪音最终变得让人极度痛苦。我建议克里斯蒂娜在当前的监禁生活中应该把她的精神病医生的可得性牢记于心,她给我发了一封邮件,对此作了这样的反应:

你知道所有的狂热都让人感觉窒息吗? ……噪音,尤其是教堂的铃声和鸟儿的叫声,由于某种原因而如此刺耳。我感觉就好像是有一百万只昆虫坐在我的窗子外面,它们的唯一目的是把我搞疯。我以前就有这样的感觉。我知道这一点,是因为我记得我曾有一两次与 K 医生谈到过这种感觉。他总是建议我服用某种药物。我害怕尝试这些药物,因为我知道,除了想要的效果外,它们还会有其他许多的副作用。因此,我忍受着这种白痴一样的生活,尽力不做任何愚蠢的事情,用它可能让我产生的感觉,用我的思想坚持要求我做的事情来证明其合理性。我觉得,K医生经常对我摆出屈尊俯就的样子。我并不确信他所提出的那些让他相信的东西将会起作用。我认为,他大多数时间都不知道我身上发生了什么,而且我得经常说他的(HIS)视角需要一个新的规定。噪音快把我压垮了。我觉得好像无法呼吸了。有一天,你将不得不告诉我这真的很疯狂。现在,我不想你逗我开心。

卡拉·皮尔

18

我们已经看到了克里斯蒂娜倾向于体验心理/生理痛苦加剧,甚至是极度恐惧的方式,有时候,在此期间,分裂的自我、系统和记忆开始显现。更为明确的一点是,她错综复杂的描述和有许多声音的故事让人不容易理解或评价。不过,正如戈夫曼(Goffman,1961a)曾观察到的,精神病学干预根据其自身的一套规则而发挥作用,这些规则通常不关注于内心的细微差别和叙事,而这些患者对此最终是会顺从的。

随着时间的流逝,变得越来越明显的是,谨慎使用的抗精神病药物(antipsychotics)是有益的,尤其是在患者的内心过渡时期更为有益。尽管这种更多限制地使用某一类非常有效的药物的做法并不是大多数精神病医生倾向于采取的,但克里斯蒂娜发现这对于各种心理的反应和关注非常有用,而且,在较小的程度上对生理的和个人的反应和关注也很有用。这些所谓的镇静剂既产生了缓解痛苦的效果,同时也有各种副作用。其良好效果的代价似乎是损害了克里斯蒂娜与其自我的更为遥远、更具创造性的部分的更好联结。卡拉观察到,"这是一种用我的疯狂来交换你的疯狂的方式,"为了简单明了,她把我等同于名义上健全的世界。而且,随着时间的推移,副作用(每种药物的副作用各有不同)也确实变得越来越明显,因此变得越来越难以忍受。我们需要注意克里斯蒂娜身上的微妙之处(这是标准草案所不允许的)。

克里斯蒂娜当前的精神病医生是一个有趣的折衷体。克里斯蒂娜的感觉是,他的大多数患者都因为找到了他而感到很幸运。而且,在某一次特定住院治疗之后,他的患者似乎都愿意接受诊断和深度检查,而这位精神病医生和他的许多同事都倾向于避免这么做。简单地说,一扇窗子已经打开,一种好奇感已经盛行。然而,时间、闹哄哄的日常循环和这个案例永无止境的复杂性,很快就导致回到了惯常的临床草案和判断——很可能比他的一些同事要好,但不及事实的需要或人们的希望。克里斯蒂娜很快就察觉到了精神病医生强加给她的惯常的虔诚行为(意味着更多地支持他自己关于自我和世界的令其鼓舞的信念)，因此她拒绝的正是他试图引出的尊重。在克里斯蒂娜身上，有一种不同寻常的敏锐性在发挥着作用。我们只能不加防御或判断地喜欢这种敏锐性，否则就会觉得气馁、不安。

19

在这个关键的时刻，我又一次提醒克里斯蒂娜，她的精神病医生意图很合理，即使他沉闷的态度限制了理解，经常会导致自以为是，甚至是傲慢自大。尽管有一些困难，但我认识到，药物治疗在对克里斯蒂娜的护理中发挥了重要的作用，而且当前可能需要用更为有效的药物。我告诉她，她的精神病医生就像普通人一样，常常由于不能很好地理解病人而倾向于以恩人的态度自居。克里斯蒂娜在和她的精神病医生会面后，这样写道：

> 你是对的。即使我们精神病患者也是有尊严的。K 医生并不是对我以恩人的态度自居，他只是尽可能地理解当时的状况。事实上，他问了我许多关于噪音以及噪音听起来是什么样子的问题。我跟他解释说，这种噪音让人非常痛苦，以至于有时候我觉得我应该拿一把刀把耳朵割了。他问我这些噪音是不是就是我通常听到的声音(the alters)。我说不是，甚至也不像是把我搞疯的外界喧闹声。例如，我窗外的一只小臭虫就有可能会让我感到恐慌，因为我不知道它是从哪里来的，或者因为这种噪音让我感到心烦意乱，以至于我想用头撞墙……晚上，噪音尤其强烈，我真的害怕它们。我觉得它们就是试图前来骚扰我的人。
>
> K 医生很同情我，跟我讲了他曾治疗过的一个女人的情况，她也经常由于这种事情而感到非常痛苦。他说，他希望我尝试一种新的药物。我哭了起来，他问我是怎么想的。我用了一分钟时间让自己平静下来。"你知道我讨厌吃药。"他说他能理解，不过他真的认为服药对我有帮助。因此，我打算试一下，这更多的是出于拼命地想改变目前的状态，而不是出于其他任何目的。

克里斯蒂娜真的试了，让她倍感安慰、挫折，最终又感到恐惧的是，她发现，这种新上市的精神抑制药不只是有效地缓解了对于声音的过度敏感，但具有讽刺意味的是，它同时也带来了各种副作用：恶心，身体颤抖，尤其是在深夜会产生深深的主观绝望感。而且，几个星期之后，还明显出现了掉头发的现象。最后这种反应是一种偶发现象，使她非常不安，对于她的感受我们可以理解。毕竟，她所拥有的让她明确感觉良好的是如此之少。K 医生一开始不考虑她的抱怨(这多少有些傲慢)，认为其与这种新药无关。克里斯蒂娜自己在多次打电话给制药公司之后,才最终核实这种现象虽不常见,但在早期使用这些药物的人中确实出现过。作为"助人的专业人士",有时候对我们患者的"了解"、为他们"做的事情"是多么的少,经常想想这一点不仅有帮助,而且会让我们的态度更谦卑。在场、耐心、谦卑都是它的核心所在。

20

下面是克里斯蒂娜做的一个关于病房、精神病医生、多重性、心理诊断学、洞察以及整合的梦:

我在另一家医院里。医院的墙是厚玻璃做的,我可以看到其他病房里的情景。医生们两个对一个地正在就我的诊断争论不休。那两个医生说,"她是多重人格,"试图说服怀疑者相信他们的诊断是对的。我一个人在房间里(我特意要了一个他边上的房间),坐在一张清扫过的桌子旁。我玩着自己的手指,透过玻璃墙看着一个放有电脑和屏幕的房间。这个房间看起来就像是一个作战室。那个持怀疑态度的医生说她不相信这个诊断,她想自己测试。我很怕这个女人,因为她说话的时候总是在我背后不停地来回走动。我内心的那个我(The I)对我说,她正站在我的背后做鬼脸,更甚者,她正准备用手掐死我。所以,不管什么时候,只要她一站到我的背后,我就会飞奔到房间的一角,就好像我是整个病房里巧妙且毫不伪装的录像监控系统的一部分。我从我那个角落的天花板上观看着所发生的一切。我看到,那个怀疑者真的没有朝我做鬼脸——而是我的手在玩的样子,我还看到我非常不高兴和她待在同一个房间。

那两个医生最终答应再做一些测试,而我得到允许,在他们开始测试之前可以离开那个房间。有一部分的我一直待在天花板上,像只小臭虫一样在那里爬来爬去,看着我自己。当我终于一个人待在自己的房间里,我能够再次体验到自己体内的感觉了,我的想象力穿透了我(I)的限制。我正在打开一个行李箱。我可以看到一个女孩沿着走廊走过来。她停在门口,问道,"我们在这里可以自由走动吗?"

"在一个病房里你想怎么走就可以怎么走,"我这样回答她。那个女孩不说话站在那里,一只脚踏进了我的房间,一只脚在外面。她在那里一声不吭地站了很长时间,我只能停下手中正在做的事情,抬头看着她。最后,我说,"他们会把你锁在那边的房间里,"说着我用手指了指透过玻璃墙可以看到的一个邻近的病房。不管怎样,我们这边的光线似乎更暖和一些。我们这边的门边有整齐的木头装饰,地板[原文如此]漆上了清爽的绿色,而对面的病房是用清冷的蓝色装饰的。

那个女孩最终决定了自己打算住在地毯的哪一边,她走到玻璃墙边,把耳朵紧紧地贴了上去。"我什么都听不到,"她说。她所说的任何话都有双重的含义。

"这面墙有两英寸厚。"

"是为了不让人出来还是不让人进去?"

"我猜这要看你站在墙的哪边,"我说着,爬到了床底下。"我刚才在那儿,而现在我在这儿,我想问题不在于你站在哪边,而是这让人感觉好像你被监禁了。"我没有看到那个女孩离开,因为我爬到了床底下,不过我听到了她的叹息,几分钟后,她走开了。我听到她说,"自由是有代价的,"她这么说就好像监禁不需要任何代价一样。

我在床底下待了很长时间,想着自己就好像是一个被锁在高塔里的公主。我曾听过的一个故事在我的大脑左右半球间来回跳动,随着时间的流逝变得越来越详尽。我无法真的把这个故事搞通顺。我能听到,在我的心里有一场是当公主还是当士兵的争吵愈演愈烈。这个故事中我所赞同的一个部分是,故事中的医生都是坏人,我称他们是"三个医生"(The Doctors Three)。我咯咯地傻笑着,想象他们的白大褂换成了宣判死刑时法官所戴的黑色帽子,长长的很有特色的帽沿超出了他们长长的鼻子。

但是,我的故事因为一个护士进来找我而只能等等了。我一动也不动地待在床底下,很快,整个病房都以为我逃走了。要不是有一个守卫的目光太敏锐,我早就趁人不注意跑了。因此,我最终被带进了病房中间位置的一个玻璃房间里,就是我之前看到过的那个放着所有电脑的房间。三个医生中的那个怀疑者跟其他两个医生说着话,就好像我不在场似的,而事实上我有时候也确实不在那里,尽管她催逼着要知道这一点。我从未说过一个字,因此她以为我要么是一个哑巴,要么是一个聋子,要么又聋又哑。

他们用许多线钩住我的头,用我的脑电波来填满那些饥饿的电脑显示器。唉,事实是我并不确定他们在找什么,他们自己也并不知道答案。然后,那三个医生随我怎样不管我了,我一个人待在了一个密封的、寂静无声的房间里。地板上散放着各种玩具,我开始玩了起来。其中一台电脑突然发出了一声巨响,我心脏都吓得跳出来了,又一次跑过去靠着墙壁。我可以看到站在地板上的自己,头耷拉着,而那三个医生在玻璃墙的后面看着我。当然,他们可以看到,我毫无反应! 但是,电脑弥补了他们洞察力的缺乏,它在一张白纸上吐了一系列的点。他们真是捉弄我,因为每一次我跑到墙边,电脑都会打印出更多的点。

关了电脑,三个医生中的那两个似乎非常高兴完成了测试,但那第三个想要做更多的测试。所以,我再一次坐在了那个有钢床的房间里。这一次又要干什么,审问吗?"别担心。我有办法,"我头脑里的那个我这样说道,"我会让你马上离开这里。"我心里的那个我保证可以让我逃离那套破旧不堪的桌椅。"你已经在这里多长时间了?"那个我这样问道。诚然,多年的监禁已经让那个桌子变得说不出话来,所以那个我才会这么问。我低下了头。

第三个医生就在那里,她的目光和那个桌子一样硬,好像要穿透我的身体。她说,"我准备给你看一些图片,我希望你能告诉我这些图片是什么意思。"

"太棒了,是罗夏测验。"那个我这样说道。

她打开了一大卷油画,把油画尽可能平整地放在桌子上。在那个桌子放着的是我以前曾见过的油画。"你能认出这些油画吗?"那个医生这样问道。

我说:"它们是我画的一些油画。"(Some of me.)

那个我说:"让愚笨的人变得有智慧吧。"

那个医生错误地重复问道:"你是说你能认出其中的一些吗?"(Some of them?)

我保持着沉默,眼睛扫视着那些图片。有一幅教母(*The God Mother*),还有其他的一些图片是我曾经见过的。它们不知怎么的竟然是我画的一部分油画,而且我非常高兴见到它们。然后,我的目光停在了一张我不认识的图片上,但我知道我曾经画过这张画,或者将会画这张画。这幅油画的颜色与春天的天空一样蓝。这幅画的中间粘着一些人,他们好像呈向下的螺旋形在飘。在这个螺旋的中间有一个与他人不同的人。画中的这个人不仅是用黑色,而且还用了其他的颜色来描画。接着,我听到了心里那个我的故事,于是,我知道了这幅画表现的是我在医生的(doctors[原文如此])世界里与其他人一起飘,试图在所有事情上都随波逐流,但却总是因为我与他们不同而变得很显眼。

"这对你来说意味着什么?"那个医生依然这么问着。

"一幅自由的画面。"我默默地说。

21

克里斯蒂娜的梦是和内心向导卡拉,还有两个孩子莎伦(Sharon)和梅格(Meg)一起做的,他们每一个人都代表了这个合成的做梦者与梦的一个单独方面。梅格是主要的做梦者,而卡拉是那个为了成为天花板角落里那些监控装置的一部分、墙上的窃听装置而离开身体(分裂)的那个人。莎伦是短时间走进梅格房间的那个女孩,在她考虑选择住在"地毯的哪边"时,探究了自由行动的能力。通过对照他们各自的视角(一个"在我的大脑两半球之间"跳来跳去的故事),便可以重新整理并讲出一个更为完整的梦的叙事。

我们可以从许多方面来看待病房之间的隔墙(在梦的意识中是透明的,但通常不透明),但在这里它所代表的似乎是内在领域与外在领域之间的分界线:想象的世界(可变的现实)与医院、医生、全社会认可与共享的世界。尽管与持怀疑态度的人,甚至是好心的医生(他们自己也不确定他们要寻找的是什么)打交道很困难,但这个梦者在这里找到了一个吉祥的征兆,即一个被漆成"清爽绿色"的"门框"(个体对生活和世界的特定看法或反应),而不是被漆成受到限制的内心深处领域的"清冷的蓝色"。尽管如此,也只有当她一个人在自己的房间里面时,这个梦者才能够再次"体验到[她的]身体内的感觉",并"通过一套我的(I's)装置"来看待这个世界。

这个梦者被"许多的线"钩住了(这些线负责给监控她大脑的"饥饿的电脑显示器"喂食),这时,她发现了一些玩具,这些玩具让时光倒流,她玩起了这些玩具。尽管从外表上看没有明显的迹象表明这个梦者在听到一声巨响后突然分裂,但电脑弥补了临床上"洞察力的缺乏","它在一张白纸上吐了一系列的点"。分裂的心理现象无疑会导致生理上的后果——当想象另一个世界正在形成时,便会逃离之前那个世界(这种逃离是无法观察到的)。高科技的装置可以显示神经电方面的读数,但它无法弄清其隐藏的含义,也无法把其隐藏的含义解释通。

依然不信服的那第三个医生此时继续使用了明显的投射技术。她在克里斯蒂娜面前摆开的图片结果有些超现实,竟然是克里斯蒂娜自己曾经画过的油画,或者是她准备要画的油画。这些据称客观的刺激实际上是正在做梦的她的主观自我的创作物。在这里,我想到了一个比喻性的意象:在照镜子时,给自己再竖起一面镜子,这样你就可以看到无数的映像,所有这些映像都会退至一个假定的没影点。显然,我们已经进入了量子物理学领域和无法表达的自我的神秘之中。

"你能认出这些油画吗?"那个医生这样问道。

我说:"它们是我画的一些油画。"

那个我说:"让愚笨的人变得有智慧吧。"

那个医生错误地重复问道:"你是说你能认出其中的一些吗?"

我保持沉默,眼睛扫视着那些图片。有一幅教母,还有其他的一些图片是我曾经见过的。它们不知怎么的竟然是我画的一部分油画,而且我非常高兴见到它们。

在这里,当做梦者"质问"她自己内心的内容时,我们又一次面临在内在领域与外在领域之间的模糊界限。在自我的问题上,不可能有完全精确的测量方法。接受传统训练的精神病医生("她的目光和那个桌子一样硬")严厉、困惑,且难以继续,这一点不足为奇。

做梦者所看到(然而,她无法确定是自己过去画的,还是打算将来画的)的最后一幅油画,是对多重人格的动态描画,这种多重性有着多种色彩的"轮廓"或边缘,这是在梦中对内在世界、自我,甚至可能包括病房之优势的承认。虽然有许多困难,但这个做梦者察觉到,多重性提供了某种程度的(内在)丰富性和自由,不同于一个"粘着好多人"的、单一清晰的"医生的(doctors[原文如此])世界",值得以某种方式或形式紧紧抓住:

接着,我听到了心里那个我的故事,于是,我知道了这幅画表现的是我在医生的(doctors[原文如此])世界里与其他人一起飘,试图在所有事情上都随波,但却总是因为我与他们不同而变得很显眼。

"这对你来说意味着什么?"那个医生依然这么问着。

"一幅自由的画面。"我默默地说。

做梦者现在愿意"在所有事情上都随波逐流",这是好转的迹象,在她试图存在于内在维度与通常认可的、名义上健全的世界的中间领域时,她的独特性总是很明显。当然,这个问题非常复杂。那第三个医生,你还坚持认为没有多重人格这样的事情吗?还有那些"专家们"呢(例如,那些在每一个拐角处、翻起每一块石头查找的专家)?

22

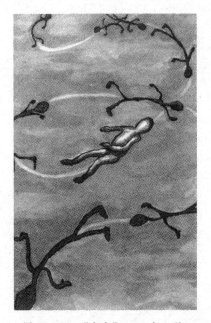

图 11—11 "自由",2002 年 5 月。

23

让我们停止沉思的梦与油画，以一种既有说服力又深刻的方式唤起整合的多个方面。它们的心灵丰富性以诗一般的、栩栩如生的方式表现出来，表明了整合精神病医生和心理治疗师（不亚于那些支持、引导我们的人）的系统及其自我的必要性。如果我们沿着这些领域前进，联系就会增强，痛苦就会缓解。这难道不就是它的真谛所在吗？如果我们不这么做，来访者最终就会不再尝试，退回到在内心所发现的临时完整性之中：躲避外界普遍存在的瓦解/局限（卡夫卡所谓的"向内迁移"[interior emigration]）。我们观察到，克里斯蒂娜的梦快结束时，她完全不再尝试交流，最终只在心里"默默地"说着话——这是一种对于在创造性方面有问题的人找不到有价值的对话者时所发生一切的动人描述。不过，甚至在梦的叙述以及创作的艺术作品（这些作品本身就是完全没有联系的元素的极好整合）中，我们都看到克里斯蒂娜对于那些有一天也许会失去和太过频繁失去的东西而提出的引人入胜的劝告。可以说，对我们而言，诺斯替教派的要旨（gnostic message）就像罗伯特·科尔斯（Robert Coles）所言，"在叫一声就能听得到的地方"。

参考文献

Goffman, E. (1961a). *Asylums: Essays on the social situation of mental patients and other inmates*. New York: Anchor Books.

Goffman, E. (1961b). *Encounters: Two studies in the sociology of interaction*. Indianapolis: Bobbs-Merrill.

Kundera, M. (1988). *The art of the novel*. (L. Asher, Trans.). New York: Harper & Row.

Laing, R. D. (1982). *The voice of experience*. New York: Pantheon.

May, R. (1969). *Love and will*. New York: W. W. Norton.

Nietzsche, F. (1968). *The will to power*. (W. Kaufman & R. J. Hollingdale, Trans.). New York: Vintage Books.

第十二章　存在整合对于主体间的强调

在当代深度心理治疗中，一个值得注意的新领域是人际关系精神分析、依恋理论、神经系统科学与存在主义心理治疗主体间维度的聚合。尽管这种聚合的优势现在还不很清楚，但它们的收益已经非常大。下面，我们将会从三个不同的视角考察这种收益。丹尼斯·波特努瓦（Dennis Portnoy）用他适时的反省"关联：存在主义取向与精神分析取向的聚合点"给本章设定了背景。在这篇评论中，波特努瓦仔细地阐述了有关聚合的术语、它们最新的表现，以及它们在一个动态案例中各个综合的"鲜活的"点。虽然波特努瓦是一个谨慎的人，但他还是相当乐观地认为，一个新的时代可能正在趋近。这是一个精神分析将强调的重点放在相互关系（mutuality）之上，而且其规则可以与存在主义对于共存（coexistence）和共同发现（codiscovery）的强调结合到一起的时代。

遵循着波特努瓦的引导，精神分析先驱罗伯特·斯托洛罗（Robert Stolorow）用他的主体间系统理论（intersubjective systems theory），开创了新的探究领域。主体间系统理论是一种以现象学为基础的精神分析理论，是斯托洛罗和他的同事花了三十多年的时间开创出来的。从本质上说，主体间系统理论包含治疗师一来访者会心的背景——而且，这个背景包括存在（being）。斯托洛罗博士为了详细地阐释他的观点，叙述了一段非常私人的经历——他自己崩溃了，他的妻子对这场灾难进行了非凡的调解，由此而出现了整合（包括个人的整合和本体论的整合）。斯托洛罗漫长的探索过程最终具有深刻的存在主义韵味。尽管他认为语言是他治愈过程中必不可少的因素，不过他同时也留意与语言有"密切联系"的躯体维度（R.Stolorow，私人通信，2006 年 11 月 5 日）。斯托洛罗以让人动情方式，进一步揭开了那些维度的面纱——还有语言学结构。

在本章的最后一篇文章中，戴安娜·福沙（Diana Fosha）提出了她的加速体验一动力性心理治疗(Accelerated Experiential-Dynamic Psychotherapy,AEDP)实践模型。福沙博士在她充满活力的例证中,列出了她的取向的理论基础,将她的取向与 EI 模型做了对比,并呈现了一个让读者动情的案例来加以论证。这篇小短文不仅使她的方法学阐释变得生动活泼,而且生动地暗示了 EI 背景内的相似立场。福沙总结说,尽管它们强调的重点稍有不同,但 AEDP 和 EIP 一起,能够动员起强有力的力量来酝酿发展的、神经科学的、经验性的实践,而这在依恋创伤的领域内尤其能够导致意义深远的治愈。

关联:存在主义取向与精神分析取向的聚合点

丹尼斯·波特努瓦

丹尼斯·波特努瓦,婚姻与家庭治疗师(MFT),在旧金山私人开业。他所感兴趣的领域之一是精神分析心理治疗与存在一人本心理治疗的整合。他还撰写了一些关于人们在助人角色中的自我关怀(self-care for people in helping roles)的文章,还开办了关于这个主题的工作坊。他撰写了《过分承担与营养不良:助人角色中的自我关怀指导》(*Overextended and Undernourished:A Self-Care Guide for People in Helping Roles*,1996)。

总的看法

从历史上看,第三势力的创立超越了亚伯拉罕·马斯洛(Abraham Maslow)及其他人在精神分析和行为主义中视为还原论(reductionism)的东西。存在一人本心理治疗和精神分析心理治疗通常被视为分离的存在世界。在这篇文章中,我提出,对话一存在治疗(dialogical-existential therapy,马丁·布伯哲学的衍生物)与人际关系精神分析(interpersonal psychoanalysis)有重要的共同基础,尤其是它们都强调关联(relatedness)是主要的治疗成分。在近些年精神分析理论不断变化的风景中,斯蒂芬·米切尔(Stephen Mitchell)和刘易斯·阿伦(Lewis Aron)清楚提到、罗伯特·斯托洛罗间接提到的人际关系维度,与对话一存在视角已经非常接近了。在更近的这几年,依恋理论和神经心理学这些相关领域中的趋势,已经加入了这场关于和睦关系(rapprochement)的对话中。这篇文章总体而言,我先分析了这些发展的本质,论证了其与实践的相关性,并概述了其对于一种拓展的治疗理论具有的启示。

精神分析中关键的改变动因

精神分析理论强调,内心因素和人际关系因素对于推进改变而言都非常重要。那些视内心因素为心理治疗中关键的改变动因的治疗师,通常会将关注通过解释而得来的洞察。尽管许多分析治疗师都不再像西格蒙德·弗洛伊德(Sigmund Freud)那样强调驱力理论和俄狄浦斯分析,不过,他们依然认为通过解释而得来的洞察是改变的关键因素。

由于移情(transference)具有潜在的疗效,因此,精神分析家一直都强调人际关系。古典的精神分析理论认为,移情主要是过去关系的再现。修通(working through)是使得患者能够重新体验婴儿期固着(infantile fixation),然后摆脱其婴儿期固着的主要过程。阿伦(1996)承认,有一些资格较老、地位较高的信奉弗洛伊德学说的学者已经摆脱了分析师的超然姿态,也不再认为移情仅仅是一种歪曲(pp.11,199,256)。阿伦指出,汉斯·罗耶瓦尔德(Hans Loewald)是第一位强调分析师要参与到互动领域内的信奉弗洛伊德学说的分析师(p.209),不过,他同时也对关系分析师和当时大多数信奉弗洛伊德学说的分析师之间的不同做了评论。"关系分析师强调的是作为个体的分析师、他或她不断变化的情感体验、移情－反移情整合的相互影响及连锁本质"(p.18)。

米切尔(1988a)解决了一个冲突的观点,即分析理论家关于内心因素相对人际关系因素对治疗结果更为重要。他将弗洛伊德和沙利文(Sullivan)做了对比并提出,沙利文对于心理状态之人际关系本质的强调与斯特恩(Stern)从当前的婴儿期研究中精炼出来的观点非常相像(p.478)。弗洛伊德认为,自由联想是由无意识因素形成的。沙利文和后来的人际关系论者(interpersonalists)认为,治疗是由特定的情境以及与治疗师的关系形成的。

阿伦(1996)称赞了米切尔,说他将内心因素与人际关系因素同等视之,而不是与之相反,将其仅视为个人内部的和内心的(p.208)。

关联与精神分析传统

德－福雷斯特(De-Forest,1942)指出,费伦齐(Ferenczi)并不赞同弗洛伊德对于被动的、不做反应的治疗师的强调。费伦齐提出,分析的情境是一个人类情境,包括两个人格之间的互动,而且治疗师的真实人格在治疗过程中会发挥一定的作用(p.121)。

莱昂内尔斯、菲斯卡利尼、曼和斯特恩(Lionells, Fiscalini, Mann, & Stern,

1995)在评论沙利文、弗洛姆(Fromm)和霍妮(Horney)的人际关系传统时,指出了费伦齐和沙利文关于患者和分析师之间相互关系的相似之处。

阿伦(1996)认为,费伦齐的观点是所有人际关系取向的基础:

> 费伦齐是第一位认为需要将患者的阻抗理解为分析师反移情机能的分析师。费伦齐指责将移情视为一种需要分析师矫正的歪曲。在费伦齐看来,治愈的本质来自于患者在关系中有了新的体验。(p.168)

阿伦批评了费伦齐在相互分析(mutual analysis)方面所做的有争议的试验,并总结说,"费伦齐过于认同他那些有创伤的患者,而且,他的相互分析虽然包含了一些重要的因素,但是其极端的形式却并不可行"(pp.174-175)。

克莱门斯(Clemmens,1984)讨论了卡伦·霍妮(Karen Horney)对弗洛伊德提出的移情这个机械概念的摒弃。克莱门斯聚焦于霍妮的这一信念:即弗洛伊德关于整个人类种族的观点是基于中上层维也纳人的状况而得出的。他还指出了霍妮与弗洛伊德的不同意见,即霍妮认为,移情是幼稚的、非理性的情绪反应的重现(p.311)。克莱门斯写道,"分析师与患者的会面是一种独特的人类会心,每一个参与者的个体性都会决定这种体验的性质和特征"(p.314)。

米切尔(1988a)像霍妮一样,也强调了弗洛伊德提出那些理论的文化背景。他描述了弗洛伊德聚焦于内心因素如何受到了达尔文理论以及当时时代精神的影响。为了清楚阐明人际关系的视角,米切尔写道,

> 人际关系的视角常常会被人们误解。人的心理是某个场(field)的一部分,而不是一种凭自身而产生的自限现象。人际关系的立场有时候会被歪曲为一种朴素的环境论、一种肤浅的社会心理学……坚持认为,一个人大脑"里面"所发生的事情一点也不重要,它只不过是外界所发生之事的一种变换。(pp.473,480)

米切尔认为,当强调的重点放在治疗师与患者间的互动上时,心理治疗中就会出现最大的变化。在米切尔(1988a)看来,

> 在雅各布森(Jacobsen)、科恩伯格(Kernberg)、罗耶瓦尔德(Loewald)、桑德勒(Sandler)及其他人的作品中,驱力(drive)逐渐变得越来越人际关系化(inter-personalized),他们认为驱力似乎并不是在有机体本身内部形成,而是在婴儿和母亲的互动中出现、形成,因此,它本质上是双向的。(p.488)

在过去的几十年里,精神分析一直强调关系的视角。阿伦(1996)描述了古典的理论(尽管有显著的差异)是如何朝着关系的方向前进的(pp.1,76,203,256)。

托宾(Tobin,1990)和卡恩(Kahn,1996)称赞科胡特(Kohut,1971),认为他将精神分析从一人(one-person)心理学转变为两人(two-person)心理学。他们强调,科胡特所关注的焦点远离了现实检验(reality testing),他反对将精神病理学视为受挫驱力的产物,而且他还强调患者的自体－客体需要。托宾(1990)指出,科胡特反对将治疗师视为纯粹客观的观察者的观点。托宾也承认,现在大多数的精神分析师并不刻板地坚持这种立场。

斯托洛罗(1987)拓展了科胡特的研究,他认为患者和分析师"共处一个由双方互动而产生的心理场中"(p.4)。他并不赞同古典的中立分析姿态,认为这样的姿态会进一步使得最初的发展性偏离变得根深蒂固(p.10)。他和他的合著者们强调治疗师和患者之间的交互影响,并关注治疗师的主体性是如何对患者产生影响的(Stolorow,Atwood,& Brandchaft,1994,p.10)。斯托洛罗认为,治疗师以共情的方式体验患者内心生活的能力是一个关键的改变动因。

英国客体－关系分析师温尼克特(Winnicott,1960)强调婴儿与母亲之间的关系,并认为治疗师"足够好的照料"(good enough mothering)会带来积极的治疗结果。

冈特瑞普(Guntrip,1986)来自于同一个传统,他描述了自己的转变,不再坚持纯粹的内心视角。在与费尔贝恩(Fairbairn)和温尼克特讨论他作为患者的自我分析时,他描述了那些使他能够修通自身冲突的关键因素。他称赞费尔贝恩,说费尔贝恩"软化了他受压抑的材料",不过,他也指出了费尔贝恩所采用取向的局限性。

哈里·冈特瑞普(Harry Guntrip,1986)称费尔贝恩的取向是"一个俄狄浦斯分析的内部系统",而费尔贝恩对内化的力比多张力与反力比多张力的强调是"浪费时间"(p.450)。接着,冈特瑞普表扬温尼克特提出了"抱持环境"(holding environment)和深刻的直觉洞察(intuitive insight),他说,"我终于有了一个能够重视自己孩子的母亲"(p.450)。冈特瑞普称赞温尼克特,说他的解释和他提出的成为一个"足够好的母亲"使得他能够修通自己的精神分裂性孤僻(schizoid aloofness)。而在批评客体关系的其他作品中,冈特瑞普(1969)听起来则像是一位存在－人本治疗师:

　　理论至今还没有恰当地对布伯(Buber)的"我－你"(I-Thou)关系做出概念界定,这两个人对彼此而言可以同时是自体和客体,以这样一种方式,他们作为人的现实就变成了他们双方都不能脱离那种关系,因为这种现实是在那种关系中发展起来的。这就是美好的婚姻与友谊中发生的一切。(p.389)

在科胡特(1971)、斯托洛罗(1987)和温尼克特(1960)的所有作品中,关联(relatedness)的主题及其治疗价值都是围绕着患者内化有同情心、可信赖的治疗师进行的。

斯托洛罗(1987)断言,患者通过内化治疗师持续的共情,就可以治愈从儿童期就出现的自体—客体分裂(p.13)。早期的共情失败在分析情境中会再次体验,并且通过新的关系而得以治愈。他指出,儿童期的共情失败是在移情(transference)中唤起的,治疗师的共情反应会直接地促进结构形成(structure formation)(p.4)。当来访者内化治疗师的共情,他们就会发展出一种能力,对自己的情绪和需要采取反映、理解、接受和鼓舞的态度。

温尼克特(1960)也强调这种治疗环境,认为其可以使患者将治疗师内化为一个可信赖的、不变的他人。

米切尔(1987)认为,关系模型的各种理论各有不同,它们在许多重要的方面彼此不同(p.400)。(有关各种关系理论之间相似之处与不同之处的详细描述,可以参见 Aron,1996。)米切尔(1987)指出,科胡特、费尔贝恩、温尼克特和沙利文一样,都认为患者对于满足的需要是以安全为基础,而不是病理的(p.401),反映了患者为调节自尊和客观需要与受挫驱力之冲突而做的斗争。

不过,米切尔(1987)认为,科胡特坚持的是心理一元论,认为自我是独立于与他人的互动而发挥作用的。对于自体心理学家(以及英国的客体—关系理论家)对于内化的强调,以及对于过去和早期关系需要的过分强调,米切尔提出了反对意见。对于科胡特将关注的焦点放在自体组织(self-organization,即个人感觉到的需要[felt needs]和自我反省的体验[self-reflective experience]),他做了如下的评论:

在与他人的关系矩阵之外,并不存在孤立的"自体"。科胡特将分析师与接受精神分析者之间互动的复杂性还原成了"自恋问题",把内心领域与人际关系领域都包括其中,却最终将关系视为次要的。(p.406)

对于弗洛伊德的孤立的个体心理(isolated individual mind)概念,斯托洛罗(1987)也提出了反对意见:"主体间概念的提出,部分是对古典分析仅仅根据患者内心的过程和机制来看待病理学这一不幸倾向而做出的一种反应"(p.3)。

阿伦(1996)指出,许多自体心理学家都认为他们已经超出了科胡特提出的狭隘观点,包含了一个更为广泛的关系框架(p.56)。阿伦承认说,"由于自体心理学与主体间理论(intersubjectivity theory)之间的关系,关系取向与斯托洛罗的主体间取向之间的一些相似之处没有得到大家的认可"(p.18)。

米切尔(1987)在批评英国的客体—关系模型时,对于强调患者内部在场与其真实互动及事件的相对立提出了反对意见:"温尼克特关注的是与他人的早期经验所剩下来的东西;并因此得出了与他人相联系之自我的意象和假设"(p. 404)。

米切尔(1988b)在批评这种发展受阻的视角时,对分析师提供关系体验来替代婴儿从未遭遇过的那些体验这一构想提出了怀疑(p.289)。他一直都批评这样一种观念,即一大片的幼儿期心理生活正等着出现,他提出,儿童的体验是一种与他人发生交互联系并向他人提出要求的主动策略(p.165)。在米切尔看来,病理学的起源是一种受限的关联模式,并不会放过患者身上的幼儿期体验。他建议聚焦于分析师与接受精神分析者"互动的空间"(p.404),以及分析关系中此时此地的知觉和互动(p.405)。

不是因为它改变了接受精神分析者"内心"的某些东西,也不是因为它释放了某个停滞的发展过程,而是因为它说了一些非常重要的东西:分析师与那个接受精神分析的人面对面地站在哪里,他们两个人之间有可能会建立哪种类型的关联。(p.295)

正是通过学习新的互动模式,来访者学会了以一种新的方式来体验自身与治疗师。他们有可能获得更为丰富的有关自我和他人的体验,并因此可以获得更为亲密的关系,更可能获得各种不同的体验和关联。

米切尔(1987,p.304)在他的萨姆(Sam)案例中,抓住了来访者与治疗师之间所发生之事的实质和重要性。米切尔问萨姆是否想过,他实际上对萨姆的好心境感到很高兴,而不是感到不满。米切尔这样写道,"通过这样做以及一些类似的交流,关系逐渐地发生了改变。此时此地的互动拓展了萨姆的关系矩阵,使他对与他人相联系的自我产生了新的体验"(p.295)。

米切尔(1988b)谈到了治疗师要发现一种真正的声音,这种声音是更多属于个体自己,而较少因为接受精神分析者的关系矩阵的构形和有限选择而被塑造。通过这样做,他或她就会给接受精神分析者提供的机会来拓宽和扩展那个矩阵。

阿伦(1996)为界定关系精神分析(relational psychoanalysis)而做出的尝试抓住了其本质:

关系精神分析既不是一个统一或整合的思维流派,也不是单一的理论观点,而是一组多样的理论,这些理论都关注个人的、内心的以及人际的关系。

将如此众多所谓的关系流派联合起来的,既不是任何共同的心理玄学(metapsychology),也不是一种共同的对于古典心理玄学的批评,尽管这无疑是许多关系主题文章的一个共同元素。许多关系理论家的共同之处似乎在于,他们都强调精神分析过程中患者与分析师之间的相互性和交互性。(pp.19,123)

到这里为止,我已经对精神分析理论及其有关作为心理治疗中改变之成分的内心因素和人际关系因素的观点作了一个历史性的叙述。我已经概述了关系取向,将单一的心理概念与互动的心理概念做了比较,并澄清了各种人际关系精神分析取向之间的一些主要差别。

存在-人本心理治疗

对于哪些因素是心理治疗中促进改变发生的最为重要的因素,存在-人本治疗师的观点各有不同。对话治疗师强调,人际关系因素是治愈的关键成分。其他人,如宾斯万格(Binswanger,1954)、鲍斯(Boss,1963)、布根塔尔(1987)和梅(1983)等人在承认来访者与治疗师之间真诚会心的重要性的同时,也都强调内心因素。

根据欧文·亚隆(Irwin Yalom,1980)的观点,"存在主义治疗是以有关个体内部相互影响的各种特定力量、动机、恐惧的迥然不同的观点为基础的"(p.17)。在亚隆关于存在主义治疗的研究中,他是这样总结的,"除了他们都反对弗洛伊德的机械论的、决定论的心理模型,都采取一种现象学的治疗取向之外,存在主义分析师之间几乎没有什么共同之处,而且,他们从未被视为一个具有内聚力的思想流派"(p.17)。

在卡尔·罗杰斯(1980)看来,患者与治疗师之间的相互关系和真诚会心,是心理治疗中重要的治愈成分。罗杰斯这样评论治疗师的姿态,他说,

在治疗关系中,只有当治疗师作为一个人而与来访者发生关联,作为一个人而冒险,他或她才能对来访者大有帮助。很少有这样的时刻一个完全真实的人与另一个人完全真实的人相遇,若有这样的时刻,马丁·布伯所谓的让人难忘的我-你关系(I-Thou relationship)便会出现。(p.9)

从马丁·布伯的学说中提取出来的对话取向强调,关联是改变的重要成分。

从对话的视角看,患者与治疗师之间所发生的一切为患者接受他人并真正地参与到他人之中做好了准备。布伯(1958)认为,我－你关系是最为成熟的关系。我－你关系包括两人之间充分的尊重和相互关系。

对于对话治疗师来说,其任务是尽力将关系转变为有可能出现我－你时刻的关系。布伯(1958)强调,治疗师和患者之间有可能建立充分的相互关系。弗里德曼(Friedman,1985)断言,真实会面的时刻并不需要治疗师和患者完全平等,也不需要治疗师透露任何关于他们自身生活的内容。布赖斯(Brice,1984)坚持认为,相互关系既不是平等关系,也不会促进移情满足(p.122)。

对话治疗师认为,将治疗师内化为一个积极的客体,就把强调的重点放在了患者内心而不是患者与治疗师之间所发生的事情上。他们之所以反对内化这个概念,是因为这个概念将强调的重点完全放回到了自我身上(即我－你关联内化了的结果)。他们认为,重点应该在于治疗师的机能以及治疗师应该成为的客体类型。客体－关系理论只处理了关于个体与世界的心理表征,而不涉及两人之间关系的任何真实方面。

布赖斯(1984)写道:

客体关系这个术语并不描述一个人与另一个人之间的会面。这个术语仅限于自我、关于自我的意象以及关于他人的内在意象之间的一种内在关系。从理论上看,这些关系仅存在于一个封闭的心理系统内。布伯并非不承认自我与关于自我及他人的内在意象之间存在某种关系。他坚持认为,这样的关系常常与我－它(I-It)的世界联系在一起。(p.119)

我－你关联与我－它关联

威廉·赫德(William Heard,1993)指出,患者大多数的损伤都出现在我－它关系中,在这种关系中,患者总是被他人当做一个客体而与之发生关联(p.149)。布赖斯(1984)认为,我－它关联是各种问题的起源,他还进一步解释说,自我障碍患者的病态关联是由于他们陷在了我－它领域的深深壕沟之中。

病态的关联将患者还原成了一个它(it),他们变得过于将自己封闭在自我之中,使得他人很难承认其是一个独特的他人……这些患者在与他人发生关联时,通常希望他人按照自己希望的方式来表现,或者依附于一些感觉迟钝的人,而完全不理会自身的利益。(pp.111－112)

在我看来，温尼克特（1960）的虚假自我（false self）概念便是受到我－它世界限制的关联方式的一个例子。儿童在面对母亲的不适当反应时，会变得顺从，隐藏他或她自己的真实感受，被迫以一种虚假的存在（false existence）来生活。当学会通过真实的自我来以更健康的方式与他人发生关联，个体便为更为真诚的对话做好了准备。

对话治疗师还关注治疗过程可能影响我－它关联的方式。他们批评了对移情的古典分析取向，以及对治疗师的中立姿态的强调。

在对话治疗师看来，移情与真实的关系之间存在着一种不可协调的冲突。他们不赞同治疗师与患者之间的真实关系必须为了移情的治疗工作而牺牲。对话治疗师还强调，患者对治疗师的反应并不仅仅是早期冲突关系的重现。

在菲利普斯（Phillips，1980）看来，"患者将其过去投射到治疗师身上这一事实，并不能减少他们当前对于治疗师之情感的真实性"（p.145）。

弗里德曼（1985）强调评估患者与他人发生关联之能力，以及超越移情的治疗工作的重要性，他说，"在分析完移情现象之后，肯定性会淡（confirming meeting）必须成为治疗工作的中心。治疗师现在必须不仅要意识到患者被压抑的冲突，而且还要意识到他未被唤起的建立个人关系的潜能"（p.69）。

对心理治疗的启示

我们作为治疗师如何参与到作为你（Thou）的来访者中？我－你时刻与移情和反移情是怎样联系到一起的？我们可以思考一下下面这个例子：

"苏珊"（Susan）斜着眼睛看我，偶尔会有直接的目光接触。我感觉到，她那些无形的触角正仔细地扫描着我的面部表情和声音语调。苏珊经常督促我来衡量她的下一个行动。她是一个会保护自己、讲究策略的人，而且显然比她表现出来的要警惕得多。苏珊是一名护士，33岁，非常聪明。她感到非常孤独、孤立，认为自己有缺陷。她对于放弃（abandonment）/不协调（misattunement）非常敏感，这使得她经常为了评估如何适应而仔细地监控周围的环境。苏珊还在理想的我（idealizing me）与贬低的我（devaluing me）之间出现了分裂。（用古典的方法看，苏珊的症状是高机能边缘性人格的表现。）

我问她，"你猜我在想什么？我的感受如何？"苏珊告诉我，说我的语调过于严厉，说我没有表现出足够的支持。这是一个偶尔会浮现出来的主题。我鼓励她在她感到我不支持或过于严厉时，要告诉我。她跟我说，她认为我对于她今天没有任何进展感到很恼怒、厌烦。我问她，她是否觉得我需要她在治疗中有所起色才会重视她？或者她是否觉得她正在让我感到失望？

　　我们已经建立了充分的信任让我可以问她这样的问题，"如果你是对的，我就是感到了恼怒，那会怎么样呢？"

　　苏珊回答说，"我将不得不做你希望我做的事情，我将会变得很顺从。"接着，我问她，你想象一下，如果我真的恼怒、厌烦了，而她并没有试图取悦我或满足我的预期，那么，将会发生什么样的情况呢？苏珊说，她害怕我会收回我对她的关注和给她的温暖。

　　她担心我对她不够支持，部分原因在于她的不信任，她觉得没有任何人会在那里（be there）支持她。她还倾向于给我鼓劲，让我关注她，并期望我能让一切都变得更好。我认识到，我确实感到有些恼怒，尤其是对她想要完全控制面谈方向的需要感到恼怒。我还认识到，有时候我确实期望面谈会取得进展，没有进展的面谈让我产生了挫败感。她正在了解我没有说出口的情感。我柔和了下来，告诉苏珊，尽管我并不确信我是否如她所体验到的那样严厉，不过我有时候确实会感到恼怒。我还告诉她，有时候我觉得是我让她感到失望。我这样说有可能会让她产生想要照顾我的欲望；不过，在这里，情况并非如此。

　　我告诉苏珊，我需要区分相对于关于我行为的准确描述，她对我的知觉在多大程度上反映了她的问题所在。苏珊似乎被我的反应深深感动了。她径直地看着我，声音有些沙哑，满眼泪水。"我知道了我应该如何做出总结，即我关于你的知觉是事实。"对于那些通常出于防御而加以掩饰的脆弱情感，她也能够承认了。"我害怕失去和你的联系，害怕一直孤独。"我们将关注的焦点放在她何以将我的恼怒体验为我们之间联系的破裂，而这种体验使她觉得自己做了一些错事，而且觉得自己一直都不够好。

　　我邀请她注意一下，她觉得我是一个很棒的人，还是一个让她失望的人，她是要批评我，还是试图通过顺从而取悦我。她想要的感觉是，我们一直联系在一起，但不过于亲密。我跟她分享了我的信条：在她觉得过于亲密的时候，她可以批评我。她承认说，当她觉得容易受伤和过于亲密时，她很可能会批评我。曾有一段时间，苏珊为了保护自己而不与他人过于亲密，她离群索居，小心仔细地监控他人，批评他人。

　　她担心我会厌烦而产生的焦虑，与她对我的反应所保持的警觉以及她的恐惧（她害怕，如果她不满足我的需要，就会失去我们之间的联系）有关。在这一刻，我向她指出，她正在测定联系，而且她的价值观建立在我的反应基础之上。我根据自己的担忧，即害怕这种模式会对她有害（即，会限制她与他人建立联系的能力），设计了这次讨论。我尽可能地认识到她对我的影响。我还认识到，我的内心反应如何促成了一种熟悉的适得其反的互动（这是我们在一起共同创造的）。

　　在我们这次治疗面谈之后的几个月中，苏珊更愿意暴露她的脆弱性，而且她保持警觉和分裂的倾向降低了。

讨　论

我－你时刻并不要求治疗师是友善和不得罪人的。治疗师必须愿意让他或她自己被患者的主体性来塑造(Wachtel,1994,p.102)。

重要的是,我一直都知道自己如何受到了苏珊的影响,而且,我愿意将她关于我的知觉接受为正确的,而不是将其视为阻抗(resistance)而自动地不予考虑。

接受我－你视角还要求我允许自己受到苏珊的责难。我并不是说治疗师必须不加批判地自我暴露,或暴露有关自己的个人信息。

我对她的反应不仅仅是共情性的镜像姿势。我们之间发生了一些事情,而不仅仅是她将我内化为一个好的客体。苏珊找到了新的可能性来发生关联,这包括表达她的想法、情感和需要,而不管他人会如何对她做出反应。

走出我－它(I－It)领域要求我更多地以心为中心(heart centered),而不是以理智为中心(intellect centered)。这并不是说我放弃了理智的探究,而是说它扮演的角色不那么重要。有些时候解释是非常适当的,尤其是当强调来访者－治疗师在当前的互动时,更是如此。

根据我－你视角来开展治疗工作,需要态度发生转变,不能只接受一种特定的取向。分析治疗师可以用一种我－你姿态来看待来访者。重要的是,治疗师要愿意在适当的时候让来访者知道他或她对治疗师产生了怎样的影响。治疗师还需要将偏见放在一边,对两个人之间真诚的会心持开放的态度,而且还要敏锐地意识到他或她的问题/反应对治疗产生了怎样的影响。

要精确地描述我－你时刻所发生的事情并不容易。明确的是,当治疗师坚持某一特定的视角,而不是采取特定的技术时,会谈就会更有可能进行下去。这并不是说采取如共情协调(empathic attunement)这样的特定行为。治疗师必须愿意因来访者而感动,并反过来准备好对会谈中产生的这个维度进行探究。斯托洛罗(在本章)用不同的措辞提出了相似的论点。

临床总结

存在主义理论家和分析理论家在清楚阐释他们的视角并为其视角辩护时,通常都极化了,遵循了只能二选一的思维。尽管他们各不相同,不过在过去十年里出现的一场运动表明他们之间有着更多共同的基础。

卡恩(Kahn,1996)、托宾(1990)、海克纳和雅各布斯(Hycner, & Jacobs, 1995)都写过存在－人本视角与精神分析理论之间的联系。他们都强调科胡特 (1971)和斯托洛罗等(1994)清楚阐明的主体间理论。卡恩(1996)在将科胡特和 罗杰斯做比较时,提出,科胡特和罗杰斯都思考了患者有关现实之观点的合理性 问题。他们两人都避免给患者强加解释,并都重视治疗师与患者间的真诚会心。 为了与存在主义对相互关系的强调保持一致,卡恩引用了斯托洛罗的观点,即治 疗中的僵局通常是由于治疗师缺乏觉察而引起。

托宾(1991)指出,科胡特尽力在患者世界的背景中来理解他们知觉的正确 性,而不是采用弗洛伊德的观点,认为患者出于防御而做了歪曲。托宾认为,自 体心理学是存在主义世界与精神分析世界之间的桥梁,因为自体心理学强调场 论(field theory)以及整体而非还原的观点。托宾还针对这两种理论模型的优势 和弱点,提出了富有启发性的评论。

海克纳和雅各布斯(1995)指出了自体心理学与存在－人本取向之间的相似 之处。他们强调治疗师主体性的重要性,强调自我是一种自我与他人之间互动 的体验(self-with-other experience),并强调站在对话中患者的一边来感受患者 的内心体验。海克纳和雅各布斯将斯托洛罗所强调的共情沉浸(empathic im- mersion)与马丁·布伯的包容(inclusion)概念进行了对比。在布伯(1965)看 来,包容的意思是积极勇敢地让个人的存在进入他人的生活(p.81)。

海克纳和雅各布斯(1995)断言,当患者的自体－客体的镜映(mirroring)和 融合(merging)需要得到共情式的回应,他们就会获得真实会谈所必需的技能。 他们承认,自体心理学的首要目标是自体组织(self-organization),而不是仅生活 在关系之中。

尽管我的评论涉及的基础与卡恩、托宾、海克纳和雅各布斯部分相同,不过, 我还要强调米切尔和阿伦的贡献。我认为,是米切尔和阿伦让精神分析与存在 －人本观点之间的关系变得甚至更为密切了。

阿伦(1996)称布伯的我－你为亲密的相互关系(mutuality of intimacy),并 比较了布伯的"互动的范畴"(category of the between)(p.156)与温尼科特的过 渡空间(transitional space)。他指出了在有关相互关系的看法方面布伯和他自 己的相似之处,强调相互关系并不是指一致或不成熟的共识,而是通过与患者主 观世界的主观协调而获得的(pp.150,151,156)。阿伦还指出了他与布伯的一致 看法,即他们都认为,患者与分析师之间的关系并不是完全相互的,分析师必须 尊重患者与分析师之间在角色、机能、权力、责任方面的差异(pp.124,157)。

之所以说关系取向与我－你观点一致,是因为它强调真诚互动的时刻,并确 信患者与治疗师之间的关系是促进改变的主要元素。

对话与关系视角强调，治疗师将患者有关他们的主观体验视为治疗师与患者之间的互动塑造而成并对之开放，与此同时，需要提防不要陷入局限的、惯常的互动模式之中。

对话心理治疗与关系精神分析都断言，与治疗师之间的积极关系并不只存在于内心（由一个封闭的心理系统组成）之中。它们二者都强调真诚（genuineness），而且米切尔（1988b）警告说，用某一种学说要求的行为举止来对待患者（不管这种行为是中立，还是共情），有可能会破坏真诚的互动（p.296）。

这两种取向都关注米切尔（1988b）所谓的"压缩的人际关系模式"（constricted interpersonal patterns）和布伯（1958）所说的"我—它关联"。正是那些真实的、真诚的会谈，使得心理治疗产生了作用。

附　言

从最初撰写这篇文章以来的这些年里，越来越多的人强调精神分析神经心理学（psychoanalytic neuropsychology）、依恋理论以及关于婴儿的研究。这些领域中有很多讨论都将关注关联（协调）如何促进创伤治疗的过程（Portnoy，1999）。尽管这些新的取向有一部分超出了这篇文章的范围，不过它们提出了许多重要的问题。其中包括：安全依恋的历史能够提高我—你会谈（I—thou meeting）的能力吗？我—你时刻能够促进安全依恋或改变破坏性依恋模式吗？

情况似乎很可能是这样的：戴安娜·福沙对治疗师与来访者之间即时互动之细节的关注可能促进了我—你时刻（参见本章她的文章）。她认为她的主体性在多大程度上促进了会心中的相互影响？我—你是一种核心的情感吗？

丹尼尔·西格尔（Daniel Siegel，2003）认为，治疗是一段共同的旅程（参见福沙的部分）。这段旅程包括相互的发现和影响吗？他强调双向共鸣的重要性，在其中，能量与信息在两个大脑之间自由地来回流动。这种共鸣与布伯的之间（between）有着怎样的对应关系？西格尔为了人际一致性或促进情感调节之神经联系的整合，而超出了协调（attunement）的目标吗？为了体验我—你时刻和真正的会面而进行神经网络的整合是必需的吗？人们的整体知觉——我—你关联的特点——不可化简化为各种技术和可确认的特性吗？

致　谢

这篇文章改编自一篇题为《关联：存在主义心理治疗与精神分析心理治疗的聚合点》（*Relatedness：Where humanistic and psychoanalytic psychotherapy* converge)的文章,发表于《人本主义心理学杂志》(*The Journal of Humanistic Psychology*),1999,39(3),第 19—34 页。编者在此感谢圣智出版公司(Sage Publishing company)允许重印这篇文章的一些部分。

参考文献

Aron,L.(1996).*A meeting of minds:Mutuality in psychoanalysis*.Hillsdale,NJ:Analytic Press.

Binswanger,L.(1954).*Daseinsanalyse and psychotherapie* [*Daseinanalysis and psychotherapy*].Bern,Switzerland:Francke Verlag.

Boss,M.(1963). *Psychoanalysis and daseinanalysis*.New York:Basic Books.

Brice,C.(1984).Pathological modes of human relating and therapeutic mutuality:A dialogue between Buber's existential relationship theory and object relations theory.*Psychiatry*,47,110—123.

Buber,M.(1958).*I and thou* (2nd ed.,R.Smith,Trans.).New York:Scribner.

Buber,M.(1965).*The knowledge of man:Philosophy of the interhuman* (M.Friedman,Trans.).New York:Harper & Row.

Bugental,J.F.T.(1987). *The art of the psychotherapist*.New York:Norton.

Clemmens,E.(1984).Transference and countertransference.*American Journal of Psychoanalysis*,44,311—315.

De-Forest,I.(1942).The therapeutic technique of Sandor Ferenczi.*International Journal of Psychoanalysis*,23,120—139.

Friedman,M.(1985).*The healing dialogue in psychotherapy*. New York:Jason Aronson.

Guntrip,H.(1969).*Schizoid phenomena,object-relations and the self*.New York:International Universities Press.

Guntrip,H.(1986).My experience of analysis with Fairbairn and Winnicott.In *Essential papers on object relations*.Peter Buckley,ed.New York:University Press.

Heard,W.(1993).*The healing between:A clinical guide to dialogical psychotherapy*.San Francisco:Jossey-Bass.

Hycner,R.,& Jacobs,L.(1995).*The healing relationship in Gestalt therapy*.Hyland,NY:Gestalt Journal Press.

Kahn,E.(1996).The intersubjective perspective and the client-centered approach:Are they one at their core? *Psychotherapy*,33,30—42.

Kohut,H.(1971).*The analysis of the self*. New York:International University Press.

Lionells,M.,Fiscalini,J.,Mann,C.,& Stern,D.(1995).*Hnadbook of interpersonal psychoanalysis*. Hillsdale,NJ:Analytic Press.

May,R.(1983).*The discovery of being:Writings in existential psychology*.New York:Norton.

Mitchell,S.A.(1987).The interpersonal and intrapsychic:Conflict or harmony? *Contemporary Psychoanalysis*,23,400—410.

Mitchell,S.A.(1988a).The intrapsychic and the interpersonal:Different theories,domains and historical artifacts.*Psychoanalytic Inquiry*,8,472—496.

Mitchell, S. A. (1988b). *Relational concepts in psychoanalysis: An integration.* Cambridge,MA:Harvard University Press.

Phillips,J.(1980).Transference and encounter:The therapeutic relationship in psychoanalysis and existential psychotherapy.*Review of Existential Psychiatry and Psychology*,17,135 —152.

Portnoy,D.(1999).Relatedness:Where humanistic and psychoanalytic psychotherapy converge.*Journal of Humanistic Psychology*,39 (1),19—34.

Rogers,C.(1980).*A way of being*.Boston:Houghton Mifflin.

Siegel,D.(2003).An interpersonal neurobiology of psychotherapy:The developing mind and the resolution of trauma.In M.F.Soloman & D.J.Siegel (Eds.),*Healing trauma:Attachment,trauma,the brain and the mind* (pp.1—54).New York:Norton.

Stolorow,R.D.(1987).*Psychoanalytic treatment:An intersubjective approach*.Hillsdale, NJ:Analytic Press.

Stolorow,R.D.,Atwood,G.E.,& Brandchaft,B.(1994).*The intersubjective context of intrapsychic experience:The intersunjective perspective*. Northvale,NJ:Jason Aronson.

Tobin,S.(1990).Self psychology as a bridge between existential humanistic psychology and psychoanalysis. *Journal of Humanistic Psychology*,30,14—63.

Tobin,S.(1991).A comparison of psychoanalytic self psychology and Carl Rogers' person-centered therapy.*Journal of Humanistic Psychology*,31,9—33.

Wachtel,P.(1994).Behavior and experience:Allies not adversaries.*Journal of Psychotherapy Integration*,4,121—132.

Winnicott,D.(1960). *Ego distortion in terms of the true and false self:Maturation processes and the facilitating environment*.Madison,CT:International University Press.

Yalom,I.(1980).*Existential psychotherapy*. New York:Basic Books.

关于"本体论无意识"的自传体反思与理论反思

罗伯特·D.斯托洛罗

罗伯特·D.斯托洛罗,洛杉矶当代精神分析研究所和纽约主体性精神分析研究所的创立成员之一。他撰写了《创伤与人的存在:自传体的、精神分析的与哲学的反思》(*Trauma and Human Existence:Autobiographical,Psychoana-*

lytic，and Philosophical Reflections，2007），并与人合著了《经验的世界：精神分析中交织的哲学维度和临床维度》(*Worlds of Experience：Interweaving Philosophical and Clinical Dimension in Psychoanalysis*，2002），他还撰写了另外六本书，致力于在精神分析中发展一种现象学的、背景论的视角。

语言是存在之家。人就居住在这个家里。

　　　　　　　　——马丁·海德格尔(Martin Heidegger)

人与能指(signifier)的关系便是他在存在(being)停靠的港湾。

　　　　　　　　——雅克·拉康(Jacques Lacan)

我的语言的局限性就是我的世界的局限性。

　　　　　　　　——路德维希·维特根斯坦(Ludwig Wittgenstein)

语言不仅是人类在这个世界上的拥有物之一；相反，它取决于人类终究拥有一个世界这个事实……因此，我们便可以将存在理解为语言。

　　　　　　　　——汉斯—乔治·伽达默尔(Hans-George Gadamer)

导　言

　　主体间系统理论是一种以现象学为基础的精神分析视角，是我和同事们花了三十多年的时间发展出来的(Stolorow，Atwood，& Ross，1978)，它所坚持的基本原则是，情绪体验是在基本的主体间领域——相互作用的体验世界的系统内——形成。因此，情绪体验与协调及不协调的主体间背景是不可分离的。我们一直以来都主张，如果痛苦的情绪体验获得支持和得以整合的关系背景缺失，那么，这种体验就会变成永久性的创伤。

　　在这个案例中，我对这种主体间视角做了延伸，对几种无意识的情境性(contextuality)进行了探索，尤其是探索了一种我称之为*本体论无意识*(ontological unconsciousness)——个人存在感的丧失——的无意识。我利用我自己有关创伤状态的经验提出，正是在情绪体验融入语言的过程中，存在感诞生了，而这个过程的中断会导致存在感丧失。个人存在感的丧失和重新获得跟情境非常相关，依个人生活的主体间情境是阻止还是促进个人的情绪体验融入语言而定。

埃米莉在奔跑

我以一首诗来开头，这首诗的标题是"埃米莉在奔跑"（Emily Running）（Stolorow，2003a），写的是我最小的女儿，是我于 2003 年 9 月写的：

一天中我最喜欢的时光，
是早上和埃米莉一起走着去学校。
她会在离开车道时亲吻我一下，
这样，其他的孩子就看不到我们。
如果我够幸运的话，还会得到她的第二个吻，
偷偷地，在校园的边上。
在她跑开时，我的心微笑了，
她朝着教学楼跑去，
金色的头发飞舞着，
背上的书包啪啪作响，
我的灿烂的、可爱的三年级小学生。
慢慢地，几乎没有察觉，
一片乌云开始笼罩在
我心里的欢笑上——
不是悲痛，而是一种凄凉的忧伤——
看着她跑得离我越来越远，
跑到了其他的岔路口，
跑向了其他的转弯处，
沿着道路继续向前跑去。

我每天早上慢跑时都会背诵这首诗。这一仪式行为的重要性很快就会变得非常明显。

1991 年 2 月 23 日早上，我醒过来，发现我的妻子达夫妮·索卡里兹·斯托洛罗（Daphne Socarides Stolorow）躺在我们的床上，她去世了，这距离她被诊断为转移性肺癌只有四个星期。迪迪（Dede，亲人和朋友都这么喊她）的去世摧毁了我的世界，并永远地改变了我的存在感。1993 年 3 月，还在备受情绪毁灭性折磨的我遇到了朱莉娅·施瓦兹（Julia Schwartz）。一年后，我们结了婚，1995 年 6 月 3 日我们还有幸有了我们的女儿埃米莉。

尽管朱莉娅以及我和她之间的关系,在我悲痛的世界里点起了一根蜡烛,但我依然陷在深深的悲伤之中,反复出现创伤状态,任何会使我再次体验到与迪迪的疾病与死亡相关的恐惧事件都会导致创伤的出现(Stolorow,1999,2003b)。在我感到悲伤和处于创伤状态时,朱莉娅都尽力勇敢地站在我身边,让我随时可以依靠,但她为我这么做的能力逐渐地削弱了,因为她越来越悲痛地觉得我老是因为迪迪悲伤而把她忽略了。最后,她告诉我,她再也无法听我诉说我的悲伤了,而我对此的反应是,我决定不将此告诉其他人了。我感到非常孤独,而且我的情绪活力在不知不觉中开始萎缩,就像我破碎的心不被需要,遭到放逐,深深地隐藏了起来。从那个时期起,我在一首非常阴郁的诗歌中这样写道,"我慢慢地死了,谁也看不到。"

圣诞节尤其难过。在迪迪去世前我们一起过的最后一个圣诞节期间,她未被确诊的癌症症状明显恶化了,因此,圣诞节对我来说是一个尤其容易再次体验到创伤的时期。在这样的状态下,我感到很孤独、痛苦,与朱莉娅和她的家人共同感受到的节日欢快氛围格格不入。甚至是现在,*圣诞节快乐*(Merry Christmas)这几个字对我来说就好像是一千个手指甲在刮着一千块黑板。我用一种防御的姿态来轻视那些庆祝节日的人,以掩饰我的孤独感和隔离感,这在很大程度上与我小时候在圣诞节期间为掩盖自己感到的疏远而做的事情一样,当时我是密歇根郊区一所小学里唯一一个犹太小孩。由于没有主体间情境可以让我说出自己的悲痛感和恐惧感,因此这些感觉主要存在于我的体内,转变成为衰竭、懒散的呆板状态。

在 2004 年的圣诞节期间,一些不同的、相当显著的事情发生了。在平安夜,我想起了一些非常痛苦的事情,很可能是因为感觉到朱莉娅有了更强的接纳能力,我决定把这件事情告诉她。在迪迪和我一起度过的最后一个圣诞节期间,有一天早上,迪迪想和我一起慢跑,但却由于咳嗽非常严重而不得不停了下来。在我跟她讲述迪迪不得不停下来的具体意象以及这使我产生的恐惧时,朱莉娅能够感觉到我的状态是我精神的再次受伤,而不是对她的置之不顾,她说,她宁愿我表现出真实的情绪痛苦,而不要为了掩饰这种痛苦而采取防御性的轻视态度。在圣诞节那天早上,当我又一次想起迪迪不得不停下来的情景而轻声哭泣时,朱莉娅温柔地抱住了我。那天早上后来的时候,当我准备去慢跑,我几乎瘫坐在了那里,无法穿上另外一只跑鞋。在痛苦的挣扎中,我对朱莉娅说,"我无法停止回想迪迪不得不停下来的情景。"

朱莉娅,一位具有非常好的主体间敏感性的精神分析师,她说,"你的最后一首诗——诗的标题是'埃米莉在奔跑'。"

"噢,天哪!"我大声叫了起来,然后,我控制不住地大哭了几分钟。就在那一瞬间,我领会到了我每天早上一边背诵"埃米莉在奔跑"一边慢跑这一仪式的意义,这是为了每天都提醒自己可爱的小埃米莉与迪迪不一样,她一直都在奔跑。我现在认识到了,一天中我最喜欢的时光是看埃米莉奔跑,不停下来。

朱莉娅的解释性评论是一把钥匙,打开了我的情绪阻断的力量之锁,现在,这种情绪阻断已经找到了一个与朱莉娅相处的关系家园,在这个家园里,我又可以有倾诉的对象了。当我最终在圣诞节早上去慢跑时,我感到充满了生命力和活力,这是之前自迪迪去世之后所有的圣诞节期间都没有过的感觉。在我跑步的时候,圣莫尼卡蓝色的天空似乎格外美丽。

本体论无意识

我为什么要用这篇自传体小短文来介绍关于本体论无意识呢? 本体论是有关存在的研究,因此,我用本体论无意识这个词语来指个人存在感的丧失。当我的创伤状态找不到一个关系家园,我就会变得麻木,我的世界就会变得阴郁沉闷。当这样一个家园再次出现,我就会充满活力,而我的世界就会恢复生气。我认为,我的小短文为我们存在感的根本情境性以及存在感在其中可以丧失和重获的主体间背景提供了强有力的例证。

个人存在感丧失和重获的主题使我回想起了马丁·海德格尔关于不真实(in-authentic)存在方式与真实(authentic)存在方式的系统阐述,前者特点是个人存在的丧失和遗忘,而后者的特点是与这样一种认识——我们的存在生来就一直有消失的可能性——相伴随的焦虑和神秘感。海德格尔的真实性(authenticity)概念与我关于自己所体验到的创伤状态的描述(独具海德格尔特色)有几分相似之处:

> 心理创伤的本质······[是]天真(innocence)的灾难性丧失,它会永久地改变个人的在世存在(being-in-the-world)感······[创伤]揭露了在一个随机的、不可预测的世界上,存在的令人不可避免的偶然性,而且,在这个世界上,谁也不能确保存在可以获得安全感或连续性。因而,创伤揭露了"存在所具有的难以忍受的嵌入性(embeddedness)"······因此,遭遇过创伤的人不得不去感知有关存在的、那些属于正常日常生活绝对范围之外的方面。正是在这个意义上说,遭遇过创伤的个体的世界与其他人的世界是很难比较的,这二者之间存在着很深的裂缝,而疏离与孤独的痛苦感觉正是出现在这个裂缝中。(Stolorow,1999,p.467)

在海德格尔看来,不真实方式与真实方式是既定的先验事实,因为它们是我们的存在感必要、普遍的结构。相反,我作为一名临床精神分析师,我试图理解个体的丧失体验并找到一个人的存在感,因为它们是在基本的主体间背景中形成的。在进一步讨论这个问题之前,我要先概述一下我和同事们之前所做出的努力——将不同种类的无意识置于适当的背景中。

从 25 年前开始,乔治·阿特伍德(George Atwood)和我(Atwood & Stolorow,1980,1984;Stolorow & Atwood,1989,1992)就开始系统阐释了三种相互关联的、从主体间导出的无意识形式。*前反思无意识*(prereflective unconscious)是在一生的关系体验中形成的组织原则系统,这些关系体验构成了个体经验世界的模式和主题。这样的原则尽管不会遭到压抑,但通常是在反思性自我觉察(reflective self-awareness)领域之外发挥作用。*动态的无意识*(dynamic unconscious)已经被重新概念化为存在于那些拒绝阐述的关系体验中,因为它们遭遇了众多的不协调,因此逐渐地被知觉为会威胁与照看者之间的必要联系。在这里,压抑被理解为一种消极的组织原则——它决定要阻止哪些情绪体验完全形成。*未验证的无意识*(unvalidated unconscious)包括那些无法清楚表达的情绪体验,之所以无法清楚表达那些情绪体验,是因为它们没有引起照看者做出必需的确定性反应,而这种反应有可能会让他们清楚地表达出那些情绪体验。我们反复强调的这三种无意识都是从特定的主体间背景导出的。

在预示这篇文章的中心论题的同时,我们不断发展的理论依赖于这一假设,即通过与早期环境的确定性相协调,儿童的情绪体验变得愈发能够清楚表达出来。在婴儿期尚未学会说话时,儿童对情绪体验的清楚表达通过与照看者的感觉运动对话中交流的协调实现。随着儿童象征能力的成熟,除感觉运动协调外,象征逐渐地成为发展系统内儿童的情绪体验得以确认的另一种重要的手段。因此,我们认为,在情绪体验日益以象征的形式清楚表达的那个领域,无意识与不能用象征的形式表达的情绪体验有着相同的范围。当清楚表达某一情绪体验的举动被感知为对不可或缺的联系产生了威胁,个体就会采取这样一种手段,即停止以象征的形式对那种体验进行编码的过程,从而实现压抑。

在后来的一篇文章中(Stolorow,Atwood,& Orange,2002),我们为了更进一步地掌握无意识的情境性,而从欧洲大陆的现象学中借用了视域(horizons)这个比喻。出于这个目的,视域的概念是一个非常适当的比喻,因为我们知道,随着我们在空间中从一个背景移动到另一个背景,可见的视域会不断地发生变化。因此,我们只能以动态的或未验证的形式,根据个体经验世界不断改变的、有限的视域来描绘无意识。不管个体无法感觉或知道的是什么,我们都可以说它超出了个体经验世界的地平线。觉察到的这些视域以不断发展的形式在环境对儿童情绪体验不同层面的不同反应中表现了出来。精神分析情境中运用了一个相似的概念化,在其中,我们可以看到,患者的阻抗随着分析师对患者情绪体验的不同接受性和协调性而起伏不定。

与压抑屏障(repression barrier)(西格蒙德·弗洛伊德将其视为孤立心理内一个固定的内心结构)不同,世界地平线(world horizon)就像它们为其划定了边界的经验世界一样,被概念化为不断发展的、动态的主体间系统自然出现的特性。由于是在生活系统的关系中形成和发展,经验世界及其视域因而完全嵌入构成性背景中。因此,觉察到的地平线是不固定的,会不断地发生改变,这是个体独特的主体间经历的结果,也是构成个体当前生活的主体间领域内允许或不允许其感受和知道的内容的结果。我们的世界视域(主体间系统自然出现的特征)概念与格尔森(Gerson,2004)和泽迪斯(Zeddies,2000)的"关系无意识"(relational unconscious)概念,以及斯特恩(Stern,1997)有关"未经系统阐释的经验"(unformulated experience)的讨论有密切的关系。

这种认为无意识深植于背景的观点是如何扩展为本体论无意识的呢?为了考察这个问题,我必须先思考一下我的观点中所隐含的关于存在感之基础的两个看似有明显差异的观点。第一个观点要回溯到早期和迪迪一起写的一篇文章(Socarides & Stolorow,1984—1985),把自我感(同时含蓄地将存在感)植根于整合的情感体验中:我感;故我在(I feel;therefore I am)。另一种观点是这篇文章开头的引语间接提到的,将我们的存在感植根于语言,或者更准确地说,植根于我们体验的语言性(linguisticality)。不过,当我们用一种发展的视角来看待情绪体验,立刻就会很明显地发现,关于存在感知基础的这两种观点根本就不相互对立。

最早系统地考察情绪体验之发展的精神分析学者是克里斯塔尔(Krystal,1974/1988),他描绘了情感的两条发展路线:(1)情感分化(affect differentiation)——一个从早期弥漫性的快乐和不快乐的初始情感(ur-affect)状态开始的独特情绪序列的发展,(2)情感的去躯体化(desomatization)和言语化(verbalization)——情感状态从最早期的完全躯体状态到可以用言语清楚表达的情绪体验的发展。约瑟夫·琼斯(Joseph Jones,1995)精炼了我们对于这第二条发展路线的理解,他强调在其发展中象征过程的重要性。在10到12个月时,象征思维的能力逐渐开始成熟,这时语言对儿童来说才有可能。到那个时候,早期完全用身体形式表达的情绪体验才可能开始以象征的形式来表达,例如,用言语来表达。因此,我们越来越能够将儿童情绪体验的特征表示为躯体—象征(somatic-symbolic)或躯体—语言整合(somatic-linguistic integration)。

正如克里斯塔尔(1974/1988)以及后来(从更为广泛的意义上说)迪迪和我(Socarides & Stolorow,1984—1985)所指出的,这个发展进程是在一个关系媒介,即主体间背景内发生的。我们认为,是照看者的协调反应(以符合阶段的方式通过言语来传达,)促进了儿童用身体表现之情绪体验与象征思维的逐渐整合,导致可以命名的独特情绪的定形。如果没有这些以言语方式表达的协调,或者面对众多不协调的反应,这个发展过程就有可能中止,情绪体验也因此会一直保持不完全、弥漫,而且在很大程度上只能用身体来表达。

在斯托洛罗等人于 2002 年出版的著作中有一个关于世界地平线的章节,在这一章中,我们讨论了"安娜"(Anna)的案例,她的儿童早期是在第二次世界大战和纳粹占领期间的布达佩斯度过的,在她四岁的时候,她的父亲在一个集中营中被杀害了。在精神分析期间,当她想起战争年月的恐怖,尤其是她父亲被抓进集中营和遇害的恐怖情景,她又感到了恐惧,并将其描述为一种"莫名的恐惧"。她的母亲总是否认战争和她父亲遇害这些让人恐惧的现实,她从来不公开地伤心哀悼。安娜觉得,她自己感觉到的恐惧和悲伤会让母亲讨厌,她绝对不能感觉到自己的情绪痛苦或给这些情绪痛苦命名,因此,她非常难以忍受的情绪状态一直处于象征性体验(symbolized experience)的地平线之外——无名的——直到这些情绪状态找到了一个和分析师待在一起的宜居家园,在这个家园中,可以对这些情绪状态进行命名。就像我的自传体小短文所展现的,躯体-语言整合的中断并不局限于儿童早期。只要我的创伤状态找不到它们可以表达的持欢迎态度的关系家园,那么,它们实际在很大程度上就会一直处于单调呆板的状态。

我已确信,正是在躯体-象征整合的过程中(这是情绪体验融入语言的过程),存在感诞生了。因此,正如我的小短文表明的,这个过程的中断,即情绪体验的断离,会导致存在感的减弱,或者甚至是丧失,即导致了一种本体论无意识。我曾试图表明,存在感的丧失和重获(表现在毫无生气和充满活力的体验中)对背景高度敏感,并非常依赖于背景,其程度依构成个体生活的主体间系统是阻止还是促进个人的情绪体验融入语言而定。与海德格尔(1927/1962)提出的人类存在始终是嵌入的这一观点一致,一个"在世存在"(being-in-the-world),即个体的存在感与主体间背景是不可分离的,个体的存在感植根于这些背景,并在这些背景中持续存在或遭到否定。

海德格尔(1927/1962)曾提出,人与其他存在的不同之处在于,对我们来说,我们的存在是一个问题;也就是说,我们的存在感或对自身存在的理解是我们的存在所固有的,并且从根本上说是由我们的存在构成。如果海德格尔的观点是对的,那么,对我们来说,存在感的丧失事实上就是存在的丧失。在精神病状态的现象学方面,我们可以非常清楚地看到这一点,而对于这种精神病状态,我和我的合作者(Stolorow et al.,2002)曾将其核心描述为个人湮灭(personal anni-hilation)的体验。在这样极端的心理灾难中,在世存在的分解非常严重、彻底,以至于存在感的丧失与存在的丧失之间的区别实际上都瓦解了。只有湮灭——再也不能作为人而存在。

结　语

这篇文章始终交织着两个主题。一个主题是关于情绪创伤的高度情境性,另一个主题是关于个人存在感的丧失。第二个主题不那么明显,它对海德格尔(1927/1962)的存在主义分析稍稍做了一些探究,这个主题讲的是这样一种认识,即情绪创伤是人类存在的基本组成部分(Stolorow,2007)。由于我们的有限性,以及我们与他人之重要联系的有限性,因此,情绪遭受创伤的可能性持续存在,且一直都存在。不过,由于它同时也是我们存在的组成部分,是"在同一片黑暗中的兄弟[姐妹]",因此,我们能够形成情绪协调的联结,这种联结可以使得此类创伤的破坏性影响变得更能让人忍受,并帮助维持我们存在感的活力。正是在这种情绪的密切关系中,可以找到我们心理治疗师职业的存在主义基础,使得我的黑人弟兄乔治·阿特伍德所谓的"人类理解具有无与伦比的力量"成为可能。

致　谢

这篇文章是从最初发表于《当代精神分析》(*Contemporary Psychoanalysis*,Vol.42,No.2,April 2006,pp.233—241)的一篇文章扩展而来。2005年,我接到了于6月23—26日在罗马召开的关于"无意识经验:关系视角"(Unconscious Experience:Relational Perspectives)的国际关系精神分析与心理治疗学会大会的邀请,便将这篇文章提交给了大会。我非常感谢乔治·阿特伍德、唐娜·奥林奇,尤其是朱莉娅·施瓦兹,感谢他们为这篇文章中的观点的发展所做出的贡献,感谢他们帮助使得这篇文章的撰写成为可能。

参考文献

Atwood,G.E.,& Stolorow,R.D.(1980).Psychoanalytic concepts and the representational world.*Psychoanalysis and Contemporary Thought*,3,267—290.

Atwood,G.E.,& Stolorow,R.D.(1984).*Structures of subjectivity:Explorations in psychoanalytic phenomenology*.Hillsdale,NJ:The Analytic Press.

Gerson,S.(2004).The relational unconscious:A core element of intersubjectivity,thirdness,and clinical process.*Psychoanalytic Quarterly*,73,63—98.

Heidegger,M.(1962).*Being and time* (J.Macquarrie & E.Robinson,Trans.).New York:Harper & Row.(Original work published 1927)

Jones,J.M.(1995).*Affects as process：An inquiry into the centrality of affect in psycho-logical life*.Hillsdale,NJ：The Analytic Press.

Krystal,H.(1988).Genetic view of affects.In *Integration and self-healing：Affect,trau-ma,alexithymia* (pp.38－62).Hillsdale, NJ：The Analytic Press.（Original work published 1974）

Socarides,D.D.,&Stolorow,R.D.(1984—1985).Affects and self-objects. *Annual of Psy-choanalysis*, 12／13,105－119.

Stern,D.B.(1997).*Unformulated experience：From dissociation to imagination in psy-choanalysis*.Hillsdale,NJ：The Analytic Press.

Stolorow,R.D.(1999).The phenomenology of trauma and the absolutisms of everyday life：A personal journey. *Psychoanalytic Psychology*,16,464－468.

Stolorow,R.D.(2003a).Emily running.*Constructivism in the Human Sciences*,8,227.

Stolorow,R.D.(2003b). Trauma and temporality. *Psychoanalytic Psychology*,20,158－161.

Stolorow,R.D.(2007).*Trauma and human existence：Autobiographical,psychoanalytic,and philosophical reflections*.Mahwah,NJ：The Analytic Press.

Stolorow,R.D.,& Atwood,G.E.(1989).The unconscious and unconscious fantasy：An in-tersubjective-developmental perspective.*Psychoanalytic Inquiry*,9,364－374.

Stolorow, R.D., & Atwood, G.E.(1992). *Contexts of being：The intersubjective foundations of psychological life*. Hillsdale,NJ：The Analytic Press.

Stolorow,R.D.,Atwood,G.E.,& Orange,D.M.(2002).*Worlds of experience：Interwea-ving philosophical and clinical dimensions in psychoanalysis*. New York：Basic Books.

Stolorow,R.D.,Atwood,G.E.,& Ross,J.M.(1978).The representational world in psy-choanalytic therapy.*International Review of Psycho-Analysis*,5,247－256.

Vogel,L.(1994).*The fragile "we"：Ethical implications of Heidegger；s being and time*.Evanston,IL：Northwestern University Press.

Zeddies,T.(2000).Within,outside,and in between：The relational unconscious.*Psychoan-alytic Psychology*,17,467－487.

转变，自我对自我的承认与有效行动

戴安娜·福沙

戴安娜·福沙，博士，加速体验—动力性心理治疗（Accelerated Experiential-Dynamic Psychotherapy，AEDP）的提出者，同时也是纽约市 AEDP 研究所的所长。她撰写了《情感的转变力量：一个加速改变的模型》（*The Transforming Power of Affect：A Model for Accelerated Change*）（Basic Books，2000）一书，还写了

大量有关转变研究、经验过程和创伤治疗的文章。美国心理学会刚刚发行了她给一位患者做 AEDP 治疗的 DVD,作为其心理治疗视频系列的一部分。她的许多文章在 ADEP 网站 www.aedpinstitute.com 上都可以找到。

导　言

　　人都有转变的基本需要。我们都努力地成长、治愈和自动复原,也就是说,恢复受到阻碍的成长。我们都有这样的需要,即让自我得到扩展和解放,放下防御性的障碍,并将虚假的自我移除(Ghent,1990/1999;Schneider,in press)。我们都有强烈的想要被人了解、理解、承认的欲望(Sander,1995,2002),就像我们努力想接触自我那些冻结的部分一样(Eigen,1996)。除了想要真实地被人了解以外,我们还有一种想要了解他人的需要(Buber,Ghent,1990/1999)。这是依恋的一个意义深远但尚未开发的方面。[1] 在彻底改变的过程中,我们会变得比以往任何时候都更像我们自己,并承认我们自己就是这个样子的(Fosha,2005)。

　　甚至在真实的自我表达和接触之前,就有了为自我利益而做出有效行动的需要(van der Kolk,2006),这就是为什么情绪已经植入我们的大脑和身体的原因所在:基本情绪(categorical emotions)[2]——恐惧、愤怒、欢乐、悲伤、厌恶——在我们的生存中扮演着强有力的角色。完全将这些情绪表现出来,便为扩展思维-行动的全部技能提供了通道(Damasio,2001;Darwin,1872/1965;Fosha,2000;Frederickson & Losada,2005)。转变手段本身,即每一种基本情绪都与一系列适应性行动倾向(adaptive action tendencies)有关,这些适应性行动倾向从发展进程来看一直都致力于引出可以展现个体最佳发展的条件。

---

　　[1]　我将在准备要写的一篇文章《关于被他人了解和了解他人》*On Being Known by and Knowing the Other*(Fosha,准备中)中提出这个观点。

　　[2]　**基本情绪**这个术语指的是我们与我们的动物祖先共同拥有的气质倾向(通过进化而固定在了我们身上),这些倾向是为我们的生存服务的。基本情绪具有普遍性(Darwin,1872/1965):每一种情绪都有一个特定的识别性大脑图景、身体信号和独特的面部肌肉排列。

情绪体验加工至完成的结构：
AEDP 的三个状态和两次状态转变

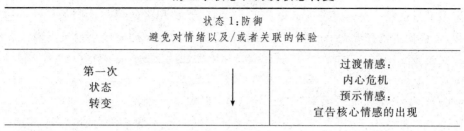

状态 1：防御 避免对情绪以及／或者关联的体验	
第一次 状态 转变　　↓	过渡情感： 内心危机 预示情感： 宣告核心情感的出现

状态 2：核心情感

　　基本情绪，协调的关系体验，主体间的快乐体验，真实的自体状态，自我状态，接纳性情感体验。

第二次 状态 转变　　↓	转变情感： ・突破后情感（宽慰，希望，感觉更为轻松、更为强大、更为纯洁、崭新） ・控制性情感（自豪，欢乐，才能） ・自我哀伤的情感（情绪痛苦） ・与承认和肯定相关的治愈性情感（感激，温柔，感动） ・与不断改变的自我相关的不稳定情感（恐惧／兴奋，正面的脆弱性，震惊／吃惊／好奇） ・与一连串改变相关的治愈性感觉漩涡

状态 3：核心状态

　　以适应、自然的方式做出行动；镇静沉着；不呆板，充满活力，安心，幸福，开放；精力充沛；自信，具有创造力；放松；共情和自我共情；智慧，慷慨，明晰；觉得一切都"对"的感觉；真实感。

　　对于获得承认的存在需要和有效行动的基本需要都是强有力的动机；二者都是转变的表现形式。*转变*（transformance）①是我用来表示支配一切的动机力量（不仅在发展的层面，而且在治疗的层面上发挥作用）的术语，这种动机力量最大程度地努力实现适应性的组织、活力、真实性和联系。在我们的大脑深处，根深蒂固地存在着转变的倾向。当然，出现适应性－情感改变过程，如情绪、双向

---

　　① 根茨（Ghent）在他出色、深刻且才华横溢的论文中（1990），使用了*放弃*（surrender）一词，所指的意思与我所用的*转变*的意思非常相似，他也选择了一个术语来表示阻抗的对立面。我之所以选择不用他的*放弃*一词，是因为在我看来，这个词更适用于成人心理治疗，在成人心理治疗中，患者必须放开某种组织（即，放弃它），这样才能获得某种更为根本、更为基础、更为有机的东西。我想要找一个既能用于治疗也能用于发展的术语。此外，我认为，*放弃*一词在日常语言的含义很难克服，所以我选择用*转变*一词。

情感调节、对自我的共情性承认，等等（Fosha，2002），都是转变的表现。加速体验—动力性心理治疗（AEDP；Fosha，2000）这个作为我工作之特征的治疗模型，试图通过从第一次治疗会面起的头几个月开始，就积极地参与这些情感改变过程，从而促进治疗改变。与肯定性的躯体特征相伴随的即时情感改变过程会导致状态转变，并在以适应力、扩展性成长和茁壮性成长为特征的积极情感中达到顶点（Frederickson & Losada，2005；Loizzo，in press；Tugade & Frederickson，2004）。积极情感是想要的状态：就这样，它们自身便成了动机力量（Ghent，2002；Sander，2002）。

转变是与阻抗相反的动机部分：它受到希望和对充满活力的积极情感的寻求（伴随着所有适应性情感改变过程）的驱使（Fosha，2002）。而另一方面，阻抗则受到了恐惧以及想要避免不好感受的欲望的刺激——如没有活力或恐惧的感受。阻抗所驱动的过程最终会导致瓦解、恶化和停滞（Frederickson & Losada，2005；Loizzo，in press；Russell & Fosha，in press；Tugade & Frederickson，2004）。

这篇文章包括三个部分。在第一个部分，我将介绍 AEDP 理论与实践的一些定义性方面，并表明说转变对于理论和实践二者来说如何重要。在第二个部分，我将针对与一个男性患者的首次面谈进行简短分析，这个患者有创伤经历，当前正遭受性成瘾行为复发的痛苦。对他的治疗表明，转变的螺旋在 45 分钟之内就把我们从自我厌憎、无法控制的狂乱状态，带到自我承认自我的动人状态，并相信他拥有有效行动的能力。这个案例还让我们看到了治愈的现象学。最后，第三个部分将转变用作一个桥梁架构，可以帮助促进本书所致力的那种整合，考察了 AEDP 与存在整合（EI）模型之间的一些共鸣。

第一部分：关于 AEDP

······爱与恨并不是反义词。爱与恐惧才是真正的两个极端。只有在没有恐惧的情况下，爱才会兴旺。（Ghent，1990/1999，p.229）

转变的概念是发展一种关于治疗同时也是为了治疗的理论这个更大项目的一部分，这种治疗以改变为基础，而不是以精神病理学为基础（Fosha，2002，2005）。理解治愈性的转变过程——它们的动力学、现象学——如何发挥作用以及如何有效、系统地对其加以利用，是这一项目的中心。

信条：基本概念与价值观　在 AEDP 中，是产生转变力量还是产生阻抗力量,这是由依恋关系决定的。"依恋决定性地导致我们将生活挑战视为学习和扩展自我的机会,还是将其视为使得我们的活动压缩和退出世界的威胁"(Fosha,2006,p.570)。为了产生转变力量,从第一次面谈后的头几个月开始,AEDP 就试图促进一种以安全依恋为特征的双向关系的共同建立。依恋关系的发展是为了应对恐惧,免遭危险(Bowlby,1988;Main,1999),它对于强烈情绪的即时调节来说非常重要,强烈情绪不调节的话,就会变得无法抵抗,让人倍感压力(Schore,2001)。通过依恋关系的调节力量及其随后内化进个体的自我体调节技能范围,个体便能够利用基本情绪的充分体验赋予有机体的适应性优势。因此,自我能够从扩展了的思维和行为的能力范围中获益(Frederickson & Losada,1995)。

治疗的任务是创造一个安全的环境,在这个环境中,转变的动机可能非常明显。然后,这个环境就会帮助前述动机变得比保持现状的动机更为强大(这支持这一原则,即"明枪易躲,暗箭难防"[the evil you know is better than the evil you don't],这是在其他地方用来说遭遇创伤之人的格言)这一治疗努力的支持。

旨在治疗康复的治疗使用了两条不同的路径。其中一条完善地寻求克服阻抗或打破固着的路径,是大多数心理治疗系统的特征。亚历山大和弗伦奇(Alexander & French,1946/1980)很有说服力地明确提出了其假设,即尽管阻抗驱动的(resistance-driving)机能不可避免,但是当反复出现的情节展开但结果不同时,就会获得一种矫正性情绪体验。

另一条少有人走的路从一开始就促进治愈倾向——转变的力量——的激活,而不是将其视为修通过去创伤之后出现的一个结果。在 AEDP 中,我们不仅要寻找一个新的结果,而且还要寻找一个新的开头(Fosha,2006;Fosha & Yeung,2006;Lamagna & Gleiser,in press;Russell & Fosha,in press;Tunnell,2006)。我们一直密切关注着隐约闪现的转变和弹性,然后将焦点集中在这些转变和弹性之上,并将其放大。AEDP 的路径旨在引出一种矫正性情绪体验,它包括一种姿态、一套技术以及创造条件让转变的力量作为气质倾向(dispositional tendency)一直存在(Winnicott,1960)。在恰当的环境中,[①]朝向治愈和自动复原的(原本是静止的、冻结的或即将消失的)气质倾向就会开始出现。这样应对的话,患者就成了前方旅程的一个伙伴。我们称此为"在最佳自我的庇护下治疗

---

①　我在这里所说的环境(environment),指的是任何二人群体都能共同创造的人类环境。不过,从依恋的视角看,在治疗环境中,治疗师在设定其氛围和特征方面要发挥更大的作用。正如拉赫曼(Lachmann,2001)所说,在照料型的二人群体中,不管是母亲-婴儿还是治疗师-患者,作为此种二人群体之特征的双向影响过程确实是相互的,不过不对称。丹尼尔·休斯(Daniel Hughes,2006)也提出了相似的观点。

最糟糕的自我"(Fosha,2000,2002,2005)。

除了 AEDP 以转变为基础的治愈趋向外,我在此还将关注 AEDP 其他七个基础的、全息的方面:①

1. *以依恋为基础的姿态,其间有对患者的主体间喜爱*:在 AEDP 中,治疗关系意在成为一个安全的基础,从这个基础出发,就可以对深切的、痛苦的情绪体验进行经验探究。AEDP 之依恋立场的关键在于,患者不是一个人在独自承受无法抵抗的情绪。旨在促进依恋安全、主体间接触以及促进情感体验的 AEDP 治疗师,很明确是共情、肯定、情感调节和情绪参与的,传播着助人的意愿。这样一种依恋关系,避免了与强烈的、不调节就会让人产生压力的情绪体验相关的恐惧(参见下面的双向情感调节)。同样,在积极的主体间参与下,治疗师对患者的喜爱是一种强有力的矫正患者羞怯的方法(Trevarthen,2001)。随着恐惧和羞怯的缓解,竖立起来保护自我的防御就有可能会倒塌,这样就打开了通往更以躯体为基础的首要情绪体验的大门(Fosha,2003,2006;Greenan & Tunnell,2003,Chap.2;Hughes,2006;Lamagna & Gleiser,in press;Tunnell,2006)。

AEDP 在使用依恋方面有两个特有的特征:其一,依恋并不是治疗的*目标*,而是治疗的必要条件。治疗关系中的安全依恋是我们从一开始就寻求产生的,这样就可以最为有效地对强烈情绪进行经验性治疗。其二,依恋内隐地发挥作用,即作为经验发生的背景,是不够的。患者关于依恋关系的体验必须成为治疗工作的主要焦点(Fosha,2006)。

2. *双向情感调节*:患者不是一个人独自承受无法抵抗的情绪这一目标,是通过双向情感调节过程实现的。通过两个人之间即时的情感沟通(这种沟通通过非言语的、右脑传递的过程发生,包括凝视、声音语调、节奏、身体触碰以及其他生动的情感),这两个人就会建立协调的状态。双向情感调节过程的继续通过无数的循环重复而实现:协调,打破,然后修复,并在一个更高的水平上重建协调。协调的打破总是会伴随着消极的情感,如果修复的话,便是转变的一个重要来源。当协调状态之外的体验突然出现,协调就会被打破。如果协调是自我与他人的共鸣之处,打破便是处于让人不安的不同波长的领域。修复指的是建立一个新的、扩展了的状态,能够将差异包括并整合进其中。"当两个人的脑组织状态扩展了其复杂程度,成为新的、包容性更大的条理性组织的状态,能量的流动也就得到了扩展,这样就使得婴儿能够做一些其无法单独做到的事情"

---

① 由于篇幅有限,我在这里只能提供简短的概要,同时,学者们都已广泛地撰写过 AEDP 的这些方面,每一段末尾的圆括号内都有参考文献,有兴趣的读者可以以更为充分发展的方式探究这些观点。

(Snader,2002,p.38)。新协调状态的获得是一种激发能量的人类体验。它会产生新的突变现象,不仅会转变和扩展双向体验,而且还会转变和扩展这个二人群体中每一个人的体验,反映两个人在一起如何使各自发生了改变(Fosha,2001,2003;Hughes,2006;Sander,1995,2002;Schore,2001;Tronick,2003;Tunnell,2006)。

3. *经验性方法——精确的现象学以及对情感体验的即时追踪*:AEDP 治疗的目标在于给患者提供一种新的体验,而且这种体验应该是好的。我所说的*好的*(good),并不一定指令人愉快的体验,而是指这样的体验:既让人感到很痛苦或难以应对,也让人觉得是恰当的、正确的,同时伴随着一致性的提高,让人感觉越来越放松,流动性越来越强。我们会一直追踪患者、治疗师以及这个二人群体情绪体验的即时波动。所有的干预都以即时的体验为基础,同时以现象学的精确性为目标。因此,我们可以通过关于现在身在何处以及想去何处(从现象学上说)的感觉来获悉这些干预。对于患者体验及其感觉到的感受(felt sense)(Gendlin,1981)的稳定的躯体聚焦,完成了三个治疗目标:缓解焦虑;让患者放弃防御性的立场,转为与情绪更为相关的立场;最后,它提高了右脑支配的、充满情感的体验的可获得性(Fosha,2003;Fosha & Yeung,2006)。

治愈性转变过程的躯体标志引导着转变的过程。这些躯体标志始终是积极肯定的(例如,微笑,深呼吸,双向协调地点头,把头倾向一边,眼睛朝上看),即时地标志着治疗过程在正确的轨道之上。

4. *情绪与身体*:将治疗工作进行到最深层的情绪——没有什么让人感觉不好,始终是最后一步。适应性的、转变的情绪体验涉及身体。情绪既是改变的目标,也是改变的动因。在此时此地的来访者—治疗师关系中对先前无法忍受的核心情感(以躯体为基础的体验)进行加工至完成,是 AEDP 中改变的主要动因。在移除了防御性障碍,同时减轻了致病性羞怯和恐惧的抑制性影响后,我们便致力于促进对于皮层下产生的、右半球传递的绝对情绪以及其他适应性核心情感体验的直接躯体体验(Damasio,1999)。我们试图深化患者的体验,并将其修通,直至释放出他或她的适应性行动倾向,同时打开患者通往各种资源和弹性的大门(Fosha,2000,2004b,2005)。

5. *聚焦于转变本身的经验,成为一个转变的过程*:正如所有经验主义者所知道的,聚焦于某一经验会改变这种经验(例如,Gendlin,1981)。在完成对情绪体验的加工并因此实现一次转变后,我们并没有停下来。AEDP 的一个主要方面是聚焦于转变本身的经验,尤其是治愈性双向关系的背景下自我转变的经验,并对其加以肯定。因为我们根据经验对关于治疗过程的治疗如何进行探究,因此称这一活动为*元治疗加工*,并称由这种元治疗探究产生的情感为*转变性情*

感。元治疗加工包括在经验和经验反省之间来回交替,然后一旦通过反省而明确了一些关于体验的内容,就继续根据经验对患者不断改变的经验进行探究。一旦通过经验与反省之间的这种来回交替而详尽阐述了某一种新经验,那么,它就成了下一轮探究的起点。我们因而发动了一连串的改变(Fosha,2004b,2005,2006;Fosha & Yeung,2006;Russell & Fosha,in press)。

6. **接受性情感体验**:给予共情、关心、爱或帮助还不够。要发挥情感体验的强大魔力,就必须接受它们,使用它们。感到被了解、被支持、被理解、被帮助或被承认的接受性情感体验也植根于身体,同时对它们还有一种特殊的感受:探究这些情感体验,让我们知道关系上所给予的东西是否被人接收,以何种方式接收。因此,我们会明确地探究患者有关接收共情、关系或喜爱的经验。一旦我们解除了患者的防御和恐惧,使其有能力吸收并使用好东西,那么,我们就会致力于深化患者的接受能力。如果要将作为依恋和欢乐的主体间接触作为患者核心同一性和自我感的支柱,那么,就需要具有情绪方面的接纳能力。

7. **激活与转变相关的积极躯体标志**:感受到活力和能量的标志是出现以转变为基础的现象。与其他有兴趣探究发展和治疗领域积极性转变动力的人一起(例如,Buber,1965;Eigen,1996;Gendlin,1981;Ghent,1990/1999,2002;Sander,1995,2002;Schore,2001;Trevarthen,2001),AEDP 也将这些非常积极的现象看作充满能量的发展性成长、令人愉快的发展以及扩展性的、丰富的探究。它们植根于身体,标志着一个最优化的转变过程:超越了症状缓解和压力减少,我们身处于一个繁荣、旺盛、具有弹性功能的领域(Frederickson & Losada,1995;Tugade & Frederickson,2004;Russell & Fosha,in press)。此外,这些积极的充满活力的体验是大脑中神经化学环境在情感上的对应,大脑中的这种环境非常有益于最佳的学习、发展以及大脑成长(Schore,2001)。

三个状态与两次状态转变

存在主义者教导我们,两者[生物性与神圣性]都是……人性的限定性特征……任何不将这两者列入考虑范围的哲学都不可能被视为全面的哲学。(Maslow,1968,quoted in Schneider & May,1995,p.92)

在 ADEP 中,我们既没有忽略生物性——也就是说,诸如情绪和依恋这些植根于我们作为哺乳动物的大脑和身体之中的以生物学为基础的过程——也没有忽略神圣性——也就是说,同样以生物学为基础的我们的最佳自我的超验方面。这二者在转变过程中有机地、无法摆脱地联系在一起,依恋安全背景中的情

绪依赖于这个转变过程而在经验上而加工至完满(Fosha,2005)。那一过程的特征是连接这两次状态转变的三种状态:

　　状态 1:状态 1 的机能受到了防御以及诸如羞怯、恐惧等抑制性情感的支配,这阻碍了个体与其自身情绪体验的直接接触。在这里,使用各种干预措施的目的在于,通过建立关联、越过防御、缓解恐惧和羞怯,从而建立安全的体验。安全的依恋关系通过不让患者感到孤独,从而避免了建立防御的需要。

　　第一次状态转变:第一次状态转变反映了由于治疗二人群体所产生的新体验而导致的机能失调的旧模式瓦解。我们一直与患者待在一起(这样他或她就不会感到孤独),试图放大预示着回避强烈情绪体验出现的微弱情感。在这里,双向情感调节是通过右脑与右脑的沟通实现的:通过目光的接触、声调、凝视、语气、节奏以及直接的、唤起的、充满感觉的、意象语言的使用,我们试图引出右脑调节的、植根于躯体的情绪体验(并促进非创伤性地提取这些情绪体验)。在旧模式解构的同时,我们共同创造了安全的基础。

　　状态 2:没有了防御和抑制性情感的阻碍,患者发自内心地接触到了其植根于身体的情感体验,最为明显的是,接触到了基本情绪即生物性的本质。在这里,关键也在于依恋关系:一旦依恋关系适当,便可以开始情绪加工工作。状态 2 的双向情感调节让患者和治疗师一起,帮助患者提取、深化、调节并修通皮层下产生的、右半球传递的情绪体验,这样便可以释放出这种体验中所包含的治愈的种子。

　　第二次状态转变:在大多数治疗中通常被视为经验性工作的正常终点,即一轮情绪加工完成的东西,在 AEDP 看来则是预示着另一轮工作的开始。在元治疗加工中,关注的焦点会转到患者对于转变的体验。在这里,交替使用(右脑调节的)体验与(左脑调节的)反省的脑波,目的在于将强烈情绪体验的结果整合进人格组织中。通过探究这个二人群体中各自对刚刚生之事的体验,以及发生之事对其而言的意义,我们还进一步巩固了依恋安全,这种安全依恋植根于一起成功穿越的、难以应对的体验。

　　元治疗加工所特有的双向情感调节产生了大脑的整合结构,也就是说,胼胝体、前额皮质(尤其是右前额皮质,其已被证明能调节充满情绪的自传体叙事;Siegel,2003)、脑岛以及前扣带回(van der Kolk,2006)。这些结构已被证明会受到创伤的不利影响(Teicher,2002),并通过情绪体验之右脑方面和左脑方面的协调,而在治愈创伤的过程中发挥了重要的作用(Lanius et al.,2004;van der Kolk,2006)。通过元治疗加工来产生它们,既是一个单脑(one-brain)过程,也是一个双脑(two-brain)过程:虽然二人群体支持个体神经加工内发生的整合工作，但它同时也支持一种双向的脑与脑之间的沟通过程，包括这两个合作者整合的脑结构。结果，患者便会开始发展出一种能力——形成首尾一致的、紧密结合在一起的自传体叙事，这是面对创伤时依恋安全与弹性的唯一最佳预言（Main，1999；Siegel，2003）。

聚焦于治愈性转变的体验，会唤起迄今所确定的在现象学方面性质截然不同的六种转变性情感中的一种或更多种（Fosha，2006）：

1. *突破后情感*（post-breakthrough affects）：在一种强烈的情绪体验加工至完成时，感觉很宽慰，同时也感觉更为轻松、更为清爽、更为强大。

2. *控制性情感*（mastery affects）：在恐惧和羞怯被转变后，骄傲和欢乐占据了显著的地位。

3. *情绪痛苦*（emotional pain）：与自我哀伤相关的转变情感。

4. *治愈性情感*（healing affects）：对于对自我及其转变的肯定与承认，以及对他人在这个过程中所发挥的作用的肯定与承认，表现出的对他人的感激与温柔和自己内心的感动。

5. *不稳定情感*（tremulous affects）：与战胜治愈性改变危机相关的恐惧/兴奋、震惊/吃惊、好奇/兴趣，以及一种正面的脆弱感。

6. *治愈性漩涡*（healing vortex）：与身体如何完全加工量子转变相关的摇摆不定的感觉。

状态 3：一种情绪加工至完成宣告了第三种状态的出现。在*核心状态*中，患者对于真理有一种主观的感觉，对于真实性和活力也有一种增强了的感觉；治疗师也几乎总是这样。就像在状态 2 中一样，核心状态中也不存在防御和焦虑。但是，尽管强烈情绪的骚乱状态界定了状态 2，但冷静（calm）、明晰（clarity）、自信（confidence）、集中（centeredness）、好奇心（curiosity）、同情心（compassion）、勇气（courage）、创造力（creativity）——施瓦茨（Schwartz，2003）的 8C——就是核心状态的界定性特质。

处理核心状态在坚持个人真理和增强个体核心同一性中达到了顶峰。在这种"自信状态"（state of assurance）（James，1902/1985）中，患者有了一种自信，并自然地将其转化为有效的行动。患者的真实自我会逐渐地显示出来（Osiason，2006）。强烈的自我感和为了自我而做出有效行动的能力，牢牢地交织在一起。

在核心状态中，患者体验到了自我扩展和解放的感觉，同时也体验到了深层接触与相互关联的开放性和容纳力。完全有能力在同情与自我同情、智慧与慷慨、真实自我-真实他人关联（True-Self-True-Other relating）—— 相当于AEDP 中的我-你关联——之间来回移动，这是典型的核心状态现象。因此，超验特质,亚伯拉罕·马斯洛(1968)将其与"神圣性"联系在一起,在核心状态中非常突出。

加工强烈情绪至完成,描绘了一条转变弧(arc of transformation)(Fosha,2005)。它从(1)对生物性和神圣性的防御,以及关于生物性和神圣性的焦虑和羞怯,到(2)生物性——也就是,植根于身体的、皮层下产生的绝对情绪——再到(3)神圣性——也就是,核心状态,在这种状态下,通过一种神圣、有效的感觉,我们变成了最深层意义上的人,并在最大程度上变成了我们自己。由来已久的生物性与神圣性之间的两分,在持续的即时经验性追踪中一下子连接来了。

第二部分:"滚动的车轮":第一次面谈

我选择用最初接触的第一次面谈来表明,从一开始治愈就是有可能的。这次面谈表明,在这个不超过 45 分钟的案例中,我们可以从深刻的绝望和自我厌憎转向获得一种感觉真诚、真实的弹性。患者是一位男性,在他有能力参与我-你关联之前,必须先成为一个我(I)。到这项治疗工作结束的时候,他的我(his I)已经牢固地处在了适当的位置之上——他的我的位置非常牢固,以致它能够唤起这个患者自身有关自我的敬畏感。

在这个 AEDP 的治疗例子中,所有的临床选择都是根据一个贯穿始终的目标而做出的:在最小化阻抗力量的同时,支持并促进改变的力量。临床材料表明,聚焦于转变的体验如何巩固、深化并促进了转变的不断出现。转变过程是无限的:自我感与效能感会一直不断地发展和改变。我们不仅在存在的时刻确实能够拥有"一沙一世界,刹那即永恒"(Blake,1863/1987),而且面谈中的治疗时刻也是如此。

患者 30 岁,是某个方面的专业人士,刚结婚不久,我称他为"李"(Lee)。李近期才搬到我从业的这座城市,在这次面谈之前的一个礼拜,他遭受了性成瘾行为复发的痛苦,之后便寻求治疗。就像我在这次面谈之后所了解到的(下文对此作了介绍),这个患者早期在他的原生家庭中曾遭受情绪虐待、性虐待以及情绪忽视的经历非常值得注意,同时他还有 10 到 15 年与性成瘾行为斗争的经历,在当前这个事件之前的一年里,他控制得很好。

片断 1:通过尊重各种防御、对抗焦虑和羞怯并引出更为深刻的以身体为基础的情绪体验来获得安全感　这次面谈在等候室里就开始了。甚至没有等候,在我们走向我的办公室时,李就告诉我,他迟到了不止 15 分钟,这便是他倾向于自我破坏(self-sabotage)的证据:

治疗师:[欢迎,微笑]我很想听听你为什么会迟到。

患者:[坐立不安,微笑很不自然]我想,之所以故意不给自己留足够的时间,是因为我觉得自己对于来这里开始接受治疗感到很紧张……我以前接受"M医生"治疗时,我们的关系非常好,我起初认为来纽约是一个不用再接受治疗的好机会,并且还可以尝试自己治疗,但我很快就认识到这并不是一个什么好主意……而且,我想,我对于来纽约有着许多希望,同时也感到非常焦虑。所有这些一起朝我涌来,所以在两点我本该起身离开办公室、提前15分钟到这里的时候,我却决定等到两点半再出发……虽然我看着钟表上我本应该来这里的时间,但我猜我的脑子里甚至有声音在说"太早了",或者说了一些像这样的话:"提前15分钟到那里,你以为你是谁啊?真虚伪!"

治疗师:[大大的微笑]首先,你给我留下了非常深刻的印象……

患者:[一阵傻笑,吃了一惊;渗出了汗;浅浅地喘了口气]

治疗师:……你的自我觉察和对我的坦诚让我印象非常深刻。[出其不意地攻占其无意识,证明患者的预期不成立——他预期会遭到批评]

患者:谢谢。

治疗师:这是我们开始后的第一件非常显著的事情。但第二件事情[用了关切的语气]是你感到非常焦虑。

患者:是的。

治疗师:而且是对于来这里感到非常焦虑。[将关注的焦点从防御转到了为防御提供动力的焦虑之上]

患者:是的。

这里,我们看到肯定与促进深化体验结合到了一起。如果体验得到了深化,那么,焦虑就必定会得到调节。

治疗师:告诉我你觉察到了什么,体验到了什么。[体验的焦点]

患者:嗯,我猜这更像是我在某种程度上把自己与体验隔离了开来。

治疗师:向后推,推开。[用手做出推开的动作;治疗师的右脑在与患者的右脑沟通]

患者:是的,就像想到一些逗人笑的事情来说,你知道的,就像是"你从哪里找到了麦克风"这样一些无关的问题,然后避开那种我知道并非情绪的东西……你知道,我已经看过许多治疗师,而第一次面谈对我来说就有点儿"陈腐过时"……这并不是说我是一个专家或什么,而是说进来背诵我的小剧本非常容易,而且这是……不存在于当前的另一种方式。不过,至于一开始提出的那个问题:

"我的感觉如何,焦虑还是很淡定?"你知道,我一点也不觉得焦虑,这很可能才是问题所在。[我们很难把洞察与他的自我批评、理智化或焦虑分离开来]

治疗师:那么,你觉察到的感觉是什么呢?[努力探索他感觉到的东西,而不是他没有感觉到的东西]让我们一起保持住那种感觉,因为让你前来这里的问题非常含蓄。

患者:是的……是的。[他把头撇到一边,看起来茫然不知所措、很混乱、很迷惑]

治疗师:我刚刚那么说,你有什么样的体验?[进入对关联的经验性探究]

患者:[出现了很不自然的微笑]嗯……期望"提出一些要说的东西"。[干预唤起了更为严厉的自我判断,向外投射]

治疗师:这就是你的微笑想掩饰的东西吗?[将关注的焦点从头转到身体]

患者:不是的,那是,呃……你刚刚说什么?[焦虑出来干扰]

治疗师:我说,"问题非常含蓄……你对于来这里有非常多的感受。"

患者:哦,是的。[他渗出了汗,擦拭着额头,然后用手托住头]……嗯,嗯,嗯……我想……我笑,就像是说……"嘿嘿嘿,我有很多的问题",[更多的自我反对、羞怯]而且,呃……我想,还有一部分是对于和你一起进行治疗工作感到很紧张……对我来说,和 M 医生一起进行治疗工作是一种非常好的体验。很可能是我最好的治疗体验。进展最多,也最有效。[明确把关注的焦点放在焦虑以及治疗师表示愿意帮助他理清混乱,缓解了他的焦虑;现在可以清楚地说出他的基本冲突了]她……所以,我想我有点儿怀念。我的意思是说,在这里,这就像是一种有趣的动力,你付钱给某个人让他来帮助你。

治疗师:不是这样,不过你在这里所说的话非常非常重要[尊重患者真实的交流;切断防御性的遁词和自我反对]。你说你跟她在一起治疗是非常积极的体验,你觉得她帮助了你很多,并做了很多工作……而且,前来接受我的治疗会在某种意义上让你深切地感觉到你再也不能去看她了。

此时,面谈才开始了七分钟,而我们已经将焦点从自我破坏和患者正在做的事情有什么不好,转移到了开始详尽阐述这样一种背景——在其中,患者的努力可以被理解为是适应的。

患者:是的。

治疗师:[用了非常共情的语气]所以,你一下子就产生了一种失去某种非常珍贵的东西的体验。

患者:是的,就是这样……嗯,嗯……是的……她……我想,虽然我认识到我

这么做非常有帮助,但同时……[他的焦虑明显减少,他看起来很悲伤]

治疗师:你知道,我刚刚感觉到……我感觉到了你的感受。非常悲伤。[朝着核心情感的方向施加压力;预期反映;已经感受到患者正与之斗争的情感]

患者:是的[深深地叹气两次]。是的,是的,而且是非常悲伤……我的意思是说,她描述的一些技术和你的一样,我不知道她有可能会如何适当地体现它们,我只是在想,"噢,很可能那对我没有用",你知道的,所以,我就想出了各种方法不去那么做,而只是坐在那里,怀念着 M 医生对我的治疗[对于动力的非常明确的表达;治疗联盟出现]。嗯……

治疗师:嗯……

目标已经从一开始的消除患者的自我反对,转变为后来的调节他的焦虑。现在,随着一种明确动力的出现,目标便成了跨越防御障碍,并帮助患者提取一种核心情感,在此次面谈的这个时候看来,核心情感似乎是他对于丧失的悲伤。

患者:而且,不可思议……一直到最后,我都没有真的……我们做了一些类似终止的事情,但我并没有带着这种想法进行最后几次面谈。

治疗师:是怀念,还是悲伤?

患者:是的…… 有点儿……你知道,她表达了让一位患者离开或诸如此类的专业观点……不可思议……这几乎就像是……我只是不让自己去感觉到那一点……我不得不用一些这样的话来暗示自己,"噢,是的……这是结束,所以我很可能应该感觉到点什么。"

治疗师:[并没有尝试引出所有负面的自我陈述,而是追求沟通的要点,重新聚焦于刚刚详尽阐述过的背景的此时此地之上]……从某种意义上说,我可以理解你为什么不想来找我治疗……你在提到这一点时用了蓄意破坏这样的措词……不过,失去与曾给你很大帮助的某个人[即,一个积极的依恋对象]之间非常重要的关系,确实是巨大的损失。

患者:是的[点头]。

双向情感调节此时发挥了效用:随着我们点头的动作变得越来越和谐、同步,我们各自的节奏就不存在了。此外,我们讲话的速度也慢了下来。字与字之间有了许多时间间隔。八分钟后我们继续面谈。

治疗师:你刚才对我说,你觉得自己与生活中真的出现了丧失时而产生的这些感受完全隔离。

患者:是的。

治疗师:我不知道你的体验是什么,但在我看来你非常悲伤。

患者:[他笑了,点了点头,停顿了一下,把头撇到一边,咬了咬嘴唇]是的……与悲伤相比,我可能更为抑郁一些。

治疗师:你又笑了……

患者:[耸了耸肩]

治疗师:我这么说[即,你看起来很悲伤],你的反应是什么?

患者:呃,我不知道……我不知道[看起来有些害羞;傻笑着]

治疗师:说说吧[用了鼓励的语气]。

患者:只是好像很有趣,你知道……你的治疗师告诉你,你看起来很悲伤……我知道,对我来说,感觉……将是一件非常有价值的事情。

治疗师:你说"你的治疗师那么说是一件很有趣的事情",你是从哪个方面来说的?[注意:我已经是他的治疗师,而不仅仅只是一位治疗师。]

患者:从感觉更好、变得更好这个观点来看,这好像有点让人啼笑皆非……你通常希望你的治疗师说你看起来很好,或者说你表现得更好了……我的意思是说,我知道我已经到这里[看了看他的手表]足足20分钟了,因此,那很可能是一种延伸,但是……

治疗师:所以,你觉得我说你看起来很悲伤是一种负面的东西……听我说,在我看来,悲伤虽然是一种痛苦的感受,但也是非常适应的……我的意思是说,如果你丧失了什么,你就会感到悲伤……这不是一种失败,不是一种软弱,也不是一件坏事。

患者:[微笑]

治疗师:[共情,好奇]你的微笑就是一个入口——说明这是怎么回事以及你对此做出了何种反应。告诉我吧……[请求]

患者:[严肃,沉思]现在,我真的感觉到有很多的悲伤,就好像是我想哭或想做其他的什么……这就好像是一种宽慰……你知道,它非常容易出现,并感觉到这样一种预期(不是你的,而只是存在于我自己头脑里的),预期我需要做点什么,或者需要在这里表现点什么,如此等等……这就好像是发出缓解痛苦的傻笑声……就像是说噢、是的……

治疗师:[鼓励]嗯,嗯。

患者:就好像这很安全或别的什么,你知道吗?

患者一开始充满了自我攻击(self-attack)、防御性、焦虑和羞怯,无法接近激发其行为的更为深层的体验。我没有指出他的即时行为的各个破坏性方面,也没有被引诱进入一种扮演（enactment，在其中，依恋对象倾向于用批评来对他的脆弱性做出反应），相反，我始终如一地关注着转变的隐约出现：我在维持一个牢固的体验焦点的同时，给他提供支持和共情，鼓励李关注他自己的内心体验。李有这样一种信念：让我当他的新治疗师，就意味着他需要放弃对他之前的治疗师的依恋。随着这种假设变得越来越清楚、明晰，他终于能够让自己在面谈中变得不那么拘束了。我们从新治疗关系的分离和蓄意破坏，发展到一种含蓄的接受和治疗联盟的出现，因为他谈到了"你通常希望你的治疗师告诉你……"，这就意味着我已经成了他的治疗师。几分钟之后，他很自然地宣称，"就好像这很安全或别的什么"，为继续进行深层的情感工作亮起了一盏强烈的绿灯。

　　片断 2：往下：悲伤、悲痛和无法忍受的孤独　这个片段论证了治疗强烈情绪的过程，使用了依恋关系和双向情感调节来帮助患者战胜痛苦。在这里，治疗工作包括：（1）从躯体方面提取先前害怕产生的、难以忍受的情感体验，（2）紧紧地抓住这些情感体验，并对其进行双向调节，直到（3）它们可以完全修通，（4）释放出适应性的行动倾向、资源和弹性。在这个过程中，面对害怕不能忍受的情绪而产生的非自愿的孤独体验已经逐步地得到缓解：李不仅不再感到孤独，而且产生了安全感，而那些情绪对他来说，也绝不是难以忍受的了，当把那些情绪放到一起加工，结果产生了好东西（Fosha，2004b）。

　　患者：我曾因为 M 医生哭过……我哭过很多次……但是后来，你知道……
　　治疗师：但是从某一方面看，如果你让你自己……比其他任何东西都重要，如果你让某些事情发生……我非常高兴你感觉到了某种安全感［许可的语言］。
　　患者：是的。
　　治疗师：一些行为方面至少在此刻有所减轻或……
　　患者：是的。
　　治疗师：因此，如果你想象……让你自己离开这个地方，离开这里，去跟 M 医生道别，然后用言语告诉她，她对你来说意味着什么，并告诉她你放弃了什么、丧失了什么。

　　这里，我使用了描画（portrayal）技术来深化并详尽阐述李的悲痛体验（Fosha，2000）。我们的依恋关系很含蓄，正是它使得他能够做自己需要做的工作，即在成为他自己并拥有我的支持的同时，为失去先前的依恋对象而悲痛。

　　患者：我曾尝试写点什么，在我给她送最后一次治疗费用时，我也确实写了

一些东西……是的……这对我来说非常有价值……我能够……

治疗师：你想对她说什么？［保持焦点，改变方向］

患者：我想说，"感谢你与我那样亲近，就像我一直以来与过去那个真实的、可亲的、正常的我一样亲近。"我离得很近，足以能够看到这一点，并且也有点能够做到这一点。

治疗师：嗯，嗯，嗯。

患者：你知道……是的……

治疗师：［共情的语气］所以，当你不得不对那一切说再见时，便感到心烦意乱。

患者：是的……是的……她……她知道为何会这样……

治疗师：［在患者讲述时，不时地发出表示支持、同情的声音］

患者：她从未对整件事情放弃希望［左脑与右脑的整合：清楚地阐释深化了感受，而感受的深化使更为深刻的意义和重要性得以出现］……真的是这样……这听起来可能让人觉得非常平凡……但我想，我找到了在现实生活中人们对我不再抱有希望的原因。

治疗师：［附和患者，重复他说的一些话］……不再对你抱有希望。

患者：是的。

治疗师：那你能把这个告诉她吗？

患者：［傻笑了一下，把头撇到一边，但看起来依然非常非常悲伤］能。"感谢你没有放弃……［尽力忍住不哭］只是一直帮助我认识到……"

治疗师：……一直……［帮助他：双向情感调节］

患者：……一直尽力把我从别处拉回来，让我集中注意力去认识到我所做的很多事情都偏离了轨道，让我不要放弃自己……哦，是的，我想我的意思是说，我基本上花了两年的时间试图让她放弃我，但她从来没有这么做。

治疗师：嗯，嗯［表示欣赏］。

患者：所以我感谢她。"谢谢你从来没有放弃我。"

治疗师：承认这一点的感觉怎么样？我是说，这让我非常感动……［元加工评论，也就是，在完成一件工作之后，这里是指在跟之前的治疗师道别后，对于完成这件工作的感受如何？］

患者：嗯，嗯……是的，感觉很悲伤……感觉很孤独、惊慌……［痛哭；随着情感体验之意义的出现，它进一步深化了那种体验］

治疗师：嗯，嗯，嗯［以非言语的方式与患者一起存在］。

患者：来到了这里，有一些我想做的事情……

治疗师：保持住那种孤独、惊慌的感受［温和地改变方向，与深层的情感保持联系]。

　　患者:就好像是……在这里,你是一个非常好的人,但是另一个我只想自己尝试,并没有觉得这两次治疗有什么不同……感觉就好像……

　　治疗师:……感觉就好像……[帮助他,与他一起存在、共情]

　　患者:……就好像我完全是一个人[哭了,声音嘶哑]。

　　自相矛盾的是,李跟我说了他的孤独体验,他便不再孤独了;安全依恋和双向调节一直在暗中发挥着作用,因为他最终感觉到了足够的支持和帮助,这样,他便能够清楚地说出他非常孤独的真实体验。

　　治疗师:[非常同情,悲伤,通过表示同情的声音来进行非言语交流]那是一种很早以前就有的感觉。

　　患者:是的,我很久以前就有这种感觉了[还在哭泣,但平静了一些]。

　　治疗师:嗯,嗯[发出更多表示同情的声音]。

　　患者:[深深地叹了几口气,还在哭泣]

　　治疗师:这种感觉来自某个很深的痛苦的地方。

　　患者:是的……我整个人生基本上都是孤独的,而且一直以来,我都只是在设法赶走这种孤独……而现在,我有一些重要的事情要做,这意味着我不再孤独,但是……

　　治疗师:但是我非常感动,这触动了一种深层水平的、终身的孤独感[重新将关注的焦点放在最为深刻的情感之上]。

　　患者:坦白说,我曾接触过一些不是那么有魅力的治疗师,治疗之后,我依然感到孤独,因为你已经习惯了[嗓音再次变得嘶哑]……接受某个人的治疗,某个……

　　治疗师:……某个真正存在于那里的人……

　　患者:是的……虽然很好,很有成效,但使赶走孤独变得难多了。你知道,我现在已经结了婚,那就意味着我不再是一个人,而且你知道,我没有特别多的朋友,我本可以拥有更多朋友的,但我却想出各种方法来强化这种孤独感,因为那对我来说才是正常的。

　　治疗师:所以,从某种意义上说,和M医生在一起的几年里,你并不孤独[事实上,逐渐地改变患者的关注焦点]。

　　患者:是的,完全是这样[用力点点头,强调赞同;言语表达则用了陈述的语气]。

　　治疗师:有人站在了你这边。

患者：[用力地点头，表示赞同]就是这样……[长时间的停顿]。所以，是的，我感到非常悲伤、孤独和惊慌[一种综合的阐述，患者表达清晰，不再哭泣；陈述的语气，充满了感情，这在我看来是一个标记，表明我们已经接近了一个浪潮的尾声，而且我们正在开始另一个浪潮]。

治疗师：我对自己的感受感触越多[用手摸着心脏/胸口部位]，这个丧失看起来就越大。

患者：是的。

治疗师：你能不能在你的心里告诉她……如果你愿意想象自己离开了这里，正在和她讲话[在到达一个制高点，修通了无法忍受的孤独感之后，我们回头开始了第二轮：悲痛描画，使患者变得更有力量，更有压弹力]……告诉她：失去她对你来说意味着什么，跟她说再见对你来说意味着什么，你将最为怀念她什么？[帮助患者不让他一个人去面对先前害怕出现的无法忍受的感受；使用描画技术来修通先前回避的悲痛]

患者：[现在，轻松一些了，点头]这……是的……我一直都不擅长于"假装你正在和她讲话"这一类的事情……但是，呃……[再次非常悲伤，发出了童声]我感觉就好像在训练滚动着的车轮……你知道……我的感觉非常像是我正在做一件工作，但它与孤独完全不同。

治疗师：嗯，嗯，嗯。

患者：所以……

治疗师：我推断，你早期生活中的其他人并没有让你产生那种感觉？

患者：没有，没有……我猜那是另一回事。和她在一起，我认识到了我的生活一直以来是多么的混乱无序，我过去是多么的厌烦（f'ed up，原文如此）身边的每一个人，而且现在依然感到厌烦……我猜这是一种非常有趣的动力，那个人……而现在，我却失去了那个一直帮助我讨论真实的重要事情或者我所经历的一切事情的人[连贯的、整合的叙事。他深深地吸了一口气，头低了下来，然后又深深地吸了一口清新的空气，就好像他正全神贯注地想通某件事情，然后抬起了头：他的目光向上看，他的目光与治疗师目光碰到了一起，他笑了]。

治疗师：你笑了……笑什么？

患者：我想我现在已经准备好做一些其他的事情了。

随着一个大大的、真诚的、自然的微笑的出现，情感的浪潮结束了。修通了他的哀伤（mourning）之后，患者现在准备参与到这个世界之中了。我们要将此解读为浪潮结束的标志，并支持适应性行动倾向和转变情感的出现，而不是将其视为一种反对深度探索的防御，这一点非常重要。

一个美妙、深刻的时刻，在躯体方面通常是以两次深呼吸和目光向上与治疗师进行清楚明确、直接坦诚的目光接触为标志。哀伤过程（mourning process）的本质在于，当一个悲伤的过程结束（Freud，1917/1958；Lindemann，1944），自我便会从对于丧失的专注中浮现（"客体的影子落在了自我之上"），而能量便可再一次用于生活——参与到这个世界之中，更为具体地说，参与到他人中间。

这个片断的焦点完全集中于患者的情绪体验，这些情绪体验是患者以前无法自己加工的。通过右脑与右脑沟通而实现的双向情感调节——非言语的、协调、情感分享、共鸣、共情式详尽阐释——帮助他与那些非常痛苦的体验待在一起。在治疗师的帮助之下，当李能够与那些非常痛苦的体验待在一起，并对其听之任之，他由于那种情绪而产生的焦虑便缓解了；由此而自然发生的现象便是整合。当一个情绪体验的浪潮结束，另一个就会涌现。已经修通的悲伤（最初无法提取，随后自然出现）现在成了一项新取得的成就。它成了下一水平情绪加工的平台，接下来这一水平的情绪加工包括令人害怕的孤独感的出现，李曾生动透彻地说，"我感觉就好像在滚动着车轮"，这样一种唤起的意象表明了控制感的丧失和支持的丧失，这些丧失通常源于非常年幼的自我状态（大约三到六岁，那个时候，孩子们通常会学骑自行车）。又一次，一旦那种体验通过分享而得到加工和转变，我们就会看到浪潮的高涨；浪潮结束，患者振作，可以说，在未加工情绪体验的配合之下获得解放，适应性行动倾向开始生效。深深的叹息、向上凝视和积极的情感，是标志一次状态转变正在进行的躯体迹象。

处理完彼时彼地（there-and-then）之后，李准备好面对此时此地（here-and-now）了。他说，"我现在已经准备好做一些其他的事情了"，我看到了他这句话的表面价值。所以，我们就这么做了。

片断 3：元治疗加工：转变的螺旋

在这里，自我的概念…… 非常有活力，且主动活跃…… 以一种力量的氛围来加以体验。这里的喘息并不是被动地躲到了母亲的子宫里，并不是睡着了，而是一种积极主动的视觉静止，简短，但能起充电的作用。（Eigen，1973，quoted in Ghent，1999，p.220）

既然核心情感体验的两个浪潮已经得到充分的加工，而且在我们面前有一盏提示继续前进的绿灯，那么，我们就能够开始对刚刚经历的治疗体验进行元治疗加工。我们在体验和反省之间交替着，朝着更进一步的深化、巩固以及我们已获得的收益和将会获得的收益之间的整合前进。我们使得所出现的比较软弱的防御转变方向(参见 Fosha,2000)。我们必须留心和关注这些比较软弱的防御，因为它们非常重要，不过，我们必须像好父母一样注意时间选择和设定限制的问题——事实上，就是说一些这样的话，"不是现在，以后再说"。如果这些障碍物(这些障碍物正预示了需要进一步解决的东西)得到了尊敬和尊重(Schwartz，2003)，那么，这个过程就能继续展开。

在这个案例研究中，有三个部分需要平衡，这三个部分抓住了元治疗加工的三个不同方面。在下面这个片断以及再往下的两个片断中，着重强调的患者的陈述证实了这个转变螺旋的进展情况。

片断 3a："真实的我"，"先天的"，"自然的"，"路面上的车轮"

治疗师：你的感觉怎么样？

患者：感觉到那种情绪，让我感觉到某种释放[*情感后突破情感（post-affective breakthrough affects）*]。

治疗师：跟我说说。

患者：有点解脱的感觉[*情感后突破情感*]。

治疗师：更为放松一些了。

患者：是的[*点头；点头是上了正确的轨道、步调一致的一个躯体标志*]。

治疗师：这[*即，我们已经完成的工作*]让你对自己产生了什么样的感觉？

患者：[*长时间停顿，反省；感动，流出了眼泪*]有点儿像是让我想起了真实的我[*治愈性情感：自我对自我的肯定和承认*]。

治疗师：嗯，嗯。

患者：真实的我并不一定就是这个表演者……拥有所有那些特质和技能，而是更为尖锐深刻一些，而不仅仅总是设法开玩笑。

治疗师：那么，接触到那个真实的你感觉怎么样？[*进一步元加工，螺旋的下一档；在获得一种"真实的我"的新体验之后，这种体验便成了下一个探索浪潮的平台*]

患者：感觉一直都真的非常好[*友好的、放松的微笑；激发与治愈适应性体验相关的积极情感标志*]……这种感觉中有非常真实的东西。你就在那里……[*情感转变的语言通常倾向于简洁，发自于内心*]

治疗师：对。

患者：就好像你极其厌恶某些人，你感觉到了这一点，而且你也是这么做的[*他的两只手握紧了拳头*]，而且有某种东西授权让你这么做[*陈述性地表达对一种适应性行动倾向的体验；激发积极的情感标志*]。

治疗师：对。

患者：[陈述的语气]车轮现在在路面上。[非常重要的陈述，因为他曾把他对丧失和孤独的体验描述为"在训练的车轮滚了"：当前这种体验直接治愈了那种体验]

治疗师：这是什么意思？[转变的螺旋；对新表达出来的这种"路面上的车轮"的体验作更多的探索]

患者：是的[以陈述的语气大声地、坚定地说"是的"]……是的……因为在过去的大约七天里，车轮一直不在路面上。

治疗师：从真实的我这个地方，当你说"我接触到了那个真实的我"，那么它又触及了你内心深处的某些东西[内心深处不仅有诸如悲伤、愤怒这些消极情感，而且还有积极的情感]，那里有一种真实的我的感觉，有一种控制感，车轮现在在路面上，与此相伴随的感觉是什么样的？因为那里让人非常宽慰，你说这种感觉很好……

患者：嗯，嗯……[停顿了一下]嗯，嗯……

治疗师：嗯，嗯……让你自己集中注意就好了[鼓励内心的探索]。

患者：注意？

治疗师：注意……

患者：感觉很好……它是真实的我，但依然……它依然非常陌生……我依然对那个坐在这里的真实的我的幻象感到有些怀疑，它就像是第一次出现的真实的我的样子……但是，呃……[在新获得一种积极自我感的体验之后，便出现了一些老的防御]

治疗师：但是，如果你把这种怀疑搁置一旁一会儿，我的意思是说我们也将会处理那个部分，因为它也是你的一部分——但是，如果你不介意暂时撇开这种怀疑，而只是允许你自己拥有这样的体验，并和我分享这种体验——它又一次触及了某些东西……你内心深处的某些东西[尊重那些防御；并以尊重的态度要求先将它们搁置一旁]。

患者：[深呼吸]

治疗师：[深呼吸，与他相配，并做出反馈]是的……是的……

患者：感觉很好……感觉很平凡……看，那种怀疑艰难地走到了一边……但是，那表明，我感觉很自信，而且，呃……[他自己移走了他的那些防御]

治疗师：[肯定]嗯，嗯，嗯……你感觉很有信心[反馈，重复]……

患者：我感觉很自信，而且，呃……就好像是准备好了要行动……[对体验到一种适应性行动倾向做陈述性表达；激发积极的情感标志]。这有50%是真的。

治疗师：很好，先与这50%待在一起，后面我们将会处理另外的50%……不过现在只要待在这里就好，因为我觉得这非常重要……当你触及这一点，当你感觉到并拥有这种真实感,这种内心真实的我的感觉,那么你便会感觉到一种释放,一种宽慰,这种感觉非常好,然后你便会说出另外一些非常重要的东西……你说你感觉很自信……很自信,路面上的车轮,准备好了要行动。

　　患者:是的。

　　治疗师:那种感觉怎么样?

　　患者:感觉很好……感觉……感觉就好像我几乎不需要去描述它。我知道这样做对我有帮助,但我只是觉得这种感觉是先天的[*对经验性真理的核心状态断言:自信状态(state of assurance)*],感觉就好像是……你知道……我认为它是非常基本的东西,使得我始终没有偏离最好的方向,而是……[*直直地坐着*]……我感觉就好像我已经拥有了许多强大的能力和特质,而且我依然设法在人行道前进,当我感觉到这一点,触及这一点,所有一切就觉得……

　　治疗师:觉得很自然。

　　患者:觉得很自然,而且切实可行,就好像是……[*声音转为一种更为确定的语气;对主观真理(subjective truth)的陈述性断言;自信状态;对于有能力为了自我而做出有效行动变得很有信心;自我对自我的陈述宣言及与其相伴随的积极结果*]……很有创造力[*这里用了直接的陈述*]。

　　治疗师:所以,那是让你感觉像岩石一样坚固之根基的部分——就像是这种先天的、自然的天生就有的创造力。

　　在整个转变过程中,自我感变得越来越积极、稳固(Fosha,2006;Russell & Fosha,in press)。当这个患者说出"先天的"时,就好像他一直在阅读 AEDP 手册一样,当然除了这一事实——可以说他正在撰写这一手册。先天的,自然的,自然的,准备好了要行动。确实是这样。

　　片断 3b:"更像我自己,而不是更不像我自己"　这个片断一开始,治疗师总结了患者对于 M 医生的治疗以及跟她道别的感觉。

　　治疗师:即使你没有说出那个词,但我还是感觉到了你对她的感激之情。

　　患者:……是的,我很感激她[*感动得流出了眼泪*]……而且,我对自己也怀有这种感激之情[*由于自我对自我自发的承认、肯定、欣赏而感动的治愈性情感*]。

　　治疗师:是的,是的。[*几分钟之后*]嗯,嗯……不过,在感激 M 医生,认识到她对你而言意味着什么、她对你的生活做出了怎样的贡献的同时,你也认识到了自己所做的事情……也就是说,你也参与了治疗的过程……治疗是你们一起做的事情……她很可能是一位非常优秀的向导,而且是前所未有的优秀。

患者:就是这样。

治疗师:但是,你也卷起袖子,肩并肩地和她一起工作……

患者:是的……是的[非常肯定]。

治疗师:……承认这一点让你接触到了自己的感受[患者点头]……现在你有什么样的感受?

患者:我产生了更多同样的感受。

治疗师:好的,那么,让我们保持住这种感觉。

患者:我从来都没有……我从来都没有想过我会如此近地……曾有一些日子,曾有一些时刻,我能够理解这件事情是真实发生的,我可以把自己视为一个充分实现的人……依然来接受治疗,或者不再接受治疗……你知道,我正在进行一次很好的面谈,就好像是一件正常的事情……就好像那就是我的常规生活……而且,那感觉就好像是不断的全垒打(home runs)……整个评论性的事情都消失了[感动,喉咙哽咽]……因为当我处于一种那样的心境中,就没有什么可评论的了[他意识到,核心的状态存在(core state being)是纯粹的:没有防御,没有自我攻击]……所有的事情都可以用某种方法来解决[对于才能、控制感和适应性行动倾向的肯定陈述]。……是的,我过去常常把这个例子用在她身上……我过去常抽烟。而有一瞬间,我认为自己将没有能力戒烟。我就……我就对此感到很失望……当我想象戒烟时,我想象自己醒过来,成了一个完全不同的人……你知道,当我认识到我还是我,我就真的不抽烟了。这真是一件幸运的事情。

治疗师:这么说,你成功了。

患者:所以,我不一定要成为不同的人,我不一定要彻底地改造自己……不同的是,这个不变的我将会有不同的感觉,或者……或者以不同的方式来思考事情。

治疗师:不过,这更确切地说是在找到你自己,而不是……

患者:我猜我将会变得更像我自己,而不是更不像我自己[自我的宣言,自我对自我的更多承认;核心状态真理(core state truth)]。

这个片断论证了效力(effectiveness)、自我效能(self-efficacy)与核心的积极自我认同(self-identity)之间的清晰关联——以及这二者之间的辩证加强。

患者在控制、才能和掌握的主题与他自己作为一个真正的人的完整性之间来来回回。当充分地接触这些体验,评论家就没有什么可说的了:接触到“真实的我”,就不需要评论家了。

注意到这一切是如何发生的非常有趣:当我们最后一轮处理完他丧失的积极的依恋对象,承认她对他的积极影响,并探索他对她的感激之情,他自然而然地声称他也感激自己,这是我所说的突变现象(emergent phenomenon)的一个绝妙的例子。自我通过他人而产生。最后,在下一个片断中,最后一轮的元加工产生了另一个治愈性情感的浪潮,以一种像《圣经》一样的中才表现出来。

片断3c:"对我自己的感激之情"

治疗师:到目前为止,你跟我说了那么多,对此你有什么样的感觉?

患者:当然是很宽慰……是的,我的意思是说我们说的所有事情让我感到很宽慰[*注意他用了"我们"*]。我曾真的感到很悲伤……我现在有点儿感觉到了这种对我自己的感激之情……[*治愈性情感,以非凡的、自然的口才来陈述*]。

治疗师:那太好了。

患者:这种感觉依然不熟悉,我依然在纽约,我在那里待了10分钟,就好像是我尽力地保持住那种感觉。就好像是……是的,我们依然在那种感觉里。

治疗师:[*低沉的、感动的声音*]"对我自己的感激之情"……那太棒了。

患者:[*高兴,感动且严肃*]是的。

治愈的现象学　接下来的顺序是,先总结一下上面强调的短语,然后证明治愈的现象学。一旦这个治愈性转变过程得到激活和支持,它的发展就会具有一种不可阻挡的性质。注意一下语言的简洁性,不管是简单、直接、陈述的语言,还是哀婉的语言。

我感觉到某种释放;有点解脱的感觉→有点儿像是让我想起了真实的我;感觉一直都真的非常好→你感觉到了这一点,你也是这么做的,而且有某种东西授权让你这么做→车轮现在滚动着;这种感觉很好→它是真实的我→我感觉很自信,准备好了要行动;这种感觉很好→先天的→很自然,而且切实可行→很有创造力→我还感觉到了一种对自己的感激之情→我显然对我所做的事情有了很大的控制感;这给了我非常大的力量→所有的事情都可以用某种方法来解决→更像我自己,而不是更不像我自己→这种对我自己的感激之情

由于不再孤独,而且治疗的焦点始终集中于提高他自身的治愈能力,因此,李终于能够加工自己有关依恋丧失的悲痛,能够将他深切的孤独感告诉他人,并因而能悖论式地转变这些孤独感。改变发生的基本过程几乎能够感觉得到。

在这次面谈之后,患者重新获得了对于性成瘾行为的控制感,这种性成瘾是他一直以来都有的行为,除了非常偶尔的情况下比较轻微,在大多数时候都是需要注意的、单纯发作的过失。

第三部分:讨论、小结与结论:AEDP 与存在整合治疗

我们生活在令人兴奋的时代。身体、心理、心情、依恋、同一性和治愈巧妙地整合成了一种话语,在这种话语中,情感神经科学、心理治疗、哲学和正念的东方实践的从业者都积极地参与热烈的学科间交流。整合并不是我们努力想要获得的东西,而是我们作为心理治疗师关注某些现象和过程的一种条件。我们有关心理、身体与发展的模型,有关痛苦和压力的模型,有关治疗和治愈的模型,最终赶上了其内在的丰富性和复杂性。

这篇叙事一直关注于描述转变弧(the arc of transformation),这条转变弧描画了 AEDP 中强烈情绪加工至完成的特征。它通过一段即时的体验旅程(这段旅程是和一个充满爱心的、持肯定态度的、促进情感的真实他人一起走过的),而自然地将生物性与神圣性联系到了一起。我还想证实治愈过程不断展开的现象学:先前曾经否认的情绪得到加工并(再次)拥有。

被邀请来给这本令人敬畏的文集写一篇文章,不仅是一种荣幸,也是一个学习的机会,对于这样一份礼物,我深怀感激。在阅读存在主义学者的作品时,对于 AEDP 和存在主义临床医生、哲学家之间惊人的共鸣,当然还有与认可(既认可他人,也被他人认可)的体验相伴随的强大的活力,我的体验是一直不断地点头(参照,作为双向共鸣之特征的有节奏的摆动)。我的第一个反应是,"真不可思议!"我的第二个反应是,"太对了!"而我的第三个反应是,"当然就是这样!"这个"当然就是这样"涉及了对于治愈性转变之力量和丰富性的强烈兴趣,以及在其面前产生的谦卑感。在此,我的文稿是对那种力量的歌颂和证明。

我们在这里不是处于创造的领域。我们是在开采存在于那里的东西并学会以最佳的方式提取它。那些得到了细致关注和尊重的现象(现象学倾向和对那些倾向的尊重,这是 AEDP 和存在主义治疗的共同之处),应该会向不同的探索者展现其奥秘,这一点不足为奇。黄金就在那里,它具有一些特定的属性。去寻找,我们中有许多人已经找到了它。我们当中有些人在寻找黄金的过程中找到了黄金,而其他人则运气非常好,他们在寻找其他东西的过程中找到了黄金,这是科学进步过程中经常发生的事情。这些现象将会继续指导着我们,引导着我们,因为随着我们不断获得经验、互相学习,我们的理解能力和探究能力会变得复杂得多。

我之所以选择呈现上面这次面谈,是因为这次面谈极好地论证了,我们何以能够从深深的绝望和自我厌憎转变为获取到感觉像是精髓的自我的深层资源。但是,由于这是一本整合—经验心理治疗案例集,因此我还选择这次面谈来促进

对 AEDP 和我刚刚开始理解的整合－存在治疗的探索。

存在与经验两极之间——个体与对话双方/二人群体之间；位于人类存在根底的焦虑、恐惧与同样位于根底的潜能的实现之间；生物学（因此包括身体）存在之灵性、神秘性之间——辩证的张力得到了存在主义学者非常广泛的承认（Schneider,本书）。我认识到,为在这些两极之间架起桥梁而做出的努力,恰恰就是整合－存在的精神所在,而我希望能够多学一些。然而,在我看来,尽管所有的存在主义学者在理论上似乎都坚定地认为这些二分极端辩证地联系在一起,但在临床的作品中,不同的学者倾向于将焦点放在这个或那个极端,并认同于这个或那个极端。要么接受希望和治愈潜能,要么接受恐惧之必然性,这在不同的学者那里得到了不同的强调,而且很少有学者通过转变弧（在其中,这些现象通过我们被束缚的方式以及情绪得到调节并加工至完成的过程中所发生的事情,而内在地联系到一起）而将这二者联系到一起。同样,相比于辩证的存在主义理论,个体的个人追求与共同发现领域之间的张力在实践中似乎也更为两极分化一些。

不过,我希望在此讨论中,通过转而提出一个互补性的概念框架（以一种已经整合的形式提供自然的力量）,而促成另一种对这些二分极端的整合超越。而这正是预示了 AEDP 理论和实践的依恋、情绪和转变模型。AEDP 包括所有这些极端的两个方面,而且它是以一种有机的方式将其囊括其中（而并非由于整合努力的结果）。它之所以能够这么做,是因为它坚持一种以依恋为基础的姿态,以植根于身体的经验性方法为基础,聚焦于双向关系内的强烈情感的双向调节,同时它还持有这样一种观点,即在最佳自我的庇护下治疗最糟糕的自我。

我在此提出 AEDP 的两个方面,这两个方面有可能促进本书所寻求的整合对话：

1. 在依恋关系内对强烈情绪进行双向情感调节的观点,在独立/依赖这个二分极端之间架起了桥梁：依恋理论的一个主要信条,同时也得到无数研究强有力的实证支持的信条是,安全依恋会促进探索范围的扩展。我们感觉越安全,就会越愿意冒一些促进成长的风险。另一个没有必要的两极分化,即积极情感与消极情感之间的两极分化,也巧妙地完全连接到了一起。正如上面所讨论的,最佳的双向情感调节并非通过不间断的充满喜悦的协调获得,而是无数次的协调→打破→来之不易的修复的循环的结果。就像 K. J. 施奈德（私人通信,November 27, 2006）所说,"安全感的暂时停止,且通常是无意之中的停止——失望,恐惧,等等——往往如宝石般珍贵,它们具有很强的改变和治愈的力量。"正是通过积极地参与这些双向的时刻,扩展性成长才得以出现。随着安全感的牢固确立和重新确立,治疗联结使得对情绪体验的探究可以以一种深刻得多的方式进行,而不是听任个体(尤其是有创伤的个体)自行发展。

双向的体验促进二人群体中双方的自体组织都有了更大的一致性。反过来,这个二人群体中每一个人意识的扩展又会促进双向互动及其突变现象的丰富性。在任何时刻,这些元素中都会有一个处在经验性、探究性的前景,而其他的元素则处在背景的位置,不过,所有的原则都即时地发挥作用,并在所有时刻发挥作用——整合。双向情感调节是二人群体可以用来帮助个体加工强烈情绪(要不然就会变成无法抵抗且可能具有创伤性的情绪)的方式。不过,正如我在上面相当详细地讨论过的,通过对情绪的双向加工,这个二人群体中两个人之间的联结就会得到加强、深化,且变得更为丰富。因此,关系/互动/对话/主体间维度(一个水平维度)与情绪/深度/探究性/内心维度(一个垂直维度)之间的二分,通过双向情感调解过程的内在特性而连接了起来。

2. 正如我们在前面看到的,在躯体转变标志的引导下,在双向安全、共情、帮助的背景下,对情绪体验所进行直至完成的即时加工,描画了一个转变弧。这个弧以自然、有机的方式将痛苦与活力、病理与治愈、行为与恩典、生物性与超验性连接到了一起。此外,通过对转变体验做更进一步的元治疗加工,我们便能够深化和扩展转变,并有机地促进从内到外的整合。

总之,将转变作为对抗阻抗(resistance)的治愈性动机的观点,可以起到将各种努力组织到一起的作用——不管这些努力是对话的还是寻求同一性,是生物性的还是超验的,是情绪的还是关系的,是为了意义还是为了幸福——我们据此可以试图转变自己。换言之,转变的构想在其渐进性动机力量的庇护下聚集到一起,当其发挥作用,就会促使我们在与自己及他人的关系中保持真实性,同时还会促进我们过上有效的、有意义的生活。

参考文献

Alexander,F.,& French,T.M.(1980).*Psychoanalytic therapy:Principles and application*.Lincoln,NE:University of Nebraska Press.

Blake,W.(1987).Auguries of innocence.In A.Ostriker(Ed.),*William Blake:The complete poems*(pp.506—510).New York:Penguin Books.(Original work published 1863)

Bowlby,J.(1988).*A secure base:Parent-child attachment and healthy human development*.New York:Basic Books.

Buber,M.(1965).*The knowledge of man:Selected essays*.New York:Harper Torchbooks.

Damasio,A.R.(2001).*The feeling of what happens:Body and emotion in the making of consciousness*. New York:Harcourt Brace.

Damasio,A.R.(2001).Fundamental feelings.*Nature*,413,781.

Darwin,C.(1965).*The expression of emotion in man and animals*.Chicago:University of Chicago Press.(Original work published 1872)

Eigen,M.(1973).Abstinence and the schizoid ego.*International Journal of Psychoanalysis*,54,493—498.

Eigen,M.(1996). *Psychic deadness*.Northvale,NJ:Jason Aronson.

Fosha,D.(2000).*The transforming power of affect:A model for accelerated change*. New York:Basic Books.

Fosha,D.(2001).The dyadic regulation affect. *Journal of Clinical Psychology / In Session*,57,227—242.

Fosha,D.(2002).The activation of affective change processes in AEDP (Accelerated Experiential-Dynamic Psychotherapy).In J.J.Magnavita (Ed.),*Comprehensive handbook of psychotherapy:Vol.1.Psychodynamic and object relations psychotherapies* (pp.309—344).New York:John Wiley & Sons.

Fosha,D.(2003).Dyadic regulation and experiential work with emotion and relatedness in trauma and disordered attachment.In M.F.Solomon & D.J.Siegel (Eds.),*Healing trauma: Attachment,trauma,the brain and the mind* (pp.221—281).New York:Norton.

Fosha,D.(2004a).Brief integrative psychotherapy comes of age:Reflections.*Journal of Psychotherapy Integration*,14,66—92.

Fosha,D.(2004b)."Nothing that feels bad is ever the last step":The role of positive emotions in experiential work with difficult emotional experiences.*Clinical Psychology and Psychotherapy*,11,30—43.(Special issue on Emotion,L.Greenberg [Ed.])

Fosha,D.(2005).Emotion,true self,true other,core state:Toward a clinical theory of affective change process.*Psychoanalytic Review*,92,513—552.

Fosha,D.(2006).Quantum transformation in trauma and treatment:Traversing the crisis of healing change.*Journal of Clinical Psychology / In Session*,62,569—583.

Fosha,D.(In preparation).*The cascade of transformations and the fountain of youth*. New York:The New York Academy of Science.

Fosha,D.(In prepararion).*On being known by and knowing the other:An attachment perspective on transformation and emergence*.

Fosha,D.,& Yeung,D.(2006).AEDP exemplifies the seamless integration of emotional transformation and dyadic relatedness at work.In G.Stricker & J.Gold (Eds.),*A casebook of integrative psychotherapy*. Washington,DC:APA.

Frederickson,B.L.,& Losada,M.(2005).Positive affect and the complex dynamics of human flourishing.*American Psychologist*,60,678—686.

Freud,S.(1958).Mourning and melancholia.In J.Strachey (Ed.),*The standard edition of the complete psychological works of Sigmund Freud* (Vol. 14, pp. 243 — 258). London: Hogarth Press.(Original work published 1917)

Gendlin,E.T.(1981).*Focusing*.New York:Bantam New Age Paperbacks.

Ghent,E.(1999).Masochism, submission, surrender:Masochism as a perversion of surrender.In S. A. Mitchell & L. Aron (Eds.), *Relational psychoanalysis* (pp. 211 — 242). Hillsdale,NJ:The Analytic Press.(Original work published 1990)

Ghent,E.(2002).Wish,need,drive:Motive in light of dynamic systems theory and Edelman's selectionist theory.*Psychoanalytic Dialogues*,12,763—808.

Greenan,D.E.,& Tunnell,G.(2003).*Couple therapy with gay men*.New York:Guilford.

Hughes,D.A.(2006).*Building the bonds of attachment:Awakening love in deeply troubled children* (2nd ed.).Northvale,NJ:Jason Aronson.

James,W. (1985). *The varieties of religious experience: A study in human nature.* Penguin Books.(Original work published 1902)

Lachmann,F.M.(2001).Some contributions of empirical infant research to adult psychoanalysis:What have we learned? How can we apply it? *Psychoanalytic Dialogues*, 11, 167 —185.

Lamagna,J.,& Gleiser,K.(In press).Building a secure internal attachment:An intra-relational approach to ego strengthening and emotional processing with chronically traumatized clients.*Journal of Trauma and Dissociation*.

Lanius,R.A.,Williamson,P.C.,Densmore, M., Boksman, K., Neufeld, R.W, Gati,J.S., & Menon,R.S.(2004).The nature of traumaticmemories:A 4-T fMRI functional connectivity analysis. *American Journal of Psychiatry*,161,1—9.

Lindemann,, E. (1944). Symptomatology and management of acute grief. *American Journal of Psychiatry*,101,141—148.

Loizzo,J.(In press).*Optimizing learning and quality of life throughout the lifespan:A global framework for research and application.*

Main,M.(1999).Epilogue.Attachment theory:Eighteen points with suggestions for future studies.In J.Cassidy & P.R.Shaver (Eds.), *Handbook of attachment: Theory,research and clinical application* (pp.845—888).New York:Guilford.

Maslow,A.(1968).Toward apsychology of being.Excerpted in Schneider,K.J.,& May,R. (1995). *The psychology of existence:An integrative,clinical perspective* (pp.92—98).New York:McGraw-Hill.

Osiason,J.(2006,November). *It's all there: The when and what of empathy.* Paper presented at the Monthly Seminar Series of the AEDP Institute,New York.

Russell,E.,& Fosha,D.(In press).Transformational affects and core state in AEDP:The emergence and consolidation of joy,hope,gratitude and confidence in the (solid goodness of the) self.*Journal of Psychotherapy Integration*.

Sander, L. W. (1995). Identity and the experience of specificity in the process of recognition.*Psychoanalytic Dialogues*,5,579—594.

Sander,L.W.(2002).Thinking differently:Principles in process in living systems and the specificity of being known.*Psychoanalytic Dialogues*,12,11—42.

Schneider,K.J.(2007).The experiential liberation strategy of the existential-integrative model of therapy.*Journal of Contemporary Psychotherapy*.

Schneider,K.J.,& May,R.(1995).*The psychology of existence:An integrative,clinical perspective*.New York:McGraw-Hill.

Schore,A.N.(2001).Effects of a secure attachment relationship on right brain development,affect regulation and infant mental health.*Infant Mental Health Journal*, 22,7—66.

Schore,A.N.(2003).Early relationship,disorganized attachment,and the development of a predisposition to violence. In M. F. Solomon & D. J. Siegel (Eds.), *Healing trauma: Attachment,trauma,the brain and the mind* (pp.107—167).New York:Norton.

Schwartz,R.C.(2003). *Being the "I" in the storm:Staying centered with different trauma clients*. Paper presented at the conference on Phase-Oriented Treatment of Psychological Trauma: Developmentally-Informed, Time-Effective Treatment of Complex Trauma Disorders,Harvard University Medical School,Boston,MA.

Siegel,D.J.(2003).An interpersonal neurobiology of psychotherapy:The developing mind and the resolution of trauma.In M.F.Solomon & D.J.Siegel (Eds.),*Healing trauma:Attachment,trauma,the brain and the mind* (pp.1—54).New York:Norton.

Teicher,M.(2002).Scars that won't heal:The neurobiology of child abuse.*Scientific American*,286,68—75.

Trevarthen,C.(2001).Intrinsic motives for companionship in understanding:Their origin, development,and significance for infant mental health.*Infant Mental Health Journal*,22,95 —131.

Tronick,E.Z.(2003)."Of course all relationships are unique":How co-creative processes generate unique mother-infant and patient-therapist relationships and change other relationships.*Psychoanalytic Inquiry*,23,473—491.

Tugade,M.,& Frederickson,B.L.(2004).Resilient individuals use positive emotions to bounce back from negative emotional experience. *Journal of Personality and Social Psychology*,86,320—333.

Tunnell,G.(2006).An affirmational approach to treating gay male couples.*Group*,30 (2),133—151.

van der Kolk,B.(2006).When you stop moving you're dead:Clinical implications of neuroscience research in PTSD. *Annals of the New York Academy of Sciences*.

Winnicott,D.W.(1960 / 1965).Ego distortion in terms of true and false self.In*The maturational processes and the facilitating environment* (pp.140—152).New York:International Universities Press.

第十三章　存在整合儿童治疗

　　太多时候,儿童治疗迎合了成人的需要,而忘却了儿童的需要。儿童的内心生活——她的主观性——在这样的情况下被视为次要的,而可测量的行为被视为主宰。

　　在下面的案例中,斯蒂芬·柯廷(Stephen Curtin)描述了一种以主体为中心的、整合性的儿童治疗取向。通过游戏、隐喻和会心,柯廷博士帮助乔伊(Joey)适应她的生理和社会环境,帮助她让自己专心于治疗游戏,帮助她找到能力将这种游戏转化为解放性、建设性的行动。

　　乔伊呈现了一幅过于压缩的画面——脆弱,紧张,易于受伤。虽然她的父亲貌似是这些倾向的催化剂,不过这些倾向却弥漫在乔伊的整个世界里。她扩张性的行为——尿床、弄脏自己、攻击性——可能是用来对抗她的渺小感以及吸引她所需要的支持。

　　柯廷博士创设了一种氛围来温和地挑战乔伊。他所采用的取向、他所提供的游戏、他所鼓励的创造力,对于乔伊的自新来说都是机会。在治疗的最后阶段,乔伊能够直接地谈论她的恐惧了("我的爸爸真的很讨厌"),并能直接地探究自己在抵制父亲的过程中的角色了。

　　总之,柯廷博士能和乔伊一起引出真实的情况,激活并实现自我会心,并催化她的应对能力。

儿童的内在感受：乔伊的案例

斯蒂芬·柯廷

斯蒂芬·柯廷，博士，一位有资格证的心理学家。他是一位有文凭的教师、学校顾问和学校管理者。他毕业于塞布鲁克研究院（Saybrook Institute），曾广泛地接受了詹姆士·布根塔尔的训练，同时，他也是美国心理学会和加利福尼亚心理学会的成员。柯廷博士是存在—人本主义研究院的创立成员之一。

什么是存在主义的儿童案例？如果我要在笔记中找一个这样的案例，那是不可能找到的。没有哪一份笔记是以"他正在努力发现他的主观自我"开头的。不过，当我回想起我曾治疗过的儿童来访者，我发现，他们中大多数所拥有的体验和关系促成了减弱的自我意识。

儿童正在显现的自我感可能会受到文化期望力量的消极影响（Pipher，1996；Pollack，1998），也可能会受到来自父母的言语和非言语信息的消极影响（Miller，1981），或者受到人类状况的简约化意象的影响（Kagan，2006）。我们所生活的社会严重地受到了市场力量的影响，倾向于用简约化的隐喻来解释我们的悲痛（Olfman，2006）。行为表现不符合社会规范的儿童就会被贴上*神经或情感方面有病*（neurologically or affectively ill）的标签。这就宣扬了一种观点，即情绪障碍或行为障碍都完全在于个体的生物结构，并因此忽略了社会力量和历史力量对个体发展的影响。

存在整合治疗模型利用了儿童自然出现的发展驱力。哪一个父母或老师没有抱怨过甚至是最遵守规则的儿童也会挑战极限、打破规则或夸大事实？甚至是最为顺从的儿童在表现他或她的独特个性时，也有可能偏离规范。詹姆斯·布根塔尔（1987）将这种对于个人的环境和关系的探索描述为是一个"搜索过程"（search process）。当一个儿童走进我的办公室，这个过程非常明显。他四处张望，一会儿看看玩具，一会儿看看图画。他的手指摸着盆栽或桌椅表面。他的鼻子用力地闻着午餐、咖啡或之前的来访者留在空气中的气味。他会注意到糖果罐，而且他的两只眼睛会审视着我关于进入谈话内容的非言语信息。在那个空间里，一场了解什么是对方所希望和允许的舞蹈开始了。我给自己设计的反应是，限制自己对那个空间里的儿童的各种可能性产生影响。我关注的焦点在于这个搜索过程是如何展开的。在那里面，存在着一些关于这个儿童如何压缩、扩张他或她在这个世界上的体验，以及如何使得这些体验成为中心的线索。在我观察这个儿童时,我会发现他逐渐形成的世界观如何阻碍或促进他的发展。

艾美·凡·德意珍-史密斯(Emmy van Deurzen-Smith,1997)曾批评过美国的存在主义,说它认为这个搜索过程发展的唯一目的是寻求快乐或欢乐——因此,从这个过程只能得出乐观的结果。其实这是一种误解。由这个搜索过程产生的进展会给个体在生活中带来更大的自由和权力。这个结果并非总是带来欢乐;相反,它会带来一种磨炼自我和世界建构(或者,个人生活的意义结构)的生活。自我和世界建构能够带来欢乐和快乐,但它同时也会带来这样一种认识,即生活本来就充满了挑战、困难、痛苦。美国人的解放(liberation)概念并非集中于获得快乐本身,而是让人认识到即使在最为痛苦的时刻个体也拥有力量。

一个儿童的自我和世界建构的发展在很大程度上是没有语言或意图的。它在发展限度内由经验引导。虽然我们能够观察到一个儿童为满足其需要而使用的策略,但是他在关于自身行为的洞察或分析方面却能力有限。儿童会发展出一系列的策略,这些策略是功利的,而不是认知的。哪个父母在要求一个儿童解释他的行为或意图时,看到的不是一双睁得大大的眼睛和一脸的迷惑?那个儿童知道他确实做了一些事情,但他无法描述他的意图或做出决策的过程。

许多儿童都会利用那些歪曲或限制自我觉知的模式和习惯。这些习惯和模式使得要拥有一种不被经验或关系减轻的自我观点变得非常困难。例如,儿童通常为不是他们引发的经验和关系负责任,比如离婚、疾病或忽视等。这些经验会被合并进一种自我和世界建构中。在这种建构内,有价值和意义的归因,根据儿童的气质、关系和环境而有所不同。为了维持自我的价值,儿童通常没有意图地习得了各种不同的应对策略。这些应对策略也被合并进了自我和世界建构中,这种建构预示了儿童的生活。当这种建构的发展未曾受到任何的挑战,他就会开始相信这些策略为他下了定义。对于每一个人来说,我们的策略都成了自己是谁的一种表达。我们变成了客体,而不是受到多种因素影响的个体(Bugental,1987)。

在治疗一个经历过虐待的儿童时,我们很容易看到她关于虐待的知觉如何歪曲了她的自我观。"大人在说话,小孩别插嘴"(Children are to be seen but not heard)这句俚语促使儿童们忘记或忽略了身体上和情绪上的创伤。所有的儿童都有过由于暴露了内心的情感和想法而遭到指责、奚落或惩罚的时刻。由于经常困在说出自身感受的冲动和默认权威人物的观点之间,一个儿童就逐渐学会了在某种程度上忽略自己的内心体验。

每一个儿童都在挣扎着想要摆脱这个困境,即把内在线索与外在线索区分开来。"你是真的想要那个玩具,还是因为你哥哥先拿到了那个玩具所以你也想要?"这是父母经常问的一个问题,对此,大多数儿童都会回答,"我不知道"。有时候,父母们会感到很宽慰,认为孩子没有迫切的需要或愿望。还有一些父母则会要求孩子在内心做更进一步的探索,更为努力地去弄明白其行为的意义。

针对儿童的存在主义治疗过程的焦点在于,提高他们对于在世存在(being in the world)的觉知。当治疗师大声地描述儿童的言语和行为时,这个儿童会意识到他在他人眼里看起来是个什么样子。像"你的手在做什么"这样一些简单的问题会使儿童注意到他的行为选择。一个儿童只有当他更多地觉知到自己的力量时,才有可能对意图进行探索。只有这种觉知不断提高,才有可能对儿童行为的意义进行探究。例如,一个儿童可能会抵制画画或想要得到明确的指示。当描述这种行为时,我们可以依附于这样一个问题,如"如果我确切地告诉你怎么来画这幅画,你才想画,是吗?"或者"如果你不画,你就觉得你不用画了吗?"通常情况下,儿童会简单地用同意或不同意来回答这些问题。治疗师可以假装不理解,然后鼓励这个孩子详尽地阐述他的行为的意义。

我在阅读心理学教科书时,对于任何想要使儿童的行为刚好符合某一心理学理论或治疗计划的努力都非常敏感。当这些行为被转化来符合一种成人的界定,那么,儿童关于他自身经验的知觉就丧失了。对于我,一个成年读者来说,现在儿童的行为或行动可以理解了,但是通常是用语言来理解的,没有哪个儿童具有这样的发展能力来口头表达这种语言。聚焦于治疗过程之现象学元素的重要性在于,它使双方都把基础牢固地建立在儿童带进会心的意义之上。尊重儿童的视角证实了这一过程,儿童以此来获得并思考他赋予活过的每一个时刻的意义。

只要儿童在与治疗师的关系中觉知到了主观体验,那么,他就认识到了自己的"内在感"(Bugental,1978)。有了这种觉知,儿童就拥有了一些选择其行为的体验,这就是布根塔尔(1978)所说的"主观主权"(subjective sovereignty)。对儿童来说,这种对选择的觉知通常会导致一种赋权的感觉。例如,一个逃避冲突的儿童,如果她体验到是她自己选择逃离,而不是环境导致她逃跑,那么,她就会产生一种不同的体验。

没有哪个案例是完美的。每一次治疗会心都会带来许多相互依赖的因素,这些因素搅浑了治疗的进程。任何一次面谈,或者一次面谈的任何一个部分,都可以用许多方式来看待。在下面的案例中,治疗师的注意力指向了促进儿童对于内在情感和感觉的觉知。存在主义治疗中所使用的技术没有哪一种是某一个治疗流派所专有。正如罗洛·梅(1983)所说,"存在主义分析是一种用来理解人类存在的方法,而不是一个关于'怎样治疗'的体系"(p.151)。因此,治疗师会运用一些策略来帮助儿童从"分离的、非个人的陈述"(或行为)转向"更具情绪色彩、为个人所特有的元素"(Bugental,1987,p.13)。

　　这个案例研究中的儿童——乔伊展现了为获得个人力量而付出的努力。在治疗期间，乔伊表现出了对于湮灭的明显焦虑。随着治疗的进行，她把自己所有的外部力量都聚集起来，用以保护自己免于这种湮灭。乔伊逐渐地意识到她的选择如何使自己依赖于那些可能并不信任或并不认可的他人。由于依赖于他人只能暂时地缓解她的焦虑或压缩她的独立性，因此，她要寻找另一种缓解的手段。当选择了要探索自己的力量时，她尝试了各种策略来减轻恐惧。随着尝试了各种不同的行为，她增强了自己对于那些激活个人自主性的行为的联系。乔伊不愿意仅用外在的解决方式来维持自己的焦虑减轻状态。相反，她继续试验着，一直到她能够利用赋予她个人力量的解决方式。

　　科克·施奈德（Schneider and May，1995；本书第二部分）描述了个体能够发现解放的六个水平。在治疗期间，乔伊在其中三个水平上表现出了走向解放的倾向：生理水平、环境水平和人际水平。

　　一开始，乔伊总是尽力不让自己的身体出现在危险面前。她通常会闭上眼睛，假装什么都听不到，或者尽力让自己一动也不动。她总是尽力地麻痹自己，或限制对于自己的各种感觉的觉知。她通过压缩对自己身体体验的觉知，试图避免湮灭。任何扩展这种受限状态的行为都会提高她对于危险的觉知。她在对于自己恐惧体验的觉知和压缩之间循环。她的身体而不是恐惧对象标志着她的担心。

　　当她不能或不愿意压缩自己的感觉时，她就利用环境来减轻自己的恐惧。她在环境中寻找安全感，躲到椅子的下面。随着她扩展了自己的环境，她发现，角落、桌子和一块布都可以用来躲藏。之后，她常以要去卫生间或要到候诊室找妈妈为借口而离开房间。乔伊把她的妈妈或治疗师当做一个可以躲藏在其背后的客体。在这个水平上，他们仅仅由于其身形大小而为其所用。乔伊在躲藏（过于压缩）和逃离她的环境（过于扩展）之间来回交替。

　　随着乔伊为了缓解焦虑而扩展了自己的搜索，她开始利用人际关系方面的资源。任何一位母亲都有社会义务来保护她的孩子。她不仅仅是一个巨大的客体，而且，现在还是一个有社会限定的客体。警察和法官有一个社会建构的角色，同时他们也有一种社会限定的义务来保护乔伊。根据她有关法院和警察部门的经验，她压缩或扩展了自己对于其力量的信任。乔伊以同样的方式在遵从司法系统的要求和抵制其他权威人物的要求之间来回交替。她和父亲参加了一次有督导的面谈，跟法院任命的那位律师进行了沟通，她还多次参加了和儿童保护服务部门的会面。她在幼儿园里也有不当的行为，挑战她母亲的极限，而且她还跟爷爷奶奶不配合。

　　在观看布根塔尔演示他的治疗工作时，他对于个体获得能动性的能力的不屈不挠的信任深深地震动了我。他完全相信有一种内在的驱力，驱使着来访者寻找一条通向整合的道路。在对来访者进行治疗时，他关注且表达出来访者对于这种力量的体验。

重要的并非是儿童有关能动性的历史，而是这种能动性在治疗的时刻是如何出现的。没有任何的促进、鼓励或指导，我就是坐在那里，同样相信乔伊有想要获得能动性的驱力。治疗环境给乔伊提供了设备和支持，在她游戏、画画和互动时促进她的搜索过程。在治疗的时刻，这种相信使得我可以把自己的假设抛诸脑后，而将焦点放在乔伊赋予她自身体验的意义。我让自己沉浸于这个小孩的搜索过程，我相信，这个过程将会使其获得并修正自我和世界建构中的意义。我表达出这个孩子的努力，是为了形成并建构她的同一性。

乔伊的案例

这个案例说的是一个三岁的小孩，她是母亲带她来的，因为母亲担心她不能很好地适应父母的离异。① 乔伊是一个善于表达、聪明且爱好艺术的孩子。她表现出来的问题包括：在幼儿园里弄脏自己的裤子，晚上尿床，一个人玩耍时有手淫的现象，对其他孩子有攻击行为，对除父母以外的成年人有不适当的情感。

为了不引起监护人的争议，治疗师必须向父母双方澄清治疗师的角色，以及与所有各方的关系，包括与法院和律师的关系。在乔伊的案例中，一份书面的文件明确提出，治疗要将焦点放在减少导致乔伊前来接受治疗的那些症状。乔伊前来接受治疗完全只是为了她自身的利益，因此，治疗不包括和她的家人面谈或联合面谈。这份文件还提出，只有当司法程序需要时，治疗师才能以书面或口头的形式与其他所有各方进行交流，而且，治疗的焦点是这个孩子在行为和情感方面的健康状况，而不是法院的调查研究。为了让治疗有益于这位儿童来访者，治疗师必须与儿童保持协调一致，而不是屈服于监护人争议而产生的压力。

在我看到这个孩子时，她紧紧地拽着她的母亲，不愿跟她分开。她坐在我办公室的一个角落里，远远地看着我。当我想让她注意周围的游戏、木偶、玩具和艺术原料时，她几乎没有什么反应。她紧紧地靠在母亲身边，看着我。她母亲鼓励她去玩玩具，但没有用。

在处理治疗进程的艺术方面，布根塔尔告诫治疗师要采取一些小措施。在儿童治疗的背景中，"小措施"指的是让儿童做一些熟悉的事情。在办公室里，许

---

① 为了保护这个孩子的身份，我做了一些改变。而且，与这个孩子的治疗联系延续了好几年，所涉及的材料比这里所呈现的要多一些。

多东西(游戏、木偶、玩具、图书)都是孩子们所熟悉的。孩子们通常会受这些东西的吸引,无需鼓励就会去玩这些东西。他们天生的好奇心会开始这个玩游戏的过程。对乔伊来说,这些东西提供了一种手段,确定了她在这个房间里的在场。当她能够将自己的注意力从回避这个环境转向房间里的某样东西时,治疗就开始了。对孩子来说,治疗师是一个陌生人,而正是治疗师的在场通常会阻止孩子去玩游戏或互动。熟悉的东西能够开始把孩子的注意力集中在治疗空间里。

为了迎合乔伊,我开始将木偶放在靠近她的沙发上。一开始,她不看这些木偶。当我开始动这些木偶,让它们点点头、挥挥手臂时,她才用眼角的余光看看它们。通常情况下,这些孩子最初的反应是将木偶推开,乔伊的反应亦是如此。这个动作能唤起治疗师的多种反应。在这个案例中,我选择通过发出一种惊讶的声音并将木偶推回去来深化我的在场。推了几次之后,乔伊拿起其中两个木偶,让它们相互打斗。两个木偶之间的打斗半心半意的,而且持续时间很短。在这个行为之后,她愈加地贴着她的母亲,并且躲着我。

我轻轻地问她,她是在躲避打斗还是在躲避其他什么事情。她的反应是将木偶踢到了地板上。我则做出了这样的反应:"噢,原来与木偶有关。那你躲避的是木偶所做的事情,还是跟它们有关的其他什么事情呢?"乔伊转身,离我更远了。我找了一些白纸和彩笔。她看着这些彩笔,明显流露出了兴趣。当她拿起彩笔时,我要求她画一些和木偶有关的东西。她用黑色和红色的笔在纸上画了一些点点。当我问她画的是什么时,她描述道:"兔妈妈[在喂]兔宝宝。"然后,她把这幅画拿给她妈妈看。我问她:"兔宝宝感觉怎么样啊?""很好。""兔宝宝觉得木偶怎么样呢?""不好。""怎么不好呢?"她的反应是像胎儿那样蜷缩在沙发上。

到了下一次面谈时,乔伊能够自己从候诊室走到我的办公室,不需要她妈妈的陪同了。她老是提出要去看看妈妈还在不在候诊室,不过,她总是不需要催促就回来了。在这次面谈中,她的游戏大多数都是探索性的。她打开了所有的橱柜,什么东西都摸一下。她拿起了一些东西,玩耍的大多是她熟悉的东西。当她发现一些不熟悉的东西时,就会试图独自去发现这些东西的特性。她没有尝试让我直接参与其中,而且在识别那些不熟悉的东西时,显然避免让我帮忙。

在第三次面谈时,她自发地将除了狼之外的所有木偶都放到了一个角落里,然后自己也躲在那里玩。当她蜷缩在那里时,我让她告诉我发生了什么事情。她指着一个狼木偶说:"那是一只大坏狼!"我问她觉得狼怎么样。她明显地颤抖了起来。在说到其他的木偶和她时,我说:"你们所有人看上去都很害怕。有没有人不害怕狼啊?"她从放玩具的篮子里拿出了一个女性成年娃娃,并把它放在地板上,放在了那只狼和自己的藏身点之间。她还是在颤抖。我说:"你看上去依然很害怕。"她点了点头,再次离开房间去看她的母亲还在不在那里。这一次,她一回来就把注意力转向了玩具小屋。

我对主题材料的所有关注点就是追随这位来访者的引导。尽管这看起来似乎像是一个非常简单的想法,但在那个时刻我们很容易就转移注意力,并犹犹豫豫地开始心理学的猜测和分析。在持续将注意治疗时刻的同时,治疗师与这个孩子对主题元素的探究保持了协调一致,而不是为其赋上心理学的意义。

在治疗乔伊的早期阶段,对分歧或扩展做一些有限的干预是有可能的。当我对乔伊的线索缓慢地做出反应,或者假装不理解她的线索时,这份材料的意义就变得更为明显了。在我看来,这种行为通常会导致孩子更进一步地详细阐述主题元素。

在第三次面谈的后期,乔伊玩弄着玩具小屋。她只拿那个成年女士娃娃和一个男孩娃娃。除了这两个娃娃不可分离以外,这个游戏并没有什么值得注意的地方。她安静地玩着,她后来画的是一些没有描述是什么意思的线条。乔伊的行为反映了她走向了压缩和对恐惧主题的回避。

我使用了存在主义的方法,没有关注她为什么会感到害怕并试图缓解那些恐惧,而是关注她想要控制这种恐惧的内在尝试。生活包含着恐惧。我们应对恐惧(不一定是恐惧的根基)而做的事情确立了一些终身模式和习惯。存在主义治疗聚焦于儿童怎样体验到恐惧,而不一定要聚焦于恐惧的根源。回避这种内容的陷阱可以让治疗师聚焦于更大的困境,即这个孩子将怎样应对在任何生活经验中都会出现的恐惧。

在接下来的面谈期间,那只"大坏狼"总是出现。洋娃娃、木偶和乔伊都非常害怕这只狼。这个孩子一直都觉得很容易受到攻击。治疗的努力是让乔伊把关注点放在恐惧的体验,而不是恐惧的对象之上。我们用"人际压力"(interpersonal press,Bugental,1987)来影响这个孩子,让她尝试各种"个人的"(Personal)解决方式来应对她的危机,而不是限制她,使她只探索能够缓解症状的解决方式。我们将治疗的重点放在了让乔伊反思她的人类困境之上,并越来越多地注意她用来尝试控制其恐惧的策略。

对乔伊而言,不断发展的主题是,她将怎样尝试控制自己对于死亡的恐惧。随着时间的流逝,乔伊从依赖于外在力量转向了发现自己的内在力量。因此,在最初的游戏中,乔伊努力地想让各种各样的木偶、洋娃娃和治疗师来控制那只狼。

有时候,乔伊对于所有这些外在策略都感到很满意。在一次面谈中,她把一个木偶扮成法官,狼退却了。在另外一次面谈中,一个洋娃娃成了一位警官,并把那只狼杀死了。在接下来的一次面谈中,那只狼又回来了,而乔伊被迫要独自面对那只狼。当她无法独自面对时,她就找了一个像母亲的娃娃,试图从它那里获得保护,而且,那次面谈接下来的时间她一直在吮吸着拇指。

在这种游戏活动中,这个孩子辨认出了真实世界中她预期可以保护自己的一些人。这些人可能包括她的母亲、爷爷、奶奶、法官、叔叔、伯伯,或是这个孩子日常生活中的其他成年人(很可能是她父亲的同事、邮递员、邻居,或者是她父母的朋友)。对于这些外在力量的信赖,给她提供了短暂的安慰。

在经历了四个月每周一次的治疗,以及一系列聚焦于逃跑游戏(flight,一种用洋娃娃来演示身体远离威胁的游戏)的面谈之后,一种新的策略出现了。乔伊把她的自我分成了三个人。其中一个洋娃娃成了"真实的乔伊"(real Joey)。这个洋娃娃和另一个洋娃娃是双胞胎,只不过另一个洋娃娃身上有更多的抓痕。她给这第二个洋娃娃起名为"另一个乔伊"(other Joey)。当再次扮演探望时,这个洋娃娃总是被派去探望那个扮演父亲的洋娃娃。第三个洋娃娃是一个女孩洋娃娃,她给它取名为"艾米"(Amy),是按照现实生活中一个朋友的名字来给它起的。艾米不害怕那只狼,可以对它大喊大叫,敢于面对它。艾米和真实的乔伊是经常一起玩的伙伴。

治疗的努力旨在提高乔伊对这种自我分裂的体验。每一次,这种策略都是在游戏中实施的,我和乔伊一起探讨这个三人组合的每一个方面是怎样随着事件的向前发展而在内心被感受到的。为了和乔伊一起澄清这种分裂的利弊,我试图让她说出与这个三人组合中的另外两个人分离是什么感觉。

其间,每当那只狼要带走另一个乔伊时,那个叫艾米的洋娃娃就会朝它大喊大叫。当真实的乔伊注视的时候,艾米就会试图保护另一个乔伊。在每一次面谈中,我都会坚持让乔伊描述一下那个叫艾米的洋娃娃在面对那只狼时是什么感觉。她就会描述出对那只狼的愤怒感和敌意感,而紧握的拳头和愤怒的面部表情则通常表现了这些感受的力量。乔伊能够感觉到她的手和脸散发出来的能量。它使得这些身体部位变得牢不可摧——就像乔伊所说,"像岩石一样,能够伤人,但不会破碎"。

另一个乔伊常常被描述为"承载着"恐惧。她被描述为一个从危险(包括外在的和内在的)中逃离出来的逃亡者。除了安全之外,她不想感受到任何东西。当那只狼被征服时,就会感受到这种安全感。但与此同时,乔伊把另一个乔伊描述紧张不安的,而不是感到很安全。

那个叫真实的乔伊的洋娃娃被描述成是一个观看者,她经常敦促那个叫艾米的洋娃娃表现出对那只狼的愤怒。真实的乔伊在受到保护,不会遭到由那只狼所象征的威胁时,会在一个遥远的、分离的地方感受到愤怒。

在接下来的三个月时间里,乔伊继续在这个三人组合和成人形象之间来回交替。慢慢地,那个叫真实的乔伊的洋娃娃也开始和那个叫艾米的洋娃娃,一起对抗那只狼。不过,每一次都是艾米发起这种对抗。随着时间的流逝,真实的乔伊的体验和艾米的体验之间的差异逐渐减少了。当真实的乔伊和艾米融为一体,使用成人形象(洋娃娃"法官"和洋娃娃"母亲")来遏制狼的做法也逐渐减少了。

我极力劝说乔伊体验一下当法官和母亲的感觉。对这些人物进行角色扮演,增强了她对于成为这些人感受如何的感觉。在角色扮演中,她感觉自己更为高大了,拥有了更多的办法(比如,打电话给警察)来应对她的恐惧感。乔伊谈到了当她长大一点(长大,代表了一种无所畏惧的状态)以后将会做什么。

在接下来的一系列面谈中,乔伊利用这种长大的体验来尝试自己控制那只狼。在一次面谈中,她把狼放进了她用篱笆制成的监狱里,她还让军队在外面包围着。那只狼逃脱了。在另一次面谈中,乔伊拿起一块石头,向那只狼砸去,把狼放进了垃圾桶,她还宣称那只狼"彻底地"死了。当她结束那次面谈离开时,那只狼依然在那堆垃圾里。这种想要直接控制狼的努力在好几次面谈中都重复出现过。

随着面谈的进展,乔伊不用费太大的劲就可以把那只狼杀死,把它扔掉,而且所花费的时间也越来越少。她更多的精力都用来玩耍玩具小屋,以及其他人物。她关注的焦点转向了那些洋娃娃"家人",它们饰演了日常的工作和事件。她所画的一些画,反映了一种对于正在显现的自我的兴趣。这些画非常简单,主要是由直线和螺旋形的线条组成,不过,乔伊能够辨别出她自己,偶尔也能辨认出她的母亲或某个朋友,有时候,她会在这些画中配上一些心形图案或花朵。她还画了一些将其标注为"坏爸爸"的画。这些画中都只有一个人物。

到此刻为止,乔伊的恐惧被投射到了玩具和绘画上。在接下来的一系列面谈中,她开始以一些滑稽短剧的形式实施对恐惧的控制。其中第一个短剧是"听见办公室门外有响声"。起初,她躲了起来,然后,我们慢慢地把门打开,在办公室大楼里搜寻那只大坏狼或那个坏爸爸。这次搜寻是广泛的,当没有找到大坏狼时,乔伊松了一口气。强调的重点就放到了找到安全处所的策略之上。

随着策略的这种改变,乔伊开始积极主动地控制自己的恐惧。她的整个存在——身体和心理——都参与了这次斗争。我们聚焦于现实的时间上。威胁存在于此时此地。当这个孩子在此刻尝试她的策略,面谈的时间就似乎更长一些。现在,治疗的努力指向了乔伊对这些人的体验。我使用了诠释和温和的挑战来支持乔伊表达出她对三个强大人物的真实感受和需要:爸爸、妈妈和法官。

当乔伊设计了一个短剧,用一个玩具电话给法官打电话时,这些感受就显而易见了。在这些对话中始终有一个重要的主题:她说的是事实。例如,她说:"我爸爸真的很坏。"这种努力旨在确定她的话或知觉是有效的。乔伊想要获得证实的内在需要慢慢地比其他策略更为重要了。乔伊把一些秘密告诉了法官，她认为，这将会让法官把她的父亲关进监狱。这个孩子正使用讲真话的策略来获得权威人物的保护。

就在这一系列面谈期间，一个"魔鬼爸爸"出现在了她的绘画和她与玩具小屋的游戏中。这个假想的爸爸使得这个家庭成为可接受的家庭。在这个孩子的心里，要想有一个真正的家庭，就必须有一个爸爸。在这个过程中，那三个洋娃娃（真实的乔伊、另一个乔伊和艾米）发生了变化。真实的乔伊和艾米成了姐妹，她们和父母生活在一起。而只有和坏爸爸发生联系时，另一个乔伊才会出现。另一个乔伊正逐渐地成为一件工艺品。乔伊把另一个乔伊描述为"就在那儿"。从乔伊的描述我们可以看出，坏爸爸和另一个乔伊似乎都不是身体上可以感受到的，而是像记忆那样存在于脑海中。

乔伊利用她正在显现的内在力量，把注意力从内心世界转向了人际关系世界。我们看到，这个孩子开始希望物质世界中的一些力量将会保护她。随着时间的流逝，她逐渐转为求助于自己的个人资源。最初，这些资源与自我是分裂、分离的，不过，当她获得了自信心，就发展出了一些反映了更大的个人力量的策略。最后，她向世界中的其他人说出了自己的意图。她终于把自己视为一个改变自身世界的主体，而不是一个无助的人。

概　要

在我遇到乔伊时，她很难参与到治疗活动之中。我通过使用一些熟悉的物体，注意反映她的行为，终于形成了一个联盟。当乔伊表现出了一些她用来应对恐惧的策略时，我极力敦促她继续这个搜索过程。她很乐意和我一起分享这个搜索过程，这使得我可以在更为深层的水平上正确评价乔伊的体验。在那种体验中包含有乔伊的感受、策略和世界观。

与小孩一起在那种深刻感受到的体验中，使得治疗师可以支持这个小孩所做的任何代表能动性的活动。乔伊从外部资源到内部资源的旅程，以及她新发展起来的勇气，都代表了一种对于存在整合模型的有效运用。乔伊对于她自己的进步拥有完整的所有权。由于相信有一种想要获得能动性的先天驱力以及那种能动性可以进行整合，因此，治疗师可以跟随着那个小孩的成长过程，而不是迫使她成长。从她愿意表达出自己的需要来看，很明显，乔伊的行为是有意向的（Bugental，1987）。

简而言之，乔伊的治疗努力使得她扩展了对于自己的希望、梦想以及愿望的觉知,同时,她还有了勇气向法官和父母说出这些希望、梦想和愿望。

参考文献

Bugental,J.F.T.(1978). *Psychotherapy and process:Fundamentals of an existential—humanistic approach*. Readingn,MA:Addison-Wesley.

Bugental,J.F.T.(1987).*The art of the psychotherapist*. New York:Norton.

Kagan,J.(2006).*An argument for the mind*.New Haven,CT:Yale University Press.

May,R.(1983).*The discovery of being:Writings in existential psychology*.New York:Norton.

Miller,A.(1981).*The drama of the gifted child*.New York:Basic Books.

Olfman,S.(2006).*No child left different*.Westport,CT:Praeger.

Pipher,M.(1996).*Reviving Ophelia*.New York:Ballantine Books.

Pollack,W.(1998).*Real boys*.New York:Henry Holt.

Schneider,K.J.,& May,R.(1995).*The psychology of existence:An integrative,clinical perspective*.New York:McGraw-Hill.

van Deurzen-Smith,E.(1997).*Everyday mysteries:Existential dimensions of psychotherapy*.London:Routledge.

第十四章　存在整合取向与
死亡和濒死的相遇

　　几乎没有任何生活领域会像濒临死亡和衰老那样给人以不快之感——不过也是难以理解、虚无缥缈的。在这个总结性的章节中，伊丽莎白·布根塔尔(E-lizabeth Bugental)博士和汤姆·格里宁(Tom Greening)博士对日复一日的走近死亡的细节以及死亡之谜进行了深思。在第一个案例阐释中，布根塔尔博士使我们认识到了老人的智慧以及获得那种智慧的必要性。她根据与当前尤其相关的主题，即婴儿潮时代快速地走向其发展的顶峰，撰写了这个案例阐释。在一次开路先锋式的评论中，布根塔尔博士描画出了新兴运动的轮廓，而这次运动是她帮助筹划的——针对年长者的存在主义团体进程。她阐明了这个团体的基本原理、所提出的挑战以及所获得的奖赏——不仅针对团体的成员，而且针对成员生活于其中的文化。

　　在接下来的一章——也是最后一章中，格里宁回顾了自己年轻时给一个濒临死亡的来访者所做的治疗。尽管或许他接受的是传统的训练，但他表明了"在那儿""在面对病理症状时不要恐慌"以及"坚持一种积极的观点"，如何使得他那个濒临死亡的来访者——卡罗尔(Carol)重新获得自由。格里宁博士之所以成功地治愈了卡罗尔，恰恰是因为他与她发生关联的过程取代了他的技术。像许多年轻的从业者一样，在更为传统的手段未获成功以及如他所说，表现出"顽固不化"时，格里宁博士学会了保持在场。在对她的治疗接近尾声时，卡罗尔的身体开始变得越来越虚弱，然而，在内心，她开始茁壮了起来。她与那些让人痛苦的限制握手言和，而且她还找到了希望。而对于格里宁博士来说，他则找到了鼓舞——他结尾的那首诗既是歌颂，也是纪念。

共游丧失之海：一个针对老年人的团体进程

伊丽莎白·K.布根塔尔

伊丽莎白·K.布根塔尔，博士，在洛杉矶一个天主教修道院度过了她二三十岁时的光景。她在洛杉矶圣心学院（Immaculate Heart College）戏剧艺术系教过所有水平的课程，而且她担任这个系的主任十多年。她的第二份职业是在旧金山湾区（San Francisco Bay Area）私人开业，和她的丈夫詹姆士·布根塔尔（著名的心理学家、创作者）一起从事心理治疗，一直到60多岁。她从斯坦福大学获得了言语和戏剧方面的博士学位，从美国天主教大学获得了硕士学位，同时，她也是一位持有资格证的婚姻和家庭治疗师。她撰写了《岁月赞歌：沉思我们的晚年》（*AgeSong：Meditations for Our Later Years*）。在过去的三年中，布根塔尔博士一直全职照料她的丈夫，他得了老年痴呆症，而且由于一次中风而身体部分瘫痪。现在，她正在给她的书撰写一本续集。

丧失是老年人的存在既定（existential given）。每天醒来，我们都要面对自己从未准备的存在方式。当我们努力地将心灵、身体、所深爱的人、周围环境、处理困难的惯常方式、在社会网络中的地位、身份、工作和自我界定紧紧地抓在一起，这些东西就会在我们的手中瓦解。年轻人经常会找我们谈话，但是尽管我们的意图良好，一般情况下可能无法获得自己所希望的那样倾听和理解。我们的记忆中不仅有我们自己的生活史，而且还有一些改变生活的事件，如大萧条、第二次世界大战、朝鲜战争、越南战争，以及无线电、电视机、计算机、太空旅行和联合国。年轻的一代无法体验我们的生活，就像我们不管多么努力都无法在他们凭直觉就能理解的高科技世界中让自己感觉舒适自在一样。

不过，我们所有人都被固定在了这个充满挑战、让人发狂、具有刺激性的*在场*（present）中。不久之后，我们老年人的人数将达七千万。即使没有太多的东西可以给下一代人，但不管我们愿不愿意，我们彼此之间是固定在一起的。在确定与老年人同居的生活对我们是快乐还是负担之时，每一代人都有严肃认真、有意识的工作要做。而我们甚至都没有开始注意到这项任务。

尽管我们可能热切地渴望在这个趋势盛行起来之前就已开始，但作为优秀的存在现实主义者，我们知道无法跳过*现在*（now）。在能够从彼此的储藏物中拿出一些给对方之前，不管在哪儿，我们都必须承认自己的不同之处、自己的独特任务以及每天在其中游泳的海水，而我们显然对此几乎没有注意到。当你们在我们后面朝着岸边的灯火前进时，你们绷紧肌肉与潮水斗争着，目光一直聚集在地平线上，我们拼命地往前游着，互相提醒着对方，下沉并不是一个可以做出的选择。你们紧抓着漂浮于水面上的船只残骸，让自己不被海水淹没；而我们紧抓着所能够着的一切，让自己在海面上漂浮着。当然，对我们大多数人来说，感觉自己对孩子来说依然有用，这一点非常重要。

用加布里埃尔·加西亚·马克斯（Gabriel García Márquez）的话来说，"在互相陪伴时，年老一代也就是年轻一代"——根据我的解释，*年轻一代*（younger）指的是，我们用相同的语言呼唤对方，突然自发地大笑起来，而且理解对方的沉默。我们共享着那些视其为理所当然的事情；同一个参考框架让我们各就各位。

在生命的这个最后阶段，指导老年人团体的经历为我的生活注入了一笔财富，如果没有如此幸运地在恰当的时间、恰当的地点寻找感觉，这笔身边的财富就有可能会错过的。年轻人的文化（不管在我们内部，还是在我们外部）会压下我们的热情，可能会使我们窒息，让我们投降。

我在这里所分享的是，从理论和实践两个方面介绍在生活海洋中不断变老所面对的各种情况。一群老年人为我们提供了空间和时间来承认我们在生活中身处何处，以及在这些晚年的岁月里有哪些可能性。我们已经创设了一种形式和过程来唤醒我们的意识，意识到在生命的这个顶点所出现的存在问题。与其他年岁相仿的人一起会唤起彼此间的友谊，并丰富我们所有人的生活。在挑战彼此的惯常假设的同时，我们也庆幸自己的差异。

开　端

在最初的一个电话之后（通常是朋友或治疗师对这个项目的推荐，或者是一些宣传的推荐），我们就给这位潜在的群体成员寄送一本小册子，上面详细地介绍了这个群体将要思考的主题以及会面的地点、时间和费用。[①] 我们要求每一个潜在成员在读完小册子上面的信息之后回个电话，让我们知道他或她是否仍有兴趣加入这个群体。不用说，这是一个自我选择是否继续进行的过程，因为那些主题清楚表明了这个团体的方向。

在这第二个电话之后，我们就会安排两位推进者中的一位，伊丽莎白·布根塔尔博士或安·科菲（Ann Coffey）博士对其进行第一次面谈。面谈时间为 45

---

① 岁月赞歌项目（the AgeSong program）自 2005 年起由马林家庭服务机构（Family Service Agency of Marin）提供，伊丽莎白·布根塔尔博士和安·科菲（Ann Coffey）博士推进了这个项目的进行。为了保密，我们在这里将姓名做了替换，有时候将不同的身份结合到了一起，而且对于可辨认的细节也做了改变。

分钟,而且,非常友好、随意。不过,既然关注的焦点并不是治疗,因此,对于那些有明显的治疗需要的人,我们会将其推荐到其他的团体,或者推荐给其他的个体治疗师。有一个老太太,85 岁,最近失去了她一直照看的患有精神分裂症的儿子,我们推荐她参加了一个缓解悲伤的团体,在完成了为期六个星期的悲伤缓解项目之后,她终于可以加入我们的团体了。之所以有必要让她先参加缓解悲伤的团体,不是因为我们不处理悲伤的问题,而是因为她的悲伤事件发生的时间太近了,而且非常强烈。另一个有长期心理障碍史的人,我们则将其推荐到了其他某个团体。不过,一般情况下,面谈是熟悉两位推进者之一的简单一步,同时,也是告知信息以及回答与该团体本质相关的问题的一种方式。我们还会要求预期中的参与者投入八个星期的时间,这样,如果不是紧急情况的话,就可以确保有规律的出席。

一般而言,我们遵循"先来,先参加"的原则。不过,由于申请加入这些团体的女性多于男性,因此,我们会要求男性等一等,直到所组成的团体中男女两性人数大致相等。在 8 个星期的时间里,8 个年龄在 65 至 90 之间的老年人一周会面一次。面谈时间为 90 分钟,费用很少。

内容与过程

虽然我们说得很清楚,这个团体是属于参与者的,他们自身的需要是优先考虑的问题,但每一次面谈还是有一个特定的焦点。在每一个成员所收到的小册子中,我们列出了将会集中讨论的主题。这些主题是以问题或尚未结束的陈述的形式呈现的,如:"我怎么变得这么老了?""创造一种新的老年生活……""现在,我是谁?""保持联系……""让生活充满真、善、美和奇迹……""在丧失中发现各种新可能性的勇气……"

每一次面谈都以一个简短的主题定向开始,接着是两分钟的阅读,之后是沉默。阅读的材料选自我的著作《岁月赞歌:沉思我们的晚年》(Elders Academy Press,2005),目的在于为此次会面提供一个刺激和焦点,并鼓励个人做出反应。这两位推进者在努力展现各种印象、想法或相关的轶事时,他或她也在无意中表露了自己的情感,且对每一个人都表现出细心的关注。在第一次会面时,我们就设置了基本的规则,以尽可能地保持在场,尽可能地用共情和关于我的信息(I messages)来倾听彼此并做出反应,并尽可能地允许出现自发行为和幽默。我们会做出这样的解释,即尽管可能有充分的理由认为这个团体是治疗性的,但这并不是一个治疗团体,而且,这个群体所产生的结果将更类似于"一种艺术形式,而非法律文件"。

　　所谓的艺术形式，是指它会表现为我们每个人都在扮演着自己的角色，而且有助于创造我们为了体验自己身上的新唤醒而想要获得的环境。随着用词语表达出自己的想法和情感，倾听彼此的心声，我们的目标和预期就有可能发生改变或得到扩展。我们对差异持欢迎的态度，这些差异唤起兴趣，并扩展我们的思维。我们每一个人以何种方式做出了个人的选择以度过生命的这个最后阶段？我们希望，仅仅通过对每一个人在此时此地所发生的事情保持在场，就能够互相有所帮助。理想的情况是，我们在这个过程中将形成一些持久的关系。

　　我们经常回过头来讨论这些原则，并示范接纳、主动倾听和个人分享。我们提醒群体成员，每一个年龄阶段的人都需要同伴，我们也不例外。这有助于他们拥有一些正在经受某些同样危机的同伴，一些以各种不同的方式处理常见问题的同伴，还有一些带着不同的预期和生活经历但却也来参加了这个团体的同伴，现在他们也拥有了许多相同的困难和令人惊讶的快乐。很快，这些人就说出了他们各自特定的真实情况，并分享了各自的困境。

　　我们故意不要求任何人做自传式的自我介绍。我们给每人一个名字标签，以大写的形式写上他们的名字。因此，当前所分享的内容是围绕每个人都熟悉的大问题而展开的。

　　自传式的"事实"是在某个背景中出现的。有一次，我们了解到，一个最为积极、最具创造力的成员除最近失去了她的丈夫之外，前几年来还失去了另外两个亲密的家庭成员，而且，她还要照顾一个已经成年的、脑部严重损伤的孩子。她告诉我们，一直等到她确信我们已经了解了她是谁，而且不会简单地把她视为一个"悲伤的人"，她才把这些告诉大家。自传描述有可能会妨碍大家提出新的见解。在一个老年人群体中，我们的优势条件之一在于，年龄与生活经历事实上已经超越了学位、职业，甚至超越了结婚、生子、定居的地理位置这样的生活选择，以及有时候所谓的改变生活的事件。我们大多数人都不再需要"努力、奋斗"；竞争已经让位于对关系的追求。

　　当我们谈到自然而发的想法，如："对于到了这个年纪，有什么事情会让你感到吃惊？"对此的回答包括："我以前从未想过要孩子，但现在我希望我要是有一些孩子就好了"，或者"我过去一直以自己的长相为荣，但现在我在镜子里看到了一个甚至连自己都不认识的老太太"，或者"我过去一直忙于获得研究生学位、建立自己的声誉，但现在这些似乎并不十分重要"，或者"我有六个孩子，但现在只有一个似乎真正地理解我"。这些事实的即时意义和情绪意义慢慢地消失，它们在自己与他人之间建起了一座桥梁，而不是成为自己与他人之间关系的障碍。

　　同样，如果没有角色面具来加以防御或掩饰，那么，我们就能卷起衣袖，比较我们脆弱皮肤上的黑色淤伤，并对这一窘迫开怀大笑。有一个妇女在第一次会面时就撩起衣服,给我们看所有手术给她留下的疤痕,这在大多数时候会让她感到痛苦和不适。对她来说,花费工夫让所有人看她的伤疤,显然是一种宽慰。同时,对所有人来说,这也是一种许可,允许他们以隐喻的方式展现他自己的伤疤。后来,我们了解到,这个妇女曾环游世界,会说好几种语言,收养了一个在国外出生的小孩,另外,她的丈夫比她预期早很多就去世了。目前,她正拜访一些年龄甚至比她更大的人,并接送他们参加会面以及去看医生,因为她仍然能开车,并且真的希望自己还有用。以这种渐进的方式,大家都可以更为大声地谈论他们自己了。

随着我们进行到了"创造一个新的老年",群体成员们分享了他们在生活中的改变。几乎每一个改变都涉及丧失,但在他们的各种情绪中几乎总混杂着某种兴奋或惊奇。"乔"(Joe),79 岁,现在每天花更多的时间来写作;他年轻时想要成为新闻工作者的想法开始显露出来,每天都玩着他的新电脑。"简"(Jane)重新拿起了她在带孩子和教书的那些年月里从未放弃的音乐和钢琴。"埃米莉"(Emily)在加入一个非洲舞蹈小组时,笑着谈道"想让身体恢复,虽然有点破损,但依然有用"。"苏珊"(Susan)把她的花园移到了花盆中,这样,既使她后背犯有关节炎,也依然能够种花。"彼得"(Peter)已经成为一位同辈咨询师。"克劳迪娅"(Claudia)在献身于宗教多年后,现在她已不再信奉这种宗教了,而转向了"正念冥想"(mindful meditation)。

进入第三次会面——"我现在是谁"时,我们已准备好更为深层地谈论"丧失的海洋"以及在这个时刻要继续前进所需要的东西。哀痛(说出口的,还有未说出口的)充满了整个房间。我们在这里用挑筷子(pick-up sticks)游戏作一类比。我们必须仔细地查看生活中的哪根筷子将最容易移动。我们可能需要花很长的时间来寻找。试图移动整堆筷子,过于综合地考虑,或者看得过于长远,有可能会把我们埋在生活碎片中,导致我们精心建构的基础发生地震。那么,哪根筷子最容易、最自然移动呢的?

"詹妮弗"(Jennifer)不是当时就决定是否要卖掉房子,而是在丈夫去世 10 个月后,她才决定邀请一个朋友来跟她一起住,帮助她赶走孤独、交付各种账单,并让她悲伤的时光得以改变或缓解,这样,她才能够把自己体验为一个独立的个体。我们鼓励她倾听自己内心的真实想法,倾听自己的需要,抵制那些爱她但却没有耐心的孩子们在她准备好之前就替她做决定。还有一个团体成员,她已经清理掉了自己的房子,并因此而感觉"更自由了",她说,在照顾丈夫这么些年之后,她确切地知道自己想要做的是什么。我们都认为,对此没有什么标准答案,而随着这个答案越来越明显,参与者们消除了疑虑,开始尝试接下来的可能步骤,他们知道,自己是唯一知道什么事情最符合自身利益的人。"梅拉妮"(Melanie)在决定搬家之后，必须要彻底地检查每一个箱子、抽屉，并和每一样东西道别。"利萨"（Lisa）把一切都扔进了垃圾堆，头也不回。"霍华德"（Howard）则必须咨询一个又一个的专家他的后背问题。"吉姆"（Jim）则只听那位他已经咨询了好多年的医生的话。随着他们倾听彼此的诉说，群体成员们可能会获得新的洞察力，但没有哪个答案"可以适用于所有的情况"，这一点也变得越来越明显。

随着群体成员们学会了尊重他们自己的情感以及他人的情感，更多的洞察力出现了。有一个参与者对另一个成员较长时间的沉思默想做出了这样的反应："你现在是想听我们提一些建议，还是希望我们听着就好？"在推进者的强化下，这个问题逐渐为所有群体成员所熟悉，并使得他们可以据此拒绝"建议"，或者要求获得意见。

另一个议题——"逐渐逝去的美丽"，尤其在年龄大一些的女性当中引出了各种各样的反应："萨莉"（Sally）冲到了整容专家和整形医生那里；"安娜"（Anna）说她已经"交了一些年轻比自己大的女性朋友"。她们两人都"不对"，因为每个人都必须以自己感觉最为舒适的方式来生活。同时，她们倾听着彼此的诉说，也许可以更好地看清并做个人的选择。

第四次会面的主题是"保持联系……"，当我们将这个主题与关于"我现在是谁"的继续讨论结合到一起时，参与者们意识到了关系在重新界定自我中的重要性。时光恨短。推迟决定不再是明智之举。每一次，这些老年人们都互相谈论在丧失的海洋中所面临的决定，他们还考虑在个人的、即时的环境中的各种可能性，这样，他们的意识得到了扩展，同时，还可以思考自己作为个体所特有的选择。"埃尔维拉"（Elvira）想着在身体依然能够实现这个终生的愿望时，花些钱到亚洲去旅行。"苏珊"（Susan）说，她只想安定下来，一个人舒适地待在一间小公寓里。"弗朗"（Fran）幻想着搬进了一个贵格会（Quaker）住所，在那里，她能够获得支持来进行社会活动。"利萨"（Lisa）尝试加入了一个佛教禅宗团体。

通过不断地问这些更大的问题，我们能够将个人的和某个背景中所特有的问题也包括其中，这个背景可以使人产生更大的视野，而且通常可以越过困窘和羞怯。当开始讨论"联系"时，我们准备从更为广泛的含意来谈论这个主题：从长期的恋爱关系到对于某一观点或某种美丽幻想的短期坚持。"拉纳"（Lana）说她走出后门廊时，由于一轮明亮的橘黄色月亮正滑过地平线而无意识地被迷住了。"杰布"（Jeb）说他看见了一辆老式的汽车，这勾起了他各种关于孩提时代家庭户外活动的记忆。"玛丽"（Mary）描述了她每周与孩提时代的朋友的通话内容，以及她们如何大笑着从一个主题谈到另一个主题，从过去谈到现在。其他的参与者则更深一层地分享了在危机时刻与配偶或孩子的谈话。我们都承认，爱与痛苦、依恋与放弃这两种成对出现的情绪有着密切的关系。一个深爱的人患了老年痴呆症或去世,由此而引起的丧失痛苦明显地存在于房间里,我们通过在那一刻的倾听和反应,而保持彼此之间的即时联系。

讨论完联系(connectedness)这个更大的概念,使得每一个人都可以参与进来,而且那些现在更为孤立的人,则能够开始看到与周围生活保持联系的日常事件中的各种可能性。不管当前的处境如何,我们都可以对彼此这样说:"这些新的汁液将来自于哪里?"

晚年生活的幸事之一是获得更广阔的视野。在多年的经历之后,老年人能够正确评价他人付出的努力,他们知道要取得成功必须付出什么,而且,他们知道如何对工作、孩子以及依赖性强的成人做出反应。不过,也确实有许多这样的老年人,他们由于自己日渐增多的需要、不断改变的习俗惯例,以及一个未知的未来而感到害怕,很可能会以完全相反的行为举止对年轻人做出反应。一次团体会面就是一次觉察无意识态度的机会。到第五次会面时,我们便可以暂停一下,相互直接感激并祝贺一番,明确地尊重每一个人为会面所做出的贡献。团体中所形成的彼此之间的习惯性感激,有助于使隐藏的情感显露出来。一位78岁的老太太由于自己在抚养儿子的过程中所犯的错误而哭了起来;另一个成员握住了她的手,描述说自己也有相似的情感,而且,这使她想起了自己为抚养孩子而做出的所有牺牲。"塞雷娜"(Serena)由于自己没怎么接受教育而表示道歉,"特德"(Ted)提醒她说,在自己本应求学的那些年月里,却为了养家而一直在工作。"埃拉"(Ella)告诉"玛丽亚"(Maria),她今天看起来非常漂亮。"南希"(Nancy)向另一个团体成员表达了感激之情,感谢她在来参加会面的路上载了她一程。

消极的情感和行动有时候也会得到正确的评价。"卡西"(Cassie)得到了大家的支持,对她儿子过于鲁莽地逼她搬家的行为表现出了愤怒。"唐娜"(Donna)举起一只手,正视着另一个团体成员,警告她不要打断她的话。"格里"(Gerry)说"罗恩"(Ron)忽略了他对于艺术的兴趣,这使他感觉受到了伤害。所有团体成员都认识到,提出反对意见或抗议而不会被人疏远,是有可能发生的。一些成员开始认识到,在团体中或在团体之外,当一些消极的情感指向他们时,他们可以诚实地做出反应;另一些成员则认识到,在他们的消极情感背后,其实还有许多积极的情感。

我们互相提醒着对方,随着越来越依赖于他人,"谢谢你"很可能是我们最常说出口的话语,因此,练习表达感激之情成了一件必做的事情。大约在这个团体的第五次会面时,我们花了一些时间来彼此直接地表示感谢和感激。更为安静、内向的成员经常对于他们自己的评论甚至是无言的姿势对他人所产生的影响感到吃惊。随着每一个人的诉说,越来越明显的是,在这个房间里发生着的远不只是谈话的内容。对于老年人依然可以施加个人影响的肯定,对于生命的这个阶段来说是非常重要的,因为众多的社会信息都对老年人表示出轻视或屈尊俯就的态度。将个人的自我看作依然强劲有力,会带来新的能量,并为参与一些有意义的活动开启可能之门。

当开始谈论生活中的真、善、美时,每个人的个人经历甚至是对这些词语的界定,都产生了一种关于可能性的理解。"维拉"(Vera)每天早上躺在床上,第一件事就是背诵一首诗。"安吉拉"(Angela)经常在鸟类保护区散步。"简"(Jane)无儿无女,有抑郁的倾向,她说她经常在城镇周围走走,与碰到的人聊聊天,尤其是动物和婴儿"会让我停下脚步"。团体成员们鼓励她养一只猫,而她以前不太可能让自己去养的。

在我们谈论真(truth)时,我们将它拟人化为"我们的真"。那次讨论之后,个体生活中有许多细节开始出现:宗教信仰不断变化,且通常会在新的解释之下回到原来的宗教信仰;生活经历增强或阻碍了信仰;精神实践不再重要,且其他的实践取代了它们的位置。在这种氛围之下,团体成员们都会尊重爱与泛神论神秘主义者跳舞的"莉拉"(Lila),以及教授并实践 12 步方案(12-step program)的"雷"(Ray)。"肯"(Ken)说他"真的无法获得灵性",他透露,他的儿童早期是与"喜欢大谈上帝"、爱骂人的父母一起度过的。还有一位男性谈到了他在一所神学院的日子,"米丽亚姆"(Miriam)跟大家说了她关于儿子的焦虑,她的儿子及其妻子、孩子加入了一个让人狂热崇拜的教派。"萨莉"(Sally)凭记忆背诵了登山宝训(the Sermon on the Mount)。有些时候,讨论很容易陷入关于来世(afterlife)的不同见解。有一个成员把他的宗教信仰视为自己的依靠,而另一个成员则将其视为虚构的东西。

通常情况下,到了这个时候,参与者们都已经准备好了与其他人分享更多关于他们深爱的人去世的细节,而且,所有群体成员彼此之间的关系也已经变得非常密切,因此,这种详细叙述是大家共享的体验,而不是某个成员单独的陈述。大家的眼泪很容易就会落下来。有些参与者会陷入沉默,而且,出于自身的原因,他们会让自己从这种体验中摆脱出来。我们并没有坚持主张让每个人都以相同的方式来做出反应。有三个成员彻底地离开了群体。

到这个时候为止,接下来的面谈主要围绕他们自己的生活。尽管我们遵循同样的模式,即先阅读,然后沉默,最后进行谈话,但群体成员们通常会将他们未完成的一些事务带进面谈中,谈话非常流畅。成员们会将他们自己的诗歌和引文带来与大家分享,并在会面时介绍自己的愿望或论题。因此,就出现了各种图书和电影的清单。当然,有一些成员会比其他人更为深入地参与其中,但普遍存在的关注感一直保持不变。

追踪(进行中)

到了最后一次面谈,谈话很容易就转到了"现在如何",以及彼此之间如何继续。有一些团体选择在彼此的家中继续会面,有一些成员则形成了不断发展的关系。

在过去的一年,我们介绍了一些完成八星期进程的群体成员参加其他完整的群体,每月一次会面。这是我们原初计划的一部分,因为我们相当确信,这些团体成员肯定会想继续会面。事实证明,情况就是这样。不过,我们已经认识到,如果不参与这些每月一次的会面,那么,这个更大的团体就会形成一种新的形式,而且,尽管意图强烈,但没有哪个人会愿意做出努力出来带领。现在,我们正在考虑另一种可能性,与我们最近加入的成员形成一种不断发展的关系,当有空缺时,这些成员希望参与群体,并允许来自先前群体的他人加入。其间,群体或想要会面的个体成员都可以自由地这么做。每个成员都有一份完整的包括姓名、地址、电话号码、e-mail 地址的名单。

在这些步入老年的岁月里,有一个特定的事实是*损耗*(attrition)。我们会生病老死,或者的配偶需要照顾,或者我们被迫做出新的生活安排。改变是不可避免的。在这个阶段,我们的计划是,参与一个不断变动、不断发展的团体,同时,训练以前的团体成员参与新的团体。以真实的存在主义方式,我们在前进的过程中不断地学习,并从内部不断有机地成长。

总　结

我之所以会选择叙事的风格来提出并描述这种推进老年人团体的方法,是因为我觉得它最能精确地描绘出这个过程不断展开的性质。强调存在问题而不是确凿的和问题解决的方法,可以鼓励团体成员对问题,而不是对预先想好的答案保持在场。每个人都平等地在一个更大的背景中思考和感受,在这个更大的背景中,解决当前问题的尝试性办法有可能会全体出现。通过引入更大的没有正确答案的问题来扩展意识,减少了防御性,并促进了自发性和创造性。在一个富有远见的背景中,获得并听取个人的启示。这个过程恰巧符合生命的最后阶段,它反映并突出了衰老所固有的各种挑战和可能性。

建议阅读

Bugental,E.(2005). *AgeSong:Mediations for our later years*.San Francisco:Elders Academy Press.

Erikson,E.,& Erikson,J.(1997).*The life cycle completed:Extended version with new chapters on the ninth stage of development*. New York:Norton.

Morrison,M.C.(1995).*Without nightfall upon the spirit* Wallingford,PA:Pendle Hill Publications.

Tornstam,L.(2005).*Gerotranscendence:A developmental theory of positive aging*.New York:Springer.

对抑郁和临终的反思:卡罗尔的案例

汤姆·格里宁

汤姆·格里宁,博士,他作为一名心理治疗师私人从业已达48年之久,担任《人本主义心理学杂志》(*Journal of Humanistic Psychology*)编辑35年。同时,他也是旧金山塞布鲁克研究生院(Saybrook Graduate School)的一位心理学教授,他撰写了《存在—人本主义心理学》(*Existential-Humanistic Psychology*)一书,此外,他还是一位有诗歌发表、出版的诗人。

卡罗尔(Carol)的童年生活、成年生活、与我进行的心理治疗以及临终的过程都充满了痛苦。对她来说,所有这些痛苦有价值吗? 她和我试图治愈她的痛苦,试图麻木它、忽视它、分担它、面对它、超越它的做法有价值吗?

她是在1959年来向我求助的,当时,我刚刚从研究生院毕业。詹姆斯·布根塔尔和艾尔·拉斯科(Al Lasko)雇佣我为员工,参加他们在洛杉矶的团体训练。我还没有准备好接待一个像卡罗尔这样的来访者。起先,即使患有神经症的话,她看起来也是一个各种机能都相当好的年轻女子。她和我年龄相仿(28岁),是一个很有吸引力的、聪明的小学教师,喜欢民族音乐。尽管有我的帮助,或许也正因为我的帮助,她的病情依然恶化,成为一个超重、抑郁、有自杀企图、容易出事故的受害者。

她常常打电话给我,请求我给予紧急帮助。有一次,她打电话给我,说她已去世的母亲的骸骨从她寓所的壁橱里走了出来,想要抓住她,把她带到地狱去。当时,卡罗尔已经吞下致死剂量的药丸,她正向她的母亲屈服。她打电话给我,是想做求生的最后尝试。我感到非常愤慨,勃然大怒。我告诉她,她的母亲这样做是一件可怕的事情,我还命令卡罗尔告诉她的母亲,就说是我这样说的,而且,我还要求她回到橱柜里,就在那儿待着。卡罗尔这样做了,她的母亲就退却了,卡罗尔把吞下去的药丸吐了出来。

然而,这却不是我所希望出现的转折点。我们继续像这样进行了八年多。最后,卡罗尔感觉稍好了些,她断定,我们在一起已经做了我们所能做的一切。这样,我从试图帮助她的沉重负担中解脱了出来。此后,我有 12 年的时间没有见过她。

然后,在 1979 年,她打电话祝贺我出版了一本书,我们同意见一面,回顾并反思一下我们曾在一起做的事情。她仍然超重,心情不好,不过她依然坚强、睿智。她觉得,我们曾一起做的心理治疗工作是成功的,并对此表示感激。我告诉她,我正在给一群接受培训的心理学家们做督导,并问她在我们的努力中是什么发挥了作用,这样我可以将其传授给其他的人。她立马清晰且深信不疑地回答:(1)存在于那里,(2)面对病情时不惊慌,(3)对可能来自痛苦的东西持积极的看法。

我向卡罗尔承认,根据我的成长经历和在研究生院的经历,当我第一次看到她时,我一点都不知道"存在于那里"(be there)是什么意思。我读过卡尔·罗杰斯关于真诚一致(congruence)的论断,也听过马丁·布伯(Martin Buber)和罗杰斯于 1957 年在密歇根大学的著名对话中所讨论的我—你会心(I-Thou encounter),但我从未有过关于自己或其他任何人"存在于那里"的真实经验。相反,我曾尝试做一些事情,包括对卡罗尔进行心理治疗。正是在这个未能治愈她的过程中,我在无意之中勉勉强强地学会了要与她一起存在于那里。

我向卡罗尔承认,在面对她的病情时,我无疑是惊慌失措的(研究生院的学习还没有让我做好与骷髅斗争的准备),但我依然固执地不让我的恐慌或她已去世的母亲来主宰我和她之间的关系。

我不知道在卡罗尔的治疗期间曾对她有过什么样的积极看法。1959 年,我依然沉浸在从精神分析培训和研究院心理病理学课程中学到的还原论的、以病理为导向的模型。罗洛·梅的《存在》(*Existence*)出版于 1958 年,但我直到数年后才读这本书。在和卡罗尔一起对抗虚无(nothingness)时,我只能利用一些从阅读让—保罗·萨特和阿伯特·加缪的小说中所获得的有关存在主义的知识。亚伯拉罕·马斯洛、布根塔尔以及其他一些引导了存在—人本主义心理学发展的人所提出的积极看法,也是我在治疗卡罗尔几年之后才注意到的。

在 1979 年的谈话中,卡罗尔所强调的有关治疗师应该做的三件事情,给我留下了非常深刻的印象,提醒我自己花那么长时间所学到的东西,也提醒我,我从来访者那里所学到的东西常常要比从老师那里学到的还要多。目前,我有一位来访者，她正给我上一门高级的(或者，补救性的?)卡罗尔心理治疗原则课程，而卡罗尔却永远都不会知道我们对她有多么感激。

这是因为她在 1989 年就去世了。她得了癌症，做了手术，结果有严重的、处理不当的术后疼痛；在对她的疼痛管理和康复进行控制的过程中，她得到了照料者的支持，之后，她回家做康复，和她那只可爱的小狗生活在一起，但却发现疼痛仍然继续，而且，每天的挣扎太过痛苦，于是，她放弃了。

在这个过程中，她和我最后温习了一次她曾教我的那些功课。我花时间和她待在一起，以一种深刻而平静的方式进行联系，坐坐，谈谈，回忆回忆，说说笑话，跟她的狗玩一玩，听听音乐，再做一些心理治疗。她从未听过 CD 机播放的音乐，所以我放蓝调和民族音乐给她听，其中有些是她知道的，有些是她第一次听就爱上的。在生活中，有时候，贝西·史密斯(Bessie Smith)才是最好的医生。而即使你到临终之时才听到盖比·帕哈努伊(Gabby Pahinui)的声音，那也是值得等待的。

卡罗尔的侄女和侄子很爱她，照顾她直到她去世。她的侄子是她哥哥的儿子，她曾很恨她的哥哥在小时候欺负她。她对侄子的爱，以及侄子对她的爱，都有助于治愈那些旧伤口。她去世的时候很平静，"存在于那里"，在面对最后的病情时不惊慌，接受一种积极的观念——指导生活以及死亡。

我写了四首关于卡罗尔的诗。下面这首"迟到的怀念"(postponed remembrance)便是其中之一。

迟到的怀念

行驶到海滩边的勾魂谷
一种我不想碰触的记忆
来到我心中,我扭曲着——
我今天无法面对这种回忆。
一个人在某个时刻死去,够了。
不需要更多,其实——
就像车贴上面写的,
"我宁愿扬帆远航"。
我带来了杰出吉他手的唱片
放给我的朋友听。
当接近尾声,
我们的感受依然沉浸于其中。
所以,音乐的节拍仍在继续,
还有一首歌在为她而唱,
在黄昏中的韵律
帮助我们俩推迟了
终将来到的沉默。
今天的出行结束了,我行驶在
内陆沿线的林荫大道上,
远离海边的雾和
脑中萦绕的回忆,
它就沉没在那里。
我将再次回到这里
直到她的歌声结束
而正在退去的晚潮
揭开了我想要隐藏的。

概要和结论

    本书将心理治疗放在了一个新的标尺之上。这个标尺超越了生理学、环境、认知、心理性欲，甚至是人际关系，而朝向存在。

    存在整合心理治疗是*存在*（being）导向的一种形式。我所说的存在整合心理治疗，指的是其他治疗观点产生的基础或背景。这个词还预示了生活体验的即时性、动觉性和情感性。存在整合心理治疗的基础是现象学——一种用来研究人类体验的富含描述性、质性的方法。虽然现象学是埃德蒙德·胡塞尔（Edmund Husserl）于20世纪初确定其形式的，但它却具有深远的文学和艺术传统。

    存在整合观点的核心是，人类的体验（或者更为全面地说，意识）既是*自由的*（free）——充满了意志力、创造性和表现力——也且是*有限的*（limited），受到环境和社会的限制且有些脆弱。如果否认或忽视这种辩证逻辑，那么我们就会变得两极分化且功能失调；而如果面对（或整合）它，那么，我们就会变得强壮有力和充实。

    从临床上看，自由－有限性这个辩证逻辑的特点在于，压缩的能力（退缩，使自己变得渺小）、扩张的能力（爆发，使自己变得伟大）以及使自己成为中心（center oneself）的能力。（换句话说，自由－有限性这个辩证逻辑是我们指在其中能够压缩自己、扩张自己以及使自己成为中心的范畴）。同样，对（跨越许多心理生理维度的）压缩或扩张的恐惧会促使对那些极端做出虚弱的对抗反应；另一方面，面对（或整合）这些极端则会提高动机水平和活力。

    我们在前面提到的这个框架有什么启示呢？我认为，关键的启示在于，存在主义心理学（在理论上和临床上）比通常所设想的要广泛一些。例如，尽管存在整合模型确实强调那些发挥机能的体验领域（即，情感性），但是这种取向也承认我们存在的生物和机械水平的输入——世界通过化学、营养、强化的偶然性以及亚里士多德的逻辑而参与其中。相应地，尽管存在整合模型确实强调体验的即时维度和动觉维度，但它同时也看重那些维度的人际关系前提——例如，儿童期的分离/依恋问题，或者性/攻击性的不平衡而导致的创伤。

最后，虽然存在整合视角承认它适合于传统上有特权的来访者（或参与者），但也认识到了它对于更为广泛、更为多样的人群而言的价值。学习者和从业者与这个更为广泛的人群有着越来越多的交互作用，而且他们比通常所认识到的显然更经得起人生探索的考验——正如我们所看到的。例如，这个人群中的哪个人没有从与前言语的协调一致、对精神世界的开放，以及对生活悲剧的认识中获益呢？他们当中有谁没有从对其压缩性或扩张性世界的关注中获益，或者在适当的时机从对其活力、显现甚至是敬畏的培养中获益呢？

事实上，他们当中有谁不能从个人会心（而不仅仅是客观的会心）中获益，从向他们的生活注入意义、目的和新颖视角的基本机会中获益呢？

几乎没有，我们相信——不管从哪一方面看。

本书只不过是"抛砖引玉"。不过，我相信，对于许多受心理治疗广阔领域激励的从业者来说，这块砖必不可少。如果本书能够吸引这些从业者，并使得他们能够重新思考存在主义的方法学，那么，它就完满地完成了它的任务。

索 引

A

Accelerated Experiential-Dynamic Psychotherapy（AEDP）加速体验—动力性心理治疗
    dyadic relationship 双向关系
    EI model 存在整合模型
    emotion processing 情绪加工
    existential therapy 存在主义治疗
    experiential method 经验方法
    holographic aspects 全息方面
    integrative-existential therapy 整合存在治疗
    manual 手册化的
    theory 理论
    practice 实践
Acceptance and Commitment Therapy（ACT）接受与实现疗法
    acceptance process 接受过程
    behavioral flexibility 行为可塑性
    case 个案
    committed action 投入行动
    contextualism 情境论
    humanistic psychology 人本主义心理学
    language 语言
    present-moment experiences 当前体验
    psychological flexibility 心理可塑性
    science foundations 科学基础
    therapists 治疗师

values-clarification work 价值观澄清研究

thought awareness 思维意识

values 价值观

verbal observation 言语观察

ACT.*see* Acceptance and Commitment Therapy（ACT）接受与实现疗法

action 行动

limits 有限性

action tendencies 行动倾向

transformational affects 转变情感

acute crisis 严重危机

clients 来访者

therapy stages 治疗阶段

acute trauma 严重创伤

adaptive action defense 适应性行动防御

adaptive action tendencies 适应性行动倾向

adaptive action tendency 适应性行动倾向

development 发展

addiction 成瘾

EI mediation 存在整合媒介

AEDP.*see* Accelerated Experiential-Dynamic Psychotherapy（AEDP）加速体验－动力性
心理治疗

aesthetic perspectives 美学视角

African American 非洲裔美国人

clients 来访者

existentially based therapy 以存在为基础的治疗

intrapsychic disturbance 内心障碍

personal identity 个人同一性

psychiatrists 精神病学家

psychological theories 心理学理论

psychotherapists 心理治疗师

therapeutic techniques 治疗技术

therapists 治疗师

age camaraderie 岁月之交

aging 衰老

agoraphobia 广场恐惧症

exterior features 外部特征

freedom 自由

treatment 治疗

Alchemical Negrito 炼金术的黑化过程

alcohol 酒精

    abuse 滥用

United States population 美国人口

    biopsychosocial perspective 生物心理社会视角

    bodily effects 身体影响

    drivers 司机

    males 男性

    treatment programs 治疗方案

    United States 美国

alcoholic clients 酗酒的来访者

alcoholism 酗酒（症）

    biopsychosocial perspective 生物心理社会视角

    denial 否认

    existential awareness 存在觉知

    existential psychotherapy 存在主义心理治疗

    pharmacotherapy 药物治疗

    treatment 治疗

existential psychotherapy 存在主义心理治疗

    United States 美国

Alighieri,Dante 阿利吉耶里,但丁

aloneness 孤独

    dyadic regulation 双向调节

Alsup,Royal 阿尔舒普,罗亚尔

ambulatory schizophrenic 非卧床的精神分裂症患者

American existentialism 美国存在主义

American Indians 美国印第安人

    cultural traditions 文化传统

American Psychological Association（APA）美国心理学会

Humanistic Psychology division 人本主义心理学分会

analyst mutuality 分析师相互关系

analytic theorists 分析理论家

    interpersonal factors 人际因素

    intrapsychic factors 个人内部因素

analytic therapist 分析治疗师

    I-thou stance 我－你姿态

Anne Sexton complex 安妮·塞克斯顿情结

Anne Sexton complex 安妮·塞克斯顿情结

anorexia 厌食症

antipsychotics 抗精神病药物

    administration 管理

anxiety 焦虑

    basic conflict 基本冲突

    commitment 承诺

    depth-oriented phase 深度取向阶段

    existential crisis 存在危机

    existential issues 存在问题/议题

    regulating 调节

    regulation 调节

    romantic relationships 浪漫关系

    somatic indicators 躯体指征

anxiety disorder 焦虑障碍

development 发展

    etiological model 病因模型

    existential crises 存在危机

    fear of commitment 对于承诺的恐惧

    fear of death 对于死亡的恐惧

    fear of everyday living 对于日常生活的恐惧

    fear of loss 对于丧失的恐惧

    fear of painful feelings 对于痛苦感觉的恐惧

    freedom *vs.* security 自由对安全感

    generated by 引起

    integrative etiological model 整合的病因模型

    integrative perspective 整合的视角

    integrative psychotherapy 整合的心理治疗

    nature 性质

    symptom-focused treatment 聚焦于症状的治疗

anxiety disordered clients 患有焦虑障碍的来访者

    case examples 案例

APA.*see* American Psychological Association（APA）APA，参见美国心理学会

arpillera 织锦

arrested development perspecitve critique 受阻的发展视角批判

artist 艺术家

    aesthetic sensibilities 审美敏感性

Asian clients 亚洲的来访者

assurance state 自信状态

attachment disordered clients 患有依恋障碍的来访者

attachment theory 依恋理论

   integration 整合

attrition 损耗

authentic relationships 真诚的关系

authentic self 真实自我

authority figures 权威人物

   truth 真理

awareness 意识

   existential theory 存在主义理论

awe 敬畏

B

Ballinger,Barbara 巴林杰,芭芭拉

behavior therapy 行为治疗

behavioral disturbances 行为障碍

behavioral freedom 行为自由

   control strategies 控制策略

behaviorism 行为主义

   animal behavior 动物行为

   human behavior 人类行为

belittlement 贬低

Berman,Morris 伯曼,莫里斯

bind anxiety 捆绑焦虑

bipolar disorder 双相障碍

birth order inferiority 出生次序自卑感

boundary situations 临界情境

brain communication 大脑交流

   right-to-right 右—右

Brown,Laura 布朗,劳拉

Buber,Martin 布伯,马丁

Bugental,Elizabeth 布根塔尔,伊丽莎白

Bugental,James 布根塔尔,詹姆斯

Bunting,Kara 邦廷,卡拉

C

catastrophic anxiety 灾难化焦虑

categorical emotions 基本情绪

causality 因果关系

chaos 混沌

chaos-anxiety-defense 混沌－焦虑－防御

child therapy 儿童治疗

   context of 的背景

   EI psychology 存在整合心理学

Child's Protective Services 儿童保护服务机构

childhood sexual concerns 儿童期性的关注

   psychoanalytic techniques 精神分析技术

Chinese 中国的

   clients 来访者

   foreign culture 外来文化

   liberators 解放者

chronic resistance 惯常性抗拒

chronic trauma 惯常性创伤

churches 教堂

   queer-affirming 同伴肯定的

client 来访者

   therapist 治疗师

encounter 会心

client's desire and capacity for change 来访者改变的愿望与能力

clients. *see also* specific types, eg.Chinese clients 来访者，*也参见*具体的类型，例如，中国的来访者

   frustrating strategies 无效策略

   therapist 治疗师

encounter 会心

relationship 关系

symptoms 症状

trust 信任

clinical behavior analysis 临床行为分析

clinical psychology 临床心理学

   training 训练

closet artist 闭门造车的艺术家

cluster points 群集点

cognitive behavior 认知行为

　　approaches 取向

　　processes 过程

　　techniques 技术

cognitive behavioral approach 认知行为取向

cognitive defusion 认知消融

　　ACT exercises ACT 练习

cognitive freedom 认知自由

cognitive psychotherapy 认知心理治疗

cognitive therapists 认知治疗师

　　relationships 关系

cognitive therapy 认知治疗

Cogswell,John 科格斯韦尔,约翰

Coles,Robert 科尔斯,罗伯特

commitment 承诺

　　existential-integrative approach 存在整合取向

compulsive eaters 强迫性进食者

　　cognitive-behavioral treatment 认知一行为治疗

　　physiological treatments 生理治疗

concern-guided searching 关注导向的探索

Concluding Unscientific Postscript (Kierkegaard and Tillich)《非科学的最后附言》(克尔凯郭尔和蒂利希)

consciousness 意识

　　levels 水平

　　transcendental states 超验状态

constricted interpersonal patterns 压缩的人际模式

constriction 压缩

　　EI framework 存在整合框架

constrictive-expansive continuum 压缩一扩张连续体

constrictive-expansive dynamics 压缩一扩张动力学

content-focused strategies 聚焦于内容的策略

　　engagement of 的使用

contextual change strategies 情境变化策略

contextualism 情境论

　　definition 定义

　　goals of 的目标

contextualist behaviorism 情境论行为主义

　　humanistic thought 人本主义思想

coping strategies 应对策略

core state　中心状态

core state truth　中心状态真理

cosmic　宇宙的

Council of National Psychological Associations　国家心理学会委员会

Creighton，James　克赖顿，詹姆士

criminality　犯罪行为

cultural intuition　文化直觉

culturally unprepared clients　未做好文化准备的来访者

Curtin，Stephen　柯廷，斯蒂芬

D

dasein　此在

death　死亡

　　creativity　创造力

　　EI content　存在整合内容

　　EI encounters　存在整合会心

　　EI process　存在整合过程

death and dying　死亡与濒死

decapitation　斩首

　　defense mechanisms　防御机制

defense　防御

　　psychoanalytic approaches　精神分析取向

defusion　消融

　　client's thoughts　来访者的思维

depressed clients　抑郁的来访者

depression　抑郁

　　definition　定义

　　suicide attempts　自杀企图

detoxification process　解毒过程

dialectical existential theory　辩证的存在主义理论

dialogical therapists　对话取向的治疗师

　　I—it relating　我—它关联

dichos psychology　格言心理学

dissociation　分裂

　　psychological phenomenon　心理现象

dissociative disorder　分裂性障碍

dissociative identity　分裂性认同

Divine Comedy（Alighieri）《神曲》（阿利吉耶里）

doppelganger 活人的鬼魂

Dorman，Daniel 多尔曼，丹尼尔

dormancy 蛰伏

double 双重的

dread 恐惧

dreams 梦

  archetypal significance 原型的意义

  clinical insight 临床洞察

  composite dreamer aspect 合成的梦者方面

  embodied meaning 具身化的意义

  meditation 冥想

  multiple personality 多重人格

  objective stimuli 客观刺激

  projective techniques 投射技术

  reconstruction 重建

  sexual significance 性的意义

Drive-Anxiety-Defense Model 内驱力－焦虑－防御模型

dyadic affect regulation 双向情感调节

dyadic resonance 双向共鸣

dynamic unconscious 动力无意识

Dynamics of Faith 《信念动力学》

dysfunctional patterns 机能障碍的模式

E

early stages of therapy 治疗的早期阶段

egalitarianism 平均主义

  principles of 的原理

EI.*see* Existential－Integrative（EI）psychology 存在整合，参见存在整合心理学

embodied mediation 具身化的媒介

emotional abuse 情绪虐待

emotional blocking 情绪阻滞

emotional constriction 情绪枯竭

emotional experience 情绪体验

  moment-to-moment processing 即时加工

  perspective development 视角的发展

  right-brain mediated 以右脑作为媒介的

emotional processing 情绪加工

  levels 水平

emotional trauma 情绪创伤

  recognition 再认

empowerment and gender 授权与性别

empty chair technique 空椅子技术

encounter 会心

encountering one's double 与一个人的二重身的会心

entresue ño 清醒的梦

environmental freedom 环境自由

existence 存在

  conception 概念

existent-integrative selection criteria 存在整合选择标准

existential encounters 存在会心

existential freedom 存在的自由

  spectrum 范围

existential ground 存在基础

existential moment 存在时刻

existential psychology 存在主义心理学

  features 特征

  training 训练

  transformative power 转变的力量

existential psychotherapists 存在主义心理治疗师

  story telling 讲故事

existential psychotherapy 存在主义心理治疗

  African Americans 非洲裔美国人

  client awareness 来访者的意识

  client capacity 来访者的能力

  clinical practice 来访者的实践

  concern 关注

  conventional 常规的

  definition 定义

  historical events 历史事件

  training process 训练过程

existential theory 存在主义理论

existential therapeutic process 存在主义治疗过程

existential therapist 存在主义治疗师

existential therapy 存在主义治疗

  assimilative integration model 同化整合模型

  dialect 方言

Existential-Humanistic Institute 存在－人本研究所

existential-humanistic practitioners 存在－人本从业者

existential-humanistic psychotherapy 存在－人本心理治疗

existential-humanistic therapy 存在－人本治疗

    foundation concepts 基本概念

existential-humanistic traditional psychiatry 存在－人本传统精神病学

Existential-Integrative (EI) psychology 存在整合心理学

    approach 取向

    guideposts 指南

    severe states 严重状态

    theory 理论

    case illustrations 例证

    child therapy 儿童治疗

    client symptoms 来访者的症状

    decision points 决定点

    framework 框架

    integration of polarities 对极端的整合

    model 模型

    practice 实践

    cognitive-behavioral innovations 认知－行为创新

    short-term innovations 短期创新

    psychotherapy 心理治疗

    recent trends 最新趋势

    segregation to integration 从分离到整合

    theory 理论

    themes 主题

    theory 理论

    culturally unprepared clients 未做好文化准备的来访者

    intellectually unprepared clients 未做好智力准备的来访者

    liberation conditions 解放的条件

    therapeutic implications 治疗的蕴涵

    therapeutic community 治疗团体

    therapists 治疗师

    therapy 治疗

    dynamics 动力学

    freedom 自由

    religiosity 虔诚，笃信宗教

    role 作用

Existential-Integrative（EI）psychotherapy 存在整合心理治疗

existentialism of personalism 人格主义存在主义

expansion 扩展

  EI framework 存在整合框架

experience 经验

experiential avoidance 经验性回避

experiential focus 经验性焦点

experiential freedom 经验性自由

experiential journey 经验性旅程

  moment-to-moment 即时的

experiential liberation 经验性解放

  condition 条件

  stances 立场

  summary 概要

  illustrations 例证

  practice 实践

  rediscovery 重新发现

  stances 立场

  therapeutic invitations 治疗邀请

experimenting 实验

exploding 爆发

extended families 大家庭

  American Indians 美国印第安人

F

fading beauty 逐渐逝去的美丽

faith 信念

  freedom 自由

  radioactive territory 放射性区域

false freedom 虚假自由

false self 虚假自我

familismo 家庭主义

family crisis 家庭危机

  support 支持

fearlessness 无畏

  states 状态

feedback loop 反馈回路

feminism 女性主义

consciousness development 意识发展

empowerment 授权

environment 环境

patriarchal cultures 父权文化

sexuality 性

sisterhood 姐妹关系

spirituality 灵性

values 价值观

feminist therapist 女性主义治疗师

Feminist therapy 女性疗法

feminist therapy 女性疗法

client disempowerment 来访者的去权力化

client oppression 来访者的压制

cultural norms 文化的规范

dominant culture 占支配地位的文化

epistemic system 关于认识的系统

Fosha,Diana 福沙,戴安娜

fragile or highly suspicious clients 脆弱的或高度怀疑的来访者

Frankl,Viktor 弗兰克尔,维克多

free associating 自由联想

freedom 自由

dynamic interplay 动力性相互作用

existential themes 存在主题

existential therapists 存在主义治疗师

existential-integrative approach 存在整合取向

lesbian identity 女性同性恋认同

levels 水平

limitation 局限

permeable boundaries 可渗透的界限

personal history 个人历史

psychosexuality 心理性欲

responsibility 责任

security 安全感

sense of identity 同一感

therapeutic work 治疗工作

frustration 挫折

exhibition 表现

G

GAD.*see* generalized anxiety disorder（GAD）GAD,参见广泛性焦虑障碍

Galvin,John 高尔文,约翰

gay clients 同性恋来访者

gender 性别

    EI perspectives 存在整合视角

gender and empowerment 性别与授权

generalized anxiety disorder（GAD）广泛性焦虑障碍

ghostly lover 幽灵一样的情人

Gnostic messages 诺斯替教派的要旨

God 上帝

    concept 概念

    image 意象

    individual's experience 个体的经验

    negative feelings 消极情感

graduate students 研究生

    training 训练

Greening,Tom 格里宁,汤姆

H

Haley,Alex 黑利,亚历克斯

Hammel,Glenn 哈姆尔,格伦

healing 康复

    phenomenology 现象学

    transformation 转变

    post-through affects 突破后情感

    processes 过程

healing vortex 康复中心

Heard,William 赫德,威廉

highly suspicious clients 高度怀疑的来访者

homophobia 同性恋恐惧

hospitalization 住院治疗

human capacity 人类能力

    emphasis 重点

human development 人类发展

    psychoanalysis 精神分析

humanexistence 人类存在

existential analysis 存在分析
human personality 人类个性
  American Indian ceremonies 美国印第安人的仪式
human potential theories 关于人类潜能的理论
human psyche polar positions 人类心理极端
humanism 人本主义
humanistic psychotherapy 人本主义心理治疗
humanity self-awareness 人性自我觉察

I

I-thou moments 我—你时刻
I-thou relating 我—你关联
ideological ethnicity 意识形态的种族划分
immediacy 直接性
implicit trauma 内隐创伤
impression management 印象管理
  interpersonal strategy 人际策略
Inferno（Alighieri）《地狱》（阿利吉耶里）
inner witness 内心观察者
insubstantiality 非实在
integration of attachment theory 依恋理论的整合
integration of cognitive behavioral approach 认知行为取向的整合
integration of neuropsychological approach 神经心理学取向的整合
integration of psychoanalytic approach 精神分析取向的整合
Integrative psychotherapy 综合的心理治疗
intellectual narratives 理智叙事
intellectualization 理智化
Intellectually unprepared clients 未做好智力准备的来访者
intensive existential psychotherapy 密集的存在主义心理治疗
  psychological practice of 的心理学实践
intensive psychotherapy 密集的心理治疗
  client's defense 来访者的防御
intentionally 意向性
interior emigration 向内迁移
internalized homophobia 内化的同性恋恐惧
interoceptive exposure 内感受暴露
interpersonal 人际的
interpersonal perspective 人际视角

interpersonal press 人际压力

interpersonal psychoanalytic approaches 人际精神分析取向

    differences 差异

interpersonal relationships 人际关系

    role-playing 角色扮演

intersubjective 主体间的

intersubjective systems theory 主体间的系统论

    awareness levels 意识水平

    EI emphases 存在整合重点

    therapist-client encounter 治疗师—来访者会心

intervention 干预

intimacy self-worth 自我价值的接近

intra therapy work 治疗工作内部

    experimentation 实验研究

intuitive narratives 直觉叙事

invoking the actual 引出真实情况

inward preparation 内在准备

J

Jaynes, Julian, 237 杰恩斯, 朱利安

Jones, Flora, 121 琼斯, 弗洛拉

K

Kierkegaard, Soren, 83 克尔凯郭尔, 索伦

kinaesthetic resonance, 161 动觉共鸣

kinesthesia, 347 动觉

kinesthetic awareness, 38 动觉意识

L

language 语言

    bidirectionality, 229 双向性

    simplicity, 314 简单性

Latin American humanism, 99 拉丁美洲的人本主义

Latino clients, 74, 99, 100, 102, 103, 104, 107 拉丁美洲的来访者

Latino psychospirituality, 99, 100, 102, 105, 107 拉丁美洲人的心理灵性

lesbian clients, 133, 134, 135, 137, 140, 141, 142, 144, 146 女同性恋来访者

lesbian, gay, and bisexual (LGB) people, 135 女同性恋者, 男同性恋者和两性恋者(LGB) empowerment，136 授权

lesbian，gay，bisexual，and transgender（LGBT）people，137 女同性恋者，男同性恋者双性恋者和变性者（LGBT）

lesbianism 女同性恋

    feminist reformulation，137 女性主义的重新阐释

LGB.*see* lesbian，gay，and bisexual（LGB）people LGB，参见女同性恋者，男同性恋者和双性恋者

LGBT.*see* lesbian，gay，bisexual，and transgender（LGBT）people LGB，参见女同性恋者，男同性恋者、双性恋者和变性者（LGBT）

liberation 解放

    American concept 美国的概念

liberation levels，spheres 解放水平，范围

limitation 局限

    dynamic interplay 动力性相互作用

    existential psychotherapy 存在主义心理治疗

    freedom 自由

listening ability 倾听能力

listening love 倾听之爱

Love and Other Demons（Márquez）《爱与群魔》（马克斯）

M

madrina 教母

magical realism 奇幻的现实主义

Márquez，Gabriel 马克斯，加布里埃尔

Maslow's hierarchy 马斯洛的层次

Maslow，Abraham 马斯洛，亚伯拉罕

Matthews-Simonton，Stephanie 马修斯－西蒙顿，斯特凡妮

May，Rollo 梅，罗洛

Meaning 意义

    optimal *vs*.consummate 最佳的对完美的

    rediscovering 重新发现

meaning-making 意义创造

meditation 冥想

    embodied 具身化的

meditative therapy 冥想治疗

memento mori 死的警告

Mendelowitz，Ed 孟德洛维兹，埃德

mensch 高洁的人

mentally ill 心理疾病

   therapy 治疗

message dreams 预言性的梦

mestizaje 融合

metaphysics literature 形而上学文献

metatherapeutic process 元治疗加工

   different aspects 不同的方面

Middlebrook,Diane 米德尔布鲁克,戴安娜

mindfulness meditation 正念冥想

mirroring gestures 镜映姿势

moment-to-moment behavior 即时行为

Monheit,John A. 蒙海特,约翰

mortality 终有一死

   existential-integrative approach 存在整合取向

   obsessive－compulsive symptoms 强迫性症状

multiculturalism 文化平等论

   EI approaches 存在整合取向

multiple personality 多重人格

   fragmentation 分裂

   hospitalization 住院治疗

N

narcissistic issues 自恋问题

narrative reframing 叙事性重构

Native American clients 美国本土的来访者

negative feelings 消极情感

neuropsychological approach 神经心理学取向

neuropsychology 神经心理学

neutrality 中立

nonexperiential liberation 非经验性解放

   condition 条件

   modalities 形态

nonverbal dialect 非言语方言

nonverbal feedback 非言语反馈

   client's resistance 来访者的抗拒

noting 直接指出

O

object relation 客体关系

object-relations theory 客体关系理论

objective uncertainty 客观的不确定性

obliteration 湮灭

obsessive cogitation 强迫性思考

obsessive-compulsive disorder（OCD）强迫性障碍

OCD. *see* obsessive-compulsive disorder（OCD）　OCD，参见强迫障碍

oedipal analysis 恋母情结分析

ontological attention 本体论注意

ontological freedom 本体论自由

ontological resistance 本体论抗拒

ontological unconsciousness 本体论无意识

optimal frustration 最适宜的挫折

organ inferiority 器官自卑感

organic freedom 机体的自由

P

Paradox Principle 悖论原则

permission 允许

personalism 人格主义

　　African American 非洲裔美国人

　　American Indian traditions 美国印第安人的传统

　　existentialism 存在主义

personality functioning 人格机能

phenomenological database 现象学数据库

phenomenological formulations 现象学阐释

physiological expansion 生理扩张

physiological freedom 生理自由

physiological psychologists 生理心理学家

Poitier, Sidney 普瓦捷, 悉尼

polarization patterns 极化模式

Portnoy, Dennis 波特努瓦, 丹尼斯

postmodernism 后现代主义

poststructural psychology 后构造主义心理学

power 权力

EI perspectives 存在整合视角

power,meaning-making and Feminist therapy 权力,意义创造与女性疗法

practice 实践

prereflective unconscious 前反思性无意识

presence 在场

  definition 定义

problem-solving strategies 问题解决策略

profundity 深刻性

protection 保护

  confront resistance 面质阻抗

psychiatric disorders 精神病障碍

  associated dreads 相关的恐惧

psychiatric interventions 精神病学干预

psychiatrist 精神病学家

  African Americans 非洲裔美国人

  outpatient search 门诊病人的搜索

psycho spirituality 心理灵性

psychoanalysis 精神分析

  change agents 改变的主体

  contextualist perspective 情境论视角

  existential-humanistic position 存在-人本观点

  phenomenological perspective 现象学视角

psychoanalysts 精神分析学家

  transference 移情

psychoanalytic approach 精神分析取向

psychoanalytic approaches 精神分析取向

psychoanalytic psychotherapy 精神分析心理治疗

psychodrama 心理剧

psychodynamic approaches 心理动力取向

psychological speculation 心理学猜测

psychological theory 心理学理论

  child's actions 儿童的行动

psychological trauma 心理创伤

  essence 本质

psychologists 心理学家

  behavioral standpoints 行为观点

psychology 心理学

  African Americans 非洲裔美国人

　　　consciousness 意识

　　　cultural diversity 文化多样性

　　　theoretical diversity 理论多样性

psychopathology 精神病理学

psychophysiologic injury 心理生理伤害

　　spheres 范围

psychophysiologic liberation 心理生理解放

forms 形式

psychosexual liberation 心理性欲解放

psychosis 精神病

psychospirituality 心理灵性

psychotherapeutic journey 心理治疗旅程

psychotherapeutic treatment 心理治疗

psychotherapists 心理治疗师

　　training 训练

psychotherapy 心理治疗

　　American Indian clients 美国印第安的来访者

　　death issues 死亡问题

　　development 发展

　　forms of 的形式

　　grief issues 悲伤问题

　　implications 启示

　　religious issues 宗教问题

　　shorter-term regime 较为短期的方法

　　spiritual issues 精神问题

　　symptom alleviation phase 症状缓解阶段

psychotic people 精神病患者

　　symptoms 症状

psychotic states 精神病状态

　　phenomenology 现象学

Q

quincea ñera party 成人礼

R

racial identity 种族认同

Ramapithecus 腊玛古猿

receptive affective experiences 接受性情感体验
rediscovering meaning and awe 重新发新意义和敬畏
Relational Frame Theory (RFT) 关系框架理论
relational psychoanalysis 关系精神分析
relational unconscious 关系无意识
relationship building 关系建立
　　existential-humanistic approaches 存在—人本取向
　　psychoanalytic techniques 精神分析技术
relaxation techniques 放松技术
religion 宗教
　　existential perspectives 存在主义视角
religious and spiritual clients 笃信宗教和精神的来访者
religious clients 笃信宗教的来访者
religious experience 宗教体验
　　working with 一起工作
religious issues 宗教问题
　　EI perspective 存在整合视角
religious trauma 宗教创伤
reoccupation project 收复工程
resistance 阻抗
　　confrontation 面对
　　experiential approach 经验取向
　　identification 认同
　　motivational counterparts 动机的对应物
　　nonexperiential approach 非经验取向
　　semiexperiential approach 半经验取向
vivifying 引发
resistant clients behavior models 阻抗的来访者行为模型
responsibility 责任
RFT. see Relational Frame Theory (RFT)RFT,参见关系框架理论
rhythmic oscillation 有节奏的摆动
Rilke,Maria 里尔克,玛丽亚
Robinson,Jackie 鲁宾逊,杰基
Rogers,Carl 罗杰斯,卡尔

S

sabiduria 智慧
sacrifice dream 献身的梦

Safety and containment issues 安全与遏制问题

schizophrenia 精神分裂症

Schneider,Kirk 施奈德,科克

searching process 寻搜索过程

  teaching 教学

self deprecation 自我反对

self depreciation 自我贬低

self development 自我发展

  states of 的状态

self doubt 自我怀疑

self efficacy 自我效能

  core positive self-identity 核心积极自我认同

self esteem 自尊

  regulation of 的调节

self exploration 自我探索

self expression 自我表现

self identification 自我认同

  object-relation approach 客体关系取向

  rediscovering 重新发现

self isolation 自我隔离

self object relationship 自我客体关系

self preservation 自我保存

  methods 方法

self psychology 自体心理学

  intersubjective theory 主体间理论

  reductionistic view 还原论观点

self reflective experiences 自我反省的经验

  relational needs 关系需要

self sabotage 自我破坏

self transcendent sense 自我超验感

self worth 自我价值

self wounds 自我创伤

self-as-context 背景自我

selflessness 无私

  degrees 程度

semiexperiential liberation 半经验性解放

  condition 条件

Serlin,Ilene 塞林,艾琳

severe states 严重状态

Sexton, Anne 塞克斯顿, 安妮

sexual abuse 性虐待

sexual addiction 性成瘾

   behavior 行为

sexuality 性

   EI perspectives 存在整合视角

   role of housewife 家庭主妇的角色

   themes 主题

   therapy 治疗

Shalom 沙洛姆

short-term therapy 短期治疗

   existential 存在主义的

   limits 局限

Silva, Jose 席尔瓦, 乔斯

Simonton, Carl 西蒙顿, 卡尔

social constructivist approach 社会建构取向

postmodernism 后现代主义

solitary journey 孤独的旅程

   existential theorists 存在主义理论家

solitude 孤独

   existential-integrative approach 存在整合取向

somatic-linguistic integrations 躯体－语言整合

somatic-symbolic integration 躯体－符号整合

   emotional experience 情绪体验

spiritual development 精神发展

   phases 阶段

spiritual dryness 精神枯竭

spiritual issues 精神问题

   EI perspective 存在整合视角

spiritual relationships 精神关系

   therapy relationships 治疗关系

spirituality 灵性

   existential perspectives 存在主义的视角

statistical judgments 统计判断

Stelazine 斯特拉津

Stolorow, Robert 斯托洛罗, 罗伯特

student point of view 学生的观点

subjective truth 主观真理

subverting patriarchy 颠覆父权制

suffocating，relationship 让人窒息的关系

sympathy 同情

   nonverbal communication 非言语的交流

symptom-oriented therapies 症状导向的治疗

systematic desensitization 系统脱敏

T

tagging 贴标签

technical eclecticism 技术折衷主义

termination 终止

theory of EI approach 关于存在整合取向的理论

   therapeutic implications 治疗含义

therapeutic encounter 治疗会心

   features 特征

therapeutic healing treatments 治疗的康复处理

therapeutic wonder 治疗奇迹

therapist 治疗师

   Christian counselors 信奉基督教的咨询师

   client 来访者

encounter 会心

pain 痛苦

relationship 关系

symptoms 症状

trust 信任

   cluster points 群集点

   cultural knowledge 文化知识

   dialogical perspective 对话取向的视角

   ethnic heritage 种族遗产

   language 语言

   racial heritage 民族遗产

   relational perspective 关系视角

   responsibility 责任

   self-deception 自我欺骗

   symptom-oriented 症状导向的

therapy 治疗

   client-centered 以来访者为中心的

countertransference 反移情

dangers of 的危险

dialogical approach 对话取向

EI approach 存在整合取向

EI model of 存在整合模型

experimenting outside 室外实验

identity consolidation 认同加强

independent identity 独立的认同

literature 文献

phases 阶段

phenomenological approach 现象学取向

relationships,Christianity 关系,基督教

religious beliefs 宗教信仰

spiritual issues 精神问题

Thorazine 托拉津

thought-action fusion 思维一行动融合

Tillich,Paul 蒂利希,保罗

time 时间

psychotic people 精神病患者

therapeutic process 治疗过程

topical expansion 主题的扩展

tracing out and enabling 描绘和拥有能力

training process 训练过程

transference 移情

definition 定义

here-and-now explorations 此时此地的探索

historical component 历史成分

interpretations 阐释

mechanistic concept 机械概念

psychodynamic interpretations of 的心理动力学阐释

therapeutic work 治疗过程

transference-countertransference integration 移情一反移情整合

transformance 转化

construct 建构

resistance 阻抗

somatic markers 躯体标志

transformation 转变

affects 情感

    arc 弧

    emotional experiences 情绪体验

    patient experience 患者的体验

    process 过程

existential movement 存在主义运动

self sense 自我感

transpersonal psychology 超个人心理学

transpersonal psychotherapy 超个人心理治疗

transpersonal therapy 超个人治疗

trauma 创伤

    adult memories 成人记忆

    childhood memories 儿童期记忆

traumatic cycles 创伤性循环

traumatic states 创伤性状态

    sorrow 悲哀

treatment 治疗

tribal mythology 部落神话

True-Self-True-Other relating 真实自我－真实他人关联

U

unconsciousness, ontological 无意识,本体论的

unvalidated unconscious 未经证实的无意识

V

Van Dusen,Wilson 范·杜森,威尔逊

verbal dialect 言语方言

verbal feedback 言语反馈

vivifying and confronting resistance (protections) 引发并面对阻抗（保护）

W

walking therapy 走路疗法

Wolfe,Barry 沃尔夫,巴里

women and midlife crisis 女性与中年危机

World War I 第一次世界大战

Y

Yiddishe Neshama 犹太人的灵魂

译 者 简 介

　　徐放,女,江苏省常州市人,江苏联合职业技术学院常州学前教育分院(常州幼儿师范学校)副教授,常州市心理学会理事会理事,常州市心理咨询师协会副理事长,常州春晓教育理事长。常州市文明办首批心理健康教育特邀宣讲员,武进区中小学心理健康保健师全员培训专家组成员。2003年起从事专业心理咨询和心理健康文化传播工作,开设各类心理讲座60余场,咨询经验丰富。在《中国职业技术教育》等核心期刊发表论文多篇,作为核心成员参与国家级、省部级课题多项。

　　方红,安徽绩溪人,心理学硕士,曾任中学英语教师、出版社心理学编辑、未成年人心理健康辅导工作者,现工作于江苏联合职业技术学院常州学前教育分院(常州幼儿师范学校)。主要译著有《存在之发现》《人的自我寻求》《心理学与人类困境》《权力与无知》《50位最伟大的心理学思想家》《精神病学的人际关系理论》《我们时代的神经症人格》《人际关系疗法》《精神分析与精神分析疗法》等十多部,参编《心理学经典人物及其理论》《大学生心理学》等著作,发表《精神分析视域下的幼儿社会性发展》《阿德勒学派疗法及其在特殊教育领域中的应用》等论文多篇。

译 后 记

　　"存在之为存在,这个永远令人迷惑的问题,自古以来就被追问,今日还在追问,将来还会永远追问下去。"自亚里士多德以降的两千多年历史已经证明,人类对于"存在"这个永恒主题的探讨正如亚氏所言的那样从未停止,《存在整合心理治疗》正是在此探讨过程中闪现的一颗耀眼的明星,它是研究者们智慧的结晶。

　　本书作者科克·施奈德是"美国存在心理学之父"罗洛·梅(Rollo May)的继承者、发扬者。施奈德现任美国存在—人本主义心理学院院长,他是该院的创建者之一,同时也是资深的存在主义心理治疗师。施奈德在当今人本主义心理学中占有重要的地位,被美国心理学界誉为当代人本主义心理学的代言人,曾与罗洛·梅合著了存在主义心理学教科书《存在主义心理学》(1995),近年,他又和布根塔尔等人合作主编了《人本主义心理学手册》(2001)。此外,他还撰写了《悖论的自我》《畏惧与神圣》《重新发现敬畏》《存在整合心理治疗》等影响深远的学术著作。

　　一直以来,施奈德与罗洛·梅共同尝试用存在主义心理学的框架整合各主要流派的心理学理论和心理治疗方法。他们将存在心理整合观的目标确定为"使人获得生理、认知和情绪等方面的自由",并把自由定义为个人知觉到的在生存限制下选择的能力。他把人的经验分为六个水平,即:生理、环境、认知、心理性欲、人际关系以及经验(亦即存在),个人体验到的自由随着经验水平的延展而提高,不同的水平对应相应的心理治疗方法。这种心理整合观为众多心理治疗体系和方法的整合提供了一个很好的理论框架,如钱铭怡所说:"心理治疗领域中整合的倾向,反映了人们对于单一理论学派缺陷的不满,及对其他理论学派的正视。"存在整合理论正是在不反对其他理论学派的前提下,以"存在"为核心,将精神分析、行为主义和认知疗法等主要的心理治疗方法整合到一个理论框架中,消除了单一心理治疗理论在实际运用中的不足。存在整合理论在承认其他学派理论的基础上，融众多学派的理论为我所用，力图建构一个系统的、开放的心理学体系。

本书分三个部分，以存在整合治疗的新近和未来趋势开篇，接下来是本书的核心理论陈述，即"一种存在整合（EI）取向的指导方针"，最后，本书以一大批优秀的存在整合案例研究结尾，这些案例研究是主流以及人本主义取向最主要的权威学者所写，所涉及的范围是对少数民族、男性同性恋者、女性同性恋者、单身女人、儿童、患有严重障碍的患者、老年人、酗酒者、恐惧症患者，以及垂死的患者所进行的存在整合治疗实践。同时，本书还论证了存在敏感性与大量明显不同的理论取向之间的相容性。这包括存在实践与认知－行为的、精神分析的、宗教的，甚至是短期的取向与干预之间的整合。

施奈德提倡整体的心理治疗观，并不是要求心理治疗师放弃已经接受的那些成熟的咨询和治疗技术，而是把人首先作为一个整体的存在来理解，并在此基础上通过非存在、半存在以及存在这几个层面的治疗策略，促使患病的个体转变为健康的人。

本书由江苏联合职业技术学院常州学前教育分院（常州幼儿师范学校）的徐放老师和我共同翻译而成。在翻译的过程中，我们也得到了安徽人民出版社张旻主任和郑世彦编辑的指导和督促，特此致谢！

方　红
2015 年 7 月

图书在版编目(CIP)数据

存在整合心理治疗——实践核心指南/(美)施奈德主编;徐放,方红译.—合肥:安徽人民出版社,2015.7

ISBN 978-7-212-08264-2

Ⅰ①存… Ⅱ①施…②徐…③方… Ⅲ①精神疗法 Ⅳ①R749.055

中国版本图书馆 CIP 数据核字(2015)第 174991 号

Existential—Integrative Psychotherapy: Guideposts to the Core of Practice/ by Kirk J. Schneider/ISNB: 0—4159—5471—1

Copyright@ 2008 by Routledge Inc.

Authorized translation from English language edition published by Routledge Inc., part of Taylor & Francis Group LLC; All Rights Reserved. 本书原版由 Taylor & Francis 出版集团旗下,Routledge 出版公司出版,并经其授权翻译出版. 版权所有,侵权必究.

Anhui People's Publishing House is authorized to publish and distribute exclusively the Chinese (Simplified Characters) language edition. This edition is authorized for sale throughout Mainland of China. No part of the publication may be reproduced or distributed by any means, or stored in a database or retrieval system, without the prior written permission of the publisher. 本书中文简体翻译版授权由安徽人民出版社独家出版并在限在中国大陆地区销售. 未经出版者书面许可,不得以任何方式复制或发行本书的任何部分.

Copies of this book sold without a Taylor & Francis sticker on the cover are unauthorized and illegal. 本书封面贴有 Taylor & Francis 公司防伪标签,无标签者不得销售.

安徽省版权局著作登记:1210883 号

出 版 人:胡正义　　　　　　　　　　　　责任印制:董　亮
责任编辑:张　旻　郑世彦　　　　　　　　装帧设计:宋文岚

出版发行:时代出版传媒股份有限公司 http://www.press—mart.com
　　　　安徽人民出版社 http://www.ahpeople.com
　　　　合肥市政务文化新区翡翠路 1118 号出版传媒广场八楼
　　　　邮编:230071　营销部电话:0551—63533258　0551—63533292(传真)
制　　版:合肥市中旭制版有限责任公司
印　　制:合肥创新印务有限公司
　　　　　(如发现印装质量问题,影响阅读,请与印刷厂商联系调换)

开本:710×1010　1/16　印张:24.5　字数:400 千
版次:2016 年 3 月第 1 版　2016 年 3 月第 1 次印刷

ISBN 978-7-212-08264-2　　　定价:60.00 元

版权所有,侵权必究